全国高等学校教材
供临床医学及相关专业用

临床遗传学

主　编　傅松滨

主　审　贺　林

编　者（以姓氏笔画为序）

于景翠（哈尔滨医科大学）　张　学（中国医学科学院）
马　端（复旦大学）　张春玉（哈尔滨医科大学）
马用信（四川大学）　赵彦艳（中国医科大学）
王　磊（复旦大学）　袁慧军（陆军军医大学）
王红艳（复旦大学）　龚瑶琴（山东大学）
邬玲仟（中南大学）　彭鲁英（同济大学）
李　光（天津医科大学）　蒋玮莹（中山大学）
杨保胜（新乡医学院）　韩　骅（空军军医大学）
吴　丹（北京大学）　傅松滨（哈尔滨医科大学）
何永蜀（昆明医科大学）　樊　红（东南大学）

编写秘书　高　巍（哈尔滨医科大学）

人民卫生出版社

图书在版编目(CIP)数据

临床遗传学/傅松滨主编.—北京:人民卫生出版社,2017
ISBN 978-7-117-25400-7

Ⅰ.①临… Ⅱ.①傅… Ⅲ.①医学遗传学 Ⅳ.①R394

中国版本图书馆 CIP 数据核字(2017)第 259711 号

人卫智网	www.ipmph.com	医学教育、学术、考试、健康， 购书智慧智能综合服务平台
人卫官网	www.pmph.com	人卫官方资讯发布平台

临床遗传学

主　　编：傅松滨
出版发行：人民卫生出版社（中继线 010-59780011）
地　　址：北京市朝阳区潘家园南里 19 号
邮　　编：100021
E - mail：pmph @ pmph.com
购书热线：010-59787592 010-59787584 010-65264830
印　　刷：天津安泰印刷有限公司
经　　销：新华书店
开　　本：850×1168 1/16 印张：25
字　　数：704 千字
版　　次：2018 年 1 月第 1 版 2018 年 1 月第 1 版第 1 次印刷
标准书号：ISBN 978-7-117-25400-7/R・25401
定　　价：69.00 元
打击盗版举报电话：010-59787491 E-mail：WQ @ pmph. com
（凡属印装质量问题请与本社市场营销中心联系退换）

前 言

随着社会发展和科技进步，我国人类疾病谱发生了结构性改变，出生缺陷和遗传性疾病的发生比例逐年增高。目前，我国出生缺陷的发生率为4%~6%，每年有80万~100万缺陷患儿出生，现有的1300万残疾人中70%是由出生缺陷所致，其病因多与遗传因素相关。此外，目前我国高发疾病如心脑血管疾病、糖尿病、神经精神类疾病、慢性呼吸系统疾病和恶性肿瘤亦属于多基因遗传疾病，其遗传病因日渐明确。据统计，我国患病人群中有1/5~1/4所患疾病属于遗传性疾病。因此，人们对于遗传咨询、遗传诊断和产前诊断及其他临床遗传服务的需求与日俱增。

随着基因组医学的迅猛发展以及我们对遗传性疾病认识的不断深化，精准医学与个体化治疗在临床上已逐渐成为现实。目前，遗传医学面临的挑战是发现并明确人类基因组中20 000~25 000个基因的功能，在基因和基因组水平上认识疾病，并应用于疾病的预测、预防和个体化治疗，广泛服务于医疗实践。这就是21世纪临床遗传学关注的焦点——人类基因组DNA变异及其在疾病中的作用。

为推动我国高等医学院校创建临床遗传学专业，在各级医院建立规范的临床遗传学科，强化临床遗传学学位与课程体系设置及临床遗传学专业研究生培养，并通过规范的人才培养和职业培训，着重培养一批优秀的临床遗传学专业医师、遗传咨询医师和遗传诊断技师，全面开展遗传病的基因诊断、产前诊断、遗传咨询和个体化治疗，特组织全国高等医学院校临床遗传学专家和临床一线遗传咨询专家编写本书。

感谢各位编者在繁重的教学、科研工作中抽出宝贵时间参加本书的编写，并在编写过程中展现出严谨的学风和科学的态度；感谢哈尔滨医科大学医学遗传学研究室的鼎力支持；感谢编写秘书高巍讲师的辛勤付出。

由于医学遗传学暨临床遗传学发展迅速，本书在编写过程中难免有疏漏或不当之处，真诚期待广大读者提出宝贵的意见和建议，以便再版时修订完善。

傅松滨

2017年10月于哈尔滨

目录

第一章 绪论

自20世纪初，英国内科医生Garrod研究尿黑酸尿症、白化病、戊糖尿症和胱氨酸尿症并据此提出了先天性代谢缺陷这一术语后，遗传学和临床医学就紧密地联系在了一起。作为医学遗传学的一门分支，临床遗传学(clinical genetics)是研究临床各种遗传病的发病机制、诊断(含产前诊断)、预防、治疗、预后，为具有或可能具有某种遗传性疾病的个体或家庭提供遗传咨询服务的学科。

第一节 遗传性疾病概述

遗传性疾病简称遗传病(genetic disease)，是由于遗传物质改变所引起的疾病。遗传病的发生需要有一定的遗传基础，并通过这种遗传基础，按一定的方式传于后代发育形成疾病。

一、遗传性疾病的分类

根据遗传物质改变的不同，一般将遗传性疾病分为以下4种类型：

1. **染色体病** 人类体细胞中有22对常染色体和一对性染色体(X、Y染色体)，其中染色体的数目或结构发生改变所导致的疾病称为染色体病(chromosome disease)。人类基因组有20 000~25 000个基因，每条染色体上都携带着少则数十、多则上千个基因，因此染色体病往往表现为生长发育迟缓、智力低下和各种组织器官异常等复杂的症状，因此也被称为染色体综合征(chromosome syndrome)。染色体病又可分为常染色体病和性染色体病两类，前者包括唐氏综合征、Edwards综合征、Patau综合征、猫叫综合征等，后者包括Turner综合征、Klinefelter综合征、X三体综合征、XYY综合征等。

2. **单基因遗传病** 单基因遗传是指受一个基因座上的等位基因控制的性状的遗传，这个基因座上的等位基因称为主基因(major gene)。如果这个基因座上的基因突变所导致的疾病就称为单基因遗传病(monogenic disorder, single gene disorder)。《人类孟德尔遗传》(*Mendelian Inheritance in Man*, MIM)一书及其在线版(OMIM: http://omim. org)记录了目前发现的所有基因及由其控制的性状和疾病，并给予每一条目一个六位数的编号，其中首位数字代表基因所处的位置。根据基因所在位置的不同分为4种类型：①常染色体遗传，这些遗传病的致病基因定位于1~22号常染色体上，根据等位基因的显隐关系又可细分为常染色体显性遗传病(首位数字为1)，如软骨发育不全(MIM 100 800)、Marfan综合征(MIM 134 797)、Huntington舞蹈病(MIM 143 100)等，以及常染色体隐性遗传病(首位数字为2)，如眼皮肤白化病ⅠA型(MIM 203 100)、苯丙酮尿症(MIM 261 600)、尿黑酸尿症(MIM 203 500)等，标注常染色体遗传的首位数字在1994年5月15日后统一为6，如镰状细胞贫血(MIM 603 903)、α-珠蛋白生成障碍性贫血(α-地中海贫血)(MIM 604 131)等；②X连锁遗传，基因定位于X染色体上，根据等位基因的显隐关系又可细分为X连锁显性遗传和X连锁隐性遗传，首位数字统一为3，如遗传性肾炎(MIM 301 050)、Duchenne型肌营养不良(MIM 310 200)、血友病A(MIM 306 700)等；③Y连锁遗传，基因定位于Y染色体上，首位数字统一为4，如无精子因子基因（MIM 415 000）；④线粒体遗传病，基因定位于mtDNA上，首位数字统一为5，如Leber遗传性视神经病（MIM 535 000）、氨基糖苷类抗生素性耳聋（MIM 580 000）等。其中前三类属于核遗传，其传递遵循孟德尔定律，也称孟德尔式遗传；第四类则属于细胞质遗传。

3. 多基因遗传病 人类的很多种遗传性状或遗传性疾病的发生并不是仅由一个基因座上的基因决定的，而是由多个基因座上的基因决定的，这类疾病称为多基因遗传病（polygenic disease），如冠心病、唇腭裂、糖尿病、神经管缺陷、先天性髋关节脱位、先天性幽门狭窄、精神分裂症等。其中，每个基因座对该遗传性状或遗传病形成所起的作用是微小的，称为微效基因（minor gene）。若干微效基因的作用累积起来，可以形成一个明显的表型效应，称为加性效应（additive effect）。多基因遗传性状或遗传病的形成不仅受到多个微效基因的遗传基础的影响，还需要不同环境因素的参与，所以这种遗传方式又称多因子病（multifactorial disease，MF）。近年的研究表明，多基因病中也可能有主基因的参与，如与血浆脂蛋白代谢相关的*APOE*基因在冠心病发生中所起的作用、与叶酸代谢相关的*MTHFR*基因在神经管缺陷发生中所起的作用。

4. 体细胞遗传病 体细胞中遗传物质改变所致的疾病，称为体细胞遗传病（somatic cell disease）。由于是特定体细胞内遗传物质发生改变，发病仅限于受累者本身，一般并不会传递给后代，如各种肿瘤的发生往往涉及特定组织或器官中癌基因、肿瘤抑制基因的变化。

二、遗传性疾病的基本特征

遗传性疾病的发生需要有一定的遗传基础。若是来自生殖细胞的遗传物质发生突变，这种遗传基础还可能按一定的方式在上下代之间进行传递，有以下一些特点：

1. 垂直传递 与传染性疾病水平方向的传播不同，遗传性疾病一般是在上下代之间垂直传递（vertical transmission）。这种垂直传递在显性遗传方式的病种中，如短指（趾）症、并指（趾）等，表现得尤其突出，经常可以看到家系中的多个世代都有成员受累；而对于隐性遗传病来说，如白化病、苯丙酮尿症等，从亲代垂直传递到子代的则是隐性致病基因，在一个家系中往往只在先证者一个世代有一个或少数几个患者，而患者双亲或子女的表型都是正常的。

2. 先天性和终生性 由于是生殖细胞的遗传物质改变引起的，大多数遗传性疾病表现为先天性和终生性，如唐氏综合征患者出生时就会表现出生长发育迟缓、智力低下以及特殊面容等症状，多指（趾）症患者在出生时就会表现出多指（趾）的症状等。但不是所有的遗传病都表现为先天性的特点，如血友病A患者一般在儿童早期才表现出凝血障碍，大多数亨廷顿舞蹈病患者直到成年以后才会发病；而一些由环境因素引发的疾病，如因妊娠敏感期孕妇感染风疹病毒导致胎儿发生的白内障或心脏病，虽然是先天性的，却不属于遗传病。

3. 家族聚集性 由于遗传性疾病的发生需要有一定的遗传基础，这种遗传基础又会以一定的遗传方式传于后代，所以很多遗传性疾病往往具有家族性的特点，如短指（趾）症、精神分裂症等就常常表现为在一个家族中有多个成员受累。但同样有许多遗传病并无家族史，如白化病和苯丙酮尿症等，往往表现为散发。另一方面，一些由环境因素导致的疾病，如缺碘引起的地方性甲状腺肿、缺乏维生素A导致的夜盲症也可以表现出家族聚集性的特点，但这些疾病并不属于遗传病。

4. 遗传性疾病在亲代和子代中按一定比例出现 不同的遗传病家系由于发病和传递的机制各异，往往会看到受累者在亲代和子代中以不同比例出现，如常染色体显性遗传病患者的子代会有一半患同样遗传病的风险、常染色体隐性遗传病患者后代往往不会发病。通过了解各种遗传病发病和传递的机制，可在家系中对再发风险进行推算，以避免再次生出遗传病患儿。

三、遗传性疾病发生过程中遗传和环境因素的关系

遗传病的基本特征为遗传物质发生了改变,其中也或多或少地受到各种内外环境因素的影响。根据遗传基础和环境因素在不同疾病发生中所起作用大小的不同,一般将遗传病分为3类。

1. **发病完全由遗传因素决定** 目前的研究结果认为,这类疾病完全由遗传因素决定发病,尚未发现特定环境因素对疾病发生的影响作用。例如,眼皮肤白化病ⅠA型是酪氨酸酶基因突变导致的,血友病A是由*F8*基因突变导致的,唐氏综合征是由于患者多了一条21号染色体所致,而Turner综合征是由于患者少了一条X染色体导致的,在这些遗传病的发生中,环境因素几乎无影响。

2. **发病主要由遗传因素决定,但需要一定环境诱因的作用** 目前的研究表明,这类疾病的发生与特定基因的突变相关,但携带致病基因的个体是否发病还需要某些环境因素的参与。例如,苯丙酮尿症除需要位于12q23.2上的苯丙氨酸羟化酶基因发生突变外,还需要摄入一定量的苯丙氨酸才会发病;葡萄糖-6-磷酸脱氢酶(G6PD)缺乏症的发生除需要位于Xq28的*G6PD*基因发生突变外,还需要摄入某些药物或蚕豆才会引发急性溶血、黄疸、血红蛋白尿等临床症状;氨基糖苷类抗生素性耳聋的发病除需要位于mtDNA上的12S rRNA基因发生突变,还需要摄入氨基糖苷类药物才能引发内耳毛细胞受损,进而导致药物性耳聋的发生。

3. **发病需要遗传因素和环境因素的双重作用** 在这类遗传病中,遗传因素和环境因素对疾病的发生都有作用,但所起作用的大小却不同,其中遗传因素所起作用的大小称为遗传率(heritability)。例如,精神分裂症、遗传性哮喘的遗传率都在70%以上,说明在这些疾病中,遗传基础对疾病的发生起着更为重要的作用;高血压、冠心病等疾病的遗传率为50%~60%;先天性心脏病、十二指肠溃疡等遗传病的遗传率小于40%,说明在这些疾病中环境因素所起的作用更大一些。

一般认为,传染性疾病是由各种环境因素引起的,但近来的研究发现,有些传染性疾病的发生除了特异的外源性传染源之外,由宿主遗传背景决定的对传染源的易感性和免疫应答也起着重要作用。例如,定位于19q13.31的*PVR*基因决定了人类对脊髓灰质炎病毒感染的易感性;而定位于6q23.3的*IFNGR1*基因中的一系列不同突变,也有助于解释一般群体对结核病易感性的变化。

第二节 遗传性疾病对我国人群的危害

一直以来,我国都在执行"控制人口数量,提高人口素质"的政策,从严格执行"计划生育"到"全面放开二孩",说明我国人口数量的增长已经得到有效的控制,但提高人口素质却面临着严峻的挑战。近年来,随着现代医学技术的发展以及医疗服务水平的提高,尤其是人类基因组计划的完成,危害我国人民健康的传染性疾病和感染性疾病已得到了日益有效的控制,但同时遗传性疾病对人类造成的危害却变得越来越明显。

1. **自然流产** 目前,我国自然流产率占全部妊娠总数的10%~15%,其中约有50%是由各种染色体畸变引起的,其余是由单基因、多基因或环境等因素引起的。以全面放开二孩后每年出生人口1750万估算,我国每年仅由染色体畸变引起的自然流产就使90万~130万对夫妇失去了他们想要的孩子。

2. **出生缺陷** 出生缺陷是严重影响出生人口素质的重要因素之一,也是导致妊娠早期流产、死胎、死产、新生儿残疾与死亡的主要原因。随着各国对婴儿感染性疾病和营养不良的有效控制,出生缺陷对婴儿病死率的影响将更加突现。同时,缺陷儿的出生也给家庭和社会造成沉重的负担。《中国出生缺陷防治报告(2012)》的数据表明,目前我国出生缺陷总发生率约为5.6%,与世界中等收入国家的平均

水平接近。以全面放开二孩后我国年出生人口1750万估算,每年新增出生缺陷近100万例,出生时临床明显可见的出生缺陷就有27万多例。其中,先天性心脏病、多指(趾)、唇裂伴或不伴腭裂、神经管缺陷、先天性脑积水、并指(趾)等遗传性疾病高居我国新生儿高发畸形的前10位。这些出生缺陷儿童中大约有30%在5岁前死亡,40%将终生残疾。

3. **染色体病与智力低下** 据统计,我国人群中有近1%的人存在某种染色体异常,其中以唐氏综合征的发病率最高,每年新增2.3万~2.5万例,其生命周期的总经济负担超过100亿元。

智力低下(mental retardation,MR)是指在发育时期内,一般智力功能明显低于同龄水平,同时伴有适应行为的缺陷,这是影响我国人口素质的重要因素。在我国不同程度的智力低下患者有998万,其中约40%涉及遗传性因素,主要包括各种染色体异常、先天性代谢病、遗传综合征等。

4. **单基因与多基因遗传病对群体的影响** 现已认识的单基因遗传病中,虽然多数病种的群体发病率不高,如苯丙酮尿症在我国的群体发病率约为1/13 000,但累加到一起,估计在人群中有4%~8%的人患有某种单基因遗传病。

多基因遗传病的病种虽少,但多数疾病的群体发病率都较高,估计在人群中有15%~20%的人受某种多基因遗传病所累,这包括心脑血管病、神经精神疾病、糖尿病和慢性呼吸系统疾病等;另外,很多多基因遗传病由于病程持久,造成的经济负担也十分巨大,据2003年的资料测算,我国每年新发先天性心脏病超过13万例,其生命周期的总经济负担更是超过126亿元。

5. **恶性肿瘤** 体细胞遗传病中的恶性肿瘤在我国的发病率约为264.85/100 000。据分析,我国2015年将新发浸润性癌病例数429.2万,占全球新发癌症病例的22%,相当于平均每天新发12 000例癌症;癌症死亡病例281.4万,占全球癌症死亡病的27%,相当于平均每天7500人死于癌症,恶性肿瘤已成为我国多数地区人群死亡因素的第一位或第二位。我国发病率和死亡率最高的恶性肿瘤依次为肺癌、胃癌、食管癌、肝癌和结直肠癌,这五种恶性肿瘤占全国癌症病例总数的63.7%,死亡病例占全国癌症死亡病例的74.5%。

6. **遗传负荷** 在人群中,即使未受遗传病所累的个体,也并非与遗传病完全无关。根据资料估计,人群中平均每个个体都可能带有5~6个隐性有害基因,称为携带者,他们虽未发病,但可将这些有害基因向后代传递,这就是遗传负荷(genetic load)。以地中海贫血为例,广东省是我国地中海贫血高发省份之一,其α-地中海贫血致病基因携带者频率约为8.53%,β-地中海贫血致病基因携带者频率约为2.54%。携带者之间的婚配每年导致1万余例重型地中海贫血患儿出生,其中重型α-地中海贫血超过9000例,绝大多数患儿在围生期就因重度水肿夭折;重型β-地中海贫血患儿约1000余例,每年用于重型β-地中海贫血患儿的治疗费用高达10亿元。另外,葡萄糖-6-磷酸脱氢酶(G6PD)缺乏症是最常见的溶血性疾病,在我国的发生率约为2.3%,呈南高北低的分布状态,在广东、广西等地区发病率最高。据统计,在广东育龄人口中男性发病率为8.98%,女性发病率为3.44%。由于G6PD缺乏症是一种X连锁不完全显性遗传病,这些男性患者的女儿将都有可能发病,而这些女性患者的后代则有1/2发病的可能。人群中存在的这种遗传负荷,不仅对子孙后代是一种威胁,对人口素质的提高也极为不利。对人群中那些高发、危害大的遗传性疾病进行携带者筛查并进行婚育指导,可以有效地控制其在人群中的发病率。

第三节 遗传学与临床遗传学发展简史

1865年,Mendel发表了著名的《植物杂交试验》,认为遗传性状是由成对的遗传因子决定的,并总结出遗传的分离率和自由组合率,以此解释了性状传递的机制,奠定了现代遗传学的基础。但是人们对遗传性疾病的认识，却远远早于这个时代。

早在古希腊 Hippocrates 时代，就已经有了关于家族性癫痫的记载。亚里士多德曾经描述了几个家庭出现的“隔代遗传”的现象。对侏儒症、白化病的描述可以追溯到公元 1 世纪。公元 2 世纪的犹太法典中就有若两个兄长死于术后出血不止，弟弟可免于割礼的规定，反映了当时社会对血友病的初步认识。

1746 年，法国自然学家 Maupertuis 在其论文中提供了关于皮肤颜色起源的研究，其中包含了与现代表观遗传概念有关的描述：突变和颗粒遗传。Maupertuis 还对 Ruhe 家族的多指（趾）症进行了研究，指出无论男性还是女性都可以传递多指（趾）症状。Maupertuis 的工作首次提供了真正可被理解的某些疾病的遗传性质，早于 Mendel 整整一个世纪。

1794 年，Dalton 在一封信中描述他和他哥哥关于红绿色盲的症状：“别人称为红色的那部分图像对我来说只是阴影或暗块；而橙色、黄色和绿色似乎只是从强到暗的黄色，我应该称为不同的黄色”。后来，人们用“daltonism”一词来描述色盲。

1803 年，Otto 对一个患有出血性疾病的特定家族进行研究后认为，这种出血性疾病主要影响男性。1813 年，Hay 提出受累男性可以将这种出血症状传给未受累的女儿。1828 年，Hopff 首次使用“血友病”一词来描述这类遗传性出血性疾病。

1871 年，德国眼科医生 Leber 首次研究了 Leber 遗传性视神经病，他描述了 4 个家庭中的一些年轻人双眼同时或相继突然失去视力的现象。Leber 遗传性视神经病后来被确定是一种线粒体遗传病。

1875 年，Galton 发现单卵双生虽然相同的基因型，但在不同的环境中生长却可能有不同的表现型，由此 Galton 区分了先天与后天的影响。Galton 是生物统计学的创始人之一，首次把回归系数引进遗传学，借以估计各种亲属间的相似程度。Galton 还提出了优生学（eugenics）的概念，目标是通过选择性生育来改进人类的遗传素质。

1900 年，当 De Vries、Correns 和 Tschermak 三位科学家分别独立地重新发现了孟德尔定律后，人们开始试图将孟德尔定律应用于人类本身。

1901 年，Landsteiner 发现两个不同个体之间的血液接触会发生凝集，并成功地鉴定了人类血液的 3 个血型 A、B 和 O；1902 年，Alfred von Decastello 和 Adriano Sturli 发现了第 4 种血型 AB 型；1924 年，Bernstein 证明 ABO 血型受一组复等位基因控制。

1902 年，英国内科医生 Garrod 对尿黑酸尿症进行了研究，并推测患者体内的尿黑酸是酪氨酸的降解产物。Garrod 分析了 4 个尿黑酸尿症家系，这 4 个家庭共有 11 个患者，其中至少有 3 个患者的父母为表亲，这些父母看起来都是正常的。受到遗传学家 Bateson 的提示，Garrod 认为尿黑酸尿症实际上是一种孟德尔隐性遗传的疾病。1908 年，Garrod 把他对尿黑酸尿症、胱氨酸尿症、戊糖尿症和白化病的研究结果汇总，提出了先天性代谢缺陷（inborn errors of metabolism）的概念，奠定了生化遗传学的基础。

1903 年，Farabee 通过对一个五代家庭的研究指出短指（趾）为显性性状，他认为“孟德尔定律不仅适用于植物和低等动物，在人类本身同样适用”。短指（趾）症是第一个被确定的常染色体显性遗传病。

1903 年，Boveri 和 Sutton 各自从研究发现染色体的数量在生殖细胞中减少一半并在受精卵中恢复原始数量，这个过程和 Mendel 遗传因子的行为完全一致。于是两人分别提出，遗传因子就在染色体上，父源和母源染色体的成对存在以及它们在减数分裂期间的分离，可能构成孟德尔遗传定律的基础，这就是 Boveri-Sutton 染色体遗传学说。

1909 年，Johannsen 将 Mendel 所指的遗传因子改称为基因（gene），并首次指出基因型（genotype）指个体的遗传结构，而表型（phenotype）指环境条件与基因型相互作用而使该个体呈现的性状。

1910 年左右，Morgan 和他的学生开始研究黑腹果蝇（*Drosophila melanogaster*）性状的遗传方式，并由此发现了遗传的连锁与互换律,证实了染色体是遗传的传递单位。1926 年,Morgan 总结了多年来的研究成果,出版了《基因论》一书,这是自孟德尔定律提出遗传学研究以来的系统总结,用基因理论对当时已经发现的几乎所有重要遗传成果作出了阐述,是经典遗传学最重要的理论著作。

20 世纪 20 年代,Painter 利用连续组织切片法对哺乳动物的染色体进行研究,描述了雄性哺乳动物的 XY 染色体类型,证实雄性和雌性哺乳动物有相同的染色体数目。1923 年,Painter 确定了人类染色体的数目是 48 条,即 2n=48,这个错误的结论一直到 30 多年后才得以纠正。

1941 年,Beadle 和 Tatum 通过对粗糙脉孢菌(*Neurospora crassa*)的研究提出了"一个基因——一个酶"假说。

1944 年,Avery、MacLeod 和 McCarty 完成了肺炎双球菌的转化实验,认为 DNA 是肺炎球菌转化机制的基本单位。实际上,除少数 RNA 病毒外,所有已知生物的遗传物质都是 DNA。

1949 年,Pauling 等研究了正常个体、镰状细胞贫血患者和拥有镰状细胞性状个体三种类型的血红蛋白电泳迁移率的差异,提出了分子病(molecular disease)的概念。1956 年,Ingram 通过蛋白质"指纹法",确认镰状细胞贫血的发生是由于其 β 珠蛋白肽链第 6 位氨基酸是缬氨酸而不是正常的谷氨酸,这是首次鉴定出一种疾病发生的分子机制。

1952 年,徐道觉(TC Hsu)发明了在染色体标本制备中至关重要的低渗休克法。1956 年,蒋有兴(JH Tjio)和 Levan 确认了人类体细胞正常的染色体数目是 46 条,即 2n=46。1959 年,Lejeune 发现唐氏综合征患者的体细胞内比正常人多了一条 21 号染色体,这是人类发现的第一种染色体数目异常导致的疾病;Ford 发现 Turner 综合征患者只有 1 条 X 染色体;Jacobs 发现 Klinefelter 综合征患者的性染色体组成是 XXY。1960 年,在美国 Denver 召开了一次国际细胞遗传学会议,商讨并确认了"关于人类有丝分裂中染色体命名标准系统的提议",即"Denver 体制",该命名体制经过不断的补充和完善,最终被命名为"人类细胞遗传学命名的国际体制",简写为 ISCN。

1953 年,Crick 和 Watson 发现了 DNA 的双螺旋结构,标志着分子遗传学时代的开始。1957 年,Crick 提出了中心法则,即遗传信息从 DNA 和 RNA 传递到蛋白质。

1953 年,Bickel 公布了通过控制苯丙氨酸的摄入量,有效地改善了苯丙酮尿症患儿症状。目前,利用特殊配方的食物进行饮食控制已经成为防治和改善先天性代谢病的有效手段。1961 年,Guthrie 完善了抑菌试验,并开始在新生儿中进行苯丙酮尿症的筛查。

1956 年,Fraser 首次提出了"遗传异质性"的概念,指出两个在临床上表现相似的病例可能是由不同的遗传基础导致的。

20 世纪 50 年代,人们先后确定了琥珀酰胆碱敏感是由于丁酰胆碱酯酶缺乏所致,伯氨喹引起药物性溶血是由于葡萄糖-6-磷酸脱氢酶缺乏所致。1959 年,Vogel 提出药物遗传学(pharmacogenetics)的概念,主要是从单个基因的角度揭示个体对药物不同反应的遗传机制。1997 年,诞生了药物基因组学(pharmacogenomics)这一概念,主要在基因组水平上研究不同个体及人群对药物反应差异的遗传机制。

1960 年,Nowell 和 Hungerford 在慢性髓细胞性白血病患者中鉴别出 Ph 染色体,这是人类首次证明了一种特定的染色体结构畸变与一种特异性肿瘤之间的恒定关系。

1961 年,Nirenberg 发现了第一个"三联体"密码子,并与 Khorana 相继完成了全部密码子的破译。1964 年,Holley 确定了 tRNA 的分子结构。

1966 年,McKusick 出版了《人类孟德尔遗传》(MIM)一书,概述了当时生物医学文献中报道的遗传表型及其编号条目。1987 年,约翰 · 霍普金斯大学医学院(JHUSOM)资助了人类孟德尔遗传在线版(OMIM)的网站(omim. org)。OMIM 是不断更新的关于人类基因、遗传疾病和性状的目录,特别关注基因-表型关系,已成为我们理解基因组结构和复杂性状的经典工具。

1966 年,Smith 普及了"畸形学"这个术语,用以研究遗传性疾病和获得性结构畸形综合征的发病机制。现在已成为一门研究人类各种发育异常的成因、临床表现和形成机制,以及预防各种人类出生缺陷或先天性畸形的综合性学科。

1969 年,O'Brien 明确了在德系犹太人群中高发的 Tay-Sachs 病是由于氨基己糖苷酶 A 缺陷引起的,并开发出了一种筛查携带者的血液测试方法。1971 年,Kaback 在历史上首次启动了针对 Tay-Sachs 病的携带者筛查工作。携带者筛查可以为相关人群提供充分的信息,并在此基础上做出适合的决定。通过遗传筛查与遗传咨询,2000 年美国与加拿大的犹太群体中,Tay-Sachs 病的发病率减少了 90%以上。

1970 年,Smith 发现了第一个限制性内切酶;1975 年,Southern 建立了 Southern 印迹,这些为解决临床遗传病问题提供了新的技术手段。1978 年,Kan 等首次利用限制性片段长度多态性(restriction fragment length polymorphism,RFLP)和 Southern 印迹技术成功地对镰状细胞贫血进行了产前诊断,开创了遗传病基因诊断的新时期。

1978 年,Boyer 利用转基因细菌合成人类胰岛素获得成功,并于次年应用于临床试验治疗。

1986 年,Wilton 开创了受精卵卵裂阶段活检的技术,使对遗传性疾病的植入前诊断(preimplantation genetic diagnosis,PGD)成为可能。1990 年,Handyside 等在受精卵 6~8 细胞阶段通过 PCR 扩增 Y 染色体特异性重复序列,对 X 连锁遗传病家系的一对夫妇进行了胚胎性别鉴定,第一个 PGD 婴儿诞生,这是 PGD 技术的首次临床应用。1992 年,PGD 技术首次应用于常染色体病,使一对携带有囊性纤维化致病基因的夫妇生下一个健康婴儿。1999 年,PGD 技术开始应用于迟发性疾病的筛查。目前,PGD 技术已广泛地应用于包括低外显率和迟发性遗传疾病在内的 100 多种人类遗传病的筛查。

1988 年,Wallace 发现 mtDNA 11778A 突变导致了 Leber 遗传性视神经病的发生,这是首例确认的 mtDNA 突变引起的人类疾病。目前已经发现了超过 250 种 mtDNA 突变(包括点突变和重排),引起不同表型和不同发病年龄的多种遗传性疾病。

1990 年 9 月,美国国立卫生研究院(NIH)的 Anderson 等利用反转录病毒载体转移 *ADA* 基因对一个患有 ADA 缺乏症的 4 岁女孩实施了体细胞基因治疗。Anderson 等在 10 个半月内对该女孩进行了 7 个轮次的基因治疗,患儿体内的 ADA 水平由原来的约相当于正常人的 1%提高到 25%,这是遗传病的基因治疗首次在体内获得成功。1991 年,中国复旦大学的薛京伦教授利用导入 *F9* 基因的反转录病毒载体进行基因治疗,首批接受治疗的 4 位血友病患者的症状均得到有效缓解,且经过 17 年随访,未发现任何肿瘤或免疫异常。

20 世纪 90 年代,人类基因组计划(HGP)作为一项国际协作课题开始实施,为此成立了国际性人类基因组组织(HUGO)和国际人类基因组测序协作组(IHGSC)。2000 年 6 月,IHGSC 公布人类基因组工作框架图;2004 年 10 月,IHGSC 公布了人类全基因组高精度序列图,结果显示人类基因组约有 28.5 亿碱基,含 20 000~25 000 个基因。

1993 年,Delhanty 等将荧光原位杂交(FISH)技术应用于植入前遗传筛查(preimplantation genetic screening,PGS),用以检测胚胎中的非整倍体异常。1996 年,PGS 技术开始应用于染色体易位的筛查。2009 年,基于芯片技术的 PGS 技术开始应用于各种染色体异常的检测。2013 年,新一代测序技术开始应用于植入前染色体非整倍体筛查。目前基于单细胞全基因组扩增(WGA)的 PGS 技术以及实时荧光定量 PCR(qPCR)技术已经可以同时对 24 种染色体进行遗传分析。

(傅松滨)

第二章 遗传与遗传病的基础

第一节 孟德尔遗传

一、孟德尔遗传的形成历史及概念

现代遗传学之父格雷戈尔·约翰·孟德尔(1822—1884)是这一门重要生物学科的奠基人。1865年,经过了8个寒暑的辛勤劳作,孟德尔发现了生物遗传的基本规律,并得到了相应的数学关系式。人们分别称他的发现为“孟德尔第一定律”和“孟德尔第二定律”,即分离定律和自由组合定律。它们揭示了生物遗传奥秘的基本规律。到了1910年,托马斯·亨特·摩尔根在对果蝇的研究时发现了连锁交换定律。这三条定律为现代遗传学包括人类遗传学奠定了基础。

1. **分离规律** 是指遗传性状有显隐性之分,这样具有明显显隐性差异的一对性状称为相对性状。相对性状中的显性性状受显性基因控制,隐性性状由一对纯合隐性基因决定。杂合体往往表现显性基因的性状。基因在体细胞中成对存在,在形成配子时,彼此分离,进入不同的子细胞。F_2代以3显性∶1隐性的比例分离,图2-1是孟德尔豌豆杂交试验及其假说。

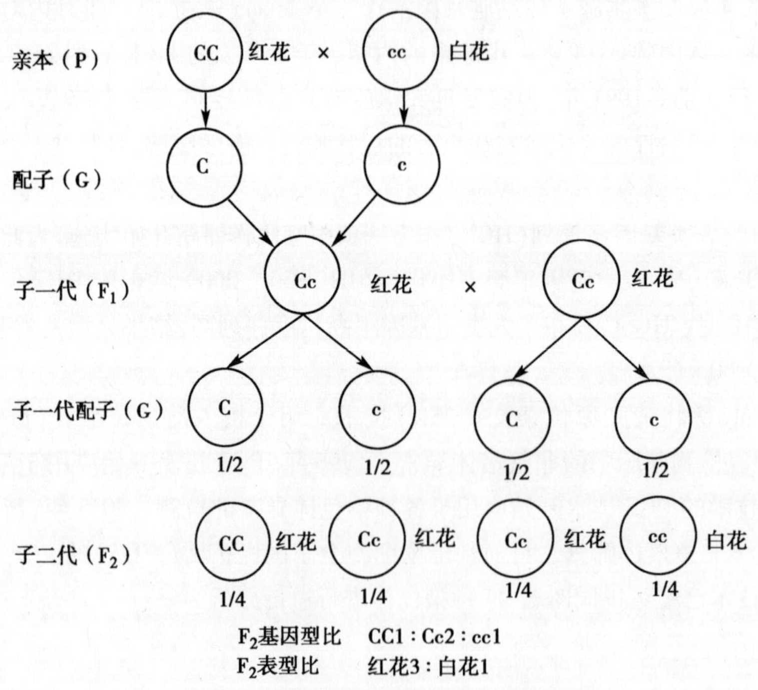

图2-1 孟德尔豌豆杂交试验分离假说

2. **自由组合定律**　是指两对及两对以上的基因，在形成配子时彼此分离，形成合子时又自由组合，因而产生了亲本类型和重新组合的类型。如图 2-2 所示，F_2 代四种类型的比例为 9∶3∶3∶1。

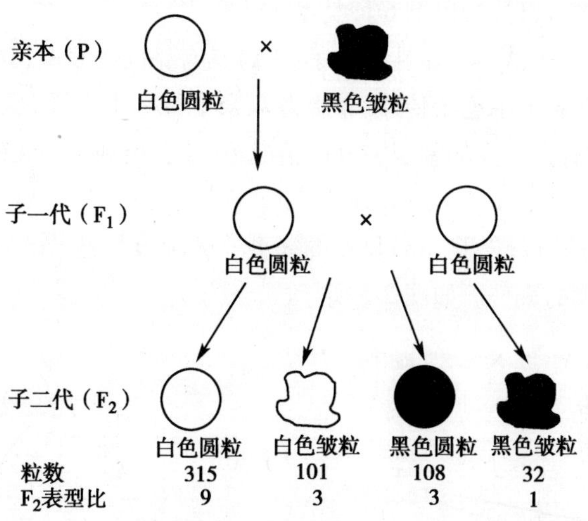

图 2-2　豌豆两对相对性状杂交试验的自由组合现象

3. **连锁互换定律**　是指位于同一条染色体上的基因是互相连锁的，它们常一起传递，但有时也会发生分离和重组，是因为同源染色体上的各对等位基因进行了交换。基因间距离越远，交换发生的可能性越大。根据交换率可以确定基因间的相对位置，可以绘制基因连锁图。

交换率(%)＝重组合类型数/(重组合类型数+亲组合类型数)×100%

二、孟德尔遗传方式

孟德尔遗传是指遗传性状主要受一对等位基因控制，也称单基因遗传。由单基因突变引起的疾病称为单基因病。人类孟德尔遗传分为以下 3 种主要遗传方式：常染色体显性遗传、常染色体隐性遗传、性连锁遗传。

在人类遗传的研究中，常用系谱分析(pedigree analysis)的方法来判断某种性状或遗传病的遗传方式。系谱(pedigree)就是表明某种性状或遗传病在家族各成员中的分布情况的图解。在绘制系谱图时，必须使用统一的符号，如图 2-3 所示。

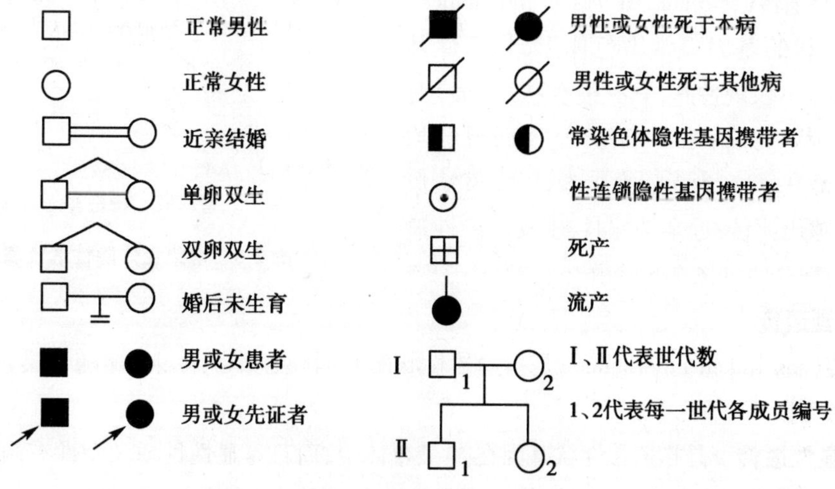

图 2-3　绘制系谱常用符号

（一）常染色体显性遗传

常染色体显性遗传(autosomal dominant inheritance)是指与某种性状有关的基因位于常染色体上，而且其遗传性质又是显性。可以分为以下6种类型：

1. **完全显性遗传** 杂合子(Aa)与显性纯合子(AA)具有相同的表型，其典型系谱特点为：①与性别无关，男女发病机会均等；②系谱中连续传递；③患者双亲中有一个患者，但大多数为杂合体，患者的同胞中约有1/2为患者；④只有在极少的基因突变的情况下，才会出现双亲无病而子女患病的情况。如图2-4所示。

2. **不完全显性遗传** 是指杂合子(Aa)显示的表型介于纯合显性(AA)和纯合隐性(aa)之间，隐性基因a的作用也有一定程度的表现。如图2-5所示。

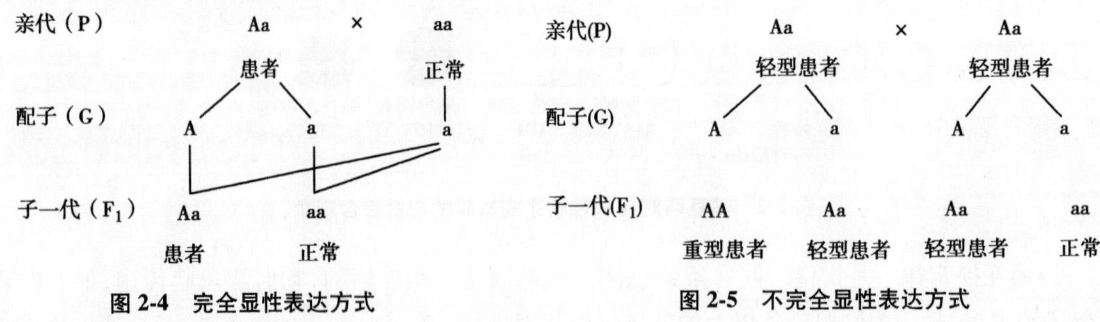

图2-4 完全显性表达方式　　图2-5 不完全显性表达方式

3. **不规则显性遗传** 是指杂合子(Aa)可以表现为显性症状，也可以表现为隐性症状，成不规则性的遗传方式，因此在系谱中出现隔代遗传的现象。显性基因在杂合状态下是否全部表达相应的性状，常用外显率来衡量，即一定基因型在群体中形成一定表型的百分率。带有显性致病基因的携带者与正常人婚配，将有1/2的可能向后代传递这个基因，后代发病风险为1/2×外显率。

4. **延迟显性遗传** 是指某些带有显性致病基因的杂合体，在生命早期不表现出相应的症状，发育到一定的年龄时，致病基因的作用才表现出来。患者的正常同胞将来发病的风险为1/2。正常人与患者婚配，患儿出生的风险也为1/2。

5. **共显性遗传** 是指一对等位基因之间没有显隐性关系，它们控制的性状同时表现的遗传方式。

6. **从性显性遗传** 是指带有显性基因的杂合体在不同性别的表型不同。

（二）常染色体隐性遗传

常染色体隐性遗传(autosomal recessive inheritance)是指决定一种性状的基因在常染色体上，是隐性基因，杂合状态(Aa)不表现性状，只有纯合状态(aa)时才能表现相应性状。其谱系特点：男女发病机会均等，发病与性别无关；双亲为无病携带者，子女发病概率为25%；常是越代遗传；近亲婚配时，子女中隐性遗传病患病率大为增高。如图2-6所示。

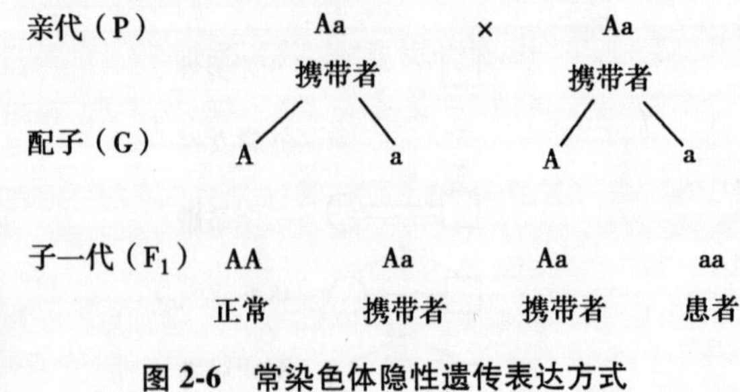

图2-6 常染色体隐性遗传表达方式

（三）性连锁遗传

性连锁遗传(sex-linked inheritance)是指遗传性状的基因在性染色体上，伴随性染色体向后代传递的遗传方式。分为以下3种：

1. **X连锁显性遗传** 是指遗传性状基因在X染色体上，而且是显性性质。女性有两条X染色体，任何一条存在这种基因都会表现，男性只有一条X染色体，所以群体中女性的表现比男性高，但病情较男性轻。

2. **X连锁隐性遗传** 是指遗传性状基因在X染色体上，性状是隐性的。女性隐性纯合状态下才显示该性状,杂合状态不显示,成为携带者。男性只有一条X染色体,只要其X染色体上带有该基因就会显示该性状,因此男性表现出该性状的频率高于女性。

3. Y**连锁遗传**　是指遗传性状基因在Y染色体上,随同Y染色体向后代传递的遗传方式。系谱特点为全男遗传,由父传子,子传孙,女性不会出现相应性状。如图2-7所示。

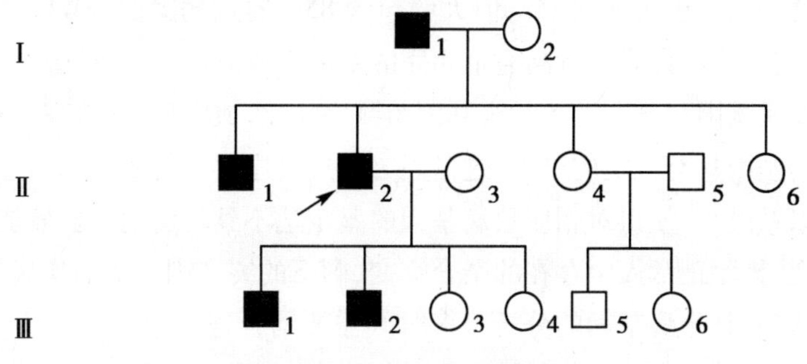

图2-7　Y连锁遗传系谱图示意

三、孟德尔遗传病的研究方法

(一) 系谱法

家系分析(pedigree analysis)是在医学遗传学的临床实践中,根据一个家系中某一种遗传病发病情况来分析判断该疾病的遗传方式、传递规律的方法;在遗传病调查的基础上绘制的家系成员的关系及发病情况的图谱就是遗传系谱图(genetic pedigree),简称"系谱图";系谱图广泛应用于患者及其家族史的记录,有助于判断疾病的遗传方式是否符合孟德尔规律,还可用于再发风险计算,对基因定位中的连锁分析也有一定提示作用。疾病的遗传模式在很大程度上影响了实验设计和数据分析,充分利用家系信息能够显著缩小候选致病基因的范围。

(二) 连锁分析

连锁(linkage)是指两个或多个非等位基因处于相互接近的位置,并且在传递给后代时倾向于共分离的现象。连锁分析(linkage analysis)是一种利用连锁的原理以寻找致病基因与参考位点(即遗传标记)之间关系的研究。常利用微卫星DNA(microsatellite DNA)也称简单重复序列(simple sequence repeats,SSR)或单核苷酸多态性(single nucleotide polymorphism,SNP)作为连锁分析的主要遗传标记,在家系中进行基因分型(genotyping),然后利用数学手段分析遗传标记在家系中是否会与疾病产生共分离现象。连锁分析是将基因与表型联系起来的主要研究方法。

(三) 基于高通量测序的研究

自2005年以来,二代测序技术得到了极大的改善,测序成本大幅度降低。研究人员逐渐开始通过对人类基因组进行重测序来寻找疾病的易感基因,包括全基因组测序(whole-genome sequencing)、全外显子组测序(whole-exome sequencing,WES)和靶向捕获测序(targeted region sequencing,TGS)等。

1. **基于家系的全基因组测序研究**(family-based whole-genome sequencing studies)　这些研究对家系的少部分家族成员进行测序,测序数据的分析以过滤方法(filtering approaches)为主,即设定一系列排除标准,对测序获得的变异位点进行排除,剩下的变异再进一步分析其与疾病或表型的相关性。具体分析方法:①对于非近亲结婚隐性遗传病的致病突变一般为复合杂合突变(compound heterozygous mutations),即患者的双亲所携带的突变位点不一致,而单个突变并不致病,只有当个体同时携带两个突变位点时才患病。致病突变鉴定策略为:首先保留患者中具有两个突变的基因,若某个基因的两个突变分别存在于正常双亲中,则该基因有可能是该病的致病基因。虽然非近亲结婚隐性遗传病的致病基因为纯合突变的情况较少,但在分析的时候不能完全排除这种可能性。②近亲结婚的隐性遗传病的致病基因一般为纯合突变(homozygous mutations),致病突变鉴定策略为:若某一突变在患者中为纯合,而在正常双亲中为杂合,那么该突变有可能为该病的致病突变。

2. **全外显子组测序**　外显子组是单个个体的基因组 DNA 上所有蛋白质编码序列的总和。人类外显子组序列约占人类全部基因组序列的 1%,但大约包含 85% 的致病突变。WES 是利用序列捕获技术将全外显子区域 DNA 捕捉并富集后进行高通量测序的基因分析方法,然后结合生物信息学分析鉴定罕见及常见疾病相关的致病基因。这一方法与全基因组测序相比,成本低,效率高。利用全外显子组测序鉴定显性遗传疾病致病基因具有一定的难度,这是因为通过测序得到的候选基因数目庞大,而致病突变的强致病性通常导致家系过小,使得对相应致病基因的鉴定达不到足够的检验效能。其分析策略为:寻找患者共有的杂合突变,排除正常人中存在的杂合突变,剩下的突变则可能为疾病的致病突变。对于符合显性遗传模式的遗传病,其致病基因的分析很多时候需要结合连锁分析等方法。连锁分析既可以对外显子测序数据分析,也可以对过滤后的数据进行分析,从而评估哪些变异需要在更大样本中验证。

3. **靶向捕获测序**　是将感兴趣的基因组区域定制成特异性探针与基因组 DNA 进行杂交,将目标基因组区域的 DNA 片段进行富集后再利用第二代测序技术进行测序。全基因组测序需要耗费大量的成本和时间,进行有选择性的深度测序是目前基因组研究的不错选择。只对与疾病相关的部分基因组进行测序,相同的成本可以研究更多的样本数量和测序深度,同时也简化了分析的目标。对于以往通过连锁分析将基因突变锁定在染色体某一片段区域内但无法找出突变是一个非常好的进一步检测手段。靶向捕获二代测序技术有其局限性,随着新的致病基因不断被发现,需要定期进行更新,但是更新速度落后于致病基因被发现的速度,使得检测版本存在一定的滞后性。

(四) 基于芯片技术的研究

基因芯片技术的基本原理是分子生物学中的核酸分子原位杂交技术:将短链核酸分子固定在固相载体上作为探针,待分析样品经过标记后与固定在芯片上的探针杂交。其技术流程主要包括芯片的制备、待测样本的制备和标记、杂交反应、结果检测和数据处理分析等。与传统的核酸印迹杂交技术相比,基因芯片具有可信度高、信息量大、操作简单、重复性强以及可以反复利用等诸多优点。基因芯片技术可以规模地检测和分析 DNA 的变异及多态性。高通量 SNP 芯片,一张芯片可检测几十万到几百万标签 SNP 位点,适用于全基因组 SNP 分型研究及基因拷贝数变化研究。可应用寡核苷酸微阵列芯片对单基因病进行已知致病基因突变筛查,以及高密度 SNP 芯片结合比较基因组学方法检测基因多态性进行连锁分析寻找致病基因。

(五) 在线人类孟德尔遗传数据库

在线人类孟德尔遗传数据库(Online Mendelian Inheritance in Man,OMIM)是一个权威的、及时更新的人类基因与遗传性状的综合型数据库。此数据库收录了所有孟德尔遗传性疾病和超过 12 000 种人类基因的相关信息。OMIM 不仅收录了以孟德尔方式遗传的所有单基因病的相关资料,而且还收录了染色体病、多基因病、线粒体病方面的资料,所涵盖的病种异常丰富。具体到每一条目,即每一种疾病,OMIM 都提供了从基础到临床的全面信息。基础方面的信息涵盖 mapping(基因定位)、molecular genetics(分子遗传学)、pathogenesis(病理机制)、inheritance(遗传方式)、animal model(动物模型)等;临床方面的信息则包括 clinical feature(临床特征)、diagnosis(诊断)、clinical management(临床治疗方案)等。通过 OMIM 在线查阅,可以快速而全面地把握某种疾病的主要信息,在检索框中输入疾病的名称,就可查出该病的基因符号和基因位置信息;输入基因符号可获知与该基因相关的疾病信息;输入染色体区带号可获得该区带定位的基因及相关疾病信息,从而选择合适方法进一步分析,如对已知致病基因一代测序筛选是否是已知突变引起发病。

第二节　非孟德尔遗传

一、线粒体疾病

(一) 线粒体概述

线粒体(mitochondria)是真核细胞细胞质中独立的细胞器,是物质氧化的主要场所和能量代谢中心,也是动物细胞核外唯一的含有 DNA 的细胞器。1963 年,Nass 首次在鸡卵母细胞中发现线粒体中存在 DNA,同年,Schatz 在酵母中分离出完整的线粒体 DNA(mtDNA)。

1987 年,Wallace 等首次提出 mtDNA 突变可引起人类疾病,从 1988 年首次报道 mtDNA 的突变到目前已发现 100 余种 mtDNA 突变引起的疾病。

人类线粒体 DNA 是双链环状 DNA 分子,裸露不与组蛋白结合,分散在线粒体基质中,长约 5μm,分子量小,全长 16 569 个碱基对,共编码 37 个基因,包含 2 种 rRNA、22 种 tRNA 以及 13 种酶。

mtDNA 的遗传学特征:①mtDNA 具有半自主性:mtDNA 能够独立地复制、转录和翻译,但主要大分子复合物和大多数氧化磷酸化酶蛋白亚单位是由核 DNA 编码,故其功能又受核基因的影响。②mtDNA 的遗传密码与通用密码不同,mtDNA 的 UGA 编码色氨酸,而非终止信号。其 tRNA 的通用性较强,22 个 tRNA 可识别 48 个密码子。③mtDNA 在有丝分裂和减数分裂间都要经过复制分离。④由于缺乏组蛋白的保护,线粒体亦缺乏 DNA 损伤修复系统,mtDNA 的突变率较高。

(二) 线粒体疾病及遗传特征

1. **线粒体疾病**(mitochondrial genetic disorders)　是指线粒体基因组中发生基因突变所导致的一类疾病,其传递和表达完全不同于由核基因突变引起的疾病,是一组独特的遗传病,称为线粒体疾病。

2. **线粒体疾病的遗传特征**

(1)母系遗传是由母亲将她的 mtDNA 传给她的所有子女,她的女儿又将其 mtDNA 传给下一代。

(2)线粒体疾病是否出现临床症状取决于:①在胚胎发育早期突变的线粒体 DNA 复制与分离程度。若有突变的 mtDNA 复制率降低,则造成的影响小。②阈值效应:突变的 mtDNA 数量达到一定程度时,才引起某种组织或器官的功能异常,形成临床症状。能引起特定组织器官功能障碍的突变 mtDNA 的最少数量称阈值。不同组织阈值差异很大,决定于特定细胞或组织对能量的依赖程度:脑>骨骼肌>心>肾>肝。

(三) 线粒体疾病举例

1. **Leber 遗传性视神经病**(Leber hereditary optic neuropathy,LHON)[OMIM# 535000]　是以德国眼科医生 Theodor Leber 的名字命名的,为一种母系遗传病。本病起病为急性或亚急性眼球后神经炎,导致双侧视神经萎缩和大片中心暗点而突然丧失视力,周围视力通常无损害。男女患者比例 5 : 1。是被证实的第一种母系遗传的疾病,至今尚未发现一个男性患者将此病传给后代。发病高峰在 20~30 岁,90%的携带者在 50 岁前发病。约 90%的患者携带 G11778A、G3460A 和 T1448C 这 3 个原发 mtDNA 突变位点。

2. **线粒体肌病脑病伴乳酸中毒及脑卒中样发作**(mitochondrial myopathy,encephalopathy,lactic acidosis,and stroke-like episodes,MELAS)[OMIM# 540000]　是一种进行性神经功能减退同时伴有多系统受累的综合征。本病系母系遗传,但散发患者多见。一般在儿童期发病;约 80%的 MELAS 患者携带 A3243G 突变引起,也有部分病例与 tRNA-Phe、tRNA-Val、tRNA-Lys、COXⅢ、ND1、ND5 或 rRNA 编码基因点突变或 *CYTB* 基因缺失相关;突变线粒体在不同组织中所占比例不尽相同,其中以肌肉组织含量最高。

二、三核苷酸重复疾病

（一）三核苷酸重复疾病概述

三核苷酸重复是指三个不同的碱基为一个单位重复排列而形成的 DNA 序列。三核苷酸重复疾病（trinucleotide repeat disease，TRD）是指一类由于致病基因内部或调控区域三核苷酸重复序列如$(CNG)_n$、$(GCN)_n$、$(GAA/C)_n$ 等（N 代表不同的碱基，n 代表拷贝数）拷贝数目的不稳定而异常扩增导致的一类疾病。

这一突变机制是在 1991 年由 Fu 等首先提出的。这类疾病拷贝数目 n 变化范围很大，从一代传给下一代时往往呈现进一步扩增趋势，称之为动态突变（dynamic mutation）。三核苷酸重复序列作为一种微卫星多态性标记，在基因组中并不少见。但是，一旦这种重复序列的拷贝数过度增加，将会导致出现某些疾病即 TRD。这种重复扩增可以发生在 DNA 的任何位置，可以在基因内或外，基因的外显子内或内含子中，基因的编码区或非编码区。

（二）常见三核苷酸重复疾病

最常见的有脊髓小脑性共济失调（spinocerebellar ataxia，SCA）、脆性 X 染色体综合征（fragile X syndrome，FRAX）、强直性肌营养不良（myotonic dystrophy，MD）、亨廷顿舞蹈病（Huntington disease，HD）、齿状核红核苍白球路易体萎缩（dentatorubral-pallidoluysian atrophy，DRPLA）、马查多-约瑟夫病（Machado-Joseph disease，MJD）和弗里德赖希共济失调（Friedreich ataxia）等。

（三）核苷酸疾病的遗传特征

1. **三核苷酸重复**　三核苷酸重复在有丝分裂和减数分裂中是不稳定的，分别表现为体细胞嵌合（somatic mosaicism）现象和世代间的 CAG 重复数改变。异常扩增的 CAG 重复序列具有体细胞及生殖细胞不稳定性，即个体中存在两种或两种以上的细胞系，同一疾病不同发病个体三核苷酸重复数不同，而且在代间传递过程中也表现出拷贝数目的变化，具有高度的遗传不稳定性，这是由有丝分裂的不稳定性造成的。

2. **三核甘酸重复次数**　三核甘酸重复次数与发病年龄呈负相关，且与疾病的严重程度有一定关系。

3. **遗传早现（anticipation）现象**　即在一个家系中发病年龄逐代提前，病情程度逐代加重。

4. **基因组印记（genomic imprinting）**　突变序列在传代过程中存在性别偏向的现象。

三、多基因病

（一）多基因遗传概述

多基因遗传是指一种遗传性状的表达受两对或两对以上的基因控制，每对基因之间没有显性和隐性的关系，每对基因对表型的效应都很小但是有累加效应的遗传方式。

单基因性状一般称为质量性状（qualitative character），由一对等位基因控制，这些性状间的差别明显，且呈不连续变异，表现质量差异，可将变异个体明显地分为 2~3 组，一般没有过渡类型。

多基因性状是指它们的变异有一系列的过渡类型，彼此间只有数量的差别，没有明显质的界限，呈连续变异，又称为数量性状（quantitative character）。人类的性状多数是数量性状，如身高、肤色、体重、智力等。多基因性状呈正态分布。性状受基因累加效应和环境共同作用。

1909 年，瑞士遗传学家 Nilsson-Ehle 提出了多基因性状的遗传理论，即多基因假说：①控制数量性状遗传的基因数目很多，两对或两对以上；②各基因的表型效应是微小的，效应相等，但是有累加效应；③数量性状受多基因遗传基础和环境因素的共同影响。

多基因遗传的特征:①两个纯合个体的后代,子 1 代都是双亲的中间类型,但也具有一定变异范围,倾向父亲或母亲;②两个纯合个体的子 1 代婚配后,产生的子 2 代个体的表型大多仍是中间类型,但是变异幅度超过子 1 代,有时会出现极端变异的个体;③两个随机杂合的个体婚配后,产生的后代变异范围更广泛,可表现出高于高亲值或低于低亲值的类型,但是大多数个体接近中间类型;④多基因性状对环境的影响比较敏感,存在环境对表型间差异的影响。但是差异的主要因素还是基因型的不同。

(二) 多基因病及遗传特征

多基因病是指由多对基因控制的人类遗传病,是一些常见的先天畸形和常见病因复杂的疾病,这些疾病有多基因遗传基础。常见复杂疾病包括糖尿病、冠心病、精神分裂症、原发性高血压、支气管哮喘等,常见的先天畸形包括先天性心脏病、无脑儿、唇腭裂、先天性巨结肠、脊柱裂等。

多基因病的遗传特征:①发病率高,一般都超过 1/1000;②疾病的发生都有一定的遗传基础,并常出现家族倾向,但不是单基因遗传,患者同胞的发病率不遵循 1/2 或 1/4 的规律,一般低于 1/4,系谱分析对诊断没有意义;③同一级亲属的发病风险相同,如患者的父母、同胞和子女均为一级亲属,其发病风险相同;④随亲属级别的降低,患者亲属的发病风险迅速降低;⑤近亲结婚时,子女的发病风险也增高,但不及常染色体隐性遗传显著;⑥发病率有种族差异。

遗传度(heritability)是亲代传递其遗传特性的能力,可用一定的数值表示遗传因素在性状表现中所起作用的大小。一般用百分率(%)来表示。如果性状变异完全由环境因素造成,遗传度为 0,如果性状变异完全取决于遗传因素,则遗传度为 100%。遗传度值是由特定环境下特定人群发病率求得,不宜外推到其他人群和其他环境,遗传度是群体统计量,用到个人毫无意义。

四、非孟德尔遗传病大致研究方法

(一) 关联分析

连锁不平衡(linkage disequilibrium,LD)指的是不同遗传标记间存在着的非随机组合,在某一群体中,如果 2 个等位基因同时出现的概率与期望值不相同时,那么它们就处于 LD 状态。由于有限的群体大小和复杂的群体历史,这种非随机组合在基因组中普遍存在。

关联分析(association analysis)又称连锁不平衡作图(linkage disequilibrium mapping,LD mapping),是建立在连锁不平衡的基础上用于鉴定群体内目标性状与遗传标记相关关系的方法。关联分析是基于 LD 的,对 LD 结构的了解是关联分析的前提。因此影响 LD 的因素同样影响关联分析的结果,这些因素有选择、突变、重组、遗传漂变、群体混合等。选择、遗传漂变和群体混合会增加 LD 程度,使关联分析的精确性降低;而突变和重组由于多态性位点的产生而破坏 LD 状态,因此突变和重组是影响 LD 的两个最主要的因素。

关联分析中用到的分子标记包括单核苷酸多态性(SNP)、扩增片段长度多态性(amplified fragment length polymorphism,AFLP)、限制性片段长度多态性(RFLP)、简单重复序列(SSR)等。关联方法研究复杂疾病易感基因有以下优势:①以群体为研究对象,通过遗传标记与易感基因的连锁不平衡关系定位疾病基因到染色体的某一区段;②与家系为基础的连锁分析相比,关联研究定位疾病易感基因更精确;③由于关联研究选择 SNP 为遗传标记,其中某些功能性 SNP 也可能直接参与疾病的发生。

人类的疾病基因研究中,常用的关联分析方法:

1. 全基因组关联研究 全基因组关联研究(genome-wide association studies,GWAS)是应用人类基因组中数以百万计的单核苷酸多态性 SNP 为标记进行病例-对照关联分析,以期发现影响复杂性疾病发生的遗传特征的一种新策略。GWAS 主要采用两阶段或多阶段研究:在第 1 阶段用覆盖全基因组范围的 SNP 进行病例-对照关联分析,统计分析后筛选出较少数量的阳性 SNP;对于那些在第 1 阶段

(stage 1)分析中与疾病显著关联的阳性 SNP,在第 2 阶段(stage 2)或随后多阶段中采用更大样本的病例-对照样本人群进行基因分型,然后结合两或多阶段的结果进行分析。传统的 GWAS 研究以芯片技术为主,是基于已知基因序列,会有信息遗漏,近两年,利用高通量测序进行 GWAS 研究逐渐兴起。

按照实验设计,全基因组关联研究可以分为如下 3 种:①基于核心家系(family-based)的全基因组关联分析,基于家系的研究不受群体分层影响,能通过检测孟德尔遗传模式进而来检验基因分型准确性,并不需要父母的表型数据;但缺点在于父母和子女的数据的完整性,尤其是当某些疾病发病较晚的情况下,较易受到基因分型错误的影响。②病例-对照(case-controls)的全基因组关联分析,可以直接比较两个不同组中遗传标记的基因型频率和等位基因频率,通过统计分析(如χ^2 检验)如果得到显著结果,就可以认为这个位点同疾病关联。此方法多用于鉴定罕见疾病的 DNA 突变。但容易受群体分层的影响而得到假阳性结果,另外对沉默的、发病期短、致死性疾病、发病温和的疾病很难收集到样本。③基于群体(cohort)的全基因组关联分析,需要的样本更具群体代表性,不容易出现假阳性结果,可以直接在群体中研究与健康相关的性状,但是此方法所需要的样本量较大,跟踪研究历时长、花费大,不宜用于罕见病的研究。

全基因组关联研究的不足之处在于:花费巨大;巨大数据采用不同的统计学算法处理,可能得出不同的易感基因连锁不平衡区段;由于大多采用 tag SNP,所以发现的疾病关联 SNP 通常都只是遗传标记往往不参与疾病的功能。

2. **候选基因关联研究** 候选基因关联研究(candidate gene association study)是研究者假定某个基因变异与某种疾病关联,在患者群体中发现该遗传变异频率明显高于正常对照组,那么可以提示该遗传变异参与了疾病的发生或连锁了真正的疾病基因。这里选用的遗传变异可分为两种:与基因功能相关的变异,或者不参与疾病功能的遗传标记。候选基因关联研究的优点在于直接寻找疾病的相关基因。挑选疾病候选基因首先要对该疾病的临床表现、病理、病理生理、治疗方法、给予药物等有全面的了解,其次从病理、病理生理、基因的生物学功能、基因的表达特征、动物模型的研究结果、生物信息学预测等方面去推测可能的候选基因。对性状的表型鉴定数据和候选基因的多态性进行关联分析,将对目标性状有贡献的等位基因从基因水平上发掘出来,一般涉及候选基因的功能预测。对于全基因组序列已经获得的材料,可以先把候选基因在基因序列上的位置缩小,然后利用生物信息学手段排除多的冗余序列,再对候选基因进行关联分析,这样就可以比较快速地找到目标性状的候选基因。

候选基因关联研究的不足之处在于,目前仍存在候选基因选择的盲目性及随之带来的研究风险。

(二) 基于高通量测序研究

包括全基因组测序、外显子组测序及转录组测序,用于复杂疾病的遗传研究,其策略主要有以下两种:基于人群的高通量测序,致力于寻找频发突变(recurrent mutations)或新生突变(*de novo* mutations);基于家系的高通量测序,致力于寻找遗传变异(inherited mutations)。在鉴定得到大量如 *de novo* 突变的同时,也应该注意到,并不是找到的 *de novo* 突变都是疾病的真正易感基因,仍需要进行功能试验进行验证该突变的功能。

(三) 受累同胞对分析方法

受累同胞对(affected sib-pair,ASP)分析方法是连锁分析的一种特殊方法,其特点是无需知道遗传病的遗传方式,即可用患病同胞定位出与疾病易感基因连锁的遗传标记,从而定位复杂疾病易感基因在基因组中的位置。ASP 分析使用一个基本概念,血缘一致性(identical by descent,IBD),即一条染色体的 DNA 区域或等位基因来自一个共同祖先。根据孟德尔分离规律,子代间按 IBD 方式理论上获得 0、1 和 2 个等位基因的可能性分别为 25%、50%和 25%。如果一个遗传标记与疾病基因共分离,那么患病亲属或同胞对中出现 IBD 的机会将会与理论估计值有差别。若 IBD 在患病同胞对中频率明显增加,则标记与疾病基因存在连锁。ASP 法的不足在于，不能分析给出 LOD 分数，这样在定位疾病基因时受到限制。当存在遗传异质性时，这种方法大大降低了遗传检验效能，为了排除遗传异质性的影响，往往需要收集几百个受累同胞对，增加了收集标本的难度和研究成本。

（四）受累家系成员分析方法

受累家系成员分析方法的原理与 ASP 法相同，只是把分析对象扩展到整个家系的所有成员，从而解决了 ASP 法分析家系资料不足的问题。APM 法所不同的是分析家系中所有个体的状态一致性（identical by state，IBS），即只考虑家系成员中携带的遗传标记或等位基因的一致性，而不考虑其是否来自于共同的祖先。此法取材容易，但分析遗传标记和易感基因之间的遗传效能低于 ASP 法。

第三节 遗传病的分子基础

一、基因突变

（一）基因突变概述

基因突变（gene mutation）是指发生在基因水平的突变，涉及基因组 DNA 的一个碱基或多个序列的改变。

基因突变的特点：①自发性，基因突变可在自然状态下发生；②随机性，突变对每个细胞是随机的，对每个基因也是随机的；③可诱变性，可通过诱变剂将突变率提高 10～100 倍；④稳定性，突变基因可通过复制传递给子代 DNA，突变产生的遗传性状是稳定的、可遗传的；⑤可逆性，基因突变的过程是可逆的，由原始的野生型变异为突变型，称为正向突变（forward mutation），相反的过程称为回复突变（reverse mutation），正向突变的频率常常高于回复突变的频率。

（二）基因突变的诱因

可分为自发突变和诱发突变。自发产生的基因突变型和诱发产生的基因突变型之间没有本质上的不同，基因突变诱变剂的作用也只是提高了基因的突变率。

1. **自发突变** 自发突变（spontaneous mutation）是指在自然状态下基因发生的突变。每个细胞在每一世代中发生某一性状突变的概率称为突变率（mutation ratio）。自发突变率一般在 10^{-9}～10^{-6}之间。常发生在 DNA 复制过程中如碱基错配或 DNA 复制跳格以及脱嘌呤、脱氨基等过程中。

2. **诱发突变** 诱发突变（induced mutation）是指诱变剂处理引起的突变。诱发突变可使突变率提高 10～100 倍。

（1）物理诱变因素：辐射诱变是主要的诱变因素，包括 X 射线、α 射线、γ 射线以及中子、质子。辐射射线所含的能量越大，诱变效率越高。

（2）化学诱变因素：包括现代工业废气、废液，工业反应原料，食品工业中的佐剂，医药和农药等都有诱变作用。

（3）生物诱变因素：主要指病毒产生的毒素和代谢产物都有诱变作用，可引发染色体畸变，如风疹、麻疹、疱疹病毒等。

（三）基因突变的分类和机制

1. **碱基替换** 是指 DNA 分子中一个碱基被另一个不同的碱基所替换。包括转换（transition），是指嘌呤与嘌呤之间，或嘧啶与嘧啶之间的替换。另一种是颠换（transversion），是指嘌呤与嘧啶之间的替换（图 2-8）。

碱基替换后 DNA 的改变会导致 mRNA 中相应密码子发生改变，引起多肽链中氨基酸发生改变，可能出现几种不同的效应：

（1）同义突变（synonymous mutation）：是指由于密码子具有兼并性，单个碱基置换后密码子所编码的是同一种氨基酸，表型不改变。如图 2-9 所示。

（2）错义突变（missense mutation）：是指 DNA 改变后相应的密码子发生改变，编码另一种氨基酸，使蛋白质中的氨基酸发生取代，可能削弱此蛋白的功能，以致影响到突变体的表型，产生活性降低、无活性或者无功能的蛋白质。而表型是否产生改变，取决于氨基酸的取代是否影响蛋白质的功能。如图 2-9 所示。

（3）无义突变（nonsense mutation）：是指 DNA 的碱基突变使 mRNA 中产生一个不编码任何氨基酸的终止密码子（UAA、UAG、UGA），肽链合成提前终止，产生短的或者没有活性的多肽片段。无义突变如果发生在靠近 3′-末端，所产生的多肽链常有一定的活性，表现为渗漏型，这类多肽多半具有野生型多肽链的抗原特异性。如图 2-9 所示。

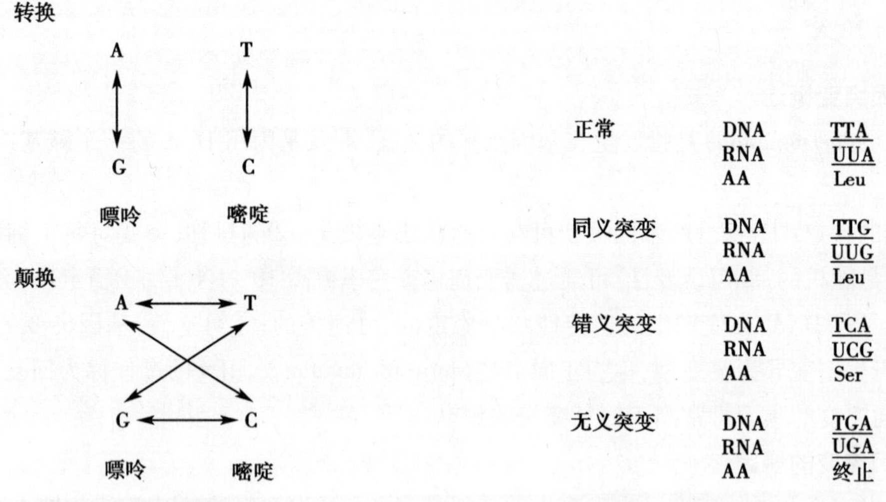

图 2-8　转换和颠换　　　图 2-9　碱基替换突变类型（以 Leu 的密码子为例）

（4）终止密码突变（termination codon mutation）：是指 DNA 分子中一个终止密码发生突变，成为编码氨基酸的密码子时，多肽链的合成将继续进行下去，肽链延长直到遇到下一个终止密码子时停止，因而形成了延长的异常肽链，也称为延长突变（elongation mutation）。

（5）抑制基因突变（suppressor gene mutation）：是指基因内部不同位置上的不同碱基发生两次突变，其中一次抑制了另一次突变的遗传效应。

2. **插入和缺失**

（1）移码突变（frame shift mutation）：是指 DNA 编码序列中插入或者缺失一个或几个碱基，其下游可读框发生改变，导致氨基酸顺序及蛋白质异常。如图 2-10 所示。

（2）整码突变（codon mutation）：是指 DNA 编码序列中插入或缺失了一个或几个密码子，碱基数是 3 的倍数，导致肽链增加或减少一个或几个氨基酸，但插入或者缺失点以后的氨基酸序列不变，又称密码子插入或缺失。如图 2-10 所示。

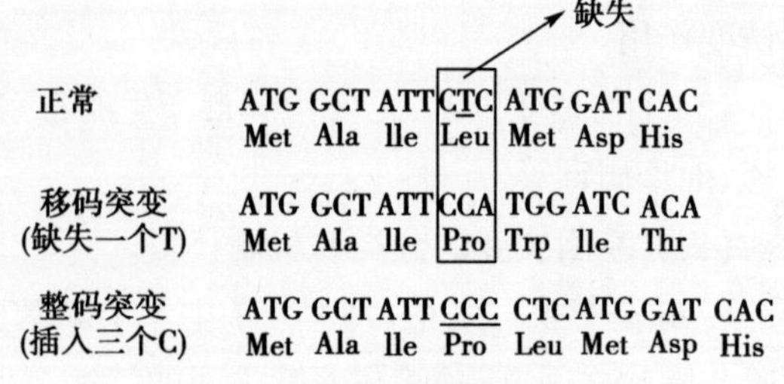

图 2-10　插入或缺失突变类型

3. **动态突变**　动态突变（dynamic mutation）是指邻近基因或位于基因序列中的三核苷酸重复拷贝数，而且在后代的传递过程中发生明显的增加，如 $(CGG)_n$、

$(CAG)_n$ 等，从而导致某些遗传病发病，多为神经系统疾病。

二、常见基因组变异

（一）单核苷酸多态性

单核苷酸多态性（single nucleotide polymorphism，SNP）是指在某种生物不同个体 DNA 序列中，存在单个核苷酸变异的多态现象，在基因组内特定核苷酸位置上存在两种不同的碱基分布形式。单核苷酸多态性是基因组中存在的一种数量非常丰富的变异形式，占人类基因组中遗传多态性的 90%以上。

SNP 的遗传多样性一般表现为特定核苷酸位置上单个碱基的替换或颠换，或者单个或多个碱基的缺失或插入。人类基因组中平均每 500~1000 个碱基对就有 1 个 SNP，估计整个基因组中有超过 300 万个单核苷酸多态位点。大部分的单核苷酸多态性位点（约 2/3）在不编码基因的 DNA 序列中，少数（约 1/3）位于基因内部，在同一条染色体上单核苷酸多态性的分布也是不均匀的。

SNP 作为遗传标记在医学、遗传学、药学等领域有巨大的作用，与其他遗传标记相比，SNP 的特点：①广泛存在于基因组中，数量多，覆盖密度大；②一般只有两个等位基因和 3 种基因型，检测时分型简便，方便确定基因频率；③SNP 基因座的长度短，更易进行 PCR 扩增；④遗传稳定性强；⑤遗传多态性丰富，是最常见的遗传变异类型。

（二）拷贝数变异

2004 年，Iafrate 和 Sebat 分别在人类基因组中描述了拷贝数变异（copy number variations，CNVs）的存在，是指与参考序列相比，基因组中≥1kb 的 DNA 片段的插入、缺失或扩增及其互相组合衍生出的复杂染色体结构变异。

CNVs 具有可遗传性、相对稳定性和高度异质性。根据 CNVs 的遗传和组成形式，将 CNVs 分为 5 类：①缺失（deletions）；②扩增；③同一位点并发的缺失与扩增；④多等位基因位点；⑤复杂难以描述的位点。

CNVs 的致病分子机制：①基因剂量，对剂量敏感的基因，如 *PMP22*，会因为 CNV 而改变表达水平并致病，该基因编码外周髓鞘蛋白；其重复型 CNVs 会引起基因过量表达进而导致腓骨肌萎缩症，而缺失型 CNVs 则会引起 *PMP22* 低表达，单倍剂量不足从而导致遗传性压力敏感性神经病。②基因断裂，当 CNV 的断点位于功能基因内时，就有可能会打断基因使基因失活，导致基因功能丢失，如红绿视蛋白基因被打断后引起色盲症。③基因融合，是两个不同的基因由于重组而连接到一起。这种机制在与染色体易位相关的癌症中特别明显。④位置效应，就是 CNVs 影响其区域以外的基因表达进而导致表型的多态性。⑤隐性等位基因显性化等。

（三）微卫星

微卫星 DNA（microsatellite DNA）又称简单重复序列（simple sequence repeat，SSR），指的是基因组中 1~6 个核苷酸组成的基本单位重复多次构成的一段 DNA，广泛分布于基因组的不同位置，长度一般在 200bp 以下。

基因组的微卫星中重复单位的数目存在高度变异，这些变异表现为微卫星数目的整倍性变异或重复单位序列中的序列有可能不完全相同，因而造成多个位点的多态性。

SSR 标记又称为 sequence tagged microsatellite site（STMS），是目前最常用的微卫星标记之一。SSR 标记具有以下优点：①数量丰富，在真核生物基因组中分布广，多态性丰富；②具有多等位基因的特性，提供的信息量高；③以孟德尔方式遗传，呈共显性；④具有很好的稳定性；⑤技术要求低，成本低廉，可重复性高。因而目前该技术已广泛用于遗传图谱的构建、目标基因的标定、指纹图的绘制等研究中。

三、遗传变异的检测方法

（一）基于 DNA 测序的技术

对于基因突变的发现，测序技术是公认的最准确、最可靠的方法，可以在基因水平发现单个碱基的改变，还可在全基因组水平检查出任何碱基的改变，被称为是基因诊断的“金标准”。

1. Sanger 测序 1977 年，Sanger 发明了双脱氧核苷酸末端终止法测序（Sanger sequencing），该方法原理是利用一种 DNA 聚合酶来延伸结合在待测 DNA 模板上的引物，直到掺入 1 种链终止核苷酸（ddNTP）为止，通过变性凝胶电泳可分离出大小不同的片段，通过不同标记识别片段末端碱基，从而获得所测片段的碱基序列。可用于已知基因已知及未知突变的筛查。DNA 测序常被用作标准的鉴定方法以及最终确定突变的确切位点和突变性质的手段。检测的突变类型包括错义突变、无义突变、同义突变（含 SNP）、拼接突变、小缺失、小插入、大缺失、大插入、插入伴缺失、复杂重排、重复变异等，准确率近 100%。该法特别适用于单基因病的基因诊断和产前诊断。

2. 第二代测序技术 高通量测序技术是对传统测序技术的一次革命性的改变，被称为第二代测序技术（next generation sequencing，NGS）。该技术提供了一种与基因芯片技术互为补充的新的高通量工具，能对一个物种的基因组和转录组的全貌进行全面细致的分析，故又被称为深度测序（deep sequencing）。Roche 公司的 454 技术、Illumina 公司的 Solexa 技术和 ABI 公司的 SOLiD 技术是第二代测序技术的代表，它们的共同之处：均使用反应信号的实时阅读，在测序反应进行的同时，收集反应信号，因此测序成本大幅度降低。NGS 具有高通量、高准确性、高灵敏度、自动化程度高和低运行成本等突出优势，该技术适用于未知物种、未知基因的检测。

3. 第三代测序技术 第三代测序技术是指在单个细胞、单分子水平上对基因组进行测序的一项新技术。优点主要表现在：测序通量更高；测序成本更低；读取长度更长；测序时间更短；所需起始用量更少；检测精确性更高，即使变异极少也能检出。主要应用在：单细胞水平上变异信息的寻找、胚胎植入前的遗传学诊断、单细胞水平上组织和细胞群异质性的研究。

（二）基于杂交的技术

1. Southern 杂交（Southern blotting） 是通过标记的核酸探针与固定在固相载体 DNA 样品进行杂交判断被检测的 DNA 样品中是否有与探针同源的片段。可用于检测基因的缺失、插入、重组等突变形式。

2. 荧光原位杂交（fluorescence in situ hybridization，FISH） 是 20 世纪 80 年代末期在原有放射性原位杂交技术的基础上以荧光标记取代放射性核素标记而形成的一种新的原位杂交方法。FISH 的基本原理是将 DNA 探针用特殊的核苷酸分子标记，然后将探针直接杂交到染色体或 DNA 纤维切片上，再通过荧光素分子偶联的单克隆抗体与探针分子特异性结合从而将特定的 DNA 序列在染色体或 DNA 纤维切片上的进行定性、定位、相对定量分析。FISH 具有安全、快速、灵敏度高、探针能长期保存、能同时显示多种颜色等优点。

3. 多重扩增探针杂交（multiplex amplifiable probe hybridization，MAPH）**技术** 基本原理是根据所检测的 DNA 序列，制备若干具有通用引物的 PCR 产物作为可扩增探针组，与固定在尼龙膜上待测的基因组 DNA 杂交。用磁珠回收特异性杂交的探针，这样就将基因的拷贝数等比例转化为可供扩增的杂交探针的数目。利用通用引物以回收的探针为模板进行有限循环的多重 PCR 扩增，扩增后长度各异的 PCR 产物经过毛细管电泳分析，在图谱上通过不同产物峰的相对峰高比即可判断目标基因拷贝数目。

4. 多重连接依赖式探针扩增（multiplex ligation-dependent probe amplification，MLPA）**技术** 基本原

理是针对目标基因的序列设计相应的上游杂交探针和下游杂交探针(含通用引物),分别杂交于 DNA 上相邻的部位。当杂交探针与基因组 DNA 充分杂交后,通过连接酶的连接反应即可将上游探针和下游探针连接形成一条可供扩增的完整的杂交探针。同 MAPH 技术类似,回收特异性杂交的探针,利用通用引物以回收的探针为模板进行有限循环的多重 PCR 扩增,扩增产物经过毛细管电泳分析判断目标基因拷贝数目。

(三)基于 PCR 技术

PCR 技术是突变研究中的重大进展,目前几乎所有的基因突变检测技术都是建立在 PCR 基础之上,并且由 PCR 衍生出许多新方法。目前已达 20 余种,自动化程度也越来越高,分析时间也大大缩短,分析结果的准确性也有很大提高。这是因为 PCR 技术可以使特定的基因或 DNA 片段在短短的 1.5~3 小时内体外扩增数十万至百万倍。扩增的片段可以直接通过电泳观察,也可用于进一步的分析。

1. **实时定量** PCR(real-time quantitative PCR,qPCR) 是利用相对定量实时 PCR 系统,对检测样本的目标基因(具有拷贝数多态)以及参照基因(无拷贝数多态,只有 2 个拷贝),利用相对定量分析法进行拷贝数的分析。qPCR 所使用的荧光化学可分为 TaqMan 荧光探针和 SYBR Green 荧光染料两种。

2. **短片段多重定量技术**(quantitative multiplex PCR of short fluorescent fragment,QMPSFQ) 利用荧光标记的引物进行拷贝数变异位点的有限循环的 PCR 扩增,然后利用毛细管电泳,根据电泳图谱上不同产物峰的相对峰高比即可判断目标基因的拷贝数。该方法可以同时进行多重 PCR,故在检测通量上有所提高。但是根据电泳图谱上不同产物峰的相对峰高比来判断目标基因的拷贝数,即所推断出的拷贝数均是和某个基准比较的相对值,所以对于拷贝数增加,很多情况下不可能确定拷贝数的绝对值。

3. **PCR-限制性片段长度多态性**(PCR-RFLP) 利用 PCR 扩增目的 DNA,扩增产物再用特异性内切酶消化切割成不同大小片段,直接在凝胶电泳上分辨。

4. **高分辨率熔解曲线分析**(high-resolution melting curve analysis,HRMA) 是通过实时监测升温过程中双链 DNA 荧光染料与 PCR 扩增产物的结合情况来判断是否存在 SNP,而且不同 SNP 位点、是否是杂合子等都会影响熔解曲线的峰形,因此 HRM 分析能够有效区分不同 SNP 位点与不同基因型。这种检测方法不受突变碱基位点与类型的局限,无需序列特异性探针,在 PCR 结束后直接运行高分辨率熔解,即可完成对样品基因型的分析。

(四)基于芯片技术

1. **比较基因组杂交技术** 基于基因芯片的比较基因组杂交技术(array-based comparative genomic hybridization,aCGH)可通过单一的一次杂交对某一疾病有关基因组的染色体拷贝数量的变化进行检查。CGH 芯片信噪比高,检测的准确性好,是 CNV 检测的经典方法。根据芯片制作过程中探针的来源可细分为细菌人工染色体 CGH 芯片和寡核苷酸探针 CGH 芯片。细菌人工染色体 CGH 芯片制作时,将构建的 BAC 文库以微阵列的方式点制在芯片上,用不同的荧光素分别标记处理样本和对照样本的 DNA,并与芯片上的 BAC 文库杂交,通过不同荧光素的强度比值,检测基因组中特定染色体序列的拷贝数变化。这种方法覆盖了基因组中的绝大部分序列,费用昂贵、耗时耗力,分辨率较低(>50kb)。寡核苷酸探针 CGH 芯片,是由具有相似热动力学曲线的 50~65mer 长的寡核苷酸探针高密度点制而成。这些探针以叠瓦的方式覆盖全部基因组序列,包括重复序列。具有高精度、高灵敏度、样本需要量小的特点。

2. **高密度 SNP 分型芯片** 高密度 SNP 芯片进行 SNP、CNV 检测中不需要对照样本,通过检测被测样本内 SNP 的信号强度在基因组上的分布来进行。检测比较灵活,有全基因组分型芯片和定制化芯片,全基因组基因分型芯片的探针是根据 HapMap 数据和千人基因组的数据设计,能够在全基因组水平扫描基因组中的 SNP 及结构变异,而定制的芯片是根据研究者感兴趣的变异位点设计探针。

（五）质谱检测技术

质谱仪通过对物质分子量（质荷比）进行检测，达到区分、鉴别物质的目的。SNP 位点两个等位基因之间存在分子量差异，通过实验将差异放大，然后以质谱仪进行检测。如 Mass ARRAY 平台的 iPLEX GOLD 技术可以设计最高达 40 重的 PCR 反应和基因型检测，实验设计灵活，分型结果准确性高。根据应用需要，对数十到数百个 SNP 位点进行数百至数千份样本检测时，Mass ARRAY 具有最佳的性价比，特别适合于对全基因组研究发现的结果进行验证，或者是有限数量的研究位点已经确定的情况。

（六）基于核酸构象的检测方法

如变性高效液相色谱（denaturing high performance liquid chromatography，DHPLC），是一种基因突变筛查技术，其原理为，在部分变性的条件下，通过杂合与纯合二倍体在柱中保留时间的差异，发现 DNA 突变。适用于 SNP、小片段缺失或插入等多种基因突变的检测。

（王　磊　李巧丽）

第三章 染色体病综合征

染色体病综合征，是指由于染色体数目或结构异常所引起的疾病，主要临床特征为智力低下、生长发育迟缓以及器官畸形等。根据染色体异常片段的大小，可以分为整倍体疾病、非整倍体疾病、显微镜水平染色体缺失/重复疾病及染色体微缺失/微重复综合征，其中几乎所有整倍体疾病胎儿都不能成活出生，大部分会在孕10~20周流产，该章节不予介绍；根据异常所涉及的染色体类别不同，可分为常染色体疾病和性染色体疾病。

非整倍体疾病，是指由于一条或数条整条染色体缺失或重复所引起的疾病。可分为常染色体非整倍体疾病和性染色体非整倍体疾病。常染色体非整倍体疾病常见的有唐氏综合征、Edwards 综合征和 Patau 综合征，患者主要表现为智力低下和生长发育迟缓，伴或不伴严重的器官畸形。性染色体非整倍体疾病常见的有 Turner 综合征、Klinefelter 综合征和 XXX 综合征，患者主要表现为性发育异常，也可出现不同程度的智力低下或器官畸形。

第一节 唐氏综合征

【疾病概述】

唐氏综合征（Down syndrome）[OMIM# 190685]也称 21 三体综合征（trisomy 21），是最常见的染色体病综合征，也是智力低下患儿最常见的遗传病因，发病率为 1/800~1/600。

该病在 1866 年由 Langdon Down 首次报道，尽管在 20 世纪 30 年代就有人认为该病可能是由于染色体异常造成的，但直到 1959 年，唐氏综合征患儿携带有 47 条染色体（额外的一条染色体之后被指定为 21 号染色体）这一事实才被广泛认可。唐氏综合征患儿主要表现为特殊面容、肌张力低下、智力低下和生长发育迟缓，还可伴有心脏缺陷或其他先天畸形。

【病因/分类和遗传方式】

根据遗传机制或核型的差异，可分为 4 型：

1. **三体型** 约占唐氏综合征患者的 95%，核型为 47，XN，+21（女性时 N 为 X，男性时 N 为 Y）（图 3-1）。通常是由于 21 号染色体减数分裂过程中同源染色体或姐妹染色单体不分离所致。约 90%发生在卵细胞的形成过程中，约 10%发生精子的形成过程中，前者主要发生在第一次减数分裂时期，后者主要发生在第二次减数分裂时期。近来的研究认为卵细胞形成过程中姐妹染色体单体的提前分离是高龄妇女生育 21 三体综合征患儿的主要原因。

2. **罗氏易位型** 约占 4%，染色体数目仍为 46 条，但包含一条罗氏易位的异常染色体，通常由 D 组或 G 组的一条染色体与 21 号染色体通过着丝粒融合而成，分为同源和非同源罗氏易位型。非同源罗氏易位型最常见的是 14 号与 21 号染色体的易位，核型为 46，XN，rob（14;21）（q10;q10），+21（图 3-2），该类型大多数属于新发，仅 25%有家族史；同源罗氏易位型，即两条 21 号染色体相互融合，核型为 46，XN，rob（21;21）（q10;q10），+21，该类型少见。

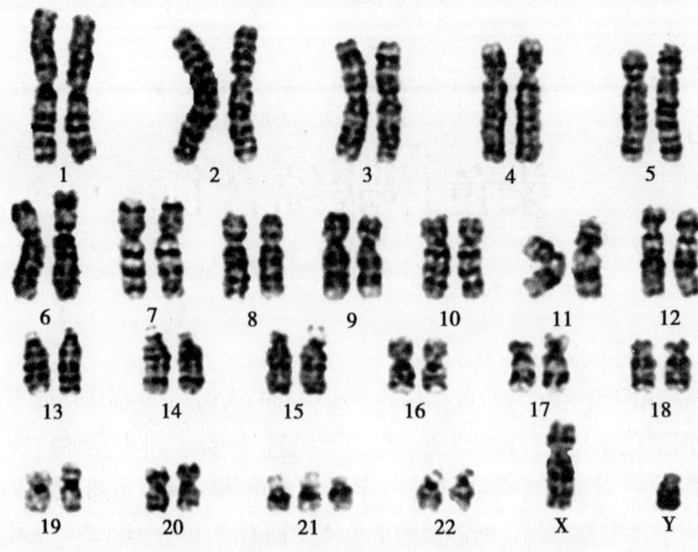

图 3-1　唐氏综合征三体型核型 47,XY,+21

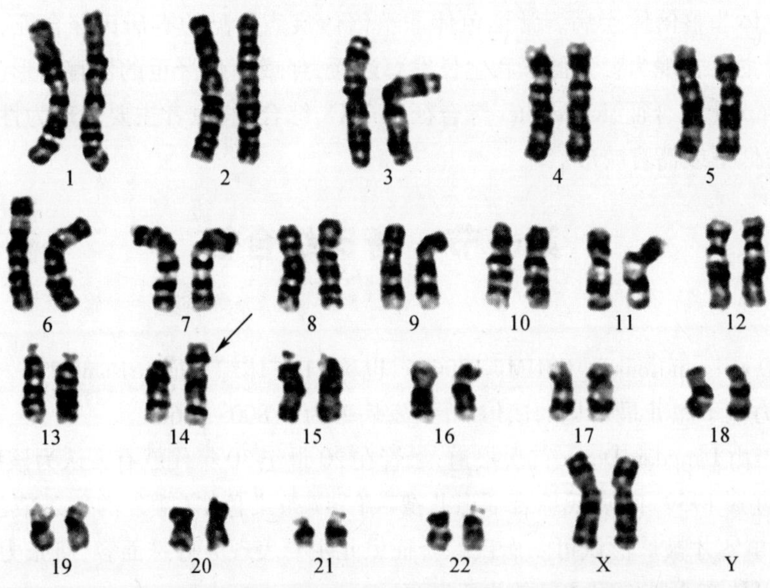

图 3-2　唐氏综合征非同源罗氏易位核型 46,XX,rob(14;21)(q10;q10),+21

3. **嵌合体型**　约占 2%,这通常是由于胚胎的早期发育过程中细胞进行有丝分裂时 21 号染色体不分离所导致。这种不分离在早期胚胎发育中由于发生的时间不同,所形成个体的异常核型细胞的比例也不一样。一般而言,发生的时间越早,异常核型细胞比例越高,患者的表型越严重。

4. **21 部分三体型**　少见,这可能是由于减数分裂过程中出现染色体的重排所致,重复片段所涉及的区域或大小不一样,患者的表型也不一样。

【发病机制】

该病是由于患者比正常人多一条 21 号染色体而致病,有研究发现成熟分裂不分离产生的主要原因是 21 号染色体单体之间的重组缺乏或降低。DNA 低甲基化与这种不分离也密切相关,而甲基缺乏可能是引起 DNA 低甲基化的原因。但更深入的致病机制目前仍不清晰。

与正常儿童相比,唐氏综合征患儿易患白血病,包括急性巨核细胞白血病(acute megakaryoblastic leukemia,AMLK)和急性淋巴细胞白血病(acute lymphoblastic leukemia,ALL)。其中 AMLK 与 *GATA1* 基

因突变相关,突变导致截短型 GATA1,丢失 N 端活化区,最终削弱了其与其他信号分子的相互作用能力。ALL 与 *JAK2* 基因体细胞突变相关,突变会导致 JAK2 持续活化,而 JAK-STAT 信号通路与 B 淋巴细胞增殖密切相关,详细的致病机制仍在进一步研究中。此外,*CRLF2* 基因的突变会导致该基因过量表达,也是唐氏综合征患儿易患 ALL 的重要病因,同时 JAK2 和 CRLF2 的相互作用也是其病因之一。

此外,母亲年龄与后代唐氏综合征发生的风险是密切相关的,母亲年龄越高,后代出现唐氏综合征的风险越高。研究表明随着年龄增长,减数分裂过程中染色体上的黏连蛋白减少,而黏连蛋白是维持姐妹染色单体黏附的重要物质。

【临床表现】

唐氏综合征患者的主要临床特征见表 3-1。

表 3-1 唐氏综合征患者的主要临床特征

类别	具体表型
生长发育	出生时低体重和身长偏低;出生后生长发育延迟,各种指标可比正常小孩晚 3 岁;身材矮小
头面部	短头、短颈、宽额、小眼裂、眼距增宽、外眦上斜、内眦赘皮、鼻梁低平、张口吐舌、耳廓发育不良、低耳位等
神经系统	智力低下(IQ 30~60),全身肌张力低下,言语含糊,早发痴呆
皮肤	通贯掌,颈背或颈部皮肤松弛
心血管系统	40%~50%的患儿有先天性心脏病,最常见的是膜周部室间隔缺损,动脉导管未闭和房间隔缺失次之
血液系统	患白血病风险比正常人群高 10~20 倍,包括急性淋巴细胞性白血病和急性非淋巴细胞性白血病,以第 7 型急性髓细胞性白血病最常见
生殖方面	女性患者通常无月经;男性患者可有隐睾,虽有生精过程,但精子数量少,性欲下降
其他异常	较常见的有消化道畸形,如十二指肠闭锁或狭窄以及先天性巨结肠,还可以出现听力、甲状腺功能、骨骼或生殖系统等方面的异常
生存期	一般可以活到成年,成年患者通常需要一些形式的照顾和特殊的工作机会,在生活上仍需要不同程度的监护

【诊断】

根据唐氏综合征患儿的典型特征(特殊面容、肌张力低下、智力低下、生长发育迟缓,伴或不伴器官畸形)可以较为容易地作出临床诊断。当症状不典型时,需要与其他染色体病和基因组病进行鉴别诊断。

染色体核型分析是对患儿进行确诊、鉴别诊断和产前诊断的首选方法,特殊情况下,如 21 部分三体无法确定时,可以选择荧光原位杂交技术或基因组拷贝数变异分析进一步诊断。产前超声发现 NT 增厚、NF 增厚、鼻骨缺失或发育不良、侧脑室增宽、房间隔或室间隔缺失、腹部双泡征、肠管回声增粗、草鞋足等有助于诊断。孕早期母血妊娠相关蛋白(PAPP-A)降低,孕中期母血清 AFP 和 uE3 降低、hCG 和 inhibin-A 升高提示胎儿唐氏综合征高风险;孕妇外周血胎儿游离 DNA 产前筛查(noninvasive prenatal testing,NIPT)是目前最敏感的唐氏综合征筛查方法,21 号染色体拷贝数增加提示胎儿唐氏综合征高风险。

【遗传咨询、治疗和预防】

目前的治疗主要是对症治疗。早期手术纠正先天畸形有助于延长患儿寿命,良好的家庭环境、特殊教育及职业相关训练提高患儿生活质量和适应能力,大多数患者能够有基本的生活自理能力,但成年后仍需要不同程度的监护。

预防以产前诊断为主,主要是通过绒毛活检、羊水穿刺或脐带血穿刺采集胎儿样本,然后进行染色体核型分析来检测胎儿是否为唐氏综合征,以此来指导孕龄妇女生育。对于无产前诊断指征的孕龄妇女，也应通过血清学筛查或孕妇外周血胎儿游离DNA产前筛查来降低生育唐氏综合征患儿的风险。

唐氏综合征一般是新发的，患者父母再次生育唐氏综合征患儿的风险低，但比无唐氏综合征患儿生育史的夫妇风险要高2~8倍，因此再次妊娠时仍需行产前诊断。此外，当母亲是非同源罗氏易位型携带者时，子代再次患病的风险为15%，若父亲是该类型携带者时，风险是2%；若夫妇之一是同源罗氏易位型携带者时，再发风险几乎是100%。

第二节 Edwards综合征

【疾病概述】

Edwards综合征（Edwards syndrome）又称18三体综合征（trisomy 18），是仅次于唐氏综合征的第二常见的染色体非整倍体疾病，其发病率为1/8000~1/3000。该病在1960年由Edwards首次报道，其主要临床表现为生长发育迟缓和多发畸形（如特征性的握拳方式、摇椅形足底等）。

【病因/分类和遗传方式】

根据核型及遗传机制的不同的，可分为3型：

1. **三体型** 最常见，占Edwards综合征患者的80%，核型是47，XN，+18（图3-3）。97%的三体型18三体是由于卵细胞减数分裂过程中发生染色体不分离所致，其中70%是卵细胞形成过程中减数分裂Ⅱ期姐妹染色单体不分离。

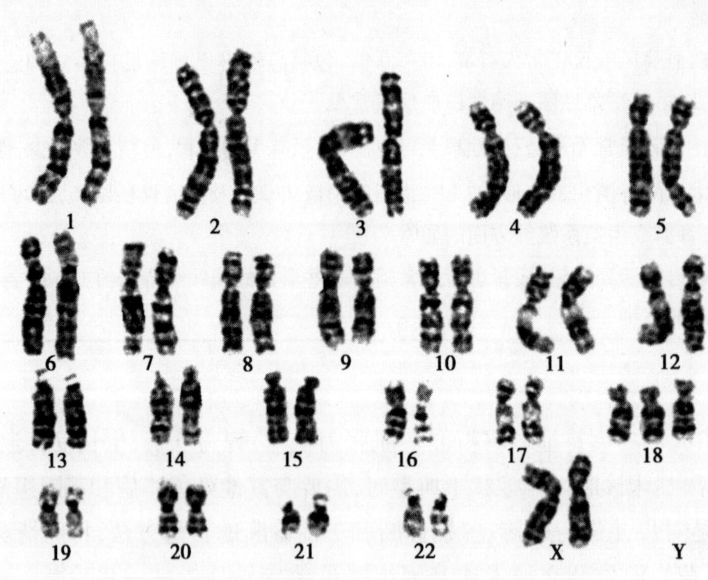

图3-3 Edwards综合征三体型核型47，XX，+18

2. **嵌合体型** 占10%，核型为46，XN/47，XN，+18。通常是受精卵在早期有丝分裂过程中染色体不分离所致。

3. **多重三体型** 少见，<10%。是指患者携带18三体的同时还携带有其他染色体三体，比如48，XXY，+18。其致病机制不明。

【发病机制】

该病是由于患者比正常人多一条18号染色体而致病，但其发病机制目前尚不清楚。

【临床表现】

Edwards综合征患者的主要临床表现见表3-2。

表 3-2　Edwards 综合征患者的主要临床表现

类别	具体表型
生长发育	通常过期分娩，胎动少，羊水过多；低出生体重儿，出生后生长发育仍迟缓，发育商数（发育年龄/实足年龄）平均为 0.18
头面部	小头、枕部突出、鼻梁窄而长、内眦赘皮、低耳位、耳廓发育不全、小下颌等；上睑下垂、小眼球、白内障、角膜混浊
神经系统	小脑发育不良，多小脑回，胼胝体发育不良，脊柱裂等，偶有癫痫发作、严重精神发育迟滞等
心血管系统	大多数患者有先天性心脏病，常见为室间隔缺损，伴或不伴瓣膜发育不全
脊柱与四肢	胸骨短，肋骨细小，小骨盆等；特殊握拳方式，指甲发育不全，拇指短，摇椅形足底等
其他	可见食管闭锁伴气管食管瘘、幽门狭窄、马蹄肾、脐膨出、脐疝或腹股沟疝等其他脏器畸形
生存期	约半数在出生后 1 周夭折，少数存活至半岁，极少能活到 1 周岁

【诊断】

根据 Edwards 综合征患儿的典型特征（低出生体重儿、胸骨短、先天性心脏病、特征性握拳方式及摇椅形足底等）可以较为容易地作出临床诊断。通常而言，嵌合体型时，异常细胞所占比例越高，患者表型越严重，也越容易通过临床症状进行诊断，当症状不典型时，需要与其他染色体病和基因组病进行鉴别诊断。

染色体核型分析是对患儿进行确诊、鉴别诊断和产前诊断的首选方法。产前超声发现草莓头、Dandy-Walker 畸形、长眉征、小下颌、唇裂、右心室双出口、膈疝、脐膨出、桡骨缺如、紧握拳、重叠指、足内翻、摇椅足等异常时有助于诊断。孕中期母血清 AFP、uE3、hCG 降低也提示胎儿 Edwards 综合征高风险；孕妇外周血胎儿游离 DNA 产前筛查（NIPT）是目前检测 Edwards 综合征最敏感的筛查方法，18 号染色体拷贝数增加提示胎儿 Edwards 综合征高风险。

【遗传咨询、治疗和预防】

目前尚无有效的治疗方案，主要是对症治疗。比如行心脏外科手术纠正先天性心血管畸形，但由于 Edwards 综合征死亡率高，手术干预不易早期进行，应先观察其生存情况，再评估是否实施手术。

Edwards 综合征一般是新发，生育过患儿的父母再次生育相同患儿的风险低，再发风险约为 1%，但再次妊娠时仍应进行产前诊断。同时，该综合征也与年龄相关，对于高龄孕妇，更应引起重视。

95%的 Edwards 综合征胎儿会自发流产，对于该综合征高风险的胎儿或高龄孕妇，应采集胎儿样本行染色体核型分析，预防方案可参考本章第一节唐氏综合征。

第三节　Patau 综合征

【疾病概述】

Patau 综合征（Patau syndrome）又称 13 三体综合征（trisomy 13），是由于患者比正常人多出一条 13 号染色体所致。新生儿中其发病率为 1/25 000~1/15 000。

该病是 Patau 在 1960 年首次报道，该病的主要临床特点是严重的生长发育迟缓和智力障碍，同时伴有严重的中枢神经系统畸形，如无嗅脑和前脑无裂畸形等。

【病因/分类和遗传方式】

根据其遗传机制或核型可分 4 型：

1. **三体型**　最常见，占 80%~85%，核型为 47，XN，+13（图 3-4）。通常是由于减数分裂过程中 13

号染色体不分离所致。90%是发生在母体减数分裂Ⅰ期过程中，且与母亲年龄相关。

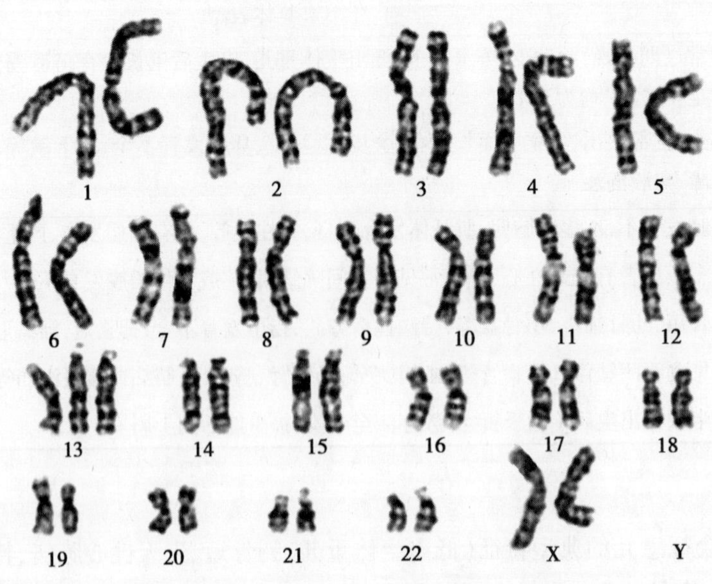

图 3-4　Patau 综合征三体型核型 47,XX,+13

2. **罗氏易位型**　约占 14%，最常见的核型是 46,XN,rob(13;14)(q10;q10),+13。大多数是新发的不平衡易位所引起，极少数为携带者父母遗传。此外，约 90%的 13 号染色体同源性罗氏易位型是等臂染色体，且通常是新发的。

3. **嵌合型**　约占 6%，核型为 46,XN/47,XN,+13。通常认为是受精卵早期有丝分裂时 13 号染色体不分离所致。

4. **部分三体型**　少见，机制不明确，可能是减数分裂过程中染色体发生了重排所致。

【发病机制】

Patau 综合征是由于患者比正常人多一条 13 号染色体所致，但具体发病机制目前尚不清楚。

【临床表现】

患者的主要临床表现是整体的生长发育迟缓和严重的器官畸形，往往比唐氏综合征和 Edwards 综合征更严重，具体表现见表 3-3。

表 3-3　Patau 综合征患者的主要临床表现

类别	具体表现
生长发育	出生时低体重，出生后生长发育严重延迟
头面部	小头畸形，矢状缝宽，前额低斜；低耳位，耳廓畸形，中度耳聋；唇裂，腭裂；小眼或无眼畸形
胸部	80%有先天性心脏病，常见的为房间隔缺损和室间隔缺损
腹部	脐膨出、腹股沟疝、肾畸形，可伴有泌尿生殖系统畸形
脊柱及四肢	轴后型多指(60%)，手指弯曲或伴叠压，通贯掌；足跟后突，形似摇椅，马蹄内翻足
神经系统	严重的智力发育障碍；前脑无裂畸形
生存期	约一半的患儿会在新生儿期夭折，仅 5%~10%能存活超过 12 个月

【诊断】

根据患者的典型表现(严重的生长发育迟缓和智力障碍以及多发畸形)应高度怀疑 Patau 综合征。当为嵌合体型或部分三体型时，患者往往临床症状不典型，此时应注意与其他染色体疾病和基因组病进行鉴别。

染色体核型分析是诊断 Patau 综合征的首选方法。当高度怀疑患者为 Patau 综合征，但外周血淋巴细胞核型分析结果正常时，应采集其他样本（如皮肤组织等）进一步验证。产前超声发现前脑无裂畸形、脑积水、无眼、小眼、眼距过小、双侧唇腭裂、房室间隔缺损、动脉导管未闭、多指（趾）等异常有助于诊断。孕妇外周血胎儿游离 DNA 产前筛查（NIPT）是目前最敏感的 Patau 综合征筛查方法，13 号染色体拷贝数增加提示胎儿 Patau 综合征高风险。

【遗传咨询、治疗和预防】

目前尚无根治方法，仅能对症治疗。由于 Patau 综合征患者几乎都有喂养困难，且喂养时误吸或反流会引起心跳呼吸停止，因此要特别注意喂养方式。外科手术可以纠正先天性心脏病等畸形，但由于患者预后差，应注意患者的个体差异，并考虑父母的意愿。

三体型 Patau 综合征几乎均为新发，与父母核型无关，但患儿父母再次生育时需行产前诊断。若夫妇双方之一为非同源罗氏易位携带者，再发风险为 1%～5%；若为同源罗氏易位携带者，几乎 100%流产。若患儿为新发的罗氏易位携带者，其父母再生育风险<2%。

绝大多数 Patau 综合征胎儿会自发流产，对于 Patau 综合征高风险的胎儿或高龄孕妇，应采集胎儿样本行染色体核型分析，预防方案可参考本章第一节唐氏综合征。

第四节 Turner 综合征

【疾病概述】

Turner 综合征（Turner syndrome）是最常见的性染色体异常疾病，在女性新生儿中发病率为 1/5000。99%的 Turner 综合征胎儿会自发流产，约占早期自然流产病例的 15%。

Turner 在 1938 年首次描述了该综合征的特点，但 1959 年才由 Charles Ford 团队发现该综合征是女性少一条 X 染色体所致。该综合征主要特点是颈蹼、后发际低、身材矮小和性发育不良。

【病因/分类和遗传方式】

该综合征的遗传机制是减数分裂过程中性染色体不分离，这导致 X 染色体缺失配子的形成，与正常配子结合后形成 X 单体合子，核型为 45,X。70%的性染色体不分离为父源性，30%的为母源性。

45,X 是 Turner 综合征的最常见核型，一些特殊核型也表现为 Turner 综合征，常见的核型见表 3-4、图 3-5。

表 3-4 Turner 综合征患者常见染色体核型

类别	核型举例
单体型	45,X
嵌合体	45,XX/45,X
等臂 X 染色体	46,X,i(Xq)
X 染色体缺失	46,X,del(Xq)
环状 X 染色体	46,X,r(X)

【发病机制】

该综合征患者是由于比正常女性少一条 X 染色体所致，但具体的发病机制目前尚不清楚，有研究发现可能与基因印记相关。此外，研究发现患者表型与 X 染色体上异常片段的位置和大小密切相关。Xp 缺失主要影响身高，而 Xq 缺失主要影响性腺发育。

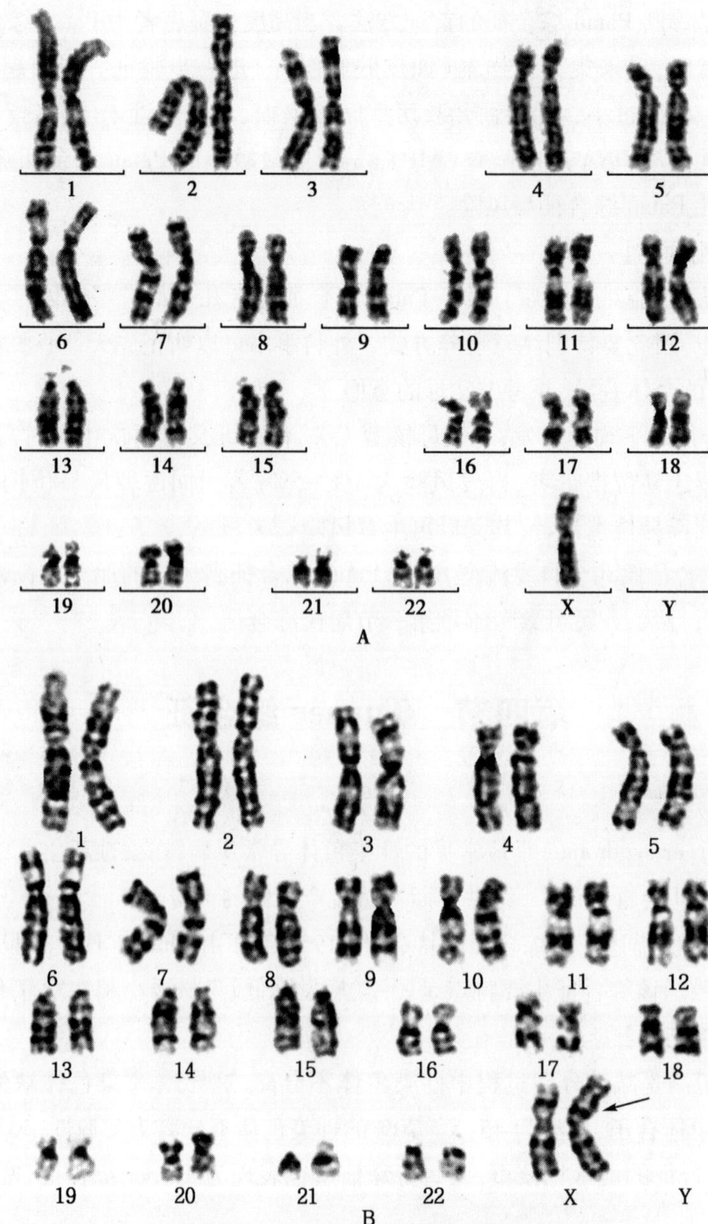

图 3-5 Turner 综合征的常见核型

A. 单体型核型图 45,X;B. 长臂等臂 X 染色体核型图 46,X,i(Xq)

【临床表现】

Turner 综合征患者主要临床表现见表 3-5。

表 3-5 Turner 综合征患者主要临床表现

类别	具体表现
生长发育	低出生体重;成年后身材矮小,比正常女性平均身高低 20cm
头颈部	面部多痣,上颌骨狭窄,内眦赘皮,耳廓突出,后发际低;颈短,颈蹼
神经系统	智力通常在正常范围,但 IQ 较正常人低 10~15 分,少部分患者需要特殊教育
性发育	卵巢发育不良,幼稚子宫,大部分青春期无月经来潮;第二性征发育不良,包括乳房不发育,腋毛和阴毛稀少等
躯干和四肢	胸部宽,呈盾状,双乳头间距增宽,乳头发育不良、内陷;肘外翻,膝关节异常;皮肤可见多痣
其他	先天性畸形以心脏畸形和马蹄肾多见

【诊断】

通过Turner综合征患者的多痣、颈蹼、后发际低、身材矮小、性发育不良等典型表现容易与其他疾病相鉴别,但需要注意Noonan综合征患者的临床表现与Turner综合征类似,但该病为常染色体显性遗传病,通过染色体核型分析可鉴别这两种疾病。当患者表现不典型时应与其他原因引起的原发性闭经相鉴别,比如Sheehan综合征;部分患者可能仅表现出身材矮小,因此对于身材矮小的女性应行染色体核型分析,以免漏诊。

染色体核型分析是诊断该综合征的首选方法。Turner综合征胎儿伴水囊肿时,孕妇中孕期血清学筛查可见血清抑制素A和hCG水平升高,而Turner综合征胎儿不伴水囊肿时,抑制素A和hCG水平降低。因此,孕妇血清学筛查结果异常时应警惕该综合征。同时,孕期B超发现颈部囊状淋巴管瘤或胎儿全身水肿也有助于诊断。孕妇外周血胎儿游离DNA产前筛查可筛查X染色体数目异常,但假阳性率较21三体、13三体和18三体高。

【遗传咨询、治疗和预防】

99%的Turner综合征胎儿会流产,能出生的通常不伴有严重的畸形,仅表现为身材矮小、性腺和性征发育障碍。早期治疗应用生长激素改善身高。12岁左右应用雌激素治疗,患者可获得近乎正常的性发育,青春期至40岁可给予人工周期替代治疗来促进和维持第二性征发育。对于错过最佳治疗时间的患者,仍可以通过激素替代治疗来改善第二性征的发育。该综合征患者大多无生育能力,少数保留生育能力的可通过辅助生殖技术进行助孕。对核型为X/XY嵌合体的患者,可表现外生殖器两性畸形,应行剖腹探查术和性腺切除术,以防止性腺肿瘤的产生,不能手术的,也应行性腺活检和定期超声波检查。

Turner综合征大多为新发,再发风险低,但生育过Turner综合征患儿的夫妇再次妊娠时应行产前诊断。具体方案可参照本章第一节唐氏综合征。

第五节 Klinefelter综合征

【疾病概述】

Klinefelter综合征(Klinefelter syndrome)又称克氏综合征或XXY综合征,是第一个被发现的性染色体异常疾病,也是引起男性性功能低下的最常见疾病。在男性新生儿中发病率为1/1000。患者主要表现为身材高大、性发育异常和不育。

【病因/分类和遗传方式】

该综合征通常是由于配子形成时减数分裂过程中X染色体的同源染色体或姐妹染色单体不分离所导致。其中,54%的性染色体不分离是父源性的,46%是母源性的。父源性的性染色体不分离几乎全部发生在第一次减数分裂过程中,而母源性的性染色体不分离中,75%发生在第一次减数分裂过程中,25%发生第二次减数分裂过程中。

Klinefelter综合征的最常见核型是47,XXY(图3-6),患者比正常男性多一条X染色体,此外,还有一些少见的核型,比如48,XXXY、48,XXYY等。约15%的患者为嵌合体,最常见的核型为46,XY/47,XXY。

【发病机制】

该综合征通常是由于患者比正常男性多一条X染色体所致,额外的X染色体导致精细胞发育障碍,位于X染色体上逃避X失活的基因剂量效应可能是遗传病理之一。

该综合征与母亲年龄密切相关,33岁产妇发病率为1/2500,43岁产妇发病率上升到1/300,具体的

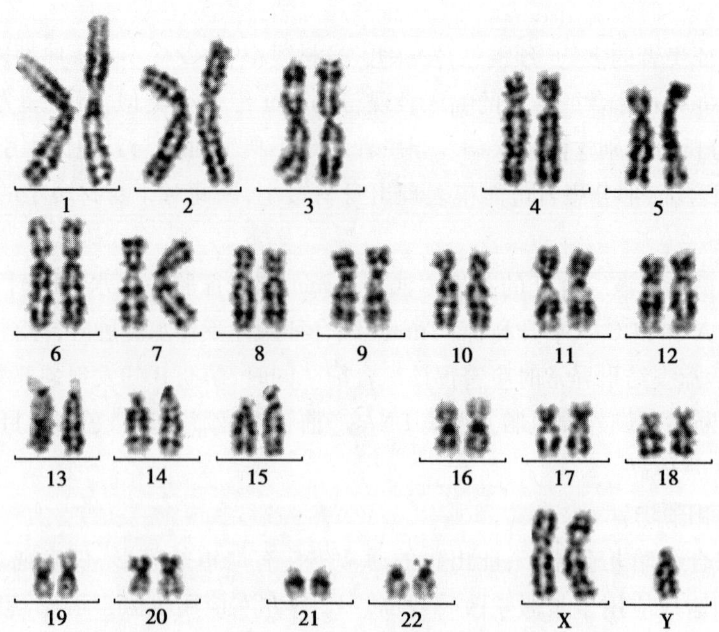

图 3-6 Klinefelter 综合征的最常见核型图 47,XXY

机制目前尚不明确,可参考本章第一节唐氏综合征。

【临床表现】

Klinefelter 综合征患者的主要临床表现见表 3-6。

表 3-6 Klinefelter 综合征患者的主要临床表现

类别	具体表型
生长发育	体型偏瘦,身材高大,成年后平均身高约 186cm
神经系统	部分患者智商稍低,平均 IQ 为 85~90 分,有精神异常或精神分裂症的倾向,部分患者需要特殊教育
性发育	1/3 患儿出生时即有隐睾。青春期早期正常,中期出现睾丸功能紊乱,表现为高促性腺激素性性腺功能低下,性激素检测可发现睾酮减少,促性腺激素过高。成年后睾丸小,通常不育,特殊情况例外;第二性征发育异常,表现为声音尖细、喉结不明显、无或少量胡须或腋毛、阴毛稀少、男性乳房发育等
其他异常	乳腺癌发病率较正常男性高 20~50 倍;糖尿病、心血管疾病、呼吸系统和消化系统疾病发病率略增加

注:随着 X 染色体数目的增多,患者表型越严重,主要是智力落后和发育异常方面

【诊断】

患者往往因为婚后不育就诊,根据特征性的表现(身材高大、不育和性发育异常)可以比较容易作出诊断。当患者表现不典型时,应注意与其他原因引起的性发育异常进行鉴别,如 Kallmann 综合征。

染色体核型分析是诊断该综合征患儿的首选方法。特殊情况下,也可以考虑行荧光原位杂交或基因组拷贝数变异分析来进行检测。孕妇外周血胎儿游离 DNA 产前筛查可筛查 X 染色体数目异常,但假阳性率较 21 三体、13 三体、18 三体高。

【遗传咨询、治疗和预防】

治疗以对症治疗为主。通常采用雄激素替代疗法,以促进第二性征发育,可改善和维持第二性征,

但不能治疗已经闭锁的性腺细胞和已经增大的乳房，因此，应在青春期早期进行，一般从 12~14 岁开始。对于已经出现部分女性体态的患者，可以采用手术进行纠正，以帮助恢复男性体态。成人后不育时可考虑辅助生殖技术。存在较为严重的语言阅读和拼写方面障碍的，应考虑特殊教育，同时应注意心理方面的治疗。

该综合征大多为新发产生，患者父母再次生育时风险低，但仍应进行产前诊断。由于该综合征与母亲年龄密切相关，高龄孕妇应考虑进行产前诊断。

第六节　XXX 综合征

【疾病概述】

XXX 综合征（trisomy X）又称超雌综合征，是一种较为常见的性染色体数目异常疾病，新生女婴中发病率为 1/1000。通常发育正常，身高略高于正常女性平均身高，有智力低下，IQ 值一般较同龄人低 10~15 分。

【病因/分类和遗传方式】

该综合征与 Turner 综合征和 Klinefelter 综合征一样，是由于减数分裂过程中性染色体不分离所致，其中 90%是母源性的，仅 10%是父源性的。母源性的性染色体不分离中，78%发生在第一次减数分裂过程中，22%发生在第二次减数分裂过程中。

该综合征最常见的核型是 47，XXX（图 3-7），其他少见的核型包括 48，XXXX、49，XXXXX 等。

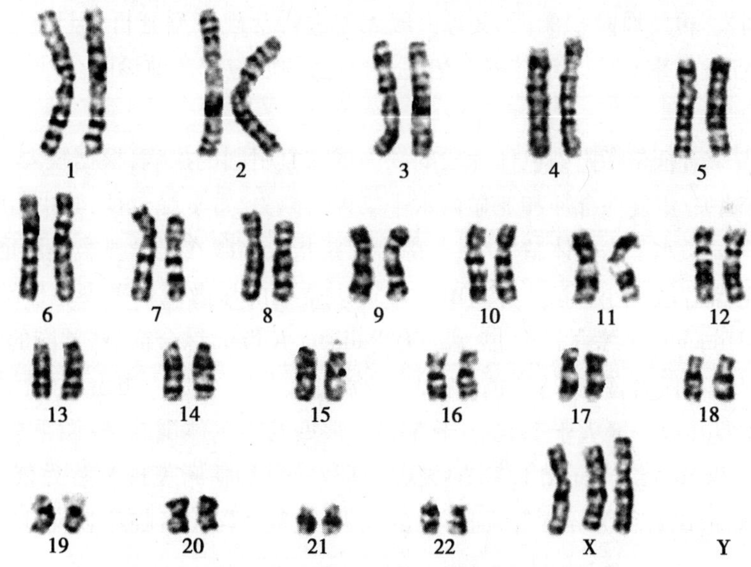

图 3-7　XXX 综合征的最常见核型图 47，XXX

【发病机制】

该综合征患者一般是由于比正常女性多一条 X 染色体所致。携带的 3 条 X 染色体中有 2 条是失活的，这可能与患者无严重表型相关，X 染色体上一些区域或基因的逃避失活则可能是其发病机制之一。

该综合征与母亲年龄显著相关，在高龄产妇中常见，33 岁时发病率约为 1/2500，43 岁时发病率高达 1/450，其分子机制仍在研究中。

【临床表现】

XXX 综合征患者的主要临床表现见表 3-7。

表 3-7　XXX 综合征患者的主要临床表现

类别	具体表型
生长发育	身高较正常女性平均身高略高,位于人群身高值的第 50%~70%百分位数以上,下半身更明显
神经系统	智力略低,IQ 相比同龄儿低 10~15 分,部分患者存在学习、语言、行为方面的障碍
性发育	性发育通常正常,有正常的青春期,一般可生育正常核型的后代,但少数存在低生育能力或无生育能力
其他	卵巢早衰及心血管疾病风险略高

注:患者所携带的 X 染色体数目越多,其智力低下程度越严重,也越可能出现多方面的畸形或异常

【诊断】

该综合征患者往往为正常女性外表,临床上较难以临床表现鉴别,对于身材略高和智力略低的女性应考虑该综合征,但应与其他染色体病和智力低下综合征进行鉴别。

染色体核型分析是对该综合征进行诊断的首选技术,也是进行确诊的依据。当染色体核型分析发现 X 染色体可疑结构异常时,可选择基因组拷贝数变异分析或荧光原位杂交技术进一步确定。孕妇外周血胎儿游离 DNA 产前筛查可筛查 X 染色体数目异常,但假阳性率较 21 三体、13 三体、18 三体高。

【遗传咨询、治疗和预防】

患者一般不需治疗,但如果在发育、行为、教育方面有障碍,应进行干预,早期的干预收效良好。该综合征患者可生育得到染色体核型正常的婴儿,对于少数生育能力低或无生育能力的,可考虑应用辅助生殖技术,生育时应进行产前诊断。

该综合征多为新发,再发风险<1%,其父母一般无需进行常规核型分析,但再次生育时仍应行产前诊断。此外,该综合征发病率与母亲年龄密切相关,对高龄孕妇应行产前诊断。

染色体缺失/重复综合征是指由染色体片段的缺失或重复引起的疾病,根据缺失/重复的片段大小可分为显微水平染色体缺失/重复综合征和亚显微水平染色体缺失/重复综合征,其中后者也称为染色体微缺失/微重复综合征。显微水平染色体缺失/重复综合征是指人肉眼在光学显微镜下能分辨的缺失/重复片段所致的疾病,其异常片段大小一般大于 5Mb~10Mb。常见的显微镜水平染色体缺失/重复综合征包括猫叫综合征、Wolf-Hirschhorn 综合征等,少见的有 Pallister-Killian 综合征等,共同的临床表现为智力障碍、生长发育迟缓,伴或不伴器官畸形;染色体微缺失/微重复综合征是一类由于染色体微结构异常所导致的疾病,其缺失/重复片段一般大于 1kb,小于 5Mb。常见的染色体微缺失/微重复综合征包括 22q11 缺失综合征、Williams-Beuren 综合征和 1p36 缺失综合征等,通常临床表现为智力低下、生长发育迟缓、异常面容、多发器官畸形以及行为异常等,但不同的缺失、重复片段患者临床表现可有明显差别。

第七节　猫叫综合征

【疾病概述】

猫叫综合征(Cri du chat syndrome,CDCS)[OMIM# 123450]又称 5p 缺失综合征(5p deletion syndrome),是 1963 年由 Lejeune 等首次报道,他们发现了一种由 5 号染色体短臂缺失所导致的综合征,患者的主要临床表现为新生儿时期猫叫样哭声、特殊面容、严重的智力障碍和生长发育迟缓等。新生儿的发病率为 1/50 000~1/20 000。

【病因/分类和遗传方式】

88%猫叫综合征是新发的,有约 12%是由于双亲之一存在染色体相互易位或倒位,在传递过程中出

现不平衡重排所致。

新发的患者其染色体异常通常是由于在减数分裂过程中同源染色体或姐妹染色体单体分离时，一条5号染色体的短臂部分丢失，从而导致形成的配子5p缺失，最终形成异常的受精卵，其中80%是由于父源性配子异常导致（图3-8）。如果相同的情况发生受精卵的早期有丝分裂过程中，则可形成嵌合体，通常发生的时间越早，异常细胞所占的比例越高，患者的表型越严重。

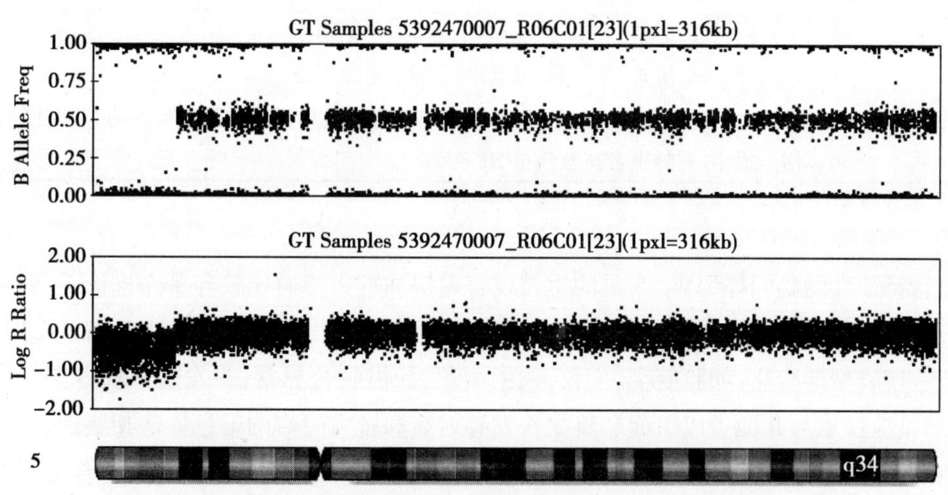

图3-8 猫叫综合征患者5号染色体短臂杂合缺失约17.5Mb

［单核苷酸多态性微阵列芯片（SNP array）检测结果］

双亲之一为染色体相互易位或倒位的携带者，是由于相互易位染色体在减数分裂时仅传递带有5p末端缺失的5号染色体，5号倒位染色体在减数分裂过程中形成环状或桥状结构时发生交换形成5p缺失的配子，这些异常配子与正常配子结合形成异常的受精卵。

【发病机制】

猫叫综合征的关键片段在染色体5p15.3-p15.1。猫叫哭声症状相关区域定位于5p15.31远端，该片段约1.5Mb，未缺失该片段的患者可不表现出似猫叫样哭声；语言发育迟缓相关区域定位于5p15.33-p15.32，该片段约3.2Mb；面部异常相关区域定位于5p15.31-p15.2，该片段约2.4Mb。

关键片段的丢失导致片段内的基因为单拷贝，这就可能导致单倍计量不足等基因功能异常，从而引起相应的表型。其中Semaphorine F（*SEMAF*）基因和δ-catenine（*CTNND2*）基因被认为是关键基因。前者编码一种神经元轴索发育相关蛋白，与脑正常发育相关，杂合缺失后会导致神经发育迟缓，引起患者出现语言发育迟缓；后者编码D2连环蛋白，该蛋白是一种黏附蛋白，与神经元发育密切相关，该基因的杂合缺失会导致患者出现严重智力障碍，如果患者缺失片段不包含该基因，则表现为轻度智力障碍或智力正常。

【临床表现】

猫叫综合征患者的主要临床表现见表3-8。

表3-8 猫叫综合征患者的主要临床表现

类别	具体表现
特征性哭声	新生儿期猫叫样哭声，出生后1年内会消失
头面部	小头畸形、圆脸、眼距宽、内眦赘皮、眼裂下斜、小下颌、短人中、低耳位等。还可见牙齿咬合不正和高腭弓，腭裂少见
生长发育	约70%的患儿有低出生体重（低于2.5kg），几乎所有患者存在生长发育迟缓，出生后2年尤其严重，这与喂养困难有关

续表

类别	具体表现
神经系统	大多数患者有严重的智力障碍和肌无力;可出现行为异常,包括过激、注意力缺失、焦虑、攻击性行为和自残行为等
心血管系统	约30%的患者有先天性心脏病,畸形类型多样
脊柱及四肢	通贯手,远位轴三角和短掌骨少见,还可出现脊柱侧弯
其他	还可以出现斜视、短颈、唇腭裂、腹股沟疝、腹直肌分离等
生存期	75%的患儿在新生儿期即会夭折,90%是在婴儿期夭折,死亡的最常见原因是肺炎。少部分患者可以活至成年,有的患者甚至活至50多岁

【诊断】

根据患者特征性的猫叫样哭声、严重的生长发育迟缓和智力障碍比较容易作出诊断,但是由于其特征性的哭声往往会在出生后1年内消失,因此,应注意询问可疑患儿既往哭声情况,而且患儿在生长发育中可出现一些表型的变化,如脸变窄、变长,人中增长,牙齿咬合异常,头发过早灰白等。当患者临床症状不典型时,应注意与其他可以引起严重生长发育迟缓和智力障碍的染色体病相鉴别。

染色体核型分析和基因组拷贝数变异分析是进行诊断和产前诊断的一线方法。其中基因组拷贝数变异分析对缺失片段大小及区间的判定更加准确,比染色体核型分析可检测的片段更小。如果选择染色体核型分析进行检测,当无法确定是否存在缺失时,可进一步选择荧光原位杂交技术和基因组拷贝数变异分析来确定。

【遗传咨询、治疗和预防】

对于猫叫综合征患者,早期诊断及早期的干预是非常重要的。早期的康复锻炼可以使部分患儿的社交和精神活动达到正常5~6岁儿童的水平,有近一半10岁以上的患儿可掌握交流的词汇和句型。大多数的患儿会因为肺炎在婴儿期即死亡,这可能与患者的呼吸系统或心血管系统畸形有关,因此,对于这一方面的护理或处理应特别注意。存在明显器官畸形的,应该对其进行细致的检查,必要时进行外科手术纠正。

尽管大部分猫叫综合征是新发的,但对于生育过猫叫综合征患儿的夫妇,应警惕是否为平衡易位的携带者,因此,对猫叫综合征患儿的父母进行染色体核型分析是必要的。当双亲之一为平衡易位携带者时,子代出现的不平衡风险是8.7%~18.8%;当患儿为新发的,其父母再生育患儿的风险较低,但要注意生殖腺嵌合的情况。因此,患儿父母再次生育时均应行产前诊断。

第八节　Wolf-Hirschhorn 综合征

【疾病概述】

Wolf-Hirschhorn 综合征(Wolf-Hirschhorn syndrome,WHS)[OMIM# 194190]又称4p16.3缺失综合征、Pitt-Rogers-Danks 综合征和 Pitt 综合征,最早是 Hirchhorn 和 Wolf 在1965年同时报道,主要特征是特殊面容、不同程度的生长发育迟缓、智力障碍和癫痫等。活产婴儿中发病率为1/50 000~1/20 000,男女比例为1∶2,无明显种族差异。

【病因/分类和遗传方式】

该综合征患者是由4p16.3缺失所引起,缺失片段大小1.9Mb~30Mb。75%以上的患者是新发染色体微缺失;12%表现为新发的4号染色体的结构异常,如环状染色体等;约13%为遗传性的,先证者双亲之一为涉及4p16.6平衡易位携带者。环状染色体形成可能是配子的减数分裂过程中或受精卵早期的有丝分裂过程中因为偶然事件导致4号染色体长短臂各发生一处断裂，带有着丝粒的染色体长短臂断裂点相互连接，形成携带4p16.3缺失的异常4号染色体（图3-9）。其余异常详细的发生过程可以参考本章第七节猫叫综合征。

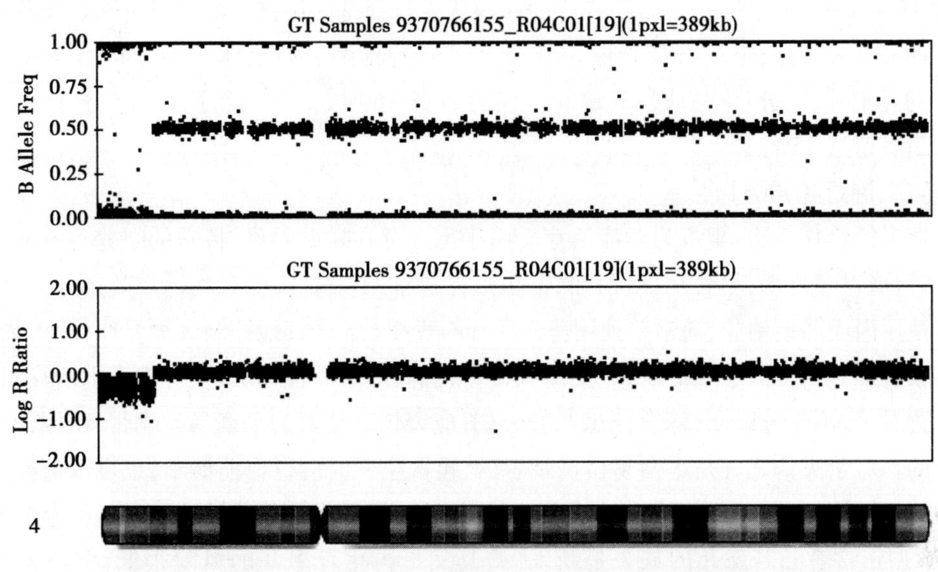

图3-9　Wolf-Hirschhorn综合征患者4p16.3-p15.33杂合缺失12.7Mb

（SNP array 检测结果）

【发病机制】

Wolf-Hirschhorn综合征的关键区定位于4p16.3，约165kb，包含了两个候选基因，*WHSC1*基因和*WHSC2*基因，这两个基因的拷贝丢失可能与患者的表型相关。*WHSC1*基因约90kb，位于缺失片段的端粒端，在胚胎发育的早期有暂时性的表达，蛋白质结构域分析显示其可能在人的正常发育中起重要作用；*WHSC2*基因约26.2kb，与细胞免疫和RNA聚合酶Ⅱ的转录延伸相关。此外，也有研究发现*FGFR3*和*LETM1*基因与Wolf-Hirschhorn综合征密切相关，并认为这两个基因所在区域是另外一个关键区。

【临床表现】

Wolf-Hirschhorn综合征的主要临床特征见表3-9。

表3-9　Wolf-Hirschhorn综合征的主要临床特征

类别	具体表现
生长发育	宫内和出生后的生长发育迟缓，出生后喂养困难。45%的患儿能在2～12岁学会走路，但其中部分患儿扶物才能行走。18%的患儿能够学会穿衣、脱衣，并做一些简单的家务劳动
头面部	特殊面容，包括小头畸形、高前额、眉间突出、眼距宽、弓形眉、眼突出、内眦赘皮、短人中、小颌畸形等，还可以伴有颅面部不对称、上睑下垂和牙齿异常等，表现为希腊头盔样面容
神经系统	几乎所有的患者都存在智力低下、肌张力低下、癫痫或特殊脑电图改变。80%的患者存在中枢神经系统异常，最常见为胼胝体发育不良，其次为侧脑室增宽和皮质层或皮质下层萎缩等
心血管系统	约50%的患者存在先天性心脏畸形，最常见的是动脉导管未闭，其次是肺动脉瓣狭窄、室间隔缺损等
脊柱及四肢	60%～70%的患者存在骨骼异常，可表现为驼背、脊柱侧凸、融合肋骨和马蹄足等
其他	25%～50%的患者存在听力缺陷、眼或视神经异常、唇裂或腭裂、泌尿生殖道畸形和刻板动作等。极少患者可患有肝、肠和大动脉等其他器官的畸形
生存期	约21%的患儿会在出生两年内死亡，主要原因是先天性心脏病和下呼吸道感染等

【诊断】

根据特征性的希腊头盔样面容以及生长发育迟缓、智力障碍和癫痫等一系列临床表现可以较为容易作出诊断,当患者面容不典型时,应与其他可以引起类似症状的染色缺失/重复综合征和单基因病相鉴别,如 Seckel 综合征、CHARGE 综合征、Smith-Lemli-Opitz 综合征、Opotz G/BBB 综合征等。

对 Wolf-Hirschhorn 综合征进行诊断或产前诊断优先选择基因组拷贝数变异分析。当临床高度怀疑为 Wolf-Hirschhorn 综合征,也可行荧光原位杂交技术进行检测。染色体核型分析由于仅能鉴别超过 5Mb~10Mb 的异常片段,分辨率有限,其诊断率仅为 50%~60%,而基因组拷贝数变异分析和荧光原位杂交技术诊断率超过 95%。

【遗传咨询、治疗和预防】

该病无根本的治疗方法,重点为对症治疗。由于患儿存在喂养困难,特殊的喂养技术或装置可能是需要的,比如胃造口灌食术;尽管几乎所有的患儿都有癫痫,不过抗癫痫药物治疗效果好,一般在第一次癫痫发作即使用丙戊酸钠治疗,通常单独用药或联合乙琥胺能比较好地控制失神发作;智力障碍方面,可以通过个体康复训练来提高患儿的认知、交流和社会技能;对于器官畸形,应考虑手术治疗纠正畸形。

对于生育过 Wolf-Hirschhorn 综合征患儿的夫妇,应警惕其是否为平衡易位携带者,因此染色体核型分析是必要的。对于夫妇之一是平衡易位携带者的,再次生育时应行产前诊断,也可以选择试管婴儿胚胎植入前遗传学诊断辅助生育,理论上该夫妇生育表型正常后代的概率为 1/9(1/18 为平衡易位携带者,1/18 为核型正常者);若患儿的缺失是新发的,其父母再生育患儿的风险很低,但应警惕生殖腺嵌合,因此再次生育时行产前诊断将是有帮助的。

第九节 Pallister-Killian 综合征

【疾病概述】

Pallister-Killian 综合征(Pallister-Killian syndrome,PKS)[OMIM# 601803]又称嵌合型 12p 四体综合征(tetrasomy 12p,mosaic)和等臂 12p 综合征(isochromosome 12p syndrome),是在 1977 年由 Pallister 团队和 Killian 团队同时报道,发现该综合征是由于组织特异性嵌合的增加一条等臂 12p 染色体所导致,患者的主要表现为智力障碍、癫痫、肌无力、特殊面容、先天性器官畸形和皮肤色素沉着等。该综合征在活产婴儿中发病率估计约为 1/200 000,均为散发病例。

【病因/分类和遗传方式】

目前,导致该综合征患者出现 i(12p)染色体的机制仍不清楚。多数学者认为是由于卵细胞形成过程中第二次减数分裂时染色体的不分离所致,随后合子形成后有丝分裂着丝粒错分离是导致 i(12p)产生的机制(图 3-10)。Pallister-Killian 综合征的发生也与母亲年龄相关,具体的原因仍需要进一步研究。

【发病机制】

12p 全长 34.3Mb,包含大约 350 个基因,其中 *KRAS* 和 *ING4* 与肿瘤密切相关,*Nanog*、*CHD4* 和 *SOX5* 与生长发育密切相关。而 Pallister-Killian 综合征的关键致病区域位于 12p13.31,包含了 26 个基因,其中 *ING4* 和 *CHD4* 最有可能是候选基因。ING4 属于生长抑制因子家族,在转录调控中扮演着非常重要的作用,其过量表达负性调控细胞生长,促进细胞凋亡;CHD4 是染色质解旋酶 DNA 结合蛋白,可组成 NuRD 转录抑制复合物,与染色质的重塑相关。

12p 区域关键基因的四拷贝状态引起基因的异常表达被认为与该综合征的各种表型相关。全基因组表达谱的研究发现 12p 区域表达量改变最显著的基因位于 12p13.31。*ZFPM2* 基因表达下调最显著,该基因的突变可以导致先天性心脏病和先天性横膈疝;*GATA6* 基因表达量也被下调,该基因的突变与各

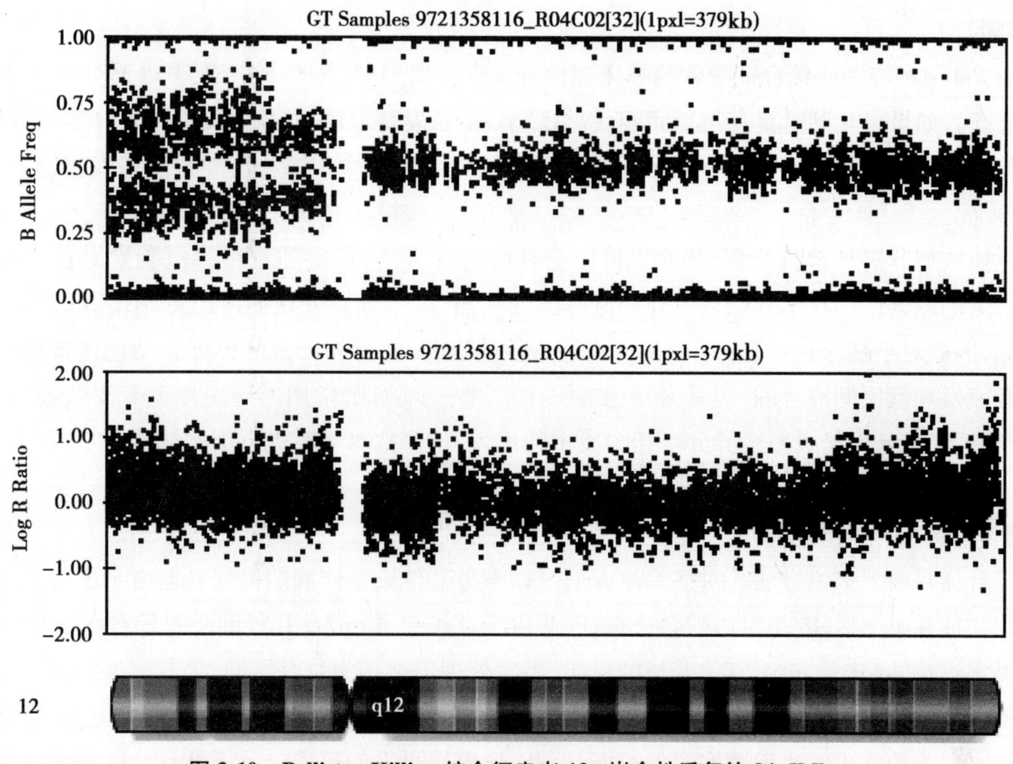

图 3-10　Pallister-Killian 综合征患者 12p 嵌合性重复约 34.5Mb

（SNP array 检测结果）

种类型的先天性横膈疝相关，因此该基因也可能与 Pallister-Killian 综合征的先天性横膈疝发生相关；*IGFBP2* 基因是表达量上调第二明显的基因，该基因参与 IGF 信号通路，该基因的异常表达可能与 Pallister-Killian 综合征患者的生长发育异常相关；miR-1244 作为 microRNA，也被上调，它能够作用于 *MEIS2* 基因，而 *MEIS2* 单倍剂量不足可导致先天性心脏病和腭裂，因此该 miR-1244 的过量表达也可能是导致 Pallister-Killian 综合征多种表型的原因之一。

【临床表现】

Pallister-Killian 综合征的主要临床特征见表 3-10。

表 3-10　Pallister-Killian 综合征的主要临床特征

类别	具体表现
生长发育	宫内生长过速和出生后生长减慢。身高、体重、头围等指标在出生时一般在第 50 百分位数以上，但出生后出现重度到极重度的生长发育迟缓。患儿通常约 21 个月会坐，38 个月能走
头颈部	特殊面容，包括额头突出、额顶骨脱发、眉毛稀疏、低鼻梁、长人中、小颌、低耳位、内眦赘皮等，表现为粗犷面容。可伴有高腭弓或腭裂、悬雍垂裂、短颈
神经系统	大多数患者也有脑部结构异常、智力障碍和肌无力，很多患儿不会言语，其余患儿平均说话年龄在 36 个月，常有重复动作和自残行为；约一半的患者会患有癫痫，通常在 3.5 岁前发病
心血管系统	40%患者有先天性心脏病，最常见的是房间隔缺损和室间隔缺损，其他包括两叶型主动脉瓣、大动脉扩张等
皮肤	色素沉着或色素脱失
眼	87%的患者有视力下降，可伴有斜视、眼球震颤、近视
耳	77%的患者有听力下降，可以是感音性和传导性的，也可以是混合性的
消化系统	约一半的患者有消化系统的异常，常见的是肠旋转异常和先天性膈疝
其他	还可以出现隐睾、小睾丸、多指、髋关节脱位、关节挛缩等异常

【诊断】

由于 Pallister-Killian 综合征患者的临床表现并无明显特征性表现，临床上很难通过临床表现来诊断该综合征。如果患儿同时具有粗犷面容、智力障碍、生长发育迟缓，并伴有皮肤色素异常和器官畸形，应怀疑其可能是 Pallister-Killian 综合征，但应注意与其他染色体病和综合征类型单基因病进行鉴别，如 Fryns 综合征。

染色体核型分析是诊断 Pallister-Killian 综合征的传统方法，但应注意植物血凝素对正常核型外周血淋巴细胞的刺激作用比 12p 四倍体外周血淋巴细胞强，这会导致外周血淋巴细胞培养后异常细胞的比例降低，因此对于临床怀疑 Pallister-Killian 综合征的患者，同时外周血淋巴细胞染色体核型分析结果未见异常或发现低比例嵌合的，应采集其他组织样本进一步验证，常用的组织样本有皮肤和口腔黏膜。此外，随着近年来基因拷贝数变异分析相关技术的出现，这些技术无需进行细胞培养，能直接对 DNA 进行检测，因此，基因拷贝数变异分析对外周血样本的检测更准确。

【遗传咨询、治疗和预防】

该综合征目前无根治方法。对症治疗方面可以参考其他染色体病的治疗。但由于患有先天性横膈疝的患儿往往在出生后 48 小时内就会夭折，因此对于此类患儿，应在儿科和外科等各科专家共同沟通下权衡手术治疗的利弊。对于其他畸形的患儿，手术处理仍被认为是有用的。

目前已报道的 Pallister-Killian 综合征均为散发病例，因此，再发风险与正常夫妇接近，但理论上仍存在父母之一为等臂 12p 生殖腺嵌合的可能，因此，应警惕再发的可能。此外，Pallister-Killian 综合征患者的表型也可由包含 12p 重复的染色体异常引起（这有可能是由于父母之一存在平衡易位引起），因此，染色体核型分析对嵌合型的 i(12p) 和 dup(12p) 的鉴别将有助于之后的遗传咨询。

第十节 22q11 微缺失综合征

【疾病概述】

22q11 微缺失综合征（22q11 microdeletion syndrome）是最常见的染色体微缺失综合征，主要临床表现包括先天性心脏病、腭裂、胸腺发育不良、甲状旁腺功能不全与低钙血症、特殊面容等。新生儿中的发病率约为 1/5000。

根据其临床主要表现不同可分为 3 种亚型：DiGeoge 综合征（DiGeoge syndrome，DGS）[OMIM# 188400]、腭心面综合征（velocardiofacial syndrome，VCFS）[OMIM# 192430] 和椎干异常面容综合征（conotruncal anomaly face syndrome，CAFS）[OMIM# 217095]。DGS 常见于新生儿，主要表现为先天性心脏病、免疫缺陷和低钙血症；VCFS 主要表现为特殊面容、腭裂、先天性心脏病、手指细长、精神行为异常等；CAFS 主要表现为特殊面容和心脏流出道畸形。

【病因/分类和遗传方式】

22q11 微缺失综合征是由染色体 22q11.2 区域杂合性缺失或关键基因突变而引起的（图 3-11）。90%的缺失片段大小为 3Mb，7%~8%的缺失片段为 1.5Mb，还有一部分是非典型的小片段缺失和 *TBX1* 基因点突变。断裂点附近低拷贝重复的存在导致该区域容易发生不平衡重组是该区域微缺失发生的原因，其不平衡重组发生的机制是非等位同源重组。

绝大多数病例为散发，少数家族性病例表现为常染色体显性遗传方式。

【发病机制】

22q11.2 缺失片段包含了 30~40 个基因，其中大部分的基因的作用尚不清楚，但 *TBX1* 和 *COMT* 基因被认为可能与 22q11 缺失综合征的表型相关。*TBX1* 基因是一个进化保守的基因家族成员之一，该家

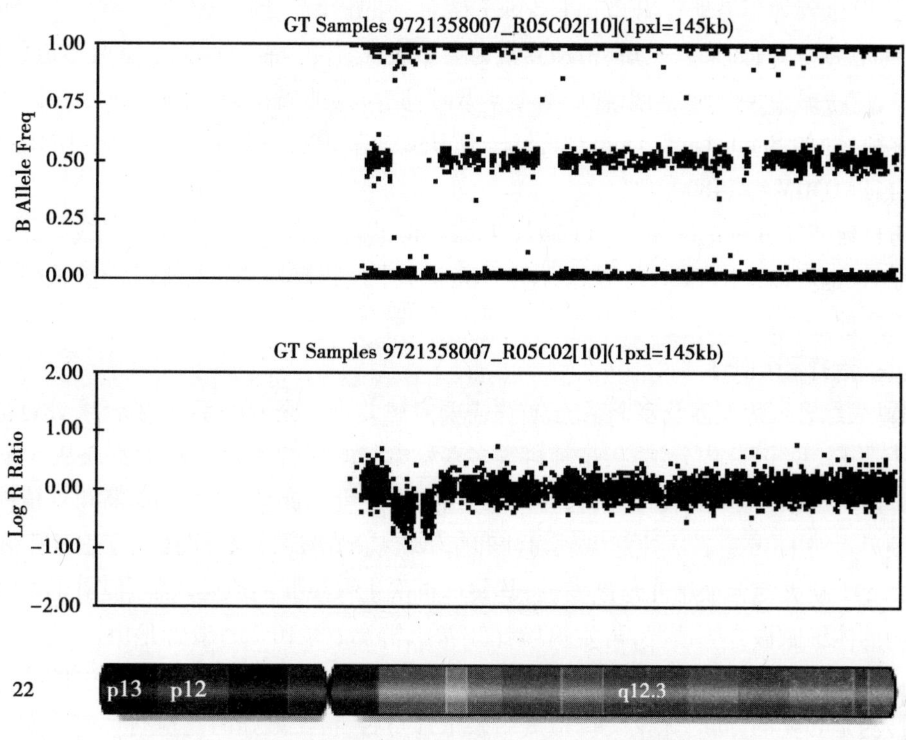

图 3-11　22q11 微缺失综合征患者 22q11. 21 杂合缺失 2. 6Mb

（SNP array 检测结果）

族成员有共同的 DNA 结合结构域 T-box。T-box 基因家族为转录因子，在成人和胎儿组织中均可表达，参与发育的调控。该基因被认为与心脏缺陷、腭裂、特殊面容、听力下降和低钙血症相关；*COMT* 基因编码一个重要的酶，参与儿茶酚胺的降解，被认为可能与行为异常和智力障碍的高发相关。

【临床表现】

22q11 缺失综合征的主要临床特征见表 3-11。

表 3-11　22q11 缺失综合征的主要临床特征

类别	具体表现
头面部	特殊面容，包括面部不对称、小颌、长脸、颅底扁平、低耳位、耳廓异常、小睑裂、球状鼻等。69%的患者有腭的畸形，包括腭咽闭锁不全、黏膜下腭裂、悬雍垂裂、腭裂等
生长发育	严重的喂养困难，有不同程度的生长发育迟缓，平均走路年龄为 18 个月，部分患者可表现出正常的生长发育。可伴有生长激素缺乏
神经系统	有不同程度智力障碍，IQ 通常在 70～90 分，往往 2～3 岁仍不会说话，部分患者可表现出正常的智力；部分患者可有自闭或精神异常表现。头颅 CT 或 MRI 可发现小脑萎缩、多小脑回、神经管缺陷等
心血管系统	74%的患者有先天性心脏畸形，最常见的是法洛四联症，其次是室间隔缺损和主动脉弓离断
免疫系统	胸腺发育不良，易出现各种病原体感染。同时自身免疫病的发生率也比正常人高 20～100 倍，最常见的为幼年型类风湿关节炎和自身免疫性全血细胞减少
其他	部分患者有甲状旁腺功能减退，出现惊厥、喉痉挛、手足抽搐等低钙血症表现。此外，还可出现骨骼异常、听力下降、肾脏畸形、眼异常等

【诊断】

根据患者的典型临床表现特殊面容、智力障碍、生长发育迟缓、腭裂、胸腺发育不良、先天性心脏病和低钙血症等,可以较为容易地作出22q11微缺失综合征的诊断。如果患者以免疫缺陷和低钙血症为突出表现,应考虑为DGS;如果以认知、精神异常为突出表现,伴有特殊面容、心脏流出道异常、腭异常和胸腺发育不良,应考虑为VCFS。当患者症状不典型时,应与其他类型染色体病和可引起多发畸形的单基因病进行鉴别,例如Smith-Lemli-Opitz综合征[OMIM# 270400]、Alagille综合征[OMIM# 118450]和CHARGE综合征[OMIM# 214800]等。

基因组拷贝数变异分析是确诊22q11微缺失综合征的首选方法,当高度怀疑或临床诊断为22q11微缺失综合征时,也可以采用FISH和MLPA等方法。孕中期超声检测发现胎儿心脏缺陷、羊水过多、肾脏异常有助于产前诊断。

【遗传咨询、治疗和预防】

22q11微缺失综合征表型涉及多个系统,首先需要对患儿进行全面而系统的评估,针对各方面的异常需要心脏外科、儿科、免疫科、内分泌科、精神科等多专科参与的综合治疗。从1岁或从儿童期诊断后就应开始语言方面的干预,特殊的教育和行为方面的纠正也应得到保证;早期的诊断和对精神疾病早期的干预可改善预后。对DGS患者应注意低钙血症和感染疾病的防治,长时间补钙应注意肾结石的预防。

大多数22q11缺失综合征患儿是新发的,其父母再次生育患儿的风险较低,但由于可能存在生殖腺嵌合和低比例的体细胞嵌合等情况,再发风险比正常人群高;约10%的患者是由于双亲之一也携带有22q11缺失,其再次生育患儿的风险为50%。由于存在家族遗传的可能,对于生育过该综合征患儿的父母进行相应检测是必要的,同时无论父母检测结果正常与否,再次妊娠时均应行产前诊断。

第十一节 Williams综合征

【疾病概述】

Williams综合征(Williams-Beuren syndrome,WBS)[OMIM# 194050]是由Williams在1961年首次报道,随后1962年Beuren再次报道。该综合征是7q11.23区域杂合缺失所致的多系统异常疾病,主要临床表现为心血管系统畸形、特殊面容、内分泌异常、精神发育迟缓、认知困难等。活产新生儿中发病率约1/7500。

【病因/分类和遗传方式】

该综合征是由7q11.23的杂合缺失所致,既可以是父源性的缺失引起,也可以是母源性的缺失引起,缺失片段大小一般为1.5Mb~1.8Mb,还有一些非典型的小片段缺失(图3-12)。其缺失片段是由低拷贝重复序列介导的非等位同源重组产生。

几乎所有的病例都为散发,但偶有家族性病例的报道,以常染色体显性方式遗传,外显率为100%。

【发病机制】

WBS的发病与7q11.23的关键区域缺失有关,该关键区域含有至少21个基因,其中*ELN*基因最重要,其次是*LIMK1*基因,其他基因如*RFC2*、*GTF2IRD1*和*FKBP6*等也可能发挥着重要作用。*ELN*基因编码弹性蛋白,该基因的缺失会导致由弹性蛋白构成的主动脉发育不良,这与该综合征特征性的主动脉瓣上狭窄相关;*LIMK1*基因在脑组织中专一表达,与空间结构认知缺陷相关;*RFC2*基因编码人类复制因子(human replication factor C,RFC)的一个亚基,RFC是一种多聚引物识别蛋白,参与DNA修复,*RFC2*基因的缺失可能影响DNA复制效能而导致生长缺陷、发育紊乱;*GTF2IRD1*基因又称*GTF2I*基因,在除淋巴细胞外所有的成人和胎儿组织中均有表达,与颅面部畸形、视觉空间认知结构缺陷有关;*FKBP6*基因在睾丸、心脏、肝、骨骼肌和肾等组织高表达,可能参与减数分裂同源染色体配对和男性的生育过程。

【临床表现】

Williams综合征的主要临床特征见表3-12。

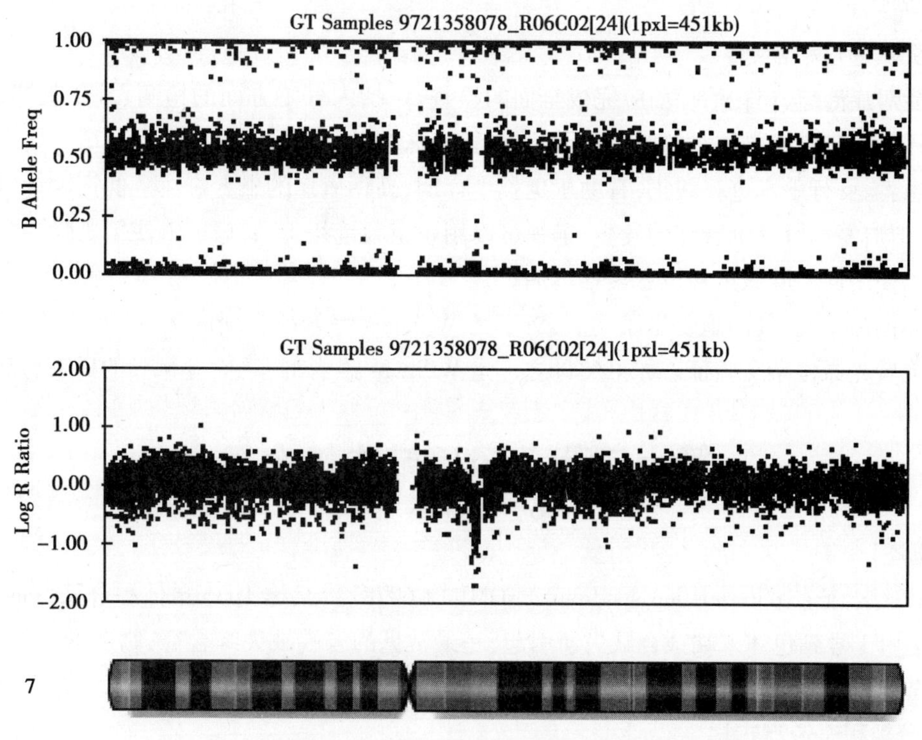

图 3-12 Williams 综合征患者 7q11.23 杂合缺失约 1.4Mb

（SNP array 检测结果）

表 3-12 Williams 综合征的主要临床特征

类别	具体表现
生长发育	宫内发育迟缓，婴儿期生长缓慢，体重和身高多低于第 5 百分位数
头面部	特殊面容，包括宽前额、短鼻、小颌、大耳垂、长人中、双颞狭窄、厚红唇等，幼儿常有内眦赘皮、圆脸、小且间隙大的牙齿，成人则是长脸
心血管系统	75%的患者有主动脉瓣上狭窄，可随年龄增长，男性比女性严重。幼儿常见外周肺动脉狭窄，但会随着时间而改善
神经系统	大多数患儿轻度的智力障碍，但也可以出现严重的智力障碍；具有较强的短期记忆能力，但有严重的视觉空间认知缺陷；行为或个性上可表现为过度热情、健谈多语、广泛性焦虑、注意力不集中等
结缔组织	声音嘶哑，腹股沟疝，肠或膀胱憩室，长颈或斜肩，关节活动受限或松弛以及直肠脱垂
内分泌系统	可出现特发性高血钙、高尿钙，甲状腺素功能减退，非性早熟性质的青春期提前。成人可出现口服糖耐量异常、糖尿病和亚临床甲状腺功能减退
其他	还可以出现尿道狭窄、双肾大小不对称和位置异常、膀胱输尿管回流和睡眠障碍等

【诊断】

若患者出现至少三项下列特征的：特殊面容、心血管异常、生长发育迟缓、智力和行为异常、结缔组织异常、钙水平异常，尤其是有特征性的主动脉瓣膜上狭窄和行为异常（过度热情、健谈多语等）的，应高度怀疑 Williams 综合征。此外，应注意与可以引起身材矮小、生长发育迟缓、特殊面容和先天性心脏病的其他疾病鉴别，如 22q11 微缺失综合征、Smith-Magenis 综合征、Noonan 综合征和胎儿酒精综合征等。

基因组拷贝数变异分析是对 Williams 综合征进行诊断和产前诊断的首选方法，如果临床表现高度提示为 Williams 综合征患者的，可以使用荧光原位杂交技术进行检测。产前 B 超提示心血管和肾脏畸形有助于产前诊断。

【遗传咨询、治疗和预防】

目前仅能对症治疗，但在治疗前应完成全面的检查，包括内分泌方面的检测、重要脏器的检查及精神神经方面评估等。对发育异常的应尽早干预，包括特殊教、职业训练、行为治疗和精神治疗；心血管和肾脏畸形的患者，可行手术进行纠正，有助于延长生存期；高钙血症的患者应注意低钙饮食，重者可服类固醇类药物，但应警惕肾钙沉着症的发生；远视可以用矫正眼镜纠正，眼球震颤使用遮眼治疗或手术；青春期提前可以使用促性腺激素释放激素拮抗剂。

大部分病例为新发，其同胞受累风险低，对于无 Williams 综合征表现的父母，可不进行基因组拷贝数变异分析或荧光原位杂交验证。如果父母之一是 Williams 患者的，后代有 50%的概率患病。

第十二节　1p36 缺失综合征

【疾病概述】

1p36 缺失综合征（1p36 deletion syndrome）［OMIM# 607872］又称 1p36 单体综合征（monosomy 1p36 syndrome），是由 1 号染色体末端杂合缺失所引起，是最常见的末端缺失综合征，临床的主要表现为智力障碍和多种先天性畸形。新生儿中的发病率为 1/5000。

【病因/分类和遗传方式】

该综合征缺失片段位于 1p36. 33-p36. 13，可是母源性的或父源性的。其中 52%～67%为单纯末端缺失，10%～29%为 1p36 中间区域缺失（图 3-13），7%～16%为非平衡易位，7%～12%为复杂易位。其缺失片段的发生机制是非同源末端连接。

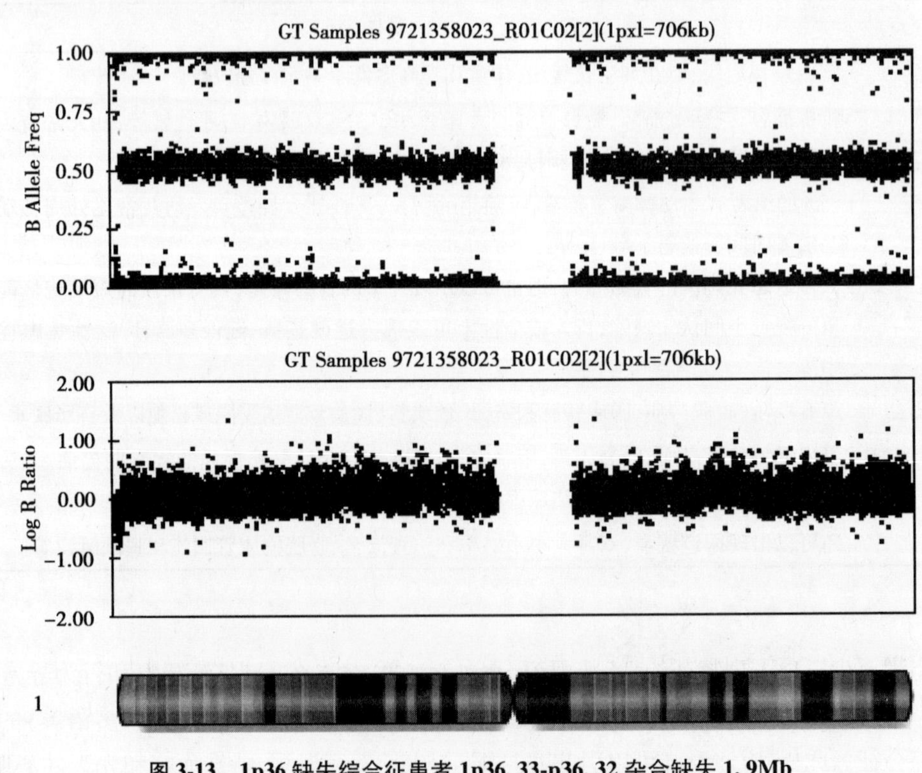

图 3-13　1p36 缺失综合征患者 1p36. 33-p36. 32 杂合缺失 1. 9Mb

（SNP array 检测结果）

【发病机制】

1p36 缺失综合征患者 1 号染色体短臂末端杂合性缺失，该区域包含众多基因，其中多个关键致病基因被认为与 1p36 微缺失综合征表现相关。*GABRD* 基因编码 γ-氨基丁酸的配体门控氯离子通道的一个亚基，与神经发育及神经精神异常相关；*MMP23B* 基因编码一种基质金属蛋白酶，在人类头骨骨缝连接中起到重要作用，该基因的缺失可导致患者囟门闭合延迟；*KCNAB2* 基因参与编码钾离子通道，该基因缺失与癫痫发作密切相关；*SKI* 基因缺失可导致面裂畸形，与 1p36 缺失综合征患者眼和中面部凹陷相关等。

【临床表现】

1p36 缺失综合征患者的主要临床特征见表 3-13。

表 3-13 1p36 缺失综合征患者的主要临床特征

频率	类别	具体表现
75%	特殊面容	一字眉、凹眼、上颌发育不全、宽大的扁鼻子、长人中、尖下巴、低耳位、后旋耳等
	智力障碍	约 90%有重度或极重度智力障碍，10%为轻中度认知受损
	语言障碍	75%的患儿仅能数个词或在提示下说一些词，但交流会随着时间而有所改善
	脑部异常	包括侧脑室和蛛网膜下腔增宽、弥漫性脑萎缩、皮质萎缩、胼胝体发育不全等
	其他	肌无力、短足、短而完全的指/趾
50%~75%	先天性心脏病	常见的是房间隔缺损、室间隔缺损、瓣膜异常等
	眼部异常	最常见的是眼球震颤、斜视、屈光不正、注意力不集中
	癫痫	发病年龄一般在 4 天到 2 岁。首次发作可以是全身性发作，也可以是部分性发作
25%~50%	骨骼异常	包括骨龄延迟、脊柱侧凸、肋骨异常和下肢不对称等
	耳聋	大部分为感音神经性的
	消化道异常	吞咽困难、胃食管反流等
	行为异常	社交能力差、易发怒、自残等
<25%	少见	包括非压实性心肌病、肾脏异常、肛门异常和甲状腺功能减退等

【诊断】

如果患者有特征性的面容、肌无力、精神运动发育迟缓、语言障碍的应高度怀疑 1p36 缺失综合征。由于该综合征与其他疾病有很多重叠的症状，因此也应与其他疾病进行鉴别，如 Rett 综合征、Angelman 综合征、Prader-Willi 综合征、Smith-Magenis 综合征和 Aicardi 综合征等。

该综合征往往需要通过实验室检测最终确诊，方法包括染色体核型分析和基因组拷贝数变异检测，但由于仅约 25%的患者携带的缺失片段较大，能通过染色体核型分析进行检测，因此推荐基因组拷贝数变异分析作为首选方法。当临床症状高度怀疑该综合征时，也可以采用荧光原位杂交技术和多重连接探针扩增法进行检测。

【遗传咨询、治疗和预防】

目前尚无特殊治疗方案，主要对症治疗。针对智力低下者，可以进行康复训练，应注重于运动发育、认知、交流和社会技能的培养等，早期的干预和后期适当的学校锻炼可提高治疗效果；针对癫痫者，通常可采用标准化的抗癫痫药物进行治疗；内脏畸形者可以考虑手术治疗；针对喂养困难者，应注意口腔运动技能的培养，必要时可采用特殊喂养技术或设备。

先证者为新发缺失时，其父母再次生育患儿的风险与群体发病率相似，但应警惕生殖细胞嵌合等特殊情况；先证者父母为染色体易位携带者时，理论上再发风险为 1/18，但另有 15/18 的风险生育其他类型染色体病患儿，仅有 1/9 概率生育表型正常患儿（1/18 为染色体核型完全正常、1/18 为染色体易位携带）。由于父母之一可能为平衡易位携带者，对生育过该综合征患儿的父母应行荧光原位杂交或染色体核型分析，同时再次生育时应行产前诊断。

（邬玲仟）

第四章 遗传性代谢病

遗传性代谢病主要是指由于酶蛋白质分子结构或数量的异常所引起机体代谢功能障碍的一组疾病。该组疾病多为孟德尔遗传病，多为发病率较低的罕见病。根据酶缺陷对机体代谢的影响不同，将遗传性代谢病分为氨基酸代谢病、糖代谢病、脂类代谢病、核酸代谢病、维生素代谢缺陷等。本章主要选择其中较为典型或分子机制比较明确的部分疾病予以介绍。

第一节 苯丙酮尿症

【疾病概述】

1934 年，Folling 在挪威首次报道了苯丙酮尿症。1947 年，Jervis 发现该病是由于苯丙氨酸代谢过程中，苯丙氨酸氧化生成酪氨酸障碍所引起。1953 年，Jervis 进一步揭示了典型的苯丙酮尿症是由于苯丙氨酸羟化酶缺陷导致苯丙氨酸氧化生成酪氨酸障碍所引起。根据我国 1796 万各地新生儿疾病筛查数据，PKU 平均发病率为 1/11 760。

【病因/分类和遗传方式】

苯丙酮尿症主要包括：典型的苯丙酮尿症、非典型苯丙酮尿症和母源性苯丙酮尿症。

典型的苯丙酮尿症（phenylketonuria，PKU）［OMIM# 261600］又称为苯丙氨酸羟化酶缺陷症（phenylalanine hydroxylase deficiency）。由于苯丙氨酸羟化酶缺陷所引起。

非典型苯丙酮尿症又称为四氢生物蝶呤缺陷症（tetrahydrobiopterin deficiency，BH_4-D）［OMIM# 261640］。在苯丙酮尿症患者中因缺乏四氢生物蝶呤（tetrahydrobiopterin，BH_4）所引起的非典型苯丙酮尿症占 1%~3%。呈常染色体隐性遗传。四氢生物蝶呤缺陷症又分为四个亚型：BH_4-A 型、BH_4-B 型、BH_4-C 型及 BH_4-D 型。

母源性苯丙酮尿症（maternal phenylketonuria）若孕妇为患者，其血中苯丙氨酸的浓度超过 1200μmol/L，可通过胎盘进入胎儿体内，引起胎儿神经系统发育异常。这种疾病称为母源性 PKU。

【发病机制】

1. **典型的苯丙酮尿症** 典型的苯丙酮尿症是由肝脏苯丙氨酸羟化酶（phenylalanine hydroxylase，PAH）缺陷所引起。当 PAH 完全缺陷，血中苯丙氨酸的浓度超过 1200μmol/L，引起典型的苯丙酮尿症。PAH 的编码基因发生突变可导致 PAH 活性降低，从而使苯丙氨酸不能转化为酪氨酸、多巴胺、黑色素等正常代谢产物。苯丙氨酸在体内蓄积，导致血液和尿液中苯丙氨酸及其衍生物苯丙酮酸、苯乙酸、苯乳酸等浓度升高。同时多巴胺、5-羟色胺、γ-氨基丁酸等重要神经递质缺乏，造成神经系统功能损害。引起典型的苯丙酮尿症的发病机制见图 4-1。

引起典型苯丙酮尿症的 *PAH* 基因定位于 12q3. 2，全长 79278bp，包含 13 个外显子和 12 个内含子，mRNA 全长为 2680bp，其可读框为 1353bp，编码 452 个氨基酸。该基因突变以错义突变为主，其余还可

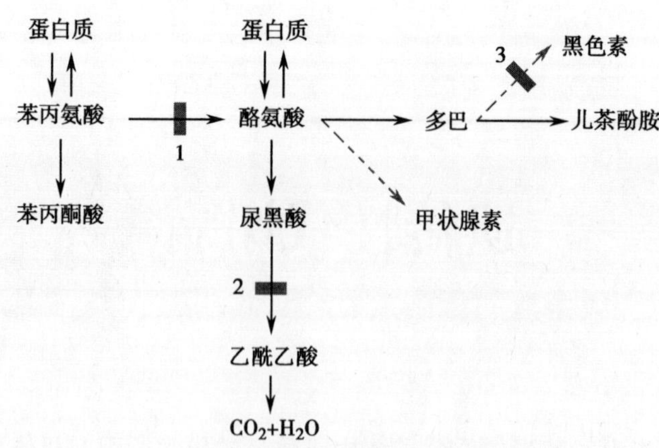

图 4-1 典型的苯丙酮尿症的发病机制

见有无义突变、小缺失、重复、剪接位点突变及小插入等。至 2017 年 1 月，已发现 1762 种变异，其中 906 种致病性突变。据报道目前中国人 PKU 患者中已发现总的突变约 100 多种。国际 *PAH* 基因研究协作组报道东方黄种人（中国、日本、韩国）的高频突变位点是位于第 12 外显子的 R413P（25%）和位于第 7 外显子的 R243Q（18%）。

2. **非典型的苯丙酮尿症** 非典型苯丙酮尿症由 BH_4 缺乏所致。BH_4 是苯丙氨酸羟化生成酪氨酸所必需的辅助因子。当 BH_4 合成或循环利用过程中所需的酶缺乏时，BH_4 生成减少，造成继发性苯丙氨酸羟化酶缺陷，苯丙氨酸不能羟化生成酪氨酸进一步正常代谢，血中苯丙氨酸浓度升高，同时造成重要的脑神经递质如多巴胺、5-羟色胺等合成障碍，患者神经系统的功能受损。

四氢生物蝶呤缺陷症分为 4 个亚型，致病基因各不相同。

（1）BH_4-A 型［OMIM# 261640］：致病基因是 6-丙酮酰四氢蝶呤合成酶（6-pyruvoyl tetrahydropterin synthase，6-PTPS）的编码基因，该基因定位于 11q22.3，全长 7609bp，包含 6 个外显子和 5 个内含子，mRNA 全长为 948bp，编码 145 个氨基酸。中国人常见的 3 种 *PTPS* 基因突变为 N52S、P87S 和 D96N。

（2）BH_4-B 型［OMIM# 233910］：由鸟苷三磷酸环化水解酶Ⅰ（guanosine triphosphate cyclohydrolase I，GTP-CH-I）缺陷所致。编码 GTP-CH-I 的基因 *GCH1* 定位于 14q22.1-q22.2，全长 60 820bp，包含 6 个外显子和 5 个内含子，mRNA 全长为 2941bp，编码 250 个氨基酸。

（3）BH_4-C 型［OMIM# 261630］：由二氢蝶啶还原酶（dihydropteridine reductase，DHPR）缺陷所致。编码 DHPR 的 *QDPR* 基因定位于 4p15.31，全长 25 842bp，包含 7 个外显子和 6 个内含子，mRNA 全长为 1660bp，编码 244 个氨基酸。

（4）BH_4-D 型［OMIM# 264670］：由蝶呤-4α-甲醇胺脱水酶（pterin 4α-carbinolamine dehydratase，PCD）缺陷所致。编码 PCD 的 *PCBD1* 基因定位于 10q22，全长 5279bp，包含 4 个外显子和 3 个内含子，mRNA 全长为 1019bp，编码 104 个氨基酸。

【临床表现】

1. **典型的苯丙酮尿症** 典型苯丙酮尿症由于苯丙酮酸不能进一步代谢生成酪氨酸、多巴及黑色素，患者出现皮肤、毛发和虹膜色素减退，特殊的鼠样臭味尿。同时多巴胺、5-羟色胺、γ-氨基丁酸等重要神经递质缺乏，引起神经系统的功能损害。临床上表现为精神发育迟缓，患儿在出生后若不及早得到低苯丙氨酸饮食治疗，便出现不可逆的大脑损害和严重的智力发育障碍。

2. **非典型的苯丙酮尿症** 非典型苯丙酮尿症由于重要的脑神经递质如多巴胺、5-羟色胺等合成障碍，患者神经系统的功能受损，出现智力低下、惊厥、肌张力异常、发育迟缓等临床症状。

3. **母源性 PKU**　若孕妇为患者,其血中苯丙氨酸的浓度超过 1200μmol/L,可通过胎盘进入胎儿体内,引起胎儿神经系统发育异常,出生后患儿生长发育迟缓,低体重、智力低下、小脑及面孔异常等。

【诊断】

1. **根据临床症状及体征进行诊断**　智力低下,皮肤、毛发和虹膜色素减退,特殊的鼠样臭味尿。

2. **生化检测**

(1)血中苯丙氨酸浓度测定:应用串联质谱测定血中苯丙氨酸的浓度是目前筛查本病的有效方法,当血中苯丙氨酸的浓度超过 1200μmol/L,可诊断为苯丙酮尿症。

(2)测定酪氨酸浓度及苯丙氨酸/酪氨酸浓度比值。

(3)鉴别苯丙氨酸羟化酶(PAH)缺陷症和四氢生物蝶呤缺陷症:血苯丙氨酸浓度超过 120μmol/L 者,应当进行尿蝶呤谱分析及血二氢蝶啶还原酶(DHPR)活性测定。由 6-丙酮酰四氢蝶呤合成酶(PTPS)缺陷引起的四氢生物蝶呤缺陷症,可出现尿新蝶呤增高、生物蝶呤及生物蝶呤与新蝶呤百分比降低。由 DHPR 缺陷引起的四氢生物蝶呤缺陷症,可发现 DHPR 活性明显降低。

3. **基因诊断及产前诊断**　目前,已确定了一系列引起 PKU 的致病性基因突变,因而可以应用 DNA 测序技术进行有效的基因诊断、产前诊断和种植前诊断。

【遗传咨询、治疗和预防】

1. **遗传咨询**　苯丙酮尿症为常染色体隐性遗传性氨基酸代谢病。若父、母为杂合子携带者,子女患病的概率为 1/4,是杂合子携带者的概率为 1/2,正常子女的概率为 1/4。

2. **治疗**　早期治疗效果显著。典型苯丙酮尿症患儿出生后一周内,饮食控制,立即停母乳喂养,给予低苯丙氨酸水解蛋白。在两周内使患儿血中苯丙氨酸的浓度降到 120~360μmol/L,从而避免患儿神经系统等的损害。治疗维持终生,1 岁以内,每周一次检测患儿血中苯丙氨酸的浓度;1~12 岁每两周一次检测患儿血中苯丙氨酸的浓度,使血液中苯丙氨酸的浓度维持在 120~360μmol/L。此外,沙普蝶呤是经核准的一种用于早期治疗 PAH 缺陷症的药物。非典型苯丙酮尿症,除饮食控制外,需给予某些药物如四氢生物蝶呤、*L*-多巴胺、5-羟色胺、卡比多巴等。禁荤食、乳类、豆类和豆制品,多吃新鲜的蔬菜和水果。

3. **预防**　产前诊断及种植前诊断能有效防止患儿出生。新生儿筛查、发现患儿、早期治疗等措施对本病的预防均起到积极作用。

第二节　白　化　病

【疾病概述】

白化病(albinism)是一组常见的眼、皮肤及其附属器官黑色素缺乏所引起的遗传病。1953 年,Keeler 首先在南美库纳印第安人群中报道了白化病。

【病因/分类和遗传方式】

白化病分为非综合征白化病和综合征白化病两大类。非综合征白化病包括眼皮肤白化病及眼白化病,在此仅介绍非综合征白化病中的眼皮肤白化病。根据致病突变基因的不同分为 4 型。

1. **眼皮肤白化病Ⅰ型**(oculocutaneous albinism type Ⅰ,OCA1)　由酪氨酸酶缺陷所致。该型又分为:酪氨酸酶(tyrosinase,TYR)活性完全丧失的眼皮肤白化病ⅠA 型(albinism type ⅠA,OCA1A)[OMIM# 203100]和酪氨酸酶活性部分丧失的眼皮肤白化病ⅠB 型(albinism type ⅠB,OCA1B)[OMIM# 606952]两个亚型。白种人和非洲裔美国人 OCA1A 患病率为 1/28 000,呈常染色体隐性遗传。

2. **眼皮肤白化病Ⅱ型**(oculocutaneous albinism type Ⅱ,OCA2)[OMIM# 203200]　该病是由于 *P* 基

因编码的、位于黑色素小体膜上的跨膜蛋白异常所引起。白种人患病率 1/10 000，非洲裔美国人 1/10 000，霍皮族印第安人 1/227，祖尼族印度人 1/240，喀麦隆人 1/7900，南非人 1/3900，坦桑尼亚人 1/1429，津巴布韦人 1/2833。中国人群中患病率目前尚不明确。呈常染色体隐性遗传。

3. **眼皮肤白化病Ⅲ型**（oculocutaneous albinism type Ⅲ，OCA3）［OMIM# 203290］ 该病为酪氨酸酶相关蛋白-1 异常所致。呈常染色体隐性遗传。该型见于非洲黑种人、巴基斯坦人、印度人、德国人及中国人。

4. **眼皮肤白化病Ⅳ型**（oculocutaneous albinism type Ⅳ，OCA4）［OMIM# 606574］ 该病为膜相关转运蛋白异常所致。致病基因频率为 0.025±0.007，呈常染色体隐性遗传。该型是日本人群中常见的类型。

【发病机制】

1. **眼皮肤白化病Ⅰ型** 致病原因是酪氨酸酶（tyrosinase，TYR）基因突变。正常时，人体黑素细胞中的酪氨酸在酪氨酸酶的催化下，经过一系列生化反应，最终生成黑色素。如果患者体内酪氨酸酶基因突变，使该酶活性降低，不能有效地催化酪氨酸转变为黑色素前体，最终导致代谢终产物黑色素缺乏而引起白化病Ⅰ型（图 4-2）。

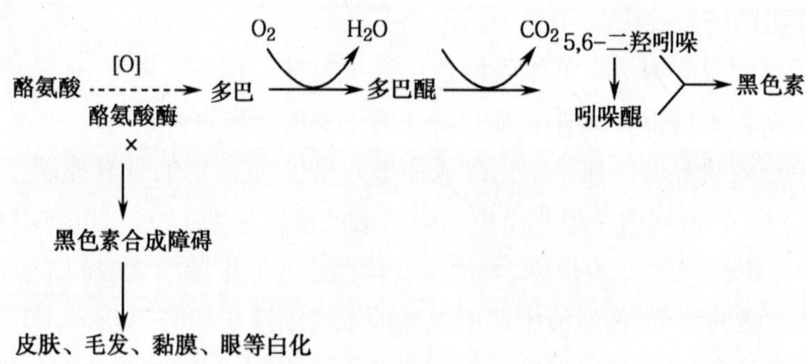

图 4-2 眼皮肤白化病Ⅰ型的发病机制

酪氨酸酶基因定位于 11q14-q21，含 5 个外显子，转录子长 2384bp，编码 529 个氨基酸残基，生成相对分子量为 60kDa 的酪氨酸酶。至 2016 年 3 月国际上已经报道的 *TYR* 基因致病性突变达到 353 种，具有地理和种族异质性。*TYR* 基因的无义突变、移码突变等可使酪氨酸酶完全缺陷，导致患者体内无黑色素合成，引起 OCA1A；而错义突变因往往引起酪氨酸酶缺陷，导致患者体内黑色素合成减少，引起 OCA1B。现发现 *TYR* 基因突变主要为：无义突变、错义突变、插入突变、剪接位点突变等（如 R116X、W400L、R299H、929insC）。

2. **眼皮肤白化病Ⅱ型** 致病原因是 *P* 基因突变，*P* 基因编码黑色素小体膜上的跨膜蛋白。黑色素由决定黑棕色的真黑素和决定红黄色的褐黑素组成，*P* 基因的产物是真黑素合成所必需的物质。*P* 基因突变引起真黑素合成减少，患者皮肤、毛发和眼中的真黑素缺乏，引起眼皮肤白化病Ⅱ型。致病基因 *P* 基因定位于 15q11. 2-q12，含 24 个外显子，转录子长 3186bp，编码 838 个氨基酸残基。生成相对分子质量为 110kDa、位于黑色素小体膜上的跨膜蛋白。至 2016 年 3 月国际上已经报道的 *P* 基因致病性突变达到 184 种，主要为：移码突变、错义突变、剪接位点突变、缺失及重排（如 G27R、163delG、IVS5-19A>G、delEx7 等）。

3. **眼皮肤白化病Ⅲ型** 致病原因是酪氨酸酶相关蛋白-1（tyrosinase-related protein-1，TYRP1）基因突变，引起酪氨酸酶相关蛋白-1 异常。酪氨酸酶相关蛋白-1 是酪氨酸酶蛋白家族的成员，在相似的结构与功能区与酪氨酸酶具有 40%～52%的氨基酸残基同源。在黑色素生成的过程中，酪氨酸酶与酪氨酸酶相关蛋白-1 共同作用生成正常的黑色素。同时，酪氨酸酶相关蛋白-1 对维持黑小体结构及黑色素细胞的增殖和死亡具有重要作用。*TYRP1* 基因突变，酪氨酸酶相关蛋白-1 异常，黑色素生成障碍，引起 OCA3。

致病基因酪氨酸酶相关蛋白-1 基因（*TYRP1* 基因）定位于 9p23，含 8 个外显子，转录子长 2848bp，编码 536 个氨基酸残基。生成相对分子质量为 61kDa 的酪氨酸酶相关蛋白-1。至 2016 年 3 月国际上已经报道的 *TYRP1* 基因致病性突变达到 28 种，常见的有：移码突变、无义突变及错义突变（如 1104delA、L36X、S166X、T253M）。

4. **眼皮肤白化病Ⅳ型**　致病原因为膜相关转运蛋白（membrane-associated transporter protein，MATP）基因突变，导致黑色素合成障碍和黑色素小体中小分子物质转运异常，引起 OCA4。

致病基因 *MATP* 基因定位于 5p13.2，含 7 个外显子和 6 个内含子，转录子长 1772bp，编码 530 个氨基酸残基。生成相对分子质量为 58kDa 的膜相关转运蛋白。至 2016 年 3 月，国际上已经报道的 *MATP* 基因致病性突变达到 96 种，多为错义突变和移码突变（如 M42I、P58A、L36X）。

【临床表现】

1. OCA1　患者全身皮肤、毛发、眼睛缺乏黑色素。虹膜呈现蓝色，畏光怕光，眼球震颤，常伴有视力异常。患者对阳光敏感，曝晒可引起皮肤角化增厚，并诱发皮肤癌。

2. OCA2　患者皮肤、毛发和眼中的真黑素缺乏。出现皮肤白，毛发黄白或黄棕色。虹膜灰色或棕色，常伴有视力异常。此型临床症状较 OCA1 为轻，患者出生时毛发和虹膜有少量色素沉着。

3. OCA3　患者可表现为淡棕色皮肤和头发，蓝灰色虹膜。部分患者有眼球震颤或斜视。

4. OCA4　患者的临床表现与眼皮肤白化病 OCA2 有重叠。皮肤颜色有白色、黄色及棕色。虹膜呈蓝色、棕色。多数患者有眼球震颤。

【诊断】

1. 根据临床症状及体征进行诊断

2. 基因诊断及产前诊断

（1）基因诊断：对相应各型白化病的致病基因进行 DNA 序列分析作出基因诊断。各型的鉴别诊断主要根据基因诊断。

（2）产前诊断

1）产前基因诊断：为首选的白化病产前诊断技术。在明确先证者的致病性基因突变后，于孕 9～12 周取绒毛或孕 16～20 周取羊水或孕 19～23 周取脐带血，提取胎儿的 DNA，进行相应致病基因的 DNA 序列分析。

2）其他产前诊断方法：胎儿镜直接诊断、胎儿毛囊活检电镜诊断和产前基因诊断。胎儿镜直接诊断是通过胎儿镜下直接观察胎儿毛发颜色，从而诊断胎儿是否患病的方法，一般在胎儿 20 周后进行检查。此种方法直观，方便快速，但是存在一定主观性，影响结果准确性。胎儿毛囊活检电镜诊断是在胎儿镜或者 B 超引导下取胎儿头皮或皮肤进行活检，在电镜下观察到胎儿的毛囊黑色素细胞内是否存在晚期黑色素小体。这种方法较为常用，但只限于酪氨酸酶阴性白化病的诊断，且受孕周限制。

【遗传咨询、治疗和预防】

1. **遗传咨询**　为常染色体隐性遗传性氨基酸代谢病。若父、母为杂合子携带者，子女患病的概率为 1/4，是杂合子携带者的概率为 1/2，正常子女的概率为 1/4。

2. **预防**　避免阳光对眼睛及皮肤的损伤对防止继发病变有所帮助。

产前诊断能有效防止患儿出生，避免有害基因的传递。

第三节　半乳糖血症

【疾病概述】

半乳糖血症(galactosemia)[OMIM# 230400]是由于半乳糖代谢途径中相关的酶活性缺陷所引起的一种以血中半乳糖浓度增加为特点的先天性代谢病。1917年Goppter首先描写了该病,患者肝大、黄疸、生长迟缓、蛋白尿及血尿。

【病因/分类和遗传方式】

奶类含有乳糖(lactose)。人体摄入奶类食品后,乳糖在小肠吸收前被分解为葡萄糖(glucose)和半乳糖(galactose)。正常情况下,半乳糖被吸收后在肝细胞内先后经半乳糖激酶(galactokinase,GALK)、半乳糖-1-磷酸尿苷酰转移酶(galactose-1-phosphate uridyl transferase,GALT)和尿苷二磷酸半乳糖-4-表异构酶(uridine diphosphate galactose-4-epimerase,GALE)作用,生成半乳糖-1-磷酸(galactose-1-phosphate)和葡萄糖-1-磷酸,进入葡萄糖代谢,供组织细胞利用。如果半乳糖代谢途径中有关的酶活性缺陷,则可引起以血中半乳糖浓度增加为特点的半乳糖血症。这是一组先天性代谢病,呈常染色体隐性遗传。根据半乳糖代谢途径中不同酶的缺陷分为3种类型:

1. **半乳糖血症Ⅰ型**　最为常见,新生儿的发病率约为1/47 000。由半乳糖-1-磷酸尿苷酰转移酶(GALT)缺乏所致,病情较为严重。

2. **半乳糖血症Ⅱ型**　由半乳糖激酶(GALK)缺乏引起。发病率低,缺乏大样本研究的资料。估计此病的发病频率约为1/40 000。

3. **半乳糖血症Ⅲ型**　由尿苷二磷酸半乳糖-4-表异构酶(GALE)缺乏所引起。这种类型有两种亚型:一种为仅限于红细胞或白细胞内表异构酶缺乏和半乳糖-1-磷酸含量升高,并没有临床症状;另一种十分少见,国内仅有少数病例报道。

【发病机制】

在体内半乳糖转化为葡萄糖的主要代谢途径中GALK、GALT和GALE三个酶发挥重要的催化作用,这些酶的缺陷引起不同类型的半乳糖血症。

1. **半乳糖血症Ⅰ型**　为半乳糖-1-磷酸尿苷酰转移酶(GALT)缺陷所致,致病基因定位在9p13,至2016年3月,已发现有317个致病性突变。欧洲和北美地区的大多数常见GALT突变是Q188R,这种突变导致典型半乳糖血症的严重症状。在黑种人和一些西班牙人个体中发现S135L突变,这种突变引起较轻的临床表现。GALT缺乏,半乳糖的主要代谢途径受阻,导致半乳糖-1-磷酸不能转化为尿苷二磷酸半乳糖,致使半乳糖、半乳糖醇、半乳糖-1-磷酸和其他代谢物在体内堆积。过多的半乳糖-1-磷酸可对肝、肾、脑等重要器官造成损伤,引起一系列临床症状:半乳糖-1-磷酸在脑组织累积可致智力发育障碍;在肝脏累积,损伤肝细胞,出现肝大甚至肝硬化;如在肾组织累积,可引起蛋白尿、氨基酸尿等肾功能损伤。血中半乳糖升高还可抑制糖原分解为葡萄糖,在临床上引起低血糖(图4-3)。

2. **半乳糖血症Ⅱ型**　为半乳糖激酶(GALK)缺陷所致,半乳糖激酶1基因(*GALK1*)定位于17q25.1,半乳糖激酶2基因(*GALK2*)定位于15q21.1-q21.2,截至2016年3月,已经发现38个GALK1致病性突变。当GALK缺乏,半乳糖不能被转变为半乳糖-1-磷酸,半乳糖通过替代途径转变为半乳糖醇。半乳糖醇在晶状体内累积,改变晶状体渗透压,水分进入晶状体引起白内障。

3. **半乳糖血症Ⅲ型**　为尿苷二磷酸半乳糖-4-表异构酶(GALE)缺乏所引起,致病基因定位于1p35。至2016年3月,已发现24个致病性突变。

【临床表现】

1. **半乳糖血症Ⅰ型**　患儿出生时正常,通常在出生后第一周出现临床症状:表现为乳糖喂养不耐

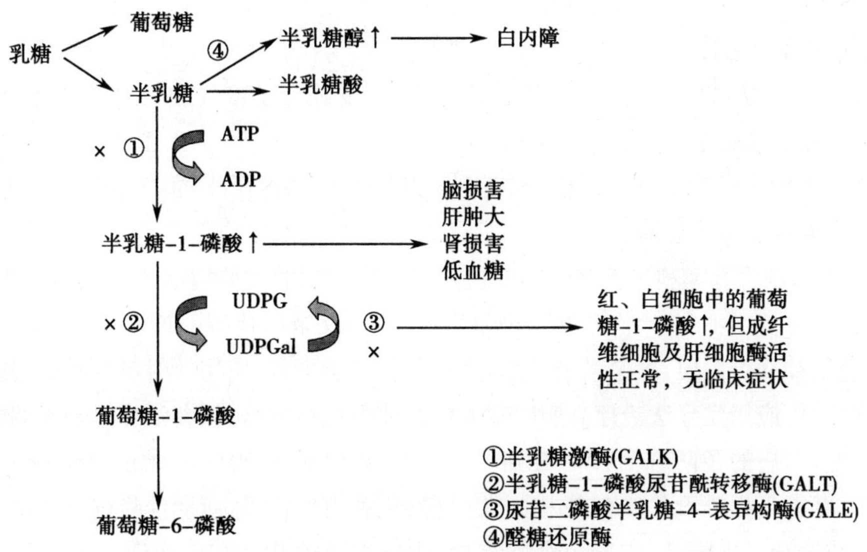

图 4-3　半乳糖血症的发病机制

受、呕吐、腹泻、黄疸、肝大、嗜睡、肌张力减退和静脉穿刺后过度出血等特征，并可能危及生命。白内障是该病的临床特征之一，往往在出生后的前几周较轻，以后逐渐加重。如若继续给予患儿乳类喂养或不及时治疗，病情将进一步恶化，可出现智力发育障碍，肝、肾障碍至衰竭。若合并大肠杆菌感染的败血症，患者可因感染性休克而死亡。该病的临床表现具有种族异质性，黑种人患者的临床症状较轻。

2. **半乳糖血症Ⅱ型**　由 GALK 缺乏所致，患儿体内无半乳糖-1-磷酸积聚，无肝损伤或脑损伤，临床症状较轻。血中半乳糖浓度增高后，进入晶状体被醛糖还原酶转化为半乳糖醇形成白内障，患儿常在出生后 4 周出现双眼白内障，检测发现血中半乳糖增高。白内障为半乳糖血症Ⅱ型的典型特征。

3. **半乳糖血症Ⅲ型**　由 GALE 缺乏所致，且仅限于外周血红细胞、白细胞内酶缺乏，成纤维细胞和肝细胞中的酶活性正常，故患儿没有临床症状。

【诊断】

1. **半乳糖血症的新生儿筛查**　检测项目包括血片半乳糖、半乳糖-1-磷酸+半乳糖或 Paigen 细菌-噬菌体法、GALT 酶活性的 Beutler 试验等。亦可采用气相色谱/质谱测定半乳糖-1-磷酸和半乳糖醇指标。测定红细胞 GALT 酶活性或半乳糖-1-磷酸含量是确诊半乳糖血症Ⅰ型的主要方法，GALT 酶活性检测具有优点，可排除新生儿饮食对筛查结果的影响。但是，由于 GALT 分析使用的是红细胞，如果新生儿曾接受过输血，结果可能在 3 个月内出现假阴性。Paigen 试验是用于检测血滴纸片半乳糖和半乳糖-1-磷酸的半定量方法，能检出 3 种类型的半乳糖血症。但需要注意的是：半乳糖和半乳糖-1-磷酸的检测依赖于新生儿的饮食，因此，在检查前明确饮食中含有乳糖的奶粉配方和是否接受过母乳喂养十分重要。

2. **基因诊断**　对相应各型半乳糖血症的致病基因进行 DNA 序列分析可作出基因诊断，这是目前临床上常用的方法，它不受饮食的干扰。

3. **产前诊断**(prenatal diagnosis)　亦可有效预防半乳糖血症患儿的出生。通过绒毛或羊水细胞，经培养的胎儿成纤维细胞作相关酶活性测定进行产前诊断。亦可通过取绒毛或羊水或脐血或母血中游离胎儿 DNA 进行产前基因诊断。若胎儿确诊为半乳糖血症，可考虑终止妊娠。

4. **半乳糖血症鉴别诊断**　①新生儿肝大：可由多种病因引起，新生儿肝胆疾病，如新生儿肝炎、先天性胆道闭锁；心源性水肿和充血性心力衰竭；代谢性疾病包括糖原贮积症、酪氨酸血症等引起，需与本病鉴别。②新生儿高胆红素血症：可由新生儿急性肝炎、G6PD 缺乏症、肝胆系统结构异常等引起，需与本病鉴别。

【遗传咨询、治疗和预防】

1. **遗传咨询**　半乳糖血症属常染色体隐性遗传病，突变纯合子或复合杂合子个体患病，男女患病的机会均等。父母都是杂合子，其后代有1/4的人患病，1/2是杂合子，1/4正常；患者和基因型正常者生育的孩子都将是表型正常的杂合子；患者和杂合子结婚生出的孩子平均1/2将患病，1/2是杂合子；两个患者结婚生出的孩子都将患病；近亲婚配，后代患病的概率增加。

2. **治疗**　终生限制含乳糖和半乳糖食物的摄入是治疗该病的重要方法。一旦诊断明确后，应立即停止乳类饮食，患儿可食用不含半乳糖的配方奶粉，或用豆浆、米粉代替。诊断为严重的半乳糖血症患儿需支持治疗，包括补充蛋白质、维生素、输注新鲜血浆。有感染者，应用针对革兰阴性菌败血症的抗生素。出现黄疸症状时，应用光疗法治疗高胆红素血症。值得注意的是，饮食治疗对于长期的并发症预防的效果有限。总之，本病的预防和治疗需做到“早发现、早诊断、早治疗”，才能取得较为理想的预后。如发现较晚，患儿肝脏受损较重并伴有白内障、发育障碍、智力低下等，后期治疗难以取得较好疗效。若孕妇为本病患者或杂合子携带者，应避免乳类饮食，防止半乳糖及其有害代谢物通过胎盘进入胎儿体内，损伤胎儿。

第四节　糖原贮积症

【疾病概述】

糖原贮积症(glycogen storage disease，GSD)别名糖原累积病、糖原病，于1928年、1929年由荷兰的几位医生最早发现，是一组罕见的遗传代谢病。Ⅰa型糖原贮积症又称Von Gierke病、葡萄糖-6-磷酸酶缺陷症，1929年由Von Gierke首次报道并命名为Von Gierke病，Cori等于1952年首次证实了葡萄糖-6-磷酸酶活性降低或缺乏是此病的根本原因。GSD在新生儿中的发病率为1/43 000~1/20 000。

【病因/分类和遗传方式】

根据所缺的酶不同，可将糖原贮积症分为Ⅰ~Ⅷ型(详见表4-1)，其中以Ⅰ型最常见，Ⅰ型包括四个亚型，在我国已发现Ⅰa、Ⅰb、Ⅰc三个亚型，最常见的是Ⅰa型(葡萄糖-6-磷酸酶缺乏)[OMIM# 232200]，约占80%，罕见的Ⅰb型(葡萄糖-6-磷酸微粒体转移酶缺乏)[OMIM# 232220]，约占20%。除GSD Ⅱb[OMIM# 300257]为X连锁显性遗传及GSD Ⅸa型[OMIM# 306000]为X连锁隐性遗传外，其余均为常染色体隐性遗传。

【发病机制】

糖原贮积症的病因主要为参与糖原分解和合成的酶异常改变、使糖原在体内贮积而发病。病变主要累及肝脏及肌肉，但有时也伴有心、肾和神经系统的损伤。其中Ⅰa型糖原贮积症的致病基因为葡萄糖-6-磷酸酶(glucose-6-phosphatase，G6PC)基因，该基因定位于17q21，全长12.5kb，包含5个外显子，大小分别为309bp、110bp、106bp、116bp和509bp。截至2017年1月，已检测出111种*G6PC*基因突变型。由于编码葡萄糖-6-磷酸酶的基因突变，葡萄糖-6-磷酸酶缺陷，糖原降解代谢受阻，生成葡萄糖途径发生障碍，只能通过磷酸化酶和脱支酶使糖原分解出小量游离葡萄糖，导致低血糖的发生。所生成的1-磷酸葡萄糖，一部分再合成糖原，最后合成乳糖，使尿乳酸浓度高，以及肝、肾及肠黏膜等组织中糖原蓄积，经糖酵解导致甘油三酯、胆固醇等升高而发生代谢异常，严重时会发生酸中毒(其余各型详见表4-1)。

【临床表现】

Ⅰa型糖原贮积症的典型临床表现为儿童早期即出现由于肝糖原不能释放葡萄糖而导致的严重低

血糖、高脂血症、高乳酸血症、高尿酸血症、生长发育落后和青春期延迟，由于糖原累积而致肝脏和肾脏肿大(其余各型详见表 4-1)。

【诊断】

1. **Ⅰa 型糖原贮积症的临床诊断**　可以由临床表现及生化改变而作出初步诊断，并进一步通过外周血无创性基因分析而确证。主要包括：①临床表现：肝大、空腹低血糖、身材矮小、肥胖等。②血液生化检查：空腹血糖低，血清甘油三酯及胆固醇升高，血乳酸、尿酸升高。③胰高糖素试验：胰高糖素 0.5mg 肌内注射，每 15 分钟测血糖，持续 2 小时。正常人 10～20 分钟后空腹血糖可上升 3～4mmol/L；本病患者上升<0.1mmol/L，2 小时内血糖仍不升高，乳酸上升 3～6mmol/L，并加重已有的乳酸性酸中毒，血 pH 降低。④肝穿刺活检：测定患者肝糖原常超过正常值 6%，葡萄糖-6-磷酸酶活性降低以至缺失，细胞核内有大量糖原沉积。⑤果糖或半乳糖转变为葡萄糖试验：迅速静脉输注果糖(0.5g/kg)或半乳糖(1g/kg)配制的 25%溶液，每 10 分钟取血 1 次，共 1 小时，测定血葡萄糖、乳糖、果糖、半乳糖含量，患者血葡萄糖不升高，而乳酸明显上升。⑥骨骼 X 线检查：可见骨骺出现延迟及骨质疏松。⑦基因突变分析：*G6Pase* 基因的克隆和测序。

2. **产前诊断**　由于羊水细胞基因没表达该酶活性，以往需取肝组织分析葡萄糖-6-磷酸酶，但风险极大，故应取羊水细胞或胎儿血，提取 DNA 进行基因诊断。

3. **鉴别诊断**　本病主要应与其他的代谢障碍性疾病相鉴别，鉴别的关键在于受累组织或器官的活检、酶学检查以及染色体检查等。

【遗传咨询、治疗和预防】

1. **遗传咨询**　Ⅰa 型糖原贮积症发病率为 1/300 000～1/100 000，可以通过生化检查和基因诊断确定患儿 GSD 分型以及父母相应的基因型，然后实施再怀孕胎儿的产前诊断。患儿父母为致病基因携带者，在精卵随机受精时有 1/4 概率生育患儿。

2. **治疗**　由于本病的病理生理基础是由于葡萄糖 6-磷酸酶的活性降低或缺乏，影响肝糖原转化为葡萄糖，导致空腹低血糖而引起的病理生化过程，因此维持血糖正常水平是治疗该病的关键。主要的治疗包括：①一般治疗：调节进食的间隔时间，少量多餐饮食，保持正常血糖水平，一般维持血糖水平在 4～5mmol/L，防止低血糖休克或酸中毒的发生。采用每 4～6 小时口服生玉米淀粉(2g/kg)的替代饮食疗法，临床上获得良好效果。②药物治疗：维生素类药物，如 B 族维生素、维生素 C 等。③并发症的治疗：有感染给抗生素治疗。④手术治疗：做门-腔静脉吻合术，改善本病的生化异常。

3. **预防**　因为该病尚不能根治，只能对症治疗，延缓病情的发展。主要预防措施是防止“近亲结婚”，以减少此种病患儿的出生率。

表 4-1　糖原贮积症的分型及其遗传方式和临床表现

病名	OMIM	缺陷的酶及突变基因	遗传方式及基因定位	症状
GSD Ⅰa	#232200	葡萄糖-6-磷酸酶，G6PC	AR，17q21.31	肝、肾肿大，低血糖，酸中毒，生长迟缓
GSD Ⅰb	#232220	葡萄糖-6-磷酸微粒体转移酶，SLC37A4	AR，11q23.3	同Ⅰa 型，还伴粒细胞减少或功能障碍
GSD Ⅰc	#232240	葡萄糖-6-磷酸微粒体转移酶，SLC37A4	AR，11q23.3	同Ⅰa 型，还伴粒细胞减少或功能障碍
GSD Ⅱ	#232300	酸性 α-1，4-葡萄糖苷酶，GAA	AR，17q25.3	心力衰竭、肌无力、巨舌
GSD Ⅱb	#300257	溶酶体相关膜蛋白 2，LAMP2	XLD，Xq24	心力衰竭、肌无力、低智

续表

病名	OMIM	缺陷的酶及突变基因	遗传方式及基因定位	症状
GSD Ⅲ	#232400	糖原脱支酶,AGL	AR,1p21.2	与Ⅰ型相似,但症状较轻
GSD Ⅳ	#232500	糖原分支酶,GBE1	AR,3p12.2	肝脾大,肝硬化
GSD Ⅴ	#232600	肌磷酸化酶,PYGM	AR,11q13.1	肌无力,肌痉挛
GSD Ⅵ	#232700	肝磷酸化酶,PYGL	AR,14q22.1	低血糖症,生长迟缓,明显的肝大
GSD Ⅶ	#232800	肌磷酸果糖激酶,PFKM	AR,12q13.11	肌痉挛,肌无力,肌痛,肌红蛋白尿
GSD Ⅸa	#306000	肝磷酸化酶激酶(α_2 亚基),PHKA2	XLR,Xq22.13	轻型低血糖,肝大,生长迟缓。胆固醇、甘油三酯升高、白内障
GSD Ⅸb	#261750	磷酸化酶激酶(β 亚基),PHKB	AR,16q12.1	肝大、饥饿性低血糖
GSD Ⅸc	#613027	肝和睾丸磷酸化酶激酶(γ 亚基),PHKG2	16p11.2	儿童期发病,肝大、肌无力、生长迟缓

第五节 Gaucher 病

【疾病概述】

戈谢病(Gaucher disease)旧称“高雪病”,又称脑苷脂病或葡糖脑苷脂沉积病,是常见的神经鞘脂累积症。法国皮肤科医生 Phillipe Gaucher 于 1882 年首次发现一位 32 岁脾大的女患者,并且在脾脏组织中找到异常的大细胞,后命名为 Gaucher 细胞。戈谢病多见于儿童,也见于成人。

戈谢病在世界各地均有发病,但是不同群体发病率差异较大,在个别群体中发病率很高,如 Ashkenazi 犹太人,发病率为 1/450,其中 GDⅠ型是最为流行的,等位基因频率约为 0.035。非犹太人发病率约为 1/400 000,以 GDⅠ型为主。此病在中国报道较少。

【病因/分类和遗传方式】

该病是一种遗传性脂质代谢异常性疾病,由于人体内葡糖脑苷脂酶(acid beta-glucosidase,GBA)活性缺陷,导致葡糖脑苷脂无法降解而沉积于骨髓、脾脏和肝脏组织的单核-巨噬细胞中,引起贫血、血小板减少、肝脾大等临床表现的一组综合型疾病。

戈谢病根据发病年龄及是否累及中枢神经系统,可分为 3 种主要类型:Gaucher 病Ⅰ型(GD Ⅰ型)[OMIM# 230800],为常见的类型,其特点是病变没有累及中枢神经系统,也称为非神经疾病型;Gaucher 病Ⅱ型(GD Ⅱ型)[OMIM# 230900],急性婴儿神经病变型;Gaucher 病Ⅲ型(GD Ⅲ型)[OMIM# 231000],亚急性神经病变型。

戈谢病呈常染色体隐性遗传。

【发病机制】

正常情况下,在人体生长、发育、衰老的过程中,细胞不断在更新,凋亡的细胞需要在溶酶体内被降解。凋亡细胞会产生葡糖脑苷脂,被单核-巨噬细胞吞噬,溶酶体内的葡糖脑苷脂酶(acid beta-glucosidase,GBA)能把葡糖脑苷脂分解为葡萄糖和神经酰胺。戈谢病是由于遗传原因导致溶酶体内的 GBA 缺乏,使得葡糖脑苷脂不能被分解,蓄积在肝、脾、骨骼和中枢神经系统的单核-巨噬细胞的胞质内,引起细胞增生,甚至挤压细胞核,导致细胞核偏移,形成 Gaucher 细胞。

致病基因为 *GBA* 基因,位于 1q21,全长 17246bp,由 11 个外显子和 10 个内含子组成,mRNA 长 2583bp,编码 497 个氨基酸组成的蛋白质。截至 2014 年 2 月,发现突变类型有 421 种,包括移码突变、点突变、缺失、插入及剪切位点突变等。在犹太人群中最常见的突变类型为:c. 1226A>G(N370S)、c. 1448T>C(L444P)、c. 84dupG(84GG)及 c. 115+1G>A (IVS2+1G>A),约占 98%;而在非犹太人群中,上述突变占 50%~60%。在非犹太人群中,L444P 和 N370S 是最常见的突变,然而 N370S 常发生在高加索人群,较少见于亚洲人,L444P 是亚洲人群最常见的突变类型。有些突变如无义突变 c. 84dupG(84GG)不会直接影响酶的活性;有些突变能造成严重的临床症状,如 c. 1448T>C(L444P),该突变与戈谢病Ⅱ、Ⅲ型有关;还有一些可以造成轻微临床症状的突变,如 c. 1226A>G(N370S),只与 GD Ⅰ型相关。

【临床表现】

戈谢病患者的临床症状和体征为:肝脾大、脾功能亢进、贫血、血小板减少、病理性骨折、发育不良,以及智力低下、癫痫、共济失调等神经症状。图 4-4 为戈谢病患儿出现肝脾大。

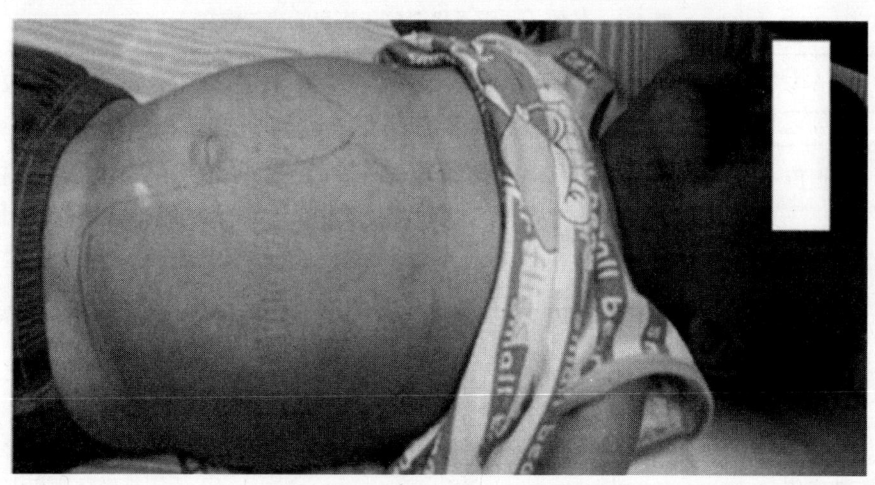

图 4-4 戈谢病患者出现肝脾大

根据不同的神经系统表现、症状严重程度、发病年龄,可以将戈谢病主要分为 3 种临床亚型:①戈谢病Ⅰ型(GD Ⅰ型):又称慢性无神经病变型(chronic non-neuronopathic form),最常见,各年龄段皆可发生。特点为肝脾大、贫血和血小板减少症,甚至累及骨骼系统,但没有中枢神经系统病变。②戈谢病Ⅱ型(GD Ⅱ型):又称急性神经病变型(acute neuronopathic form),是最严重的类型,神经系统受累明显,预后不良,多数患者 2 岁内就死亡。③戈谢病Ⅲ型(GD Ⅲ型):又称亚急性神经病变型(juvenile form),发病较晚,病程较长,有可能发展为急性形式的戈谢病Ⅱ型。还有些不典型的类型,如围生期致死型戈谢病[OMIM# 608013]是一种严重的戈谢病Ⅱ型;戈谢病Ⅲ C 型(GD Ⅲ C 型)[OMIM# 231005],与心血管钙化有关。

【诊断】

1. 鉴别诊断 戈谢病应与尼曼-匹克病鉴别,这两种疾病均多见于儿童,都是脂类代谢异常所致的以肝脾大、神经系统异常为主要临床表现的疾病,发病率极低且预后较差,容易把两者混淆。我们可以从分子病因学、临床表型特征、分子病理学机制、临床诊治和遗传咨询要点上等方面鉴别(表 4-2)。

此外,戈谢病还应与其他的一些脂类代谢遗传病做鉴别,如 Tay-sachs 病、GM1 神经苷脂贮积症和 Fabry 病(表 4-3)。

表 4-2　戈谢病与尼曼-匹克病的鉴别

鉴别要点		戈谢病（Gaucher disease）	尼曼-匹克病（Niemann-Pick disease）
相同点	遗传方式	常染色体隐性遗传	
	临床表现	肝脾大，贫血，神经系统症状，生长发育落后	
	临床诊治	骨髓细胞学检查是诊断该类疾病的重要依据之一，酶替代疗法是主要治疗手段	
不同点	缺陷的酶	葡糖脑苷脂酶	鞘髓磷脂酶
	基因定位	1q21	11p15.4-p15.1
	临床表现	病理性骨折，骨骼破坏	视网膜樱桃红斑，失明
	分子病理学	骨髓片中发现戈谢细胞，PAS 染色阳性或强阳性	骨髓片中发现尼曼匹克细胞，PAS 染色阴性

表 4-3　其他一些脂类代谢遗传疾病的遗传特征

疾病名称	遗传方式	缺陷酶	基因定位	OMIM	主要临床表现
Tay-sachs 病	常染色体隐性遗传	氨基己糖苷酶 A	15q23	# 272800	婴儿期发育迟缓，其次是麻痹、痴呆和失明。视网膜黄斑变性，随后出现樱桃红斑。抽搐，进行性肌张力减退
GM1 神经苷脂贮积症	常染色体隐性遗传	β-半乳糖苷酶	3p22.3	type1：# 230500 type2：# 230600 type3：# 230650	精神运动障碍，癫痫，失明
Fabry 病	常染色体隐性遗传	α-半乳糖苷酶	Xq22.1	# 301500	进行性肾衰竭，心脏疾病、脑血管疾病、周围神经病变和皮肤损伤等

2. **产前诊断**　对于患有戈谢病及有疾病家族史或配偶有疾病家族史的孕妇，应进行产前诊断。可通过羊膜腔穿刺术，获得羊水，检测羊水细胞中 GBA 的活性。也可取绒毛或羊水或脐血进行产前基因诊断。目前也可通过无创产前检测抽取孕妇外周血来检测胎儿的基因。

3. **症状前诊断**　有些戈谢病的患者在婴幼儿时期临床表现基本正常，要到青少年时期或成年才发病，等到知道是患者时往往已经生儿育女，不自觉地把致病基因传递给了下一代。如果早期对高风险者进行基因检测，在患者症状出现之前作出明确诊断，即可提前治疗，并可预防致病基因传递给下一代。

【遗传咨询、治疗和预防】

1. **遗传咨询**　戈谢病在国内是不太常见的一种常染色体隐性遗传病，男女发病率相等。如果 a 为致病基因，A 为正常等位基因，正常人（AA）和携带者（Aa）表型往往正常，所以在系谱中患者的分布呈不连续传递现象：①若正常人（AA）与携带者（Aa）婚配，后代是正常人（AA）的概率为 1/2，是携带者（Aa）的概率为 1/2；②若正常人（AA）与患者（aa）婚配，后代全部是携带者（Aa）；③若两个携带者（Aa）婚配，后代为正常人（AA）的概率为 1/4，是携带者（Aa）的概率为 2/4，是患者（aa）的概率为 1/4；④若携带者（Aa）与患者（aa）婚配，后代是携带者的概率为 1/2，是患者的概率为 1/2；⑤若两个患者婚配，后代全部是患者（aa）。由此可见，近亲结婚会大大增加患病的概率。

但也有某些突变基因性状的遗传存在着不符合孟德尔式遗传的例外情况，这是由于受到遗传背景或遗传因素的影响所致。

2. **治疗** 针对戈谢病,我们可采取以下几种措施:

(1)对症治疗:对于有贫血症状的患者可以输血治疗;注意抗感染;脾功能亢进的患者可以实行脾部分切除或全切术;骨折的患者需要补钙加强营养,也可使用激素,必要时可进行骨关节髋关节置换术。

(2)酶替代疗法(enzyme replacement therapy,ERT):1991 年,第一次酶(阿糖脑苷酶)疗法的引入给戈谢病的治疗带来了革命性的改变,但是过高的成本和临床的不良反应也是这种治疗方法的不足。随后出现一种由基因重组技术生产的葡糖脑苷脂酶(伊米苷酶),定期静脉注射伊米苷酶能够减少体内葡糖脑苷脂的积累,改善骨骼系统和血液学等临床症状。VPRIV(velaglucerase alfa)是近年来研发出的新型 ERT 药物,它将为戈谢病患者提供一种安全有效的酶替代治疗。酶替代疗法仍是目前治疗戈谢病最有效的方法。

(3)骨髓移植。

(4)基因治疗:近年来,国内外研究人员在戈谢病基因治疗的领域也取得了一定的进展,但基因治疗的技术还不够成熟,应用于临床尚有一段距离。

3. **预防** 对于患有戈谢病或戈谢病患儿生育史的孕妇应进行遗传咨询和产前诊断。尤其是对于 Ashkenazi 犹太人这样的高危人群,更应注重戈谢病的产前检查和新生儿筛查,检测 GBA 活性。提前预测孩子患病的风险,能够防止患儿出生,若患儿出生就能提前筛查出来,可尽早采取治疗措施。

第六节 Lesch-Nyhan 综合征

【疾病概述】

Lesch-Nyhan 综合征(Lesch-Nyhan syndrome,LNS)[OMIM# 300322]也称自毁容貌(self-mutilation)综合征,是由于编码次黄嘌呤-鸟嘌呤磷酸核糖转移酶(hypoxanthine-guanine phosphoribosyltransferase,HPRT)的 *HPRT1* 基因[OMIM * 308000]发生突变,导致该酶功能缺陷所致的疾病,因此又称为“HPRT 缺陷症”。本病为 X 连锁隐性遗传,发病率为 1/380 000~1/100 000。

1964 年 Michael Lesch 和他的导师 William Nyhan 首次识别并描述了这种疾病的临床特征。

【病因/分类和遗传方式】

Lesch-Nyhan 综合征是一种由嘌呤代谢异常所引起的罕见遗传病,由编码次黄嘌呤-鸟嘌呤磷酸核糖转移酶的 *HPRT1* 基因发生突变,导致该酶功能缺陷所致。

本病呈 X 连锁隐性遗传,患者多见于男性,其母亲为致病基因携带者。

【发病机制】

HPRT 是嘌呤核苷酸补救合成途径的关键酶,它能使鸟嘌呤和次黄嘌呤分别转化为鸟苷酸和次黄苷酸。此酶缺乏,则鸟苷酸和次黄苷酸合成减少,嘌呤合成增加,底物累积,致使尿酸增高,代谢紊乱而致病。其中神经系统功能紊乱与多巴胺转运有关,但其机制仍在研究中。致病基因 *HPRT1* 基因的突变是导致 Lesch-Nyhan 综合征发生的主要原因,定位于 Xq26. 2-q26. 3。基因全长为 47kb,包含 9 个外显子。由于 *HPRT1* 基因发生突变,导致次黄嘌呤-鸟嘌呤磷酸核糖转移酶缺陷所致。截至 2016 年 3 月已检出 *HPRT1* 基因突变数目有 419 种,主要突变类型有核苷酸替换、插入、缺失和移码。

【临床表现】

Lesch-Nyhan 综合征的临床表现为高尿酸血症(hyperuricacidemia)和高尿酸尿症(uricaciduria)。具

体症状如痛风性关节炎、高尿酸性尿路结石、智力低下、痉挛性脑瘫、舞蹈样不自主运动、咬嘴唇和手指的强迫性自残行为等。还可能出现巨幼细胞贫血。

Lesch-Nyhan 综合征患儿出生时多正常,出生后 2~3 个月逐渐出现手足舞蹈症,2~3 岁起有自我咬伤行为,常因咬伤疼痛而哭叫不安。通常因感染或肾衰竭而死于青春期以前,故成人患此病极为罕见。患者也有活至 20 余岁,但最终多死于感染和肾衰竭。

Lesch-Nyhan 综合征表型与基因型的相关性表现为患者病情不同的严重程度与检测的 HPRT 酶活性成反比。患者具有经典 Lesch-Nyhan 综合征的症候,是最严重和最普遍的形式,通常其 HPRT 酶活性最低,低于正常人的 1.5%。部分缺乏 HPRT 的患者被认为是 Lesch-Nyhan 综合征的变异形式,其 HPRT 酶活性为正常人的 1.5%~8%,表现为 Lesch-Nyhan 综合征的中间型,没有自残行为,并且智力正常或接近正常。残余 HPRT1 酶活性超过 8%的患者只表现为高尿酸血症,包括痛风、血尿及肾结石等。

【诊断】

1. **临床诊断** 根据临床症状及体征进行诊断。

2. **鉴别诊断** 高尿酸血症、高尿酸尿、肾结石等形成原因可能性有很多,在做 LNS 诊断检查时需要综合考虑,可从以下几方面入手:

(1)发作性的自残行为极具诊断价值;神经系统紊乱是 LNS 的一大特征。

(2)血和尿中尿酸水平增高,尿中有尿酸盐结晶。

(3)HPRT 酶活性测定:这是诊断 LNS 的重要生化指标。

(4)*HPRT1* 基因检测:可通过测序在 DNA 水平进一步检测;也可用 real-time PCR 对 *HPRT1* mRNA 进行检测。

自毁容貌综合征的鉴别诊断:须与遗传性乳清酸尿症鉴别。

乳清酸尿症(orotic aciduria)[OMIM# 258900]是由于 *UMPS* 基因[OMIM * 613891]发生突变,导致遗传性乳清酸磷酸核糖基转移酶与乳清酸核苷磷酸脱羧酶缺陷引起的嘧啶代谢障碍病,为罕见的常染色体隐性遗传病。

乳清酸尿症患儿出生时无异常,生后 2~6 个月开始逐渐出现体格及智能发育落后等临床症状,多伴有面色苍白、蓝色巩膜、斜视、肌张力低及脾大,周围血呈巨幼细胞贫血、白细胞低下。骨髓检查发现红、粒细胞系均有巨幼细胞改变。尿中乳清酸量增高达 400~1400mg/24h(成人正常值为 1~4mg/24h),尿液稍冷后即呈明显混浊,内有针状结晶,结晶尿可致尿路阻塞。

乳清酸尿症诊断检查可分为:①采用尿检,检测尿液中乳清酸的含量;②测定乳清酸磷酸核糖转移酶(OPRT)与乳清酸核苷磷酸脱羧酶(ODC)酶活性;③基因检测。

乳清酸尿症的治疗可采取每天大剂量尿嘧啶(150mg/kg),可迅速解除贫血及乳清酸尿;尿中乳清酸含量的降低表明在嘧啶生物合成过程中,乳清酸的合成受负反馈机制的调节。

乳清酸尿症为常染色体隐性遗传病,在做遗传咨询时应注意若双方为携带者,其后代有 75%表现正常,25%为患者,其复发风险较大。

3. **产前诊断** Fujimoto 等人早在 1968 年提出证据表明,Lesch-Nyhan 综合征可以在胎儿 20 周之前被诊断。当时他们使用的方法是通过羊膜穿刺术获得胎儿细胞,对 HPRT 活性进行检测。目前还可通过绒毛取样法(妊娠 9~12 周)、羊膜穿刺术(16~20 周)和脐穿刺(妊娠 19~23 周)获得胎儿 DNA 样本,对 *HPRT1* 基因进行检测。

【遗传咨询、治疗和预防】

1. **遗传咨询** Lesch-Nyhan 综合征呈 X 连锁隐性遗传,患者多见于男性,其母亲为致病基因携带者。该疾病为单基因遗传病,其复发风险较大。

若母亲为致病基因携带者,父亲为正常,其儿子患病的可能性有50%,女儿50%为携带者,一般无临床表现。若母亲为致病基因携带者,父亲为患者,其女儿有50%为携带者,50%为患者;儿子患病的可能性有50%。若母亲为患者,父亲为正常,其儿子均为患者,女儿均为携带者。父母双方均为患者的情况较少,若存在,则其后代均患病。

在做遗传咨询时,应问清楚家族史,对携带者、高风险对象(夫妇)应做 *HPRT1* 基因检测及其产前诊断。孕妇可根据产前诊断的结果进一步考虑是否需要终止妊娠。

2. **治疗**

(1)药物治疗:针对血尿酸增高、肾功能尚好的患者应服用促使尿酸排泄和抑制尿酸合成的药物;当痛风急性发作或病情严重时服用秋水仙碱。

(2)食物治疗:食物治疗对于LNS患者疗效不大,但应建议低嘌呤饮食。鼓励患者多饮水,尿量保持每天在2000ml以上。

(3)基因治疗:正在研究中,疗效尚不确定。

(4)应对患者仔细护理,布置夹板及防护措施,以防自伤。

3. **预防** 应禁止近亲结婚,做好婚前及产前检测。

第七节 甲基丙二酸血症

【疾病概述】

甲基丙二酸血症(methylmalonic acidemia,MMA)又称甲基丙二酸尿症,是有机酸代谢病中最常见的一种疾病,发病率高,危害大。于1967年分别由Oberholzer和Stokke首先报道。国内由于报道病例不足,其患病率尚不清楚。

【病因/分类和遗传方式】

根据甲基丙二酸血症是由于甲基丙二酰辅酶A变位酶活性降低还是其辅酶腺苷钴铵素代谢酶缺陷所致分为两大类:

1. **甲基丙二酰辅酶A变位酶突变型**[OMIM# 251000] 根据MCM的残留活性可分为 mut^0 型(完全无活性)及 mut^- 型(有残余活性者)。

2. **辅酶腺苷钴铵素**(adenosylcobalamin,AdoCbl)**代谢酶缺陷型** 由甲基丙二酰辅酶A变位酶的辅酶腺苷钴铵素代谢酶缺陷所致。此型又分为6个亚型:CblA型[OMIM# 251100]、CblB型[OMIM# 251110]、CblC[OMIM# 277400]、CblD[OMIM# 277410]、CblF[OMIM# 277380]、CblJ[OMIM# 614857]。其中CblC、CblD、CblF为中国甲基丙二酸血症常见类型。该病呈常染色体隐性遗传。

【发病机制】

甲基丙二酸是异亮氨酸、缬氨酸、甲硫氨酸、苏氨酸、胆固醇和奇数链脂肪酸分解代谢途径中甲基丙二酰辅酶A的代谢产物。正常情况下,甲基丙二酰辅酶A在维生素 B_{12} 的作用下转化生成琥珀酸,参与三羧酸循环。如果甲基丙二酰辅酶A变位酶缺陷或其辅酶维生素 B_{12} 代谢障碍可影响甲基丙二酰辅酶A生成琥珀酰辅酶A,从而使甲基丙二酰辅酶A、甲基丙二酸、丙酸、甲基枸橼酸等有机酸在体内蓄积,造成神经、肝、肾、骨髓等多器官损伤,并引起代谢性酸中毒、酮尿、低血糖、高氨血症及高甘氨酸血症。mut^0、mut^-、CblA、CblB、CblH常引起单纯性甲基丙二酸血症,CblC、CblD、CblF则表现为甲基丙二酸血症合并同型半胱氨酸尿症。

甲基丙二酰辅酶A变位酶的编码基因为 *mut* 基因,定位于6p21.1,CblA的编码基因位于4q31.1-

q31.2;CblB 的编码基因位于 12q24;CblC 的编码基因位于 1p34.1。

甲基丙二酰辅酶 A 变位酶有两个主要的结构域:一个 NH_2 端(α/β)$_8$ barrel 结构域,从氨基酸 88~442,是底物甲基丙二酰辅酶 A 结合区,另一个是 C-末端(α/β)$_5$ 结构域,包括氨基酸 578~750,属于钴铵素结合区。c.729_730insTT(p.D244Lfs*39)和 c.1677-1G>A(p.R559Sfs*14)都将导致移码,最终致使 C-末端(α/β)$_5$ 结构域丢失,产生无功能的酶,患者将会有很严重的表型,这与患者临床症状一致。

【临床表现】

甲基丙二酸血症虽有多种生化缺陷,但临床表现相似。起病早,一般于新生儿或早婴儿期发病。常见临床表现为:嗜睡、生长发育不良、反复发作性呕吐、脱水、抽搐、肌张力低下和呼吸窘迫。部分患者有智力障碍、肝大和昏迷。缺陷为 mut^0 者,出现症状早,80%在生后第 1 周发病。患者血清钴胺素浓度正常,但有代谢性酸中毒,80%有酮血症或酮尿症,70%有高氨血症。半数患者有白细胞减少、血小板减少和贫血。部分病例有低血糖症。患者尿或血中有大量甲基丙二酸。轻型、晚发型或所谓"良性"病例,甲基丙二酸水平较低。摄入丙酸和甲基丙二酸前体蛋白或氨基酸会增加甲基丙二酸积聚,甚或引发酮症或酸中毒。新生儿、婴幼儿期病死率很高。

【诊断】

1. **临床诊断**　根据维生素 B_{12} 负荷试验,即连续 3 天肌内注射维生素 B_{12} 1mg/d,若症状好转,生化异常改善,则为维生素 B_{12} 有效型,无改善者则为无效型。CblC、CblD、CblF 型多为维生素 B_{12} 有效型,CblA、CblB 型为部分有效型。其中 CblC 型患儿最常见,主要表现为巨幼细胞贫血、生长障碍及神经系统症状。早发型多于 1 岁内起病,迟发型多在 4 岁以后出现症状,可合并多系统损害。CblD 型患儿发病较晚,无血液系统异常表现。CblF 型患儿新生儿期出现口腔炎、肌张力低下和面部畸形,部分有血细胞形态异常。由于患者临床表现个体差异较大,临床诊断困难,确诊需进行有机酸分析。

2. **实验室诊断**　一般检查可见代谢性酸中毒、乳酸增加、电解质紊乱,白细胞、血红蛋白及血小板减少,血糖降低、血氨升高、尿酮体及尿酸升高,肝肾功能异常等。

确诊本症的首选方法是通过气相色谱-质谱法(GC/MS)检测尿、血、脑脊液中有机酸和串联质谱(MS/MS)检测血丙酰肉碱(propionylcarnitine,C3)。甲基丙二酸血症时,(MMA)C3↑,C3/C2↑及 C3/C0↑。

也可通过皮肤成纤维细胞、外周血淋巴细胞或肝组织成纤维细胞酶活性检测及互补实验等分析确定甲基丙二酸血症酶缺陷类型。通过基因突变分析可确定甲基丙二酸血症的基因型。甲基丙二酸血症的辅助诊断方法还包括影像学检查、病理活检、脑电图检查等。

3. **产前诊断**　甲基丙二酸血症的产前诊断方法主要为在妊娠 12~16 周时测定培养羊水细胞或绒毛膜细胞中甲基丙二酰辅酶 A 变位酶的活性以及钴胺素的代谢物,通过 GC-MS 或 MS/MS 对羊水或母尿中甲基丙二酸和酰基肉碱进行定量分析;于孕 10~12 周经绒毛膜活检取样或孕 16~20 周经羊水穿刺或 19~23 周取脐血,提取胎儿细胞 DNA,对已知突变家系进行产前基因诊断。

【遗传咨询、治疗和预防】

甲基丙二酸血症的治疗原则为:减少代谢毒物的生成并加速其清除,应尽早开始限制蛋白质摄入量,减少甲基丙二酸前体氨基酸的摄入。左卡尼汀和口服抗生素可能有一定效果。维生素 B_{12} 依赖型甲基丙二酸血症,可首先给予维生素 B_{12} 1 周,若出现效果则可长期给予维持量治疗,根据临床和生化反应进行调整。

甲基丙二酸血症的预后取决于其分型、早期诊断及治疗三方面。mut^0 型预后最差,CblA 型预后最好,确诊后应坚持长期合理治疗,可有效地改善预后。慢性肾衰竭是维生素 B_{12}无效型的远期并发症之一,据报道,肝肾移植能有效改善此类患者的预后。

由于本病婴儿期死亡率高,故应重视产前诊断。近年来随着诊断技术的提高,产前诊断和新生儿疾病筛查的普及,甲基丙二酸血症的诊断越来越早,这有利于该病的早期有效治疗,并改善其预后。

（蒋玮莹）

第五章 骨骼肌肉系统遗传性疾病

发生于骨、关节、肌肉、韧带等部位的遗传病统称为骨骼肌肉系统遗传性疾病，临床常见。骨骼异常是以四肢、躯干和(或)头颅的大小、形状异常为主要特征，一般导致身材比例失调的一组遗传病。迄今为止已描述的伴有骨骼异常的遗传病达500种以上，具有广泛的遗传异质性。肌肉发育不良是以肌无力、肌肉病理性异常为临床特点的一组遗传性原发肌病，也具有高度的遗传异质性。本章仅选择其中较为典型或分子机制比较明确的部分疾病予以介绍。

第一节 Marfan 综合征

【疾病概述】

Marfan 综合征(Marfan syndrome, MFS)[OMIM# 154700]是一种具有高度临床异质性的全身结缔组织病，以骨骼系统，眼部及心脏受累为主要特征。MFS 的发病率为1/10 000~1/5000，无种族差异和性别差异。

法国儿科医生 Antoine Marfan 在1896年首次报道了一个5岁的 MFS 患儿，患有骨骼等系统的异常，在随后的100多年间，人们对 MFS 的认识不断加强，其诊断标准也不断进行修正，最终确定了心血管、骨骼系统、眼部及家族史四个方面的异常作为诊断依据。

【病因/分类和遗传方式】

MFS 的致病基因定位于15q21.1的 *FBN1* 基因，该基因共有65个外显子，编码含有2871个氨基酸的原纤维蛋白1(fibrillin-1)。目前，已经报道了1000多个 *FBN1* 基因突变，以错义突变、剪接突变为主，还包括微小缺失/插入及大片段缺失/重复突变，无明显突变热点，不同人群中也无明显的突变谱差异。目前研究还发现 *TGFBR1* 和 *TGFBR2* 基因突变也与 MFS 发病相关。

MFS 为一种常染色体显性遗传病，尽管临床表现变异很大，但具有高度的外显率。约75%的患者是家族遗传，约25%的患者为新生突变所致的散发病例。

【发病机制】

FBN1 基因编码的 Fibrillin-1 包含47个上皮生长因子样结构域和9个 TGFβ 结合结构域，是一种细胞外基质蛋白，参与构成微纤维(microfibrils)，微纤维参与机体内弹性组织形成、基质-细胞黏附以及生长因子的调节等。*FBN1* 主要表达在主动脉、晶体悬韧带及骨膜等部位。目前认为突变后的 *FBN1* 基因通过显性负效应致病，即突变的蛋白可以干扰正常等位基因所编码的蛋白的功能。体外培养的 MFS 患者的皮肤成纤维细胞基质中微纤维显著减少，且远低于50%。微纤维异常，造成结缔组织过度伸展，从而导致主动脉扩张及晶状体移位，骨膜弹性增加引起骨骼的生长过度。

【临床表现】

MFS 的临床表现具有高度异质性，同一家族内成员也可存在表型差异，家族间差异更为显著。MFS

可累及多个器官和系统，主要为眼部、骨骼及心血管系统。

(1)眼部表现：近视是最常见的表现，常在儿童期迅速进展，晶体移位是特征性改变，约60%个体受累。患者发生视网膜脱离、青光眼和早发白内障的风险增加。

(2)骨骼系统表现：以长骨的线性生长过度和关节松弛为主要特征。患者身材不成比例增高，四肢细长，躯干/下肢比值减少。中重度的进行性脊柱侧凸或后凸，也较为常见。还包括胸廓畸形（漏斗胸或鸽子胸）、扁平足、复发性髋脱位等。

(3)心血管表现：主动脉根部扩张和二尖瓣脱垂较为常见，其中升主动脉扩张可见于90%的MFS患者，心脏瓣膜功能异常可继发左心室扩张和心力衰竭。

(4)其他表现：MFS还有其他系统的一些症状，例如疝气、硬脑膜膨出、肺大疱、自发性气胸、皮纹萎缩等，另外，MFS女性患者妊娠非常危险，常可诱发主动脉扩张加重或主动脉撕裂危及生命。

【诊断】

1. 诊断 Marfan综合征的诊断主要依据患者临床表现、影像学检查及家族病史，目前通用的诊断标准为2010年修订的Ghent标准：

(1)无家族史的情况下，满足下列条件之一即可诊断为MFS：主动脉根部扩张（Z值≥2）并且存在晶状体异位：主动脉根部扩张（Z值≥2）并且存在*FBN1*突变；主动脉根部扩张（Z值≥2）并且系统评分≥7；晶状体异位合并*FBN1*基因上已报道过主动脉扩张相关的突变。

(2)有阳性家族史的情况下，满足下列条件之一即可诊断为MFS晶状体异位：系统评分≥7；主动脉根部扩张（20岁以上，Z值≥2；20岁以下，Z值≥3）。

注：Z值必须通过患者的年龄和体重进行标准化，通过超声心动图测量主动脉根部直径，进行数学公式计算，Z值≥2具有诊断价值。

注：2010年修订的Ghent标准将一些非典型症状进行系统评分（表5-1），辅助MFS的诊断。

表5-1 2010年修订的Ghent系统评分标准

临床表现	分值
腕征和屈拇征阳性	3分
腕征或屈拇征阳性	1分
漏斗胸或鸡胸	2分
漏斗胸或胸廓不对称	1分
后足畸形	2分
扁平足	1分
气胸	2分
硬脊膜扩张	2分
髋臼前突	2分
上身/下身比值减小合并上肢/身高比值增加	1分
脊柱侧凸或胸腰椎驼背	1分
肘关节外展减少	1分
存在3项及以上面部特征（长头、睑裂下斜、眼球内陷、缩颌、颧骨发育不全）	1分
皮肤萎缩	1分
近视	1分
二尖瓣脱垂	1分

2. **鉴别诊断**

(1)先天性挛缩性细长指(趾)症(congenital contractural arachnodactyly,CCA):与 MFS 相似,具有瘦长体型,细长指(趾),但无心血管系统及眼部异常,此外,CCA 还具有外耳的折皱畸形的特点可以鉴别。

(2)家族性胸主动脉瘤和主动脉夹层(familial thoracic aortic aneurysms and aortic dissection,TAAD):该病仅有心血管系统症状而无其他系统表现。

(3)埃勒斯-当洛综合征(Ehlers-Danlos syndrome,EDS):该病以关节活动度过大为主要特点,也可有四肢过长,但还具有皮肤易挫伤、伤口愈合异常、血管脆弱及皮肤过度延展等 MFS 所不具有的临床特征。

【遗传咨询、治疗和预防】

1. **遗传咨询**　该病可按常染色体显性遗传方式进行遗传咨询。

对于先证者明确致病突变后,可对其家系成员,尤其是后代进行早期诊断,也可为产前诊断甚至植入前诊断提供依据。

2. **治疗**　治疗以对症处理为原则,对于主动脉扩张严重的患者,应及时进行置换手术。由于该疾病心血管意外事件是主要的死亡原因,为预防发病,患者应避免增加心输出量的剧烈运动,此外,女性患者妊娠十分危险,应尽量避免。

(张　学　陈　晨)

第二节　软骨发育不全

【疾病概述】

软骨发育不全(achondroplasia,ACH)[OMIM# 100800]是最常见的一种短肢型侏儒症。ACH 的发病率为 1/28 000~1/26 000,不同种族基本相同。

ACH 患者的报道最早可以追溯到公元前 4500 年的古埃及,当时的古陶记录了软骨发育不全患者的外形特征。ACH 出生时即可见四肢长骨短缩、躯干长而窄、头颅大且前额突出、三叉戟手(中指与环指不能并拢)、面中部发育不良(面中部凹陷、塌鼻梁)。

【病因/分类和遗传方式】

该病由位于染色体 4p16.3 的成纤维生长因子受体 3 基因(*FGFR3*)的杂合突变导致,99%的患者携带的突变为 c.1138G>A 或 G>C,p.Gly380Arg。由于患者的生育适合度下降,大约 7/8 的患者携带的突变为新生突变(*de novo* mutation)。软骨发育不全在婴儿期或儿童早期即可确诊。此外偶见 p.Ser217Cys;p.Ser279Cys;p.Gly346Glu;p.Ser348Cys;p.Gly375Cys;p.Leu377Arg;p.Thr394Ser 等点突变及小的 indel(c.1130_1138del),也可导致 ACH。

软骨发育不全是一种常染色体显性遗传病,外显率为 100%,男女患病机会均等;患者的子女有 1/2 的概率患病,能看到连续传递。但是由于约 7/8 的 ACH 患者携带的突变为新生突变,因此 ACH 通常为散发病例,询问家族史后绘制的系谱图一般看不到常染色体显性遗传病典型的系谱特点。

【发病机制】

成纤维生长因子受体 3(FGFR3)是一种结合成纤维生长因子(FGF)的跨膜酪氨酸激酶受体。FGF 结合到 FGFR3 细胞外结构域,激活 FGFR3 细胞内酪氨酸激酶结构域,起始下游信号通路。在软骨中,FGFR3 的激活会抑制生长板内软骨细胞的增殖,从而帮助协调骨前体细胞的生长分化与软骨细胞的生长分化。由于 *FGFR3* 基因获得功能突变引起不依赖配体的 FGFR3 激活,将导致软骨发育不全。这种 FGFR3 组成性激活不受任何调控,总是抑制生长板内软骨细胞的增殖,从而导致长骨的短缩以及其他骨的异常分化。

FGFR3 基因 c. 1138G 是迄今人类基因中最易突变的核苷酸之一。该核苷酸突变为 A 或 C 几乎可以 100%地解释软骨发育不全的发生。大约 80%的 ACH 患者为 *FGFR3* 的新生突变。这种新生突变仅发生于父亲的生殖腺,而且随着父亲年龄的增加(>35 岁)突变发生的频率也将增加,即父龄效应。

【临床表现】

ACH 主要症状包括四肢近端短缩并伴四肢皮肤多余皱褶、躯干长而窄、头颅大且前额突出、下肢弯曲呈弓形(膝内翻)、胸腰椎后凸、三叉戟手(中指与环指不能并拢);面中部发育不良(面中部凹陷、塌鼻梁)。其中身材矮小、头颅大、前额突出、肢体近端缩短(海豹肢),以及手指呈三叉戟状是其特征性体征。

ACH 患者一般智力正常但有运动能力发育迟缓。其并发症包括牙列拥挤、阻塞性窒息、耳炎、脑水肿等;少数 ACH 患者可出现肌张力低、四肢轻瘫、发育停止、窒息及突发性死亡等。其他并发症可包括肥胖、高血压、腰椎间盘狭窄以及膝内翻等。

【诊断】

1. **ACH 的临床诊断** 主要以疾病特征性的骨骼系统体征和影像学检查确定,包括如上所述的主要临床症状及以下影像学特点:尾椎弓根间距离狭窄;坐骨小切迹狭窄;干骺端呈波浪状。

2. **鉴别诊断** 软骨发育不全很容易与其他骨骼畸形鉴别。但它与以下几种以身材矮小为特征的骨骼畸形有相似的症状。①严重的软骨发育低下(severe hypochondroplasia):软骨发育低下的骨骼特征性改变与软骨发育不全非常类似,但是婴儿期骨骼发育比例失调及影像学改变都不明显,症状较 ACH 轻,因此软骨发育低下患者在三岁以前很难诊断。当软骨发育低下的症状较重时,则较难与软骨发育不全鉴别,只能通过基因诊断来确诊,约 70%的患者携带 c. 1138G 位点之外的 *FGFR3* 基因突变,由此来鉴别二者。②SADDAN(severe achondroplasia, developmental delay, acanthosis nigricans):严重软骨发育不全伴发育迟缓及黑棘皮病是一种极其罕见的骨骼系统遗传病,以身材极度矮小、严重的胫骨弯曲、复杂的发育迟缓和黑色棘皮病为特征。*FGFR3* 基因 p. Lys650Met 突变是其特征性突变。③致死性骨发育不良(thanatophoric dysplasia):该症一般为婴儿期致死,可以通过这个特点与软骨发育不全相互鉴别。④假性软骨发育不全(pseudoachondroplasia):假性软骨发育不全的临床表型初现于两岁左右;而软骨发育不全的症状在出生时就表现出来。

3. **产前诊断** 高风险孕妇(孕妇本人或孕妇与配偶均为 ACH 患者)需进行产前诊断。取胎儿 gDNA 样本(孕早期绒毛,中期羊水)进行 *FGFR3* 基因分子遗传学分析,根据先证者的突变情况进行特定区域 PCR-测序分析。对于低风险孕妇(如正常身高的孕妇,但在常规围生期超声检出胎儿短四肢),胎儿也有可能患 ACH。可以通过 3D 螺旋 CT 进一步检查宫内胎儿是否可能有骨骼异常。如果进一步检查结果仍怀疑胎儿有骨骼异常,需做胎儿 DNA 的 *FGFR3* 基因突变筛查。

【遗传咨询、治疗和预防】

1. **遗传咨询** 该病可按常染色体显性遗传方式进行遗传咨询。

大约 80%的 ACH 患者的父母都不是患者,患者的突变为新生突变。新生突变通常与父亲年龄大(>35 岁)有关,因此新生突变基本都来源于父亲。另外 20%的 ACH 患者有至少一个患 ACH 的父(母)亲。

先证者的同胞是否患病取决于先证者的父母是否患病。如果父母是正常身高,那么先证者的同胞患病的概率非常低。但不能排除父(母)可能为生殖腺嵌合情况,所以先证者同胞患病风险较群体发病率高。当双亲之一患病,则先证者的同胞患病概率为 50%。

ACH 患者与正常身高的伴侣婚配，则后代有 50% 的可能性患 ACH。ACH 患者可能与矮身材的有生育能力的伴侣婚配，如果双方均为 ACH，则 50% 后代为杂合子 ACH 患者，25% 后代为纯合子 ACH 患者。纯合子患者比杂合子患者的症状严重得多，通常由于胸廓小及神经系统功能异常造成呼吸窘迫而致死。

2. 治疗　对于 ACH 迄今无特异性治疗，只能对症和支持治疗。如针对身材矮小，主要通过给予生长激素来进行治疗；对于骨骼肌肉系统症状，一般适时进行外科治疗来加以矫正。

3. 预防　该病的预防手段主要是避免患儿的出生，主要包括产前筛查和产前诊断。产前诊断须建立在先证者遗传诊断明确的基础上。

（张　学　刘雅萍）

第三节　成骨不全

【疾病概述】

成骨不全（osteogenesis imperfecta，OI）[OMIM# 166200，# 166210，# 259420，# 166220，# 610967，# 613982，# 610682，# 610915，# 259440，# 613848，# 610968，# 613849，# 614856，# 615066，# 615220，# 616229] 又名“脆骨病”“瓷娃娃”和“玻璃娃娃”，是一种轻微外力或非外力作用即可引起骨折的骨骼发育异常。OI 的群体发病率约 1/10 000。患者骨骼变脆，轻微外伤和非外伤导致多发性骨折，骨骼畸形，蓝/灰巩膜，牙本质发育不全，成年进行性听力衰减和身材矮小等，部分患者在胎儿期即可表现出股骨成角、四肢短小等畸形，甚至胚胎致死。OI 遗传异质性强，临床表型变异广泛。

【病因/分类和遗传方式】

OI 是由Ⅰ型胶原蛋白（collagen typeⅠ，COL1）结构异常、数量不足或翻译后修饰和折叠错误导致的一类结缔组织病，编码 COL1 的基因 *COL1A1* 和 *COL1A2* 是 OI 的两个主要致病基因。90% 以上的 OI 患者是上述两个基因杂合突变体。*COL1A1* 位于人染色体 17q21.33，编码 collagenⅠalpha 1（COL1-α_1），目前已经报道 778 种致病突变（HGMD Professional 2015.4），突变形式主要以点突变和剪接突变为主，其次依次为微缺失、微重复，大片段的插入、缺失和基因重排。*COL1A2* 位于人染色体 7q22.1，编码 collagenⅠalpha 2（COL1-α_2）。目前已报道 *COL1A2* 突变 403 种（HGMD Professional 2015.4），突变形式以点突变和剪接突变为主，此外，突变率由高到低，依次为微缺失，微重复，大片段缺失、重复。隐性遗传 OI 致病突变不在 *COL1A1* 和 *COL1A2* 基因内，但其致病基因产物与 COL1 分子的加工、修饰、折叠和组装监控等过程密切相关。近年来，研究者发现 *CRTAP*、*LEPRE1*、*PPIB*、*FKBP10*、*PLOD2*、*SERPINF1*、*SERPINH1*、*SP7*、*SEC24D*、*CREB3L1*、*BMP1*、*TMEM38B*、*WNT1* 和 *CREB3L1* 基因的突变可导致隐性成骨不全（OI-Ⅵ~ⅩⅥ），*IFITM5* 的突变可导致 OI-Ⅴ。

【发病机制】

1. OI-Ⅰ的致病机制　绝大多数 OI-Ⅰ患者原胶原蛋白只有正常人的一半，即单倍型不足（haploinsufficiency）。致病突变多为 *COL1A1/COL1A2* 基因内的无义突变或移码突变，突变导致致病等位基因终止密码的提前出现，mRNA 快速降解。COL1 虽然在数量上仅为正常基因型细胞的一半，但其质量正常。COL1 的剂量不足将导致较轻的临床表现；整个 COL1 编码基因的缺失引起的效果与无义突变相似，临床表现也为 OI-Ⅰ。当 COL1-α_1 和 COL1-α_2 接近 THD 氨基端的 G 被非极性小氨基酸（如半胱氨酸、丙氨酸和丝氨酸）取代时，突变前后的氨基酸物理属性变化不明显，对原胶原分子肽链的表面电荷和空间结构和 THD 的装配影响较小，也会导致 OI-Ⅰ。

2. OI-Ⅱ~Ⅳ的致病机制　OI-Ⅱ~Ⅳ致病突变多为 *COL1A1* 或 *COL1A2* 基因内杂合错义突变或非

蛋白截短性移码突变。突变改变了 COL1-α_1 或 COL1-α_2 的结构,但不影响其完整性和稳定性。COL1-THD 装配需要 2 分子 α_1 链或 1 分子 α_2 链。当 *COL1A1* 突变时,患者 50%的 α_1 链异常,致使 75%的 COL1-THD 至少有一条异常 α_1 链;当 *COL1A2* 突变时,只有 50%的 COL1-THD 异常。尽管如此,α_2 结构缺陷足以引起严重的 OI 表型或严重的围生期死亡。但就一般突变而言,OI-Ⅱ ~ Ⅳ患者中 *COL1A1* 突变体往往比 *COL1A2* 突变体临床表现更严重。重型 OI 患者中,异常的 α_1 或 α_2 链通过参与形成多聚体损害其正常等位基因编码的亚基及其他亚基的功能,表现为显性负效应(dominant negative)。也就是说,由于 COL1 胶原分子多聚体的特征,突变等位基因的致病效应被放大。OI-Ⅱ是 OI 中最严重的类型,患者一般在围生期或婴儿期死亡,多由配子发生中新生突变导致。如果一个家庭中有出现两个以上的同胞患儿,其父母之一将为该突变的生殖嵌合体。其致病突变除 THD 内甘氨酸“G”被替代外,还可能是 *COL1A1* 和 *COL1A2* 内的缺失、重排及 THD-COOH 端及其外侧氨基酸替代。这些突变严重影响 COL1 的合成。

【临床表现】

成骨不全(osteogenesis imperfecta,OI)主要临床表现为骨骼变脆、骨折、皮肤关节松弛、身材矮小、蓝色巩膜、牙本质发育不全、特殊面容、听力衰退和(或)多发骨折引起的躯体畸形等,重者身体严重畸形,运动受限,甚至死亡。遗传异质性和表现度不一致性是该病的重要特征,根据临床表现和致病基因的不同,OI 可分为 16 种亚型(OI-Ⅰ ~ ⅩⅥ)。OI-Ⅰ ~ Ⅳ型由编码 COL1 基因 *COL1A1*[OMIM# 120150]和 *COL1A2*[OMIM# 120160]突变直接导致,呈常染色体显性遗传。90%以上的 OI 患者携带 COL1 基因的杂合突变。OI-Ⅰ ~ Ⅳ中,Ⅰ型临床表现最轻,患者无骨骼畸形,骨折次数少,身高和牙齿基本正常,蓝巩膜,少数患者听力受损。OI-Ⅱ是最严重的类型,患儿早产、出生体重低,多在围生期死亡。Ⅲ ~ Ⅳ型患者多发骨折,表现不同程度的骨骼畸形以及身高、巩膜颜色、听力及牙齿异常,各型详细临床表现见表 5-2。OI-Ⅴ型常染色体显性和隐性均有报道;OI-Ⅵ ~ ⅩⅥ型均为常染色体隐性遗传,所有隐性遗传的 OI 患者有中-重度骨骼畸形和身材矮小,但听力均不受累,除Ⅹ型外,其他各型均无牙本质异常。

表 5-2 OI 的临床表现和遗传学基础

MIM	类型	临床表现					致病基因	遗传方式	参考文献
		骨骼畸形	身高	巩膜	耳聋	牙齿异常			
166200	Ⅰ	无	正常	蓝色	是	否	*COL1A1/A2*	AD	Silence, et al. (1979)
166210	Ⅱ	致死	/	深蓝	/	/	*COL1A1/A2*	AD	Silence, et al. (1979)
259420	Ⅲ	严重	极矮	蓝色	是	是	*COL1A1/A2*	AD	Silence, et al. (1979)
166220	Ⅳ	中度	矮小	正常	否	是	*COL1A1/A2*	AD	Glorieux, et al. (2000)
610967	Ⅴ	中度	矮小	正常	否	否	*IFITM5*	AD/AR	Cho, et al. (2012)
613982	Ⅵ	中度	矮小	正常	否	否	*SERPINF1*	AR	Becker, et al. (2002)
610682	Ⅶ	中度	矮小	正常	否	否	*CRTAP*	AR	Word, et al. (2002)
610915	Ⅷ	严重	矮小	正常	否	否	*LEPRE1*	AR	Cabral, et al. (2007)
259440	Ⅸ	严重	/	正常	否	否	*PPIB*	AR	Van Dijk, et al. (2009)
613848	Ⅹ	严重(肾病)	矮小	蓝色	否	是	*SERPINH1*	AR	Christiansen et al. (2010)
610968	Ⅺ	轻度	/	正常	否	否	*FKBP10*	AR	Alanay, et al. (2010)
613849	Ⅻ	严重(长骨、椎骨)	矮小	浅灰	否	否	*SP7*	AR	Lapunzina, et al. (2010)

续表

MIM	类型	临床表现					致病基因	遗传方式	参考文献
		骨骼畸形	身高	巩膜	耳聋	牙齿异常			
614856	XⅢ	全身,综合征型	矮小	灰蓝	否	否	*BMP1*	AR	Martinez-Glez, et al. (2012)
615066	XⅣ	/	/	正常	否	否	*TMEM38B*	AR	Shaheen, et al. (2012)
615220	XⅤ	畸形	矮小	浅蓝	否	否	*WNT1*	AR	Keupp, et al. (2013)
616229	XⅥ	畸形	/	蓝色	否	否	*CREB3L1*	AR	Symoen, et al. (2013)

【诊断】

1. **OI 的临床诊断** 主要以疾病特征性的骨骼系统体征和X射线等影像学检查确定。

(1)疾病特征性的体征:轻微外伤和非外伤性骨折;肢体变形;身材矮小(主要针对Ⅲ型和Ⅳ型);蓝/灰色巩膜;牙本质发育不全;青春期后进行性听觉损伤;关节脱位,韧带松弛和其他结缔组织异常等。

(2)X射线影像学检查:骨折、骨变形(包括长骨、肋骨、颅骨和锁骨等的骨折);"鳕鱼"椎骨:为脊髓压缩性骨折的结果,多见于成年OI患者;骨质减少和骨质疏松等。

2. **产前诊断** 高风险孕妇(孕妇本人或孕妇与配偶均为成骨不全患者)需进行产前诊断。取胎儿gDNA样本(孕早期绒毛,中期羊水)进行候选基因分子遗传学分析,根据先证者的突变情况进行特定区域PCR-测序分析,并结合3D螺旋CT进一步检查宫内胎儿是否可能有骨骼异常,进行突变分析和验证。

【遗传咨询、治疗和预防】

1. **遗传咨询** 该病可按常染色体显性遗传方式和常染色体隐性遗传方式进行遗传咨询。

(1)如果夫妻双方一方为OI患者,他们所生子女患病风险有以下情况:当夫妻一方为*COL1A1*或*COL1A2*突变时,后代有50%患病概率;当夫妻一方为隐性患者时,后代均不患病,但均为携带者。

(2)如果夫妻双方均为OI患者,他们所生子女患病风险有以下情况:当均为*COL1A1*或*COL1A2*突变时,他们所生子女理论发病率为3/4。但是,当胎儿同时携带两个突变时,可能会胚胎致死,造成流产或死产(1/4)。活产婴儿的患病率为2/3;当夫妻俩所患成骨不全症均为常染色体隐性基因突变导致时,如果致病基因相同,所有后代均为患者;如果致病基因不同,所有后代均不患病,但是,是两个基因的突变携带者。

2. **治疗** 对于OI患者迄今无特异性治疗,只能对症和支持治疗。如针对严重的骨骼畸形,一般适时进行外科治疗来加以矫正。

3. **预防** 该病的预防手段主要是避免患儿的出生,主要包括产前筛查和产前诊断。产前诊断须建立在先证者遗传诊断明确的基础上。

(张 学 赵秀丽)

第四节 颅骨锁骨发育不良

【疾病概述】

颅骨锁骨发育不良(cleidocranial dysostosis, CCD)[OMIM# 119600]是一种罕见的骨骼系统遗传病。CCD发病率约为1/1 000 000,不同种族基本相同。CCD患者最早在1951年报道,先证者为一个华裔南非男性阿诺德,他和7任妻子的356个后代都具有家系中典型的颅缝不闭合,被称为阿诺德头。

【病因/分类和遗传方式】

该病由位于染色体 6p21 的基因 *RUNX2* 的杂合突变导致。该基因所编码的转录因子在骨骼细胞谱系分化中起重要作用。迄今为止，在 CCD 患者中已鉴定出 100 多种 *RUNX2* 基因突变，包括缺失、插入、无义和错义突变以及剪接位点改变等多种类型。

颅骨锁骨发育不良是一种常染色体显性遗传病，外显率很高，表现度差异极大，男女患病机会均等；患者的子女有 1/2 的概率患病，能看到连续传递。CCD 新生突变所占比例较高，因此也可能看不到疾病在家系中的连续传递。

【发病机制】

1997 年确定 *RUNX2* 是引起 CCD 的致病基因。*RUNX2* 位于 6p21.1，编码一个在胚胎骨骼发育中起关键作用的转录因子。RUNX2 主要包含以下几个功能区：N 端的两个激活结构域；靠近 N 端的高度保守的 runt 结构域，参与结合 DNA 的 CBFβ 亚基，其末端为一个核定位信号；C 端部分的脯氨酸、丝氨酸、苏氨酸富含区，通过募集通用转录调节因子发挥转录激活或抑制作用，内含核基质靶向信号，此信号将 RUNX2 导向到核基质的一定部位，从而在 RUNX2 与骨特异的转录调控因子的亚核结构之间建立联系，而得以实现功能。RUNX2 主要调节众多骨骼发育特异基因的表达。多数人类 CCD 致病突变均为发生于 runt 结构域保守氨基酸的错义突变，或者是导致提前出现终止密码的突变，突变等位基因没有功能产物或者产物丧失转录激活活性，导致单倍型剂量不足，产生典型 CCD 表型。

【临床表现】

该病以骨缺如和膜性化骨发育障碍为特征，可单骨或多骨受累。典型的临床表现为无锁骨或锁骨发育不良，囟门和颅缝增宽、颅缝闭合迟缓或不闭合，牙齿异常包括出牙晚和恒牙数目增多等骨骼异常，及身材矮小等。该病可在任何年龄发病，一般对生活及劳动影响较小，但个别重症者合并脊柱畸形、传导性耳聋等，会明显影响生活质量。

【诊断】

1. **CCD 的临床诊断**　可综合患者临床表现、遗传方式及影像学检查结果来确诊。检测患儿 *RUNX2* 基因突变可以帮助进一步确诊，但是基因检测不是确诊颅骨锁骨发育不良必需的。

2. **鉴别诊断**　有一些遗传病与 CCD 有共同表型，如囟门未闭、锁骨发育异常，需要加以鉴别。包括：①Crane-Heise 综合征[OMIM 218090]；②下颌骨末端发育不良综合征[OMIM# 248370]；③致密性成骨不全症[OMIM # 265800]；④YunisVaron 综合征[OMIM # 216340]；⑤CDAGS 综合征[OMIM% 603116]；⑥低磷血症；⑦顶骨孔伴颅骨锁骨综合征。这些遗传病的致病基因可能影响了 RUNX2 作用于下游靶基因的效果，因此出现了类似的临床表型。但是综合遗传方式及 CCD 其他典型的特点及影像学结果不难与它们鉴别。

3. **产前诊断**　高风险孕妇(孕妇本人或其配偶为 CCD 患者)需进行产前诊断。另外生育过一胎 CCD 患者的表型正常的夫妇，由于不能排除是否为生殖腺嵌合，再次生育时也应做产前诊断。取胎儿 gDNA 样本(孕早期绒毛、中期羊水)进行 *RUNX2* 基因分子遗传学分析，根据先证者的突变情况进行特定区域 PCR-测序分析。

【遗传咨询、治疗和预防】

1. **遗传咨询**　该病可按常染色体显性遗传方式进行遗传咨询。

CCD 患者父母亲均无表型时，该患者的突变可能是新生突变。由新生突变造成的 CCD 比例较高。因 CCD 临床表型差异可以非常大，因此，应对父母临床症状做详细评估，并且在有牙齿和骨骼异常的指征时，进一步考虑颅面部和骨骼 X 线检查。

先证者同胞的患病风险决定于先证者的父母是否为患者。若先证者父母之一患病，则先证者同胞发病风险为50%。若先证者父(母)临床评估为非患者,则先证者同胞发病风险很低。但不能排除父(母)可能为生殖腺嵌合情况,所以先证者同胞患病风险较群体发病率增加。

CCD患者与正常人婚配,每一次生育都有50%的可能性将突变传递给下一代。

2. **治疗**　对于CCD迄今无特异性治疗,只能对症和支持治疗。如针对身材矮小,主要通过给予生长激素来进行治疗;对于骨骼肌肉系统症状,一般适时进行外科治疗来加以矫正。

3. **预防**　该病的预防手段主要是避免患儿的出生,主要包括产前筛查和产前诊断。产前诊断须建立在先证者遗传诊断明确的基础上。

(张　学　刘雅萍)

第五节　抗维生素D佝偻病

【疾病概述】

抗维生素D佝偻病(X-linked vitamin D-resistant rickets,XLVDR)[OMIM# 307800]又称为X连锁低血磷性佝偻病(X-linked hypophosphatemic rickets,XLHR)或X连锁低磷酸盐血症(X-linked hypophosphatemia,XLH),是一种由于维生素D代谢异常引起的骨骼钙化障碍性疾病。患者对常规剂量维生素D的治疗不敏感,因此得名。本病的发病率为3.9/100 000~5/100 000,其中女性患者居多。

X连锁低磷酸盐血症是以低磷酸盐血症导致骨发育障碍为特征的遗传性骨病,于1937年由Albright首次命名。1958年,Winters等提出本病的遗传方式系X连锁显性遗传。1995年,HYP Consortium通过定位克隆技术首次证实*PHEX*为本病的致病基因。随后,鉴定出一系列的*PHEX*致病突变。Sabbagh等于2000年归纳了已经报导的*PHEX*基因的131种突变,并宣布在线*PHEX*基因库的建立(现网址为:http://www. phexdb. mcgill. ca)。

【病因/分类和遗传方式】

XLHR的致病基因为磷酸盐调节基因(*PHEX*)(Xp22. 11),在家系中以X连锁显性遗传方式传递,遵循孟德尔遗传的一般规律。发病多呈家族性,其中女性患者居多。外显率为100%。

*PHEX*基因突变导致肾小管对磷酸盐的重吸收减少,尿磷增多,血磷下降;同时,肠道对磷、钙的吸收减少,维生素D代谢异常,从而使患者的骨质钙化不全而引起本病。

【发病机制】

X连锁低磷酸盐血症的致病基因为磷酸盐调节基因(*PHEX*)。*PHEX*基因突变是导致该病的主要原因。PHEX为一条由749个氨基酸构成的蛋白质,与锌金属内肽酶的M13家族高度同源。此家族包括中性内肽酶、Kell抗原及内皮素转换酶-1等。PHEX主要在成骨细胞、软骨细胞和成牙本质细胞中表达,在肾脏中不表达。

尽管目前已经证实*PHEX*基因突变是导致该病的主要原因,但具体的致病机制尚不明确。最初发现大部分患者体内FGF23增高,推测FGF23可能是PHEX的生理学底物,PHEX功能丧失突变导致FGF23在体内累积。然而,后续的研究发现PHEX并不直接作用于FGF23,推测PHEX可能通过某种中间环节阻碍了FGF23的降解,而引起FGF23升高。而升高的FGF23通过抑制肾脏近曲小管刷状缘顶端的钠磷协同转运蛋白的表达,并促进其内移和降解,从而使肾脏对磷的重吸收减少,尿磷增加,导致血清磷降低。此外,FGF23可通过抑制1α-羟化酶的表达和活性,使血清1,25-$(OH)_2D_3$或骨化三醇水平降低。此外,其他的调磷素,如细胞外基质磷酸化糖蛋白(MEPE)等也可能参与疾病的发生。

【临床表现】

患儿多于1岁左右发病,因下肢开始负重而出现症状,主要表现为双下肢弯曲畸形,呈“O”形或

"X"形腿,生长发育迟缓,身材矮小(<1.9SD),下肢疼痛,行走无力。年长儿发病者,生长发育可正常,但可见肋串珠、颅骨软化、郝氏沟等活动性佝偻病的表现。成年后常表现为骨质疏松、多发性骨折、骨骼疼痛以及骨关节畸形等。跟腱、韧带以及关节囊的钙化常引起关节疼痛,关节活动受限,偶尔可因黄韧带的骨化导致脊髓受压等。部分患者牙釉质发育不良,易形成牙周脓肿。此外,骨骼受累严重的患者偶尔会伴有感觉神经性耳聋。一般女性患者的症状较男性轻,可仅表现为血磷低下而无明显的骨骼变化。

【诊断】

1. 临床诊断 主要依据临床表现、影像学检查、生化检查以及家族史。①多在1岁以后发病,表现为身材矮小、双下肢弯曲畸形,可见肋串珠、颅骨软化、郝氏沟等活动性佝偻病的临床体征;成年后常表现为骨质疏松及多发性骨折等。②X线可见活动性佝偻病改变,长骨干骺端呈毛刷状、杯口状改变。③生化检查可见血清磷显著降低,最大肾小管磷重吸收率下降。此外,血清钙正常或稍低,血清1,25-$(OH)_2D_3$或骨化三醇水平降低,血清甲状旁腺素正常或轻度升高,儿童期碱性磷酸酶活性增加,至成年后恢复正常。尿磷增高,但尿钙减少或正常。④部分患者有阳性家族史。⑤常规维生素D及钙剂治疗无效。

2. 鉴别诊断 家族性低磷酸盐血症(低血磷性佝偻病)中约80%为X连锁显性遗传,即XLHR,其致病基因为*PHEX*[OMIM * 300550]。XLHR应与其他遗传病佝偻病相鉴别。①常染色体显性遗传性佝偻病(ADHR)[OMIM# 193100],家族性低磷酸盐血症少数呈常染色体显性,致病基因为成纤维细胞生长因子23基因(*FGF23*)[OMIM * 605380];②常染色体隐性遗传性佝偻病(ARHR1)[OMIM# 241520]和ARHR2[OMIM# 613312],家族性低磷酸盐血症少数呈常染色体隐性,致病基因为牙本质基质蛋白基因(*DMP1*)[OMIM * 600980]以及核苷酸内焦磷酸酶/磷酸二酯酶1基因(*ENPP1*)[OMIM * 173335];③伴高尿钙的常染色体隐性遗传性佝偻病(HHRH)[OMIM# 241530],致病基因为钠磷协同转运蛋白基因(*SLC34A3*)[OMIM * 609826];④伴高尿钙的X连锁隐性遗传性佝偻病(XRHR)[OMIM# 300554],致病基因为编码氯离子通道5的基因(*CLCN5*)[OMIM * 300008]。以上疾病可通过基因检测明确诊断。

3. 产前诊断 如果家系中的致病突变已知,可以对该家系中的高风险胎儿进行产前诊断。取孕10~12周的绒膜绒毛样本或取孕17~21周羊水中的胎儿细胞,提取基因组DNA,可以检测出胎儿是否获得突变。

【遗传咨询、治疗和预防】

1. 遗传咨询 本病为X连锁显性遗传病,咨询要点包括:①男性患者的父亲不会携带致病突变或患病;②当家系中出现两个或以上患者时,男性患者的母亲患病;③当家系中只有一个男性患者时,患者的母亲可能是携带者,或者该男性患者自身携带新生突变;④如果患者双亲的白细胞中不携带致病突变,有两种解释,其一为父母一方存在生殖细胞嵌合,其二为该患者自身携带新生突变;⑤如患者的父亲是携带者,则患者的男性同胞均不会得到致病突变,而女性同胞均会获得致病突变;⑥如患者的母亲是携带者,则患者同胞均有50%的机会获得致病突变;⑦如果患者携带新生突变,则患者同胞发病风险与群体发病率一致;⑧男性患者的儿子均不会得到致病突变,而女儿均会获得致病突变;⑨女性患者的后代有50%的机会获得致病突变;⑩携带致病突变的后代一般都患病,但疾病的严重程度无法预判。

2. 治疗 一般在确诊后应尽早给予磷酸盐合剂和活性维生素D联合治疗。主要治疗目标是减轻症状、延缓病情进展,促进正常生长发育。

(张 学 刘雅萍)

第六节 颅缝早闭综合征

【疾病概述】

颅缝早闭综合征(craniosynostosis syndrome)是较为常见的一种颅骨发育障碍性疾病,以出生后颅骨骨缝提早出现骨性融合为特征,从而导致颅面部的畸形。此外,还可伴有手、足等其他部位的畸形构成综合征表型。发病率为4/10 000~6/10 000。目前发现的颅缝早闭综合征包括Crouzon综合征(Crouzon syndrome)[OMIM# 123500]、Apert综合征(Apert syndrome)[OMIM# 101200]、Pfeiffer综合征(Pfeiffer syndrome)[OMIM# 101600]、Jackson-Weiss综合征(Jackson-Weiss syndrome)[OMIM# 123150]、Beare-Stevenson综合征(Beare-Stevenson cutis gyrata syndrome)[OMIM# 123790]、Muenke综合征(Muenke syndrome)[OMIM# 602849]、Saethre-Chotzen综合征(Saethre-Chotzen syndrome)[OMIM# 101400]和Carpenter综合征(Carpenter syndrome)[OMIM# 201000]等。

关于颅缝早闭综合征患者的最早报道是在1906年,当时也是作为一种综合征来描述,患者表现为颅骨的尖头和短头畸形,手并指,所有的手指间都有蹼,足部并趾,足远端趋向于融合为骨性结构。

【病因/分类和遗传方式】

多数颅缝早闭综合征由成纤维生长因子受体(fibroblast growth factor receptors,FGFR)基因的杂合突变所致,包括*FGFR1*、*FGFR2*和*FGFR3*基因,为常染色体显性遗传。少数颅缝早闭综合征还涉及其他基因,见表5-3。

表5-3 各颅缝早闭综合征的致病基因及遗传方式

综合征	致病基因	遗传方式
Crouzon综合征	*FGFR2/FGFR3*	AD
Apert综合征	*FGFR2*	AD
Pfeiffer综合征	*FGFR1/FGFR2*	AD
Jackson-Weiss综合征	*FGFR1/FGFR2*	AD
Beare-Stevenson综合征	*FGFR2*	AD
Muenke综合征	*FGFR3*	AD
Saethre-Chotzen综合征	*TWIST1/FGFR2*	AD
Carpenter综合征	*RAB23*	AR

*FGFR1*突变可导致Pfeiffer综合征和Jackson-Weiss综合征;*FGFR2*突变可导致Crouzon综合征等多种颅缝早闭综合征,几乎所有的Apert综合征患者都是由于*FGFR2*基因S252W和P253R突变致病,*FGFR2*基因A344G是导致Jackson-Weiss综合征的主要原因;*FGFR3*突变主要导致Muenke综合征。

【发病机制】

成纤维生长因子受体(FGFR)是一种结合成纤维生长因子(FGF)的跨膜酪氨酸激酶受体,均包含胞外区、跨膜区和胞内的酪氨酸蛋白激酶区。FGF与FGFR的细胞外结构域结合,使FGFR的酪氨酸磷酸化而被激活,激活的FGFR募集下游分子,进一步激活细胞内下游信号通路,在骨发育过程中起到重要作用。目前研究表明,*FGFR*基因突变导致颅缝早闭,是由于突变后的分子获得功能,使下游信号异常激活。颅缝早闭导致颅腔狭小,继发颅内压增高及中枢神经系统发育异常等症状。

【临床表现】

介绍4种较为常见的颅缝早闭综合征。

1. Crouzon **综合征** 颅缝早闭及继发的面部异常，常见特征包括眼距过宽、眼球突出、外斜视、鹦鹉嘴状鼻、上唇短、上颌骨发育不全及下颌相对前突等，还可伴有一些偶发症状，例如传导性耳聋、视神经萎缩以及精神发育迟缓、癫痫等中枢神经系统症状。约10%患者存在智力发育落后，肢端发育一般不受累。

2. Apert **综合征** 颅缝早闭，面中部发育不良，手足对称性并指(趾)伴骨结构融合，常发生在第2、3、4指(趾)，也可伴随皮肤、骨骼、脑和其他内脏器官的异常。多数患者存在智力发育迟缓。

3. Pfeiffer **综合征** 以颅缝早闭、手足畸形为主要特征，分为3个临床亚型。

(1)1型：经典的Pfeiffer综合征，颅缝早闭，中面部发育不良，宽拇指(跗趾)，短趾及并指(趾)；一般神经系统及智力发育正常。

(2)2型：颅骨畸形更为严重，可表现为三叶草样头颅畸形，眼球突出显著，伴有手指和脚趾畸形，肘关节强直。

(3)3型：与2型相似，但无三叶草样头颅，眼球突出极为严重。

2型和3型患者较为严重且少见，患者常发生早夭。

4. Jackson-Weiss **综合征** 颅缝早闭，面中部发育不良，宽大跗趾。手部一般不受累，通常智力发育正常。

【诊断】

1. **临床诊断** 颅缝早闭综合征的诊断主要依据临床表现和骨骼系统影像学检查确定，重点关注颅缝早闭引起的尖头畸形，前额突出，眼距宽，眼眶浅等临床表现，结合头部正侧位X线、头CT及MRI判断颅骨畸形、解剖异常及脑组织受压情况。

2. **鉴别诊断** 主要涉及各个颅缝早闭综合征之间的区分，虽然主要临床表现相似，但也存在智力发育水平、手足是否受累及手足畸形特点、头部畸形程度的差异。

3. **产前诊断** 如果家系中先证者致病突变已经明确，可以对高风险胎儿进行产前诊断。取孕早期的绒毛组织或孕中期羊水脱落细胞，提取胎儿的基因组DNA，对突变位点进行Sanger测序来判断胎儿是否受累。

【遗传咨询、治疗和预防】

1. **遗传咨询** 除Carpenter综合征外，各型颅缝早闭综合征均为常染色体显性遗传方式。先证者的下一代有50%机会患病，先证者的同胞的发病风险，取决于先证者父母是否是患者，如果先证者父母之一为患者，先证者同胞有50%机会患病，如果先证者父母不是患者，先证者同胞的发病风险较低，但不排除先证者父生殖腺嵌合的现象，使其同胞的发病风险显著升高。

2. **治疗** 颅缝早闭综合征的治疗以手术治疗为主，尽量早期进行手术，减轻颅腔狭窄所致的继发颅压升高及神经系统症状，还包括面部及肢端的矫形手术。辅以营养神经的药物治疗和术后康复训练。

3. **预防** 该病的预防手段包括妊娠期胎儿超声筛查头部畸形，对于有阳性家族史或夫妻中一方为患者的家庭，进行产前诊断，但产前诊断须建立在先证者遗传诊断明确的基础上。

(张 学 陈 晨)

第七节 肢端畸形

肢端畸形主要包括指(趾)的数目、长度以及解剖形态的异常，是人类最常见的出生缺陷之一，在新生儿中的发生率为1/1000~2/1000，我国每年约有36 000名肢端畸形患儿出生，占新生儿出生缺陷的首位。肢端畸形可分为很多种类型，如短指(趾)、多指(趾)、并指(趾)、缺指(趾)、宽拇指、关节挛缩、马蹄内翻足和仰趾外翻足等足畸形。

一、短指(趾)症

【疾病概述】

短指(趾)(brachydactyly,BD)是由于指(趾)骨、掌(跖)骨发育异常导致指(趾)缩短畸形。该病于1903年发现,2001年由中国科学家贺林院士完成了A-1型短指(趾)症*IHH*基因的克隆。BD发病率在不同种族间具有很大的差异性,其中A3及D型短指最常见。

【病因/分类和遗传方式】

引起短指(趾)症的原因有环境因素和遗传因素两大类。环境因素主要包括病毒感染、电离辐射、化学致畸剂、不良的子宫内环境和母体的代谢性疾病等。如20世纪60年代初期孕妇在怀孕早期服用沙利度胺(thalidomide,反应停)镇静剂造成大量的肢体畸形,尤以短指(趾)、无指(趾)畸形多见。亦有短指(趾)畸形与先天性梅毒和内分泌功能障碍有关。遗传因素主要指基因突变或染色体畸变,其导致的肢端畸形既可以单独发生又可以是某种综合征的一部分,非综合征性短指(趾)症一般为常染色体显性遗传。非综合征性BD分为A~E五型,每型又陆续被分成若干亚型,如A型分为A1~A6,B型分为B1和B2,E型分为E1~E3。

【发病机制】

BDA1致病基因为*IHH*,属于hedgehog信号蛋白家族,是骨发育中心信号分子,控制软骨细胞分化、关节发育和骨形成。突变常位于蛋白N-端的信号传导结构域内,影响其与受体结合,不能诱导下游PTHRP1表达,导致骨化过度增加,生长板提前闭合。BDA2具有遗传异质性,与*GDF5*、*BMPR1B*、*BMP2*基因突变相关,*GDF5*基因突变影响其成熟结构域加工成熟或者与BMPR1B结合的选择性失活,以及*BMPR1B*自身显性负效应突变,*BMP2*基因调控区突变导致BMP信号下调,影响软骨形成。BDB1致病基因为*ROR2*,突变蛋白与BMPR1B作用导致BMP信号通路异常。BDB2致病基因为*NOG*,突变改变其与BMP结合能力,干扰BMP信号平衡。BDC致病基因为*GDF5*,属于转化生长因子TGF-β超家族成员,通过上调Cbfal和X型胶原蛋白表达,促进肢芽细胞向软骨分化和促进骨形成,移码或无义突变引起BDC表型。BDA4、BDD和BDE致病基因均为*HOXD13*,是与肢体生长发育密切相关的同源盒基因,小鼠模型中发现,*HOXD13*突变通过下调视黄酸水平,诱导指状组合型软骨形成,与短指(趾)、并指(趾)、多指(趾)等多种肢端畸形相关。

【临床表现】

非综合征性BD分为A~E五型,各类型的主要特征如下:

1. BDA 主要表现为中节指(趾)骨缩短、缺失或与远节指(趾)骨融合,有时还会累及掌(跖)骨,根据受累指(趾)不同可分6个亚型:①BDA1[OMIM# 112500]:以中指节骨短小、缺失或末端指骨融合为特征,是1903年Farabee用孟德尔常染色体显性遗传规律解释的首例人类先天畸形,也称之为Farabee型;②BDA2[OMIM# 112600]:又称Mohr-Wriedt型,第二指(趾)中节指(趾)骨短小;③BDA3[OMIM% 112700]:又称为Bauer斜指型短指,第五指(趾)中节指(趾)骨短小,并向桡侧偏离;④BDA4[OMIM% 112800]:又称Temtamy型,第二和第五指(趾)中节指(趾)骨短小,部分患者第四指(趾)受累;⑤BDA5[OMIM% 112800]:指(趾)骨短缩伴指甲发育不全,中节指(趾)骨缺失,拇指远端指骨重复;⑥BDA6[OMIM 112910]:又称Osebold-Remondini综合征,短中指伴肢中部短及腕骨、跗骨骨化障碍。

2. BDB 为BD中最严重的一类,主要特点为远节指(趾)骨缩短,常伴有指(趾)甲发育不良、中节指(趾)骨缩短和指(趾)间关节粘连,患者多有并指(趾)(第2~3并趾常见)。BDB根据致病基因不同分为 2 个亚型：①BDB1[OMIM# 113000]：临床上类似截肢的表型，严重患者出现扁宽拇指，可伴有远节和(或)中节指骨末端分叉或双重远节指骨和并指(趾)。②BDB2[OMIM# 611377]：在临床表型上与 BDB1 类似，以远节指骨发育不全或缺失为特征，伴指骨关节融合，腕、跗骨融合，局部皮肤性并指。拇指短、拇指指甲发育不全或缺失，足部表型类似但略轻。

3. BDC[OMIM# 113100] 主要为第 2、3 和 5 指中节指骨缩短，近节指骨分节过多，可有身材矮小。

4. BDD[OMIM# 113200] 为拇指(趾)远节指(趾)骨短宽畸形。

5. BDE 为一个或多个掌(跖)骨缩短伴身材矮小、关节松弛。可分为 3 个亚型：①BDE1[OMIM# 113300]：限于第四掌(跖)骨的短小畸形；②BDE2[OMIM# 613382]：多种掌(跖)骨短缩畸形，合并第 1、3 指(趾)远端指骨和第 2、5 指(趾)中节指骨短缩；③BDE3：尚不确定，可能为多种掌骨短小但无指(趾)骨畸形。

【诊断】

1. **临床诊断** 根据临床表现和 X 线检查确定。

2. **鉴别诊断** 需要与一些骨骼发育不良和有短指(趾)畸形表现的综合征相鉴别。

(1)短指畸形-高血压：短指，严重原发性高血压及轻度身材矮小。

(2)软骨发育不全：可见“海星”或“三叉戟”形手，掌骨大小正常。

(3)软骨发育不良：与软骨发育不全相似，但面部头颅及脊柱损害较轻。

(4)肢端骨发育不全：短而平的鼻。

(5)肢端肢中发育不全：手掌宽伴粗短手指，为常染色体隐性遗传方式。

(6)Geleophysic 发育不良：心脏瓣膜增厚，踮足步态，发育延迟。

(7)假性软骨发育不全：早期关节病变伴关节痛。

(8)Aarskog 综合征：肢根性身材矮小，上睑下垂，远视，围巾样阴囊，短指畸形伴近端指间关节可伸性增加，X 连锁遗传。

(9)Albright 遗传性骨营养不良：身材矮小伴全身肥胖，相对性小头畸形，主要累及远端指节(尤其是拇指)及掌(跖)骨的短指畸形。轻到中度学习障碍及皮肤骨化。

(10)手-足-性腺综合征：手掌较小伴拇指发育不全且向近端移位，小足伴小跗趾。男性有尿道下裂，女性有双子宫，有时伴双宫颈且有阴道纵隔。尿路畸形在两性中均较为多见。

(11)Smith-Magenis 综合征：部分患者有身材矮小伴肥胖、小手、小足、方脸、眼睛深陷、下颚突出等，婴儿期可有肌张力低下史，发育延迟，行为异常(睡眠障碍)。

(12)Robinow 综合征：肢中段性短肢，特征性面容(胎儿面容)，椎骨异常，小阴茎，常染色体隐性遗传。

(13)小手与小足：见于 Prader-Willi 综合征及母源性 UPD14。

3. **产前诊断** 高风险孕妇[孕妇本人或配偶为短指(趾)症患者]需进行产前诊断。先证者基因诊断明确者，取胎儿 gDNA 样本(绒毛、羊水、脐带血或孕妇外周血)，根据先证者的突变情况进行特定区域分子遗传学分析。

【遗传咨询、治疗和预防】

1. **遗传咨询** 孤立性短指(趾)按常染色体显性遗传方式进行遗传咨询，大部分患者有家族史。患者的同胞是否患病取决于其父母是否是短指(趾)症患者。如果父母正常，那么先证者的同胞患病的概率非常低。但不能排除父(母)可能为生殖腺嵌合情况，所以先证者同胞患病风险较群体发病率高。当双亲之一患病，则先证者的同胞患病概率为 50%。患者的后代有 50%的可能性患短指(趾)症。

2. **治疗** 短指(趾)症无有效治疗手段，轻者无需治疗，畸形严重者可以手术改善手足外观和功能。

二、多指(趾)症

【疾病概述】

多指(趾)(polydactyly)[OMIM# 603596]是正常指(趾)以外的赘生指(趾)或指(趾)的孪生畸形,可分为指(趾)骨赘生或单纯软组织成分赘生或伴有掌(跖)骨赘生畸形,发病率约为1/1000。

【病因/分类和遗传方式】

引起多指(趾)症的原因有环境因素和遗传因素两大类。环境因素包括母亲孕期吸烟、服用抗惊厥药物、接触农药、妊娠合并糖尿病和放射性污染等。遗传因素主要指基因突变或染色体结构及数目异常,其导致的多指(趾)畸形既可以单独发生又可以是某种综合征的一部分,非综合征性多指(趾)症一般为常染色体显性遗传,也有常染色体隐性遗传的报道。多指(趾)症主要分轴前(preaxial polydactyly, PPD)、轴后(postaxial polydactyly, PAP)和中央型多指(趾)三大类,轴后多指(趾)最常见,轴前多指(趾)次之,中央型多指(趾)最少见。轴前多指(趾)分Ⅰ~Ⅳ四型,轴后多指(趾)分为A和B两型。

【发病机制】

PPD Ⅱ[OMIM# 174500]和PPD Ⅲ[OMIM% 174600]都是由位于*LMBR1*基因第5内含子的SHH调控元件ZRS突变引起,ZRS是*SHH*基因调控元件极化活性区调控序列,作为顺式增强子控制*SHH*基因在肢芽ZPA区域特异表达。PAPA1[OMIM# 174200]和PPD Ⅳ[OMIM# 174700]由*GLI3*基因突变引起,*GLI3*是GLI家族成员,其编码的转录因子通过SHH-PTC-GLI信号通路调控靶基因的表达,传递器官位置发育及其极化分化的相关信息并调控细胞增殖与分化,从而在早期胚胎发育过程中发挥重要作用,对维持指(趾)发育的数量和形态具有重要意义,且GLI3蛋白的表达量是发挥作用的关键因素。PAPA6[OMIM# 615226]由*ZNF141*纯合突变导致。其他类型致病基因未明确。

【临床表现】

1. **轴后多指**(趾)(postaxial polydactyly, PAP) 可分为2型:①PAPA型:多余指(趾)发育良好,并与第5或第1个额外的掌(跖)骨相连,根据致病位点不同,分为5个亚型,即PAPA1[OMIM# 174200],由7p14的*GLI3*基因突变引起;PAPA2[OMIM% 602085]、PAPA3[OMIM% 607324]、PAPA4[OMIM% 608562]均为常染色体显性遗传,分别定位于染色体13q21、19p13和7q22;PAPA5[OMIM% 263450]为常染色体隐性遗传,定位于13q13。②PAPB型:多余指(趾)较小,生长不良,类似皮赘。有时候PAPA和PAPB也在同一家族中发现。

2. **轴前多指**(趾)(preaxial polydactyly, PPD) 分4型:①PPD Ⅰ[OMIM# 174400]:双重拇指(踇趾);②PPD Ⅱ[OMIM# 174500]:三指骨拇指/双重踇趾;③PPD Ⅲ[OMIM% 174600]:示指多指;④PPD Ⅳ[OMIM# 174700]:并多指。其中,PPD Ⅱ和PPD Ⅳ分别定位于染色体7q36.3和7p14.1。

【诊断】

1. **临床诊断** 根据临床表现和X线检查确定。

2. **鉴别诊断** 需要与一些有多指(趾)畸形表现的综合征相鉴别。

(1)Greig头-多指(趾)畸形:特征性表现为高前额,巨头畸形,眼距过宽,鼻基底宽,常有宽拇指。遗传方式为常染色体隐性遗传。

(2)Ellis-van-Creveld综合征:特征性表现为手轴后多指,偶尔可累及足。肢体短缩,指甲小且深凹,多个口腔系带,常合并先天性心脏病,肋骨短缩,胸廓长窄。遗传方式为常染色体隐性遗传。

(3)Jeune综合征(窒息性胸廓营养不良):特征表现为长窄胸廓,伴短肋骨,约50%发生轴后多指。遗传方式为常染色体隐性遗传。

(4)肢端-胼胝体综合征:智力发育障碍,胼胝体发育不全,轴后多指(趾),遗传方式为常染色体隐性遗传。

(5)Bardet-Biedl 综合征(BBS):色素性视网膜营养不良,轴后多指,肥胖,认知受损,肾脏缺陷。遗传方式为常染色体隐性遗传。

(6)口-面-指综合征:颅面部异常包括唇裂、舌囊肿、多余口腔系带,并指、短指及轴后多指畸形。X连锁显性遗传疾病。

(7)耳-腭-指(趾)综合征:小颌畸形,小口伴腭裂,髋关节脱位,手指屈曲重叠,轴后多指及并指畸形,X连锁隐性遗传疾病。

(8)肛-脑-指(趾)综合征:肛门无孔,轴后或轴中多指(趾),垂体功能减退及下丘脑错构母细胞瘤。

(9)Smith-Lemli-Opitz(SLO)综合征:约50%的患者有轴后多指,其他特征性表现为生长缺陷及发育迟缓、腭裂、心脏缺陷、尿道下裂、隐睾等。

(10)Pfeiffer 综合征:冠状缝早闭,宽拇指、宽跗趾,软组织并指,可伴发轴前多趾。

(11)Carpenter 综合征:轴前多指与短指畸形伴发颅缝早闭。遗传方式为常染色体隐性遗传。

(12)Mohr-Majewski 综合征:腭裂,口腔系带,舌错构瘤,手轴后多指多见,伴足轴前或轴后多趾。遗传方式为常染色体隐性遗传。

(13)Meckel-Gruber 综合征:枕部脑膨出,双侧肾脏增大伴多发囊性发育不良及肝脏纤维变,轴后多指(趾)。致死性常染色体隐性遗传疾病。

3. **产前诊断** 高风险孕妇(孕妇本人或配偶为多指症患者)可以进行产前诊断。妊娠4~6个月进行超声扫描。先证者基因诊断明确者,取胎儿gDNA样本(绒毛、羊水、脐带血或孕妇外周血),根据先证者的突变情况进行特定区域分子遗传学分析。

【遗传咨询、治疗和预防】

1. **遗传咨询** 该病以常染色体显性方式为主,偶见常染色体隐性遗传。遗传咨询应根据家系情况具体分析,再发风险取决于其遗传方式和父母的基因状态。常染色体显性遗传方式者,如果父母正常,那么先证者的同胞患病的概率非常低。但不能排除父(母)可能为生殖腺嵌合情况,所以先证者同胞患病风险较群体发病率高。当双亲之一患病,则先证者的同胞患病概率为50%。患者的后代有50%的可能性患病。常染色体隐性遗传方式者,如果父母都是携带者,则后代有25%的概率患病,25%的概率正常,50%的概率为携带者。患者和基因型正常个体婚配,则后代为携带者。

2. **治疗** 多指(趾)症患者手术切除多余的指(趾)改善手足外观。在切除多指(趾)的同时,有时需进行关节、骨畸形矫正,关节韧带修复及皮肤整形等。

三、并指(趾)症

【疾病概述】

并指(趾)(syndactyly,SD)是由于指(趾)间骨性或软组织融合形成的肢端畸形。如果受精后52~55天指(趾)未能分开,或在胚胎发育期间发生外界破坏性事件,则会发生并指(趾)畸形。并指(趾)发生率为3.3/10 000~5/10 000,是仅次于多指(趾)畸形的常见手部先天性畸形。

【病因/分类和遗传方式】

并指(趾)与环境因素和遗传因素都有关系。环境因素如致畸剂暴露史(吸烟、农药、有害化工试剂)、绒毛膜采样、阴道出血、发热等。遗传因素主要指基因突变或染色体结构及数目异常,其导致的并指(趾)畸形既可以单独发生又可以是某种综合征的一部分,非综合征性并指(趾)症一般为常染色体显性遗传。Temtamy 和 McKusick 根据逻辑解剖学的方法将非综合征型并指(趾)畸形分为五种类型。

【发病机制】

SDⅡ和Ⅴ致病基因均为 *HOXD13*,*HOX* 基因编码蛋白是一组进化上高度保守的转录因子,在脊椎动物胚胎图式发育中起重要调节作用，并在出生后继续表达。人 *HOXD13* 基因包含两个外显子，外显子1含有一个多聚丙氨酸链（polyalanine，PolyA）编码区，编码15个丙氨酸（A）的PolyA链。外显子2编码HOXD13蛋白的同源结构域（homeobox domain，HD），HD包含三个α螺旋和一个N-端的自由臂，其中α螺旋3高度保守，与靶DNA序列的特异结合有关。*HOXD13* 基因的突变类型可概括为5种类型，分别为：外显子1中PolyA编码区三核苷酸重复次数的改变、外显子1中的微小缺失、内含子剪接点突变、外显子2中的点突变和 *HOXD* 基因簇的突变。体外实验表明，多聚丙氨酸链延展突变导致HOXD13蛋白不能进入细胞核，而是在胞质中堆积，继而被蛋白酶体降解，而且，突变蛋白还阻碍杂合子中野生型HOXD13蛋白进入细胞核行使正常的生物学功能，因此 *HOXD13* 基因多聚丙氨酸链延展突变致病机制是显性负效应。*HOXD13* 同源盒结构域错义突变可能通过影响HOXD13对下游靶基因 *EPHA7* 等的转录激活而发挥作用。而SDⅢ致病基因为 *GJA1*，编码缝隙连接蛋白43（connexin-43），在早期肢芽远端高表达，表达限制在指（趾）发育及前软骨浓集部位，与肢端发育密切相关。此外，SDⅠ和Ⅳ致病基因分别定位于2q34-q36和7q36.3。

【临床表现】

SD分为5种类型：①SDⅠ型［OMIM# 185900］：最为常见，其主要特征为3~4指和2~3趾并指（趾）；②Ⅱ型［OMIM# 186000］：即并多指（趾），表现为3~4指和4~5趾并指（趾），蹼中第4指和第5趾部分或完全多指（趾）畸形；③Ⅲ型［OMIM# 186100］：双侧4~5指并指，多为软组织并指，偶有远节指骨融合，第5指中指骨缺失或发育不良，一般足不受累；④Ⅳ型［OMIM# 186200］：软组织形成双侧完全并指（趾），双手具六根指骨和六根掌骨，双手指弯曲为杯状；⑤Ⅴ型［OMIM# 186300］：表现为4~5掌骨和3~4跖骨的融合，4~5指及3~4趾软组织并指（趾）。此外，尚有完全性并指（趾），2~5并指（趾），拇指受累，主要见于Apert综合征。

【诊断】

1. **临床诊断**　根据临床表现和X线检查确定。

2. **鉴别诊断**　需要与一些有并指（趾）畸形表现的综合征及染色体异常相鉴别：①并指（趾）畸形是许多畸形综合征的表现之一，因此要与之相鉴别。②Apert综合征：严重并指，常称为手套样手。发育迟缓，可有冠状缝早闭和颅内压升高。③眼齿指（趾）（ODD）综合征：有特征性鼻及牙齿异常，50%患者发生神经系统症状，如构音障碍、痉挛性膀胱或步态异常。④口-面-指综合征：手部特征包括并指、短指、轴后多指，颅面部异常包括唇裂、舌囊肿及多余口腔系带。⑤Filippi综合征：Ⅰ型并指（趾）伴小头畸形，智力发育障碍及特征性鼻。遗传方式为常染色体隐性遗传。⑥2q37缺失：除了并指（趾）和E型短指（趾）肢端畸形表现外，患者有发育迟缓。

3. **产前诊断**　高风险孕妇（孕妇本人或配偶为并指症患者）需进行产前诊断。先证者基因诊断明确者，取胎儿gDNA样本（绒毛、羊水、脐带血或孕妇外周血）进行，根据先证者的突变情况进行特定区域分子遗传学分析。

【遗传咨询、治疗和预防】

1. **遗传咨询**　该病可按常染色体显性遗传方式进行遗传咨询。患者的同胞是否患病取决于其父母是否是并指（趾）症。如果父母正常，那么先证者的同胞患病的概率非常低。但不能排除父（母）可能为生殖腺嵌合情况，所以先证者同胞患病风险较群体发病率高。当双亲之一患病，则先证者的同胞患病概率为50%。患者的后代有50%的可能性患并指（趾）症。

2. **治疗**　先天性并指畸形通常需手术治疗，手术矫正并指的目的在于建立满意的指蹼形状和避免手指继发屈曲挛缩。

（张　学　曹丽华）

第八节 肌营养不良

一、Duchenne/Becker 型肌营养不良

【疾病概述】

假肥大型肌营养不良(pseudohypertrophy muscular dystrophy)可分为 Duchenne 型肌营养不良(Duchenne muscular dystrophy,DMD)[OMIM# 310200]和 Becker 型肌营养不良(Becker muscular dystrophy,BMD)[OMIM# 300376],是一种遗传性肌肉变性疾病。DMD 的发病率为活产男婴的 1/3500,BMD 的发病率为活产男婴的 1/30 000。1858 年,Duchenne 研究了一个 9 岁小男孩的病例,患者因肌肉萎缩不能行走,他首次描述了该病患者的症状,并提出了幼儿期假肥大性瘫痪的概念,本病因此得名称 Duchenne 肌营养不良症(Duchenne muscular dystrophy)。他认为这种疾病好发于男性,病情呈进展性,幼儿时期表现为鸭步、腓肠肌假性肥大,在青少年时期发展成瘫痪,患者夭折。

【病因/分类和遗传方式】

DMD 和 BMD 均由位于 Xp21 的 *DMD* 基因突变导致,该基因全长约 2400kb,含 79 个外显子和 7 个组织特异性的启动子,是迄今为止发现的人类最大的基因之一。该基因编码 3685 个氨基酸,组成 427kDa 的细胞骨架蛋白——抗肌萎缩蛋白(dystrophin),主要分布在骨骼肌、心肌、平滑肌和脑组织。

假肥大性肌营养不良是一种 X 连锁隐性遗传病,因此患者主要为男性新生儿,其中约有 30% 的患儿携带的是新生突变,其余则主要由携带者母亲将突变所在的 X 染色体遗传给患儿所致。此外也存在罕见的女性患者,原因为携带了在 *DMD* 基因区域发生易位而破坏基因功能的 X 染色体,由于 Lyon 化而只有含易位 X 染色体的细胞能够存活,从而导致女性杂合子出现表型。

【发病机制】

DMD 基因所编码的抗肌萎缩蛋白属于细胞骨架蛋白,位于骨骼肌和心肌的细胞膜胞质一侧,具有维持细胞结构稳定、抵抗机械牵拉的作用。抗肌萎缩蛋白与位于细胞膜胞质一侧、跨膜区域和细胞膜胞外一侧的多种蛋白紧密结合并产生相互作用,形成一个复杂的蛋白质作用网络,共同保护细胞膜结构的完整性和稳定性,同时在细胞物质交换和信息交流等过程中起重要作用。*DMD* 基因突变导致其编码的抗肌萎缩蛋白功能缺陷或数量减少,其所发挥的机械保护和结构支持以及信号传导作用受损,导致肌细胞由于细胞膜不稳定而坏死或功能丧失,并且坏死的肌细胞被大量脂肪和结缔组织增生所取代,产生肌肉假性肥大的症状。

DMD 基因最常见的突变是基因内部的缺失,占总突变类型的 65%~70%,重复突变占 5%~10%,其余的突变为点突变、微缺失或微重复,约占 30%,通常导致无义突变和移码突变。缺失几乎可发生于 *DMD* 基因的任何部位,但存在两个缺失的热点区域。一个位于基因的中部区域,集中在第44~52 号外显子区域;另一个则是 5′端的第 2~13 号外显子。其他类型的突变无明显的突变热点。

【临床表现】

临床特征主要为缓慢进行性加重的对称性肌肉无力和萎缩,无感觉障碍。假肥大性肌营养不良患者存在称为 Gower 征的特征性体征:患儿不能从仰卧位直接站立,必须先翻身成俯卧位,然后两脚分开,双手先支撑于地面,之后一只手支撑到同侧小腿,并与另一只手交替移位支撑于膝盖和大腿,从而使躯干从深鞠躬位逐渐直立,最后形成腰部向前凸出的站立姿势。

DMD 患者出生后一般无明显异常,部分患儿出生后可因其他疾病在检查时发现转氨酶、肌酶等升高,3~5 岁隐匿出现骨盆带肌无力,表现为走路慢、脚尖着地、呈鸭步、易跌倒、不能跳跃、上楼及蹲位站

立困难、上肢举臂无力，12 岁左右不能行走，晚期肌肉明显萎缩、挛缩，多数患者在 20~30 岁因呼吸道感染、心力衰竭而死亡。BMD 患者临床表现与 DMD 相似，但其起病年龄稍晚（5~15 岁起病），进展缓慢且病情较轻，12 岁以后尚能行走，心脏很少受累，智力正常，存活期长，接近正常生命年限。

【诊断】

1. **临床诊断** 假肥大性肌营养不良的临床诊断标准主要有对称性肢体无力伴有双侧腓肠肌假性肥大，并且表现为近端病情较远端严重，早期肌酶谱存在显著升高，同时肌电图显示出肌源性损害，而神经传导速度正常，患儿在儿童期隐袭发病（DMD 为 3~5 岁，BMD 为 5~15 岁），患儿家系的系谱分析符合 X 连锁隐性遗传。此外，大部分假肥大性肌营养不良患者及部分携带者可累及心脏，出现扩张型心肌病、心力衰竭等症状。

2. **鉴别诊断** 假肥大性肌营养不良需要与神经系统疾病和其他肌肉疾病相鉴别。对于前者，患儿于儿童期隐袭起病，表现为四肢近端无力，但其肌酶谱明显升高、肌电图提示肌源性损害、神经传导速度正常，因此可以与神经系统疾病相区分。对于后者，首先应排除慢性多发性肌炎，因为此病无遗传史，病情发展较快，常有肌痛、血清酶谱增高等症状，肌肉病理肌炎改变，皮质醇或免疫抑制剂治疗有效，与患者临床表现不符；而肢带型肌营养不良的遗传方式常染色体显性或隐性，通过系谱分析可以将两者区分。

3. **产前诊断** 须建立在先证者遗传诊断明确的基础上。首先应通过取绒毛（孕早期）或羊水（中期）获取胎儿 DNA 样本并进行分子遗传学诊断，根据核型分析或 *SRY* 基因检测确定胎儿性别，根据先证者的突变类型分别采用 MLPA 或 Sanger 测序等方法进行突变检测，还可结合基因内部的 STR 位点进行连锁分析进一步分析验证。

【遗传咨询、治疗和预防】

1. **遗传咨询** 该病可按 X 连锁隐性遗传方式进行遗传咨询。

该病患者几乎均为男性，约有 30% 的患者父母都不是患者或携带者，患者所携带的突变为新生突变，剩余患者的突变主要来源于母亲所携带的突变。

DMD 男性患者通常在 20 岁左右死亡，一般不能生育；BMD 男性患者可生育，其后代男性一般均为正常个体，女性均为致病突变携带者。而女性携带者的后代中男性有 50% 为假肥大性肌营养不良患儿，女性有 50% 为致病突变携带者。在女性携带者中约有 8% 可表现出轻重不同的症状，同时有较高风险患扩张型心肌病。

2. **治疗** 对于假肥大性肌营养不良迄今无特异性治疗，只能对症和支持治疗。应鼓励患者尽可能从事日常活动，避免长期卧床，防止呼吸衰竭。

3. **预防** 该病的预防手段主要是避免患儿的出生，主要包括产前筛查和产前诊断。产前诊断须建立在先证者遗传诊断明确的基础上。

二、肢带型肌营养不良

【疾病概述】

肢带型肌营养不良症（limb-girdle muscular dystrophy，LGMD）是一组具有遗传和临床异质性的疾病，临床上主要表现为肩胛带肌及盆骨带肌等肢体近端肌肉不同程度的萎缩或无力，其患病率约为 1/100 000。由 Walton 和 Nattrass 于 1954 年首先提出，用以区别 DMD、面肩肱型等已知的肌营养不良。1995 年，Bushby 等将常染色体显性遗传者以 LGMD1 表示，常染色体隐性遗传者以 LGMD2 表示。该病可于儿童期、青春期、成人早期甚至更晚起病，男女都有可能罹患此病。

【病因/分类和遗传方式】

LGMD 目前共发现 31 个亚型，临床表现和遗传模式具有高度异质性。根据遗传方式的不同，可分为常染色体显性遗传性肢带型肌营养不良症(LGMD1 型)及常染色体隐性遗传性肢带型肌营养不良症(LGMD2 型),散发病例也较常见。根据受累基因的不同 LGMD1 分为 LGMD1A~LGMD1H 等 8 种类型(表 5-4),LGMD2 分为 LGMD2A~LGMD2W 等 23 种类型(表 5-5)。LGMD2 型临床上多见,相关研究比较透彻;而 LGMD1 型相对罕见,病情通常较轻,LGMD 中约占 10%,报道及研究较少。随着新家系的发现和致病基因的定位,新的亚型可能会不断增加。

表 5-4 常染色体显性遗传 LGMD 的致病基因

疾病分型	染色体位置	基因名称	发病年龄	疾病分型	染色体位置	基因名称	发病年龄
LGMD1A	5q31. 2	*MYOT*	成年	LGMD1E	2q35	*DES*	成年
LGMD1B	1q22	*LMNA*	4~38 岁	LGMD1F	7q32	*TNP3*	1~58 岁
LGMD1C	3p25. 3	*CAV3*	儿童	LGMD1G	4q21	*HNRPDL*	13~53 岁
LGMD1D	7q36	*DNAJB6*	25~50 岁	LGMD1H	3p23-p25	unknown	10~50 岁

表 5-5 常染色体隐性遗传 LGMD 的致病基因

疾病分型	染色体位置	基因名称	发病年龄	疾病分型	染色体位置	基因名称	发病年龄
LGMD2A	15q15	*CAPN3*	青春期	LGMD2M	9q31	*FKTN*	儿童早期
LGMD2B	2p13. 2	*DYSF*	成年早期	LGMD2N	14q24	*POMT2*	儿童早期
LGMD2C	13q12	*SGCG*	儿童早期	LGMD2O	1p34. 1	*POMGnT1*	儿童晚期
LGMD2D	17q21. 33	*SGCA*	儿童早期	LGMD2P	3p21	*DAG1*	儿童早期
LGMD2E	4q12	*SGCB*	儿童早期	LGMD2Q	8q24	*PLEC1*	儿童早期
LGMD2F	5q33	*SGCD*	儿童早期	LGMD2R	2q35	*DES*	成年早期
LGMD2G	17q12	*TCAP*	青春期	LGMD2S	4q35	*TRAPPC11*	成年早期
LGMD2H	9q33. 1	*TRIM32*	成年	LGMD2T	3p21	*GMPPB*	儿童到成年
LGMD2I	19q13. 3	*FKRP*	儿童晚期	LGMD2U	7p21	*ISPD*	范围广
LGMD2J	2q24. 3	*TTN*	成年早期	LGMD2V	17q25. 3	*GAA*	范围广
LGMD2K	9q34. 1	*POMT1*	儿童	LGMD2W	2q14	*LIMS2*	儿童
LGMD2L	11p13-p12	*ANO5*	儿童到成年				

【发病机制】

肌节是由肌动蛋白和肌球蛋白等构成的有高度组织性的结构,其正常组装和功能的发挥由一系列蛋白调控。随着研究的深入,许多相关蛋白相继被鉴定出来,如肌纤维膜上的 dystrophy、sarcoglycans、dysferlin、caveolin-3;细胞外基质 laminin、collagen;肌节的 telethonin、myotilin、titin、nebulin;细胞质的 calpain-3、TRIM32;细胞核的 emerin、laminA/C、survival motor neuron protein;糖基化途径的 fukutin、fukutin-related protein。编码这些蛋白相应基因的突变就可以引起相关的肌肉疾病。肢带型肌营养不良就是由编码这一系列蛋白的基因突变所致。

对于常染色体显性遗传的 LGMD1。LGMD1A 型由 myotilin 蛋白基因突变引起,myotilin 蛋白是一个 Z 线相关蛋白,作为肌动蛋白交联蛋白对肌原纤维的形成和 Z 线稳定上起着至关重要的作用。LGMD1B 与核纤层蛋白 lamin A/C 编码基因突变相关,lamin 位于肌核内膜,与染色质及核内多种膜蛋白相结合,对维持肌核结构、核膜稳定性和 DNA 复制、转录调控起重要作用。LGMD1C 型患者的肌肉纤维中 caveolin-3 蛋白明显减少,该蛋白位于肌膜上,是肌细胞内质膜微囊膜的重要组成部分,通过调控质膜囊的功能来维持细胞膜的完整性，并调节细胞信号通路。LGMD1D 型患者基因突变导致编码的 DnaJ/HSP40 蛋白异常，该蛋白位于 Z 线附近，有抑制蛋白聚集的作用。LGMD1E 型是由编码 desmin 蛋白的基因突变所致，该蛋白是一种细胞骨架中间丝蛋白，表达于肌节，对维持肌节的稳定性和肌肉收缩功能具有重要作用。LGMD1F 型是由位于细胞核周围的 transportin-3 蛋白突变所致，该蛋白是运输蛋白 β 超家族的一员，对蛋白的入核转运起重要作用。LGMD1G 型由异构核糖核蛋白 D 样蛋白(*HNRPDL*)基因异常引起。HNRPDL 蛋白是异构核糖核蛋白家族的一员，在体内广泛表达，参与调控生物体内 mRNA 的转录。

对于常染色体隐性遗传的 LGMD2。LGMD2A 型是由编码 calpain-3 蛋白的基因突变导致，calpain-3 蛋白是存在于细胞质中的骨骼肌特异性 Ca^{2+} 激活蛋白水解酶，通过肌肉特异性序列与肌联蛋白相连，在肌节蛋白的分解及转录因子的修饰中均起作用，该蛋白功能的丧失可激活其他 calpain 蛋白酶，导致肌肉的降解。LGMD2B 型与 dysferlin 蛋白编码基因突变有关，根据表型不同可导致包括 LGMD2B 在内的三种 dysferlin 肌病。dysferlin 是一种骨骼肌跨膜蛋白，位于肌肉细胞膜，有研究表明其不与 dystrophin 或 sarcoglycans 直接作用，而与膜修复和运输相关。LGMD2C、2D、2E、2F 型分别与编码 γ-sarcoglycan、α-sarcoglycan、β-sarcoglycan、δ-sarcoglycan 蛋白的基因突变相关。4 种 sarcoglycan 蛋白组成一个跨膜肌聚糖异四聚体，与其他相关蛋白形成抗肌萎缩蛋白-糖蛋白复合物，附着在肌纤维膜上，连接细胞内骨架和细胞外基质，维持细胞膜的稳定，防止肌细胞损伤和坏死。四个肌聚糖基因中的任何一个发生突变都有可能引起患病。LGMD2G 型是由编码 telethonin 蛋白的基因突变所致，该蛋白是一种肌节蛋白，表达定位于肌细胞 Z 盘，对其他肌节蛋白的装配起重要作用。LGMD2H 型是由编码 tripartite motif containing 32 (TRIM32)蛋白的基因突变导致，该蛋白是一种泛素连接酶，在正常细胞中催化泛素向靶蛋白的转运。该蛋白表达异常会导致蛋白的堆积，引起肌纤维的异常。LGMD2I、LGMD2K、LGMD2M、LGMD2N、LGMD2O 和 LGMD2P 型分别由基因 *FKRP*、*POMT1*、*FKTN*、*POMT2*、*POMGnT1* 和 *DAG1* 突变所致。这些基因编码蛋白的异常降低了肌节蛋白聚糖的糖基化，并导致一系列的表型，从轻度的先天性肌营养不良到严重的肌营养不良，包括脑和眼睛的异常。LGMD2J 型与编码 titin 蛋白的基因突变相关，该蛋白在骨骼肌和心肌中高表达，从 Z 线到 M 线跨越半个肌节，与多种蛋白结合发挥作用。LGMD2L 型是编码 anoctamin 5 蛋白的基因突变所致，anoctamin 5 蛋白是钙激活的氯离子通道蛋白家族一员。

【临床表现】

LGMD 的特征性临床表现为缓慢进行性加重的对称性肌肉无力和萎缩，病变主要累及肢体近端。首发症状可为骨盆带或肩胛带肌肉萎缩，下肢近端无力，呈鸭步，腰椎前凸，上楼及坐位站起困难，膝腱反射比踝反射早消失；抬臂困难，出现翼状肩胛，头面颈部肌肉一般不受累。儿童晚期或成年早期肌无力和肌萎缩表现最明显，可自肩部向髋部进展。发病年龄差距大，病情进展缓慢，病后平均 20 年丧失行动能力。共同的病理特征为轻重不一的肌营养不良性改变，即肌纤维坏死、肌周核增加、肌纤维分裂和脂肪及结缔组织增生。

【诊断】

1. **临床诊断**　肢带型肌营养不良临床上通常不符合 DMD、BMD 或面肩肱型肌营养不良的诊断标准，无腓肠肌或其他肌肉假肥大；首发症状可为骨盆带肌及肢体近端肌无力或肌肉萎缩。肌电图和肌活检均显示肌源性改变，神经传导速度正常，血清激酶水平增高，显著低于 Duchenne 型。心脏很少受累，心电图正常，智力发育正常。

LGMD 根据遗传方式分为 1 型(常染色体显性)和 2 型(常染色体隐性)，每一型根据不同基因缺陷又分为许多亚型。因此，基于传统的 Sanger 基因检测手段诊断率较低，随着二代测序技术的发展，可以采取 panel 测序或全外显子测序的方法进行分子遗传学检测，对先证者的确诊、携带者的检出以及准确的遗传咨询具有重要价值，并为进一步产前诊断打下扎实的基础。

2. **产前诊断**　高风险孕妇（孕妇本人或孕妇与配偶均为 LGMD 患者）需进行产前诊断。取胎儿 gDNA 样本（孕早期绒毛、中期羊水）进行基因分子遗传学检测分析。若为携带相同突变的胎儿，应告知家长胎儿致病风险及可能的不良预后，由孕妇及其家人决定是否采取引产。

【遗传咨询、治疗和预防】

1. **遗传咨询**　该病可按常染色体显性或隐性遗传方式进行遗传咨询。如果为常染色体显性遗传，先证者父母中之一为患者，他们再生育子女中正常 1/2，患者 1/2；如果为常染色体隐性遗传，先证者父母为携带者，他们再生育子女中正常 1/4，携带者 1/2，患者 1/4。

2. **治疗**　对于 LGMD 目前尚无有效的治疗方法，主要是对症治疗。该病的预防手段主要是避免患儿的出生，主要包括产前筛查和产前诊断。产前诊断的前提是先证者遗传诊断明确。

三、面肩肱型肌营养不良

【疾病概述】

面肩肱型肌营养不良（facioscapulohumeral muscular dystrophy，FSHD）包括 FSHD1 型［OMIM# 158900］和 FSHD2 型［OMIM# 158901］。该病最早由法国医师 Landouzy 与 Dejerine 在 1884 年首先报道。当时两位医师描述了一种家族性的临床表现多样性的肌营养不良，这种疾病首先侵犯面部、上肢和肩部肌肉。因此也被称为 Landouzy-Dejerine muscular dystrophy。在临床上患者以选择性累及面部、肩、上肢肌肉为主要特点。男女发病率无明显差异。通常情况下发病年龄越轻，患者病情越重。该病发病率大约为 1/20 000。

【病因/分类和遗传方式】

该病由位于染色体 4q35 上 D4Z4 微卫星重复序列的非正常缩短，而导致相邻基因表达调控发生错误，从而导致该病。

该病主要遗传方式为常染色体显性遗传。但也有部分病例为常染色体隐性遗传亦或是散发病例。患者通常有家族史，但是在同一家族中每个人发病情况不一。婴幼儿至成人、中年均可发病，通常具有遗传早现性。多数患者发现在 10~30 岁之间发病，男女发病概率相等。多数患者父亲、母亲为致病基因携带者，医生或遗传学家需要详细询问患者家族中的亲属，特别是兄弟姐妹是否患病，并根据情况绘制家系谱图。从系谱图中一般可以看到常染色体显性遗传病系谱的典型特点。

【发病机制】

FSHD 根据不同的基因缺陷可以分为 FSHD1 和 FSHD2。FSHD1 和 FSHD2 临床上无法区分。大约 95%的 FSHD 患者 4q35 的 D4Z4 重复片段缩短 1~10 个单位不等，而正常人中该重复片段为11~150 个单位。在 D4Z4 上游 3.5kb 左右存在一段简单序列长度多肽（relatively stable simple sequence-length polymorphism）。该多肽与下游 4qA/4qB 组成不同单倍体型，而其中某些单倍体型与 FSHD 致病连锁，致病连锁单倍体型中存在一段 PLAM 序列 AT（T/C）AAAA，这段序列为 DUX4 稳定表达提供多聚腺苷酸信号。而 DUX4 是一个胚系基因，正常在睾丸中表达，但在体细胞中通常处于抑制状态，一旦获得信号在肌细胞中错误表达会则可导致细胞凋亡，从而导致机体发病。

【临床表现】

临床上多数患者以双上肢近端肌萎缩或肌无力前来就诊，但实际上多数患者幼年时期已经出现临床体征，但是这些病理体征并不影响其生活质量或自我无意识而被忽视。另有部分患者上肢无明显异常，或因下肢肌无力走路易跌倒而就诊。

患者肌肉受累最多的肌肉是前锯肌，这也正好解释了该类患者常常表现有翼状肩的体征。另外，患者胸大肌、肱二头肌、眼轮匝肌、口轮匝肌等肌肉功能障碍，主要表现为无力现象也十分常见，但是心脏或呼吸肌受累以及中度的听力丧失和视网膜异常较罕见，一般无智力障碍表现。国外研究有报道FSHD患者可以出现癫痫、智力低下、听力视力减弱、精神异常等表现。患者身高、体型往往无特殊表现。

【诊断】

1. **FSHD的临床诊断** 主要以疾病特征性的进行性加重的面部、肩部及上肢肌肉无力与萎缩的临床表现。同时结合肌电图检查，该病患者肌电图呈现肌源性改变。病理组织学改变为肌肉横纹肌纤维明显萎缩、消失或液化等符合肌营养不良的病理变化。另外，通常肌病患者会表现有血清酶学变化，如肌酸激酶、肌酸激酶同工酶、乳酸脱氢酶等升高，但是FSHD患者的肌酶通常不会有显著的升高现象。

结合患者临床表现、遗传方式、组织病理学改变、肌电图等检查均符合FSHD临床诊断特征，应该建议患者做进一步确诊检测。

FSHD1型由4q35染色体上D4Z4微卫星重复序列缩短引起。而FSHD2型在D4Z4微卫星重复序列未见明显变异。因此可以根据D4Z4微卫星重复序列的检测以确诊。

2. **鉴别诊断** FSHD需要与远端型肌营养不良症（distal muscular dystrophy）、眼咽型肌营养不良（oculopharyngeal muscular dystrophy）进行鉴别。前者肌无力主要表现在四肢的远端，以患侧伸肌的无力和萎缩最明显，以及小腿、双大腿下三分之一肌群也表现明显；患者无感觉障碍及自主神经损害的表现，其中某些患者的病理学检查与遗传性包涵体肌病表现相似。后者多在40岁左右发病，临床症状以脑神经支配肌受累明显。患者首先出现对称性双眼外肌无力和（或）眼睑下垂，以后渐渐表现吞咽困难、构音吃力，但病程进展比较缓慢。少数患者首发症状可表现为吞咽障碍。也有部分患者伴有程度较轻的面肌、颞肌、咬肌等的无力和萎缩。

3. **产前诊断** 如果已有先症者基因诊断明确，该家系父母携带者生育时需要进行产前诊断，若为携带相同突变的胎儿，应告知家长胎儿致病风险及可能的预后情况，由孕妇及其家人共同决定是否采取流产或保胎措施。对于高风险孕妇（孕妇本人或孕妇与配偶均为FSHD患者）需进行产前诊断。取胎儿gDNA样本（孕早期绒毛、中期羊水）进行D4Z4微卫星重复序列遗传学分析。对于低风险孕妇可暂时不做该项检查。

【遗传咨询、治疗和预防】

1. **遗传咨询** 该病可按常染色体显性遗传方式进行遗传咨询。

本病多为常染色体显性遗传，先证者父母双方任何一方若为患者，那么他们再生育子女正常可能性与患病可能性各占50%。

2. **治疗** 对于FSHD迄今无特异性治疗，只能对症和支持治疗。由于FSHD患者常伴有炎症，因此一些非类固醇抗炎药（NSAID）经常被用于减轻患者的自觉不适，并增加患者的活动能力。另外，沙丁胺醇（albuterol，Proventil）和氧雄龙（oxandrolone）对于增强FSHD患者肌肉力量也有一定的功效。对于肩胛骨错位的患者通过外科手术使肩胛骨复位固定肋骨上，由于肩胛骨不能自由滑动，因而会使患者手臂活动范围受到一定限制，然而这项手术可以让手臂更好地发挥作用。同时适度的锻炼对肌肉还未严重损害FSHD患者是有益的，但是锻炼计划应该由有经验的专业人员的指导下进行，以免造成不必要的损害。

3. **预防** 该病的预防手段主要是避免患儿的出生，主要包括产前筛查和产前诊断。产前诊断须建立在先证者遗传诊断明确的基础上。

（张 学 赵秀丽）

第九节　肌萎缩性侧索硬化症

【疾病概述】

肌萎缩性侧索硬化症(amyotrophic lateral sclerosis,ALS)[OMIM# 105400]是一类进行性神经系统变性疾病。80 岁以上人群中 ALS 男性发病率约为 10.2/100 000,女性约为 6.1/100 000。

ALS 患者的报道最早为 1951 年报道的两个英国家系,都表现出进展快速的神经退行性病变,主要累及脊髓前角细胞、脑干运动神经核及锥体束。自从美国著名的棒球运动员卢伽雷(Lou Gehrig)被诊断为该病后,有时也被称为卢伽雷病。在中国 ALS 患者被称为"渐冻人"。

【病因/分类和遗传方式】

5%~10%的 ALS 患者有家族史,其遗传方式符合孟德尔遗传规律,可表现为常染色体显性遗传(大多数)、常染色体隐性遗传(少数)或 X 连锁遗传(极少)。

ALS 有不同的分类方法。按照致病基因的不同,可以分为以下类型(表 5-6)。

表 5-6　已知与家族性肌萎缩侧索硬化有关的基因和基因位点

ALS 亚型	基因	基因座	遗传方式
ALS1	*SOD1*	21q22.11	AD/AR
ALS2	*ALS2*	2q33-q35	AR
ALS3	*ALS3*	18q21	AD
ALS4	*SETX*	9q34	AD
ALS5	*SPG11*	15q21.1	AR
ALS6	*FUS*	16p11.2	AD/AR
ALS7	*ALS7*	20p13	AD/AR
ALS8	*VAPB*	20q13.32	AD
ALS9	*ANG*	14q11.1-q11.2	AD
ALS10	*TARDBP*	1p36.22	AD
ALS11	*FLG4*	6q21	AD
ALS12	*OPTN*	10p14	AD/AR
ALS14	*VCP*	9p13.3	AD
ALS15	*UBQLN2*	Xp11.21	XD
ALS16	*SIGMRA1*	9P13.2-21.3	AR
ALS17	*CHMP2B*	3p11.2	AD
ALS18	*PFN1*	17p13.2	AD/AR
ALS19	*ERBB4*	2q34	AD
ALS20	*HNRNPA1*	12q13.13	AD
ALS21	*MATR3*	5q31.2	AD

续表

ALS 亚型	基因	基因座	遗传方式
ALS22	*TUBA4A*	2q35	AD
ALS/FTD1	*C9ORF72*	9p21. 1	AD
ALS/FTD2	*CHCHD10*	9q21. 2	AD
ALS/FTD3	*SQSTM1*	5q35. 3	AD
ALS/FTD4	*TBK1*	12q14. 2	AD
ALS	*DCTN1*	2p13	AD/AR

ALS1 型是家族性肌萎缩侧索硬化症(familial amyotrophic lateral sclerosis,fALS)最常见的类型,占 fALS 的 12%～23%,由位于染色体 21q22. 1 的超氧化物歧化酶基因(*SOD1*)突变所致。5%～15%的 ALS 患者出现行为异常和言语障碍,称为肌萎缩侧索硬化合并额颞叶痴呆(ALS/FTLD),位于染色体 9p22-p21 的 *C9orf72* 基因内含子中六核苷酸重复序列(GGGGCC)病理性扩增是该型最常见的致病突变。

【发病机制】

ALS 神经退行性病变的机制是多因素的,是基因突变和分子通路功能异常之间复杂的相互作用决定的。大脑皮质兴奋性增强/谷氨酸盐兴奋毒性似乎是导致 ALS 一个重要的最终共同通路。那么到底是所有患者中相同的多个因素导致 ALS,还是不同个体中某个特定机制起主要作用,这仍然是一个谜。在分子水平,谷氨酸盐介导的兴奋毒性部分由星形细胞兴奋氨基酸转运蛋白 2(EAAT2)介导,导致突触间隙谷氨酸盐摄入减少。谷氨酸盐兴奋性导致 NMDA 和 AMPA 受体过度激活,因此通过激活钙离子依赖的酶通路引起神经退变及产生自由基。超氧化物歧化酶 1(SOD1)突变也与谷氨酸盐兴奋性相关,独立增加氧化应激,引起线粒体功能异常,产生细胞内 SOD1 聚集体形成,反过来影响神经纤维和轴突转运。相反,*C9orf72*、*TARDBP*、*FUS* 基因的突变与 RNA 代谢失调相关,从而形成细胞内毒性聚集体。小神经胶质细胞激活导致前炎症细胞因子的分泌,进一步产生毒性。

【临床表现】

ALS 临床特征为上、下运动神经元同时受损的症状和体征。ALS 一般隐匿起病,病情呈进行性发展。主要症状包括肌肉无力和萎缩、肌肉跳动、肌肉痉挛、反射减弱等,此为下运动神经元受累的表现;肌张力增高、腱反射亢进、病理征阳性、强哭强笑等,此为上运动神经元受累的表现。

不论起病症状如何,肌肉萎缩和无力最终会累及其他肌肉。ALS 的平均发病年龄,对于散发病例为 56 岁,有家族史的为 46 岁。平均病程大约为 3 年,但可有非常大的变动范围。ALS 最终将死于呼吸肌衰竭。

【诊断】

1. ALS 的临床诊断　重点是在同一区域是否同时存在上、下运动神经元受累的体征,结合神经电生理检查、神经影像学检查及相关实验室检查,协助诊断 ALS 或排除其他可能性。

2. 鉴别诊断　ALS 隐匿起病,病情进行性加重,主要表现为四肢无力,应与其他神经系统遗传病进行鉴别。①脊髓延髓肌萎缩症(spinal and bulbar muscular atrophy,SBMA):是 X 连锁隐性遗传病,一般仅见于男性,主要表现为近端肌无力、肌萎缩及肌束震颤。男性患者由于雄激素不敏感而出现乳房发育及生殖能力下降。该病通常无上运动神经元受累,病程缓慢,男性乳房发育及感觉受累等特点可与散发性 ALS 相鉴别。检测雄激素受体基因(*AR*)可明确诊断。②脊肌萎缩症(spinal muscular atrophy,SMA):

是一种常染色体隐性遗传病，呈进展性及退行性。由丧失脊髓和部分脑干核的前角细胞导致近侧对称性肌无力和肌萎缩，仅累及下运动神经元。可发生于婴儿、儿童或青年。大多数 SMA 患者由 *SMN* 基因突变导致。成人起病的 SMA3 临床表现为肌无力、肌萎缩和肌束震颤，易与 ALS 混淆。SMA3 主要为近端肌受累，病程缓慢，一般无锥体束征和延髓症状，通过这些特点可与 ALS 相鉴别。另外，可通过基因检测明确诊断。

因为 ALS 的不完全外显、发病年龄不可预测和预防措施缺乏，对于高风险家系中无症状成年人的症状前诊断目前尚有争议。

3. **产前诊断** 如果在家系某患者中检测到特定的致病突变，可以为该家系中高风险孕妇提供产前诊断。取胎儿 gDNA 样本（孕早期绒毛、中期羊水）进行家系中已知致病基因分子遗传学分析，根据先证者的突变情况进行特定区域 PCR 测序分析。一般来说，对于成年发病的 ALS 产前诊断的需求较少见。

【遗传咨询、治疗和预防】

1. **遗传咨询** 家族性 ALS（fALS）可以常染色体显性（AD）、常染色体隐性（AR）或 X 连锁遗传方式传递。遗传方式的确定需以分析家族史和分子遗传检测为基础。

（1）常染色体显性遗传 ALS 遗传咨询：患者的父母之一必然患病，如果患者的父母都不是患者，则可能是新生突变。此时应对患者父母进行遗传检测以明确突变确为新生突变，或者父母之一为突变携带者但还未发病（此即症状前诊断）。患者的同胞是否患病取决于患者的父母是否为突变携带者。患者的子女有 50%患病可能性。

（2）常染色体隐性遗传 ALS 遗传咨询：患者的父母为肯定携带者，杂合子无症状。患者的同胞都有 25%患病，50%为携带者，25%完全正常。确定同胞未受累，则其为携带者的可能性是 2/3。患者的子女为肯定携带者，表型正常。

2. **治疗** 对于 ALS 迄今无特异性治疗，主要为减轻症状治疗，需多个专科的团队合作可使患者受益。目前瑞鲁左乐（riluzole）是唯一的 FDA 认证的用于治疗 ALS 的药物。

（张 学 刘雅萍）

第十节 线粒体肌病与脑肌病

【疾病概述】

线粒体肌病与脑肌病是一组由于线粒体呼吸链功能异常所致的高度临床异质性的疾病，其临床症状复杂多样，可累及多个系统，常见的肌肉系统症状包括上睑下垂、眼外肌麻痹、肌无力、运动不耐症、心肌病等，常见的中枢神经系统症状包括波动性脑病、癫痫、痴呆、偏头痛、卒中样发作、共济失调和痉挛等。

线粒体肌病（mitochondrial myopathy）[OMIM 251900]是指以侵犯肌肉系统为主的线粒体遗传病，通常肌肉病理检查可见碎红性肌纤维。线粒体是能量代谢的细胞器，因此累及线粒体呼吸链功能的基因突变通常侵犯多个系统，单纯累及肌肉系统的线粒体病很局限，而线粒体脑肌病（mitochondrial encephalomyopathy）是一组除了肌肉系统受累，病变还侵犯到神经系统的疾病，也可累及其他系统，在线粒体病中更为普遍，根据其临床表现不同，又可以分为多种临床综合征，主要包括线粒体肌病脑病伴乳酸中毒及卒中样发作（mitochondrial myopathy, encephalopathy, lactic acidosis, and stroke-like episodes, MELAS）[OMIM# 540000]、Kearns-Sayre 综合征（Kearns-Sayre syndrome, KSS）[OMIM# 530000]、进行性眼外肌麻痹（progressive external ophthalmoplegia, PEO）[OMIM# 157640]和肌阵挛性癫痫伴碎红纤维病（myoclonic epilepsy associated with ragged red fibers, MERRF) [OMIM# 545000] 等。本节以较为常见的 MELAS 为主来介绍。

1984 年, Pavlakis 等人首先报道了 MELAS 患者的临床症状, 包括肌肉活检出现明显的碎红纤维, 身材矮小、抽搐、乳酸中毒及脑卒中样发作等。目前尚无患病率的准确报道, 研究报道在西方国家最常见的突变位点 m. 3243A>G 的人群携带率为 16. 3/100 000。

【病因/分类和遗传方式】

该病由编码线粒体 tRNALeu 的 *MT-TL1* 基因和编码 NADH-泛醌还原酶亚基 5 的 *MT-ND5* 基因突变所致。其中 *MT-TL1* 基因 m. 3243A>G 突变占 MELAS 病例的约 80%以上, *MT-TL1* 基因另外两个常见的位点是 m. 3271T>C 和 m. 3252A>G, 分别占约 7. 5%和 5%以下。*MT-ND5* 基因上的常见突变位点是 m. 13513G>A, 占 MELAS 病例中的 15%以下。目前研究表明, 线粒体 DNA 的其他基因, 也可能导致 MELAS, 这些基因包括编码蛋白质的 *MT-CO1*、*MT-CO2*、*MT-CO3*、*MT-CYB*、*MT-ND1*、*MT-ND6*, 以及编码 tRNA 的 *MT-DC*、*MT-TF*、*MT-TH*、*MT-TK*、*MT-TQ*、*MT-TS1*、*MT-TV*、*MT-TW*。

该病为线粒体 DNA 突变所致的疾病, 在家系中以母系遗传的方式传递。先证者的父亲一般不携带该致病突变, 先证者的母亲一般会携带致病突变。女性患者会将突变传给她所有的子代, 而男性患者的子代无发病风险。

【发病机制】

MELAS 的发病机制仍不十分明确。编码 tRNA 基因突变, 可能造成线粒体 tRNA 的结构异常, 影响了线粒体内蛋白质的合成, 导致线粒体功能障碍。此外, 编码呼吸链复合体亚基的线粒体 DNA 突变, 使细胞内的氧化磷酸化异常, 导致神经元和神经胶质细胞能量代谢异常, 无氧酵解增加, 乳酸堆积, 可诱发脑卒中发作。还有研究表明, MELAS 患者细胞内线粒体功能缺陷导致线粒体代偿性增生, 细胞色素 c 氧化酶(COX)活性增加, 一氧化氮(NO)减少, 导致血管平滑肌功能失调, 产生卒中样发作。

【临床表现】

MELAS 患者多于儿童期发病, 以 2~10 岁发病为多见, 在 2 岁以前以及 40 岁以后发病者罕见。早期运动发育一般正常, 身材矮小较为普遍, 最常见的首发症状包括癫痫、复发性头痛、厌食、反复呕吐、运动不耐症以及肢体近端无力等。

MELAS 的其他症状还包括卒中样发作、乳酸酸中毒、痴呆、偏瘫、听力受损、学习能力受损、基底节钙化、肌阵挛、视神经萎缩、充血性心力衰竭、视网膜色素变性、进行性眼外肌麻痹、心脏传导异常、糖尿病等。

【诊断】

1. MELAS 的临床诊断　依据临床表现及一些特征性的实验室检查。由于该病症状复杂多样, 对患者需要做全面体检, 包括发育水平、听力测试、眼科检查、神经系统及心血管系统的检查。实验室检测包括血液生化检测、肌肉活检及酶学分析、组织化学分析。分子遗传学检测有助于该病的诊断。

MELAS 临床诊断依据以下几项: ①40 岁之前卒中样发作; ②脑病伴有癫痫和(或)痴呆; ③乳酸酸中毒和(或)肌肉活检可见碎红纤维。达到确定诊断, 还需满足以下 3 项中的 2 项: ①早期正常的精神运动; ②复发性头痛; ③复发性呕吐。

2. 鉴别诊断

(1) MELAS 引起的急性脑卒中应与临床上的导致年轻患者卒中发作的心脏病、颈动脉狭窄或颈椎病、镰状细胞贫血、血管炎、静脉血栓等疾病相鉴别。MELAS 可出现身材矮小、偏头痛、听力受损及糖尿病等母系遗传家族史, 可辅助鉴别。

(2) MELAS 引起的进行性眼外肌麻痹, 应与其他导致眼外肌麻痹的疾病相鉴别, 包括重症肌无力、眼咽型肌营养不良、强直性肌营养不良1型、线粒体DNA缺失导致的进行性眼外肌麻痹、肌阵挛伴碎红纤维病等。

(3)MELAS所致的糖尿病患者通常身材较瘦、中年发病,发病后很快发展为胰岛素依赖,如果糖尿病合并耳聋或母系遗传家族史,应考虑MELAS。

3. **产前诊断** 线粒体DNA突变的女性孕期可以取绒毛组织或羊水细胞进行产前诊断,但是由于线粒体疾病的特殊性,即绒毛组织和羊水细胞中的mtDNA突变的比例不一定能够代表胎儿体内各组织的突变比例,此外,还涉及突变的阈值问题(突变mtDNA达到一定比例才会发病),每个突变位点的阈值不同,不同组织细胞的阈值也不同。因此,很难通过产前诊断准确预测胎儿是否发病,只有已有研究报道的特定位点突变的产前诊断有一定的价值。

【遗传咨询、治疗和预防】

1. **遗传咨询** 该病可按母系遗传方式进行遗传咨询。先证者父亲不会携带突变,先证者母亲携带致病突变,但不一定有临床症状,值得注意的是,先证者母亲外周血白细胞中并不一定能检测到线粒体DNA突变,而在皮肤成纤维细胞、毛囊及尿沉渣中可能检测到;先证者同胞是否患病取决于其母亲是否携带突变,如果母亲为携带者,那么先证者所有同胞均为突变携带者。女性先证者的子女均为携带者或患者,男性先证者的后代无发病风险。

2. **治疗** 该病治疗一般以对症治疗为主,通常预后不良。对患者进行听力、视力、神经系统检查、心脏功能评估及糖尿病筛查等全面检查和评估,监测临床症状,及时对症治疗,避免线粒体毒性药物(氨基糖苷类抗生素、利奈唑胺和烟酒等)的摄入有助于改善预后。

(张 学 陈 晨)

第六章 心血管系统遗传性疾病

心脏作为维持血液循环的“泵”,在人体发挥重要作用。心脏发育的正常进行则是维持其功能的基础。作为器官发生过程中最早形成的结构之一,心脏发育是一个极其复杂的过程,涉及众多基因在不同时间和空间的精确表达,并受多种转录因子及信号途径的调控,同时也受到母体营养等因素的影响。这一过程中的任何环节发生异常,都可能影响心脏发育的正常进行,进而导致先天性心血管疾病的发生。与此同时,近年来越来越多地认识到,成年人心脏病除了与生活习惯、血脂、血压等因素的影响外,遗传学因素也具有重要的贡献。

第一节 心 力 衰 竭

【疾病概述】

心力衰竭(heart failure)是各种心脏结构或功能性疾病导致心室充盈和(或)射血功能受损,心排血量不能满足机体组织代谢需要,以肺循环和(或)体循环淤血,器官、组织血液灌注不足为临床表现的一组综合征,主要表现为呼吸困难、体力活动受限和体液潴留。

心力衰竭按照疾病进程可分为急性和慢性心力衰竭。慢性心力衰竭作为心血管疾病的终末期表现和最主要的死因,患病率在发达国家为1%~2%,每年发病率为0.5%~1%;我国2003年抽样调查显示,成年心力衰竭患病率为0.9%。心力衰竭的患病率随年龄的增加而迅速增加,死亡率也呈上升趋势,心力衰竭患者4年死亡率达50%,严重心力衰竭患者1年死亡率高达50%。

【病因/分类和遗传方式】

多种心血管疾病均可随着病程逐渐发生慢性心力衰竭,以冠心病、高血压为最常见。而急性心力衰竭可由慢性心力衰竭在诱因下发生急性失代偿而产生,也可因心肌收缩力突然降低、心脏负荷突然加重等因素急性新发。

心力衰竭是由遗传和环境等多因素共同作用而发生的复杂疾病。导致心力衰竭的遗传因素目前并不十分清楚。已经发现心力衰竭的发病率具有显著的种族差异。黑种人的心力衰竭发生率比白种人高20倍。在老年人中,黑种人也更易患上心力衰竭,由于人群中吸烟、心率增快、冠心病、左室肥厚、血压升高与肾小球滤过率降低导致的心力衰竭的比例(人群归因危险度)为67.8%,而白种人仅为48.9%。并发现心力衰竭具有明显的家族倾向性。Framingham研究显示,子女发生心力衰竭风险变异的18%可归因于父母有心力衰竭病史。父母之一患心力衰竭,其子女发生心力衰竭的相对危险增加约70%,若父母双方患有心力衰竭,相对危险则增加至90%以上。可见遗传因素在心力衰竭发生中的地位。

一般认为,引起心脏发育异常、心血管疾病或其他慢性肺脏疾病等的遗传机制均可引起心力衰竭,如可导致心肌病的编码心肌蛋白的基因突变、编码β肾上腺素受体系统的基因突变、风湿性心脏病相关的基因等,此外,还发现了一些易感位点的基因发生突变,也会导致心力衰竭,如1q22、17q23.3、

18q12.1、4q24、2q35、Xq28、6q22.31、14q24.2、8p21.2-p21.1、11q13.2、1q32.1、1q36.23、14q11.2、6q25.1、1q21.2。

【发病机制】

心力衰竭的发生主要是由原发性心肌损害和心脏长期容量和(或)压力负荷过重导致心肌功能由代偿最终发展为失代偿。原发性心肌损害包括各类缺血性心肌损害、心肌炎和心肌病,以及因糖尿病、甲状腺功能亢进等代谢障碍导致的心肌疾病。心脏负荷过重包括因高血压等疾病导致的压力负荷(后负荷)过重,和心脏瓣膜关闭不全等导致的容量负荷(前负荷)过重。如编码肌球蛋白重链和轻链的 *MYH* 和 *MYL* 基因突变可造成肥厚型心肌病;肾上腺素受体 β_1 的编码基因 *ADRB1* 的非同义 SNP:R389G 和 S49G、肾上腺素受体 β_2 的基因 *ADRB2* 的 T164I 突变、肾上腺素受体 α-2C 的基因 *ADRA2C* 突变等均可引起充血性心力衰竭。

有基础心脏病的患者,其心力衰竭症状往往由一些增加心脏负荷的因素所诱发,包括感染、心律失常、血容量增加、过度体力消耗或情绪激动、治疗不当、原有心脏病变加重或并发其他疾病等。

【临床表现】

慢性心力衰竭以左心衰竭较为常见。左心衰竭以肺循环淤血及心排血量降低为主要表现,可表现为不同程度的呼吸困难,咳嗽、咳痰、咯血、乏力、疲倦、运动耐量降低、头晕、心慌等器官、组织灌注不足及代偿性心率加快所致的症状,严重的左心衰竭还可出现少尿及肾功能损害症状。右心衰竭以体循环淤血为主要表现,主要表现为腹胀、食欲减退、恶心、呕吐等消化道症状,以及劳力性呼吸困难。体检可检出原发心脏疾病的相关体征和前述失代偿脏器的相关体征。

急性心力衰竭以突发严重呼吸困难为主要症状,呼吸频率常达每分钟 30~40 次,强迫坐位、面色灰白、发绀、大汗、烦躁,同时频繁咳嗽、咳粉红色泡沫状痰。极重者可因脑缺氧而神志模糊。发病伊始可有一过性血压升高,病情如未缓解,血压可持续下降直至休克。听诊时两肺满布湿性啰音和哮鸣音,心尖部第一心音减弱,心率快,同时有舒张早期第三心音奔马律,肺动脉瓣第二心音亢进。

【诊断】

1. **临床诊断**　心力衰竭的完整诊断应包括病因学诊断、心功能评价和预后评估。详细的诊断和鉴别诊断可参考《内科学》教材。对病史中有明确家族史或提示遗传因素可能的患者,应根据其原发疾病完善相应的基因检测和家族史追溯。

2. **鉴别诊断**　除原发疾病的鉴别诊断外,还主要与以下疾病相鉴别:支气管哮喘、心包积液、缩窄性心包炎、肝硬化腹水伴下肢水肿。

【遗传咨询、治疗和预防】

心力衰竭的治疗目标是防治和延缓心力衰竭的发生发展,缓解临床症状,提高生活质量,改善长期预后,降低病死率和住院率。采取综合治疗措施,包括对各种可致心功能受损的疾病如冠心病、高血压、糖尿病的早期管理,调节心力衰竭的代偿机制,减少其负面效应,如拮抗神经体液因子的过度激活、阻止或延缓心室重塑的进展。可参考《内科学》相关内容。

第二节　冠状动脉粥样硬化性心脏病

【疾病概述】

冠状动脉粥样硬化性心脏病(coronary atherosclerotic heart disease)指冠状动脉血管发生粥样硬化引起管腔狭窄或闭塞,导致心肌缺血缺氧或坏死而引起的心脏病,简称冠心病(coronary heart disease, CHD),也称为缺血性心脏病(ischemic heart disease)。根据发病特点和治疗原则不同分为两大类:①慢性冠脉病(chronic coronary artery disease,CAD),也称慢性心肌缺血综合征(chronic ischemic syndrome, CIS),包括稳定型心绞痛、缺血性心肌病和隐匿性冠心病等;②急性冠状动脉综合征(acute coronary syndrome,ACS),包括不稳定型心绞痛、非ST段抬高型心肌梗死和ST段抬高型心肌梗死,也有将冠心病猝死包括在内。

冠心病是动脉粥样硬化导致器官病变的最常见类型,多发于40岁以上成人,男性发病早于女性,经济发达国家发病率较高;近年来发病呈年轻化趋势,40岁以下人群的发生率呈快速增长趋势,是威胁人类健康的主要疾病之一。

【病因/分类和遗传方式】

冠心病是一类遗传和环境因素共同作用的复杂疾病。主要的环境因素包括血脂异常、高血压、糖尿病、吸烟、环境污染、饮食等。在遗传因素方面,冠心病为多基因遗传性疾病,呈明确的遗传倾向,其危险因素如高血脂、高血压、肥胖、糖尿病等均显示出明显的家族聚集性。冠心病家族史是个体发生冠心病的强预测因子。近年来通过全基因组关联分析等策略发现了大量与冠心病相关的致病基因多态,主要位于染色体16pter-p13、2q21.1-q22、Xq23-q26、14q32、3q13、11q22.2、7q21.11、9p21、8p22等区域,基因功能主要与脂质代谢、凝血功能、血压维持、同型半胱氨酸代谢等因素相关。

【发病机制】

冠心病发生的主要原因是冠脉供血与心肌需血之间的矛盾,冠脉血流量不能满足心肌代谢的需要,从而引起心肌缺血缺氧,急剧的、暂时的缺血缺氧引起心绞痛,而持续的、严重的心肌缺血可引起心肌坏死即为心肌梗死。

冠心病相关基因编码产物与冠心病的多种危险因素及心肌供血相关,其功能涉及脂质代谢、凝血、纤溶、胰岛素抵抗、血压维持、叶酸代谢通路、炎症因子、血管相关、血栓形成、血管壁功能异常等。如*GPX1*基因编码谷胱甘肽过氧化物酶1,是细胞应对缺氧应激反应中的重要因子;*ALOX15*基因编码的12/15-LOX酶可参与抗炎和抗动脉粥样硬化过程;*APOA5*基因可调控血液中的低密度脂蛋白、高密度脂蛋白和甘油三酯等的浓度变化,参与动脉粥样斑块的形成过程的调控。

【临床表现】

稳定型心绞痛以发作性胸痛为主要临床表现,不稳定型心绞痛的胸部不适性质与典型的稳定型心绞痛类似,但程度更重、持续时间更长,休息时也可发生。心绞痛一般无异常体征,心绞痛发作时可有心率增快、血压升高、偶可闻及第四或第三心音奔马律等。

心肌梗死的临床表现与梗死面积大小、部位和冠状动脉侧支循环情况相关。半数以上患者发作前多日可有乏力、胸部不适、心绞痛等前驱症状。典型的心肌梗死以胸前区疼痛为首发症状,性质与心绞痛类似,继之可有全身症状、胃肠道症状、心律失常,并出现低血压、休克或急性心力衰竭等表现。

【诊断】

1. 临床诊断 冠心病的诊断依据典型的心绞痛发作特点、典型的心电图改变、结合年龄和风险因素等,以及必要的实验室检查等,不难诊断。诊断不明确的可考虑心电图负荷试验、核素心肌显像。有创性检查有冠状动脉造影和血管内超声等。

2. 鉴别诊断 应注意与其他引起胸痛的急性或慢性疾病相鉴别,包括主动脉夹层、肺动脉栓塞、急腹症、急性心包炎,以及肋间神经痛、心脏神经症、胃食管反流性疾病等,并应注意与其他心脏疾病引发的心绞痛等鉴别。

【遗传咨询、治疗和预防】

心绞痛的治疗原则主要是改善冠脉血供,降低心肌耗氧,提高生活质量,并治疗冠脉粥样硬化,预防发生心肌梗死和死亡。

对于心肌梗死强调应尽早发现、及早住院，尽快恢复心肌的血液灌注以挽救濒死的心肌，防治梗死扩大，保护心脏功能，及时处理严重心律失常、心力衰竭和各类并发症，防止猝死，尽可能多地保存有功能的心肌。

附：家族性高脂血症

【疾病概述】

家族性高脂血症（familial hyperlipidemia）是指由于遗传基因异常所致的血脂代谢紊乱，具有家族聚集性的特点，包括家族性高胆固醇血症（familial hypercholesterolaemia，FH）、家族性高甘油三酯血症（familial hypertriglyceridemia，FHTG）、家族性混合型高脂血症（familial combined hyperlipidemia，FCH）、家族性载脂蛋白 B100 缺乏症（familial defective apolipoprotein B100，FDB）、家族性异常 β 脂蛋白血症（familial dysbetalipoproteinemia，FD）、家族性高乳糜微粒血症、家族性高前 β 脂蛋白血症合并高乳糜微粒血症和家族性多基因高胆固醇血症等。这类患者出生即有脂质代谢异常，与非遗传性的高脂血症患者相比存在更多的临床表现，其中部分亚型与冠心病的发生关系密切。前三种为临床最常见，但家族性高甘油三酯血症的主要风险是发生急性出血性胰腺炎，本节不作介绍。

家族性高胆固醇血症（familial hypercholesterolemia）[OMIM# 143890]是儿童期最常见的遗传性高脂血症，也是最为严重的脂质代谢疾病，人群中纯合型患者发生率仅为 1/1 000 000，杂合型患病率大约为 0.2%。我国尚缺乏流行病学资料。

国外流行病学研究资料显示，家族性混合型高脂血症人群发生率为 1%～2%，据此推算我国约有 1000 万患者。在 60 岁以下冠心病患者中，此血脂类型最常见。

【病因/分类和遗传方式】

家族性高胆固醇血症是一种常染色体不完全显性遗传病，最常见的原因是低密度脂蛋白受体（low density lipoprotein receptor，LDLR）基因突变引起细胞膜上的 LDLR 结构及功能异常。仅有 20%～35%的病例为非 LDL 受体基因突变。目前有记载的 *LDLR* 基因突变超过 1000 种，多为单个碱基替换导致的突变。后续又发现了载脂蛋白编码基因 *APOB*、*LDLRAP1*、*PCSK9* 等多个基因。由 *LDLR*、*APOB* 或 *PCSK9* 基因突变导致的家族性高胆固醇血症以常染色体显性遗传模式遗传。极罕见的情况下，家族性高胆固醇血症患者会携带两个突变的 *LDLR* 基因，出现更为严重的童年起病的高胆固醇血症。*LDLRAP1* 基因突变导致的家族性高胆固醇血症以常染色隐性遗传模式遗传。

家族性混合型高脂血症是一类多基因遗传病，其与人类染色体 1q21-23 区域连锁已在 5 个不同的人群得到证实，并发现了第一个致病基因 *USF1*。其他与其表型相关的多种基因，包括脂肪代谢相关的基因、过氧化物酶体增殖物活化受体 γ 基因等都有过诸多研究，但尚未被证实属于该病的主要调控基因。

【发病机制】

LDLR 为跨膜蛋白，广泛分布于肝脏、动脉壁平滑肌、血管内皮细胞和白细胞，特异结合含 ApoB100 和载脂蛋白 E（apolipoprotein E，ApoE）的脂蛋白进入细胞内进行代谢，可清除血中 2/3 的 LDL。*LDLR* 基因突变可导致 LDLR 缺陷，使得体内 LDL 代谢异常，造成血液中总胆固醇水平升高，尤其是低密度脂蛋白胆固醇（LDL-C）升高明显。代谢异常的脂质沉积于皮肤、血管等处，导致出现多种临床表现。

ApoB100 的编码基因突变可导致 ApoB100 与 LDLR 结合部位构象改变，与 LDLR 亲和力明显降低，从而导致 LDL-C 清除障碍，血胆固醇水平升高。*LDLRAP1* 基因缺陷可导致其编码的 DLRAP1 蛋白表达异常，从而不能在 LDLR 和被膜小窝间发挥正常的衔接作用，影响血胆固醇代谢。*PCSK9* 基因突变可使得 LDL 受体不能完成循环通路返回干细胞表面，而是在肝细胞溶酶体内降解，从而使得 LDLR 减少，LDL-C 上调，导致高胆固醇血症的发生。

家族性混合型高脂血症的发生可能与以下因素有关:①患者多伴有 ApoB 合成过多,因而体内 VLDL 的合成增加;②脂蛋白的结构异常,表现在 LDL 颗粒中含 ApoB 相对较多,因而产生小颗粒致密的 LDL;③体内脂酶活性异常和脂质交换障碍;④载脂脂蛋白 *AI-CIII-AIV* 基因异常;⑤脂肪细胞中脂解障碍等。

【临床表现】

家族性高胆固醇血症患者的临床表现取决于 LDLR 缺陷的严重程度。纯合子患者几乎无功能性 LDL-R,症状明显,而杂合子症状则较轻。临床特点包括血清胆固醇水平显著增高、皮肤肌腱多部位黄色瘤、早发冠心病和阳性家族史。此外,患者血浆炎症因子水平增高,合并主动脉粥样硬化、颈动脉狭窄、瓣膜病变、心功能降低,肺部黄色瘤及节段性肾小球硬化。

家族性混合型高脂血症的早发冠心病者相当常见,其导致冠心病的可能性尤其是并发心肌梗死的危险性远较其他型高。最突出的特征是在同一家族中有各种不同类型的高脂蛋白血症患者,并有 60 岁以下发生心肌梗死者的阳性家族史。

【诊断】

目前有 3 个国际公认的家族性高胆固醇血症成人诊断标准:荷兰 DLCNC 评分标准、英国西蒙标准以及美国早期诊断早期预防组织(MEDPED)标准。我国推荐诊断标准可参考《医学遗传学》(邬玲仟,张学．北京:人民卫生出版社,2016):成人血清总胆固醇>7.8mmol/L;16 岁以下儿童总胆固醇>6.7mmol/L 或成人 LDL-C>4.9mmol/L,以及患者或一级亲属有黄色瘤。其中总胆固醇>16mmol/L 并有黄色瘤者诊断为纯合子家族性高胆固醇血症,未达纯合子标准者诊断为杂合子家族性高胆固醇血症。

家族性混合型高脂血症的诊断主要依靠临床和生化特征,诊断依据如下:①第一代亲属中有多种类型高脂蛋白血症的患者;②早发性冠心病的阳性家族史;③血浆 ApoB 水平增高,大于第 90 百分位数;④第一代亲属中无黄色瘤检出,无 ApoE 等位基因纯合型个体;⑤家族成员中 20 岁以下者无高脂血症患者;⑥血浆 HDL2 浓度降低;⑦LDL-C/ApoB 比值降低。通常只要具备①、②和③点就可以诊断。如不具备以上诊断条件,就需排除其他能引起血脂升高的疾病方能诊断。

【遗传咨询、治疗和预防】

家族性高脂血症患者应避免吸烟、大量摄入饱和及反式不饱和脂肪、过量摄入胆固醇、久坐、肥胖、高血压和糖尿病等,养成健康的饮食习惯(包括降低饱和脂肪的摄入和增加纤维素的摄入至 10~20mg/d),鼓励增加运动。药物治疗可选择胆汁酸螯合剂和他汀类等降脂药物等,血液透析可降低 LDL,必要时可考虑肝脏移植。出现心血管系统或其他系统器质性病变后按照相应疾病给予治疗。

基因诊断对于家族性高脂血症尤其是高胆固醇血症患者非常必要。一般的程序是先收集先证者的遗传和临床信息,筛查基因突变,确诊后应对家系其他成员携带者检测,并提出处理意见和建议(包括劝阻结婚、避孕、绝育、人工流产、人工授精、产前诊断、积极改善症状等)。

由 *LDLR*、*APOB* 或 *PCSK9* 基因突变导致的家族性高胆固醇血症以常染色体显性遗传模式遗传。极罕见的情况下,患者会携带两个突变的 *LDLR* 基因,出现更为严重的童年起病的高胆固醇血症。几乎所有家族性高胆固醇血症患者的父母中会有一人患有同样的疾病。由新发(*de novo*)致病突变引起的病例所占比例很低。家族性高胆固醇血症杂合子生育子女有 50%的可能性遗传致病突变。如果父母双方都是家族性高胆固醇血症杂合子,生育子女有 50%的概率是家族性高胆固醇血症杂合子,有 25%概率是家族性高胆固醇血症纯合子,25%的概率不会患上家族性高胆固醇血症。*LDLRAP1* 基因突变导致的家族性高胆固醇血症以常染色隐性遗传模式遗传,父母为胆固醇水平正常的突变携带者,生育子女有 25%的患病风险。如果家族中致病基因突变是已知的,可以对高风险妊娠进行产前检测。

对于家族性高胆固醇血症患者,高风险一级和二级亲属的早期诊断与治疗可以降低发病率和死亡率。可通过以下方法确定亲属的遗传状态：如果患病家族成员中的致病突变已经确定，可以通过分子遗传学检测；测量低密度脂蛋白胆固醇浓度。确诊患有家族性高胆固醇血症或高风险的儿童应在十岁之前检查血脂水平。

第三节 心肌疾病

【疾病概述】

心肌病是由不同的病因（遗传性病因较多见）引起的心肌病变导致心肌机械和（或）心电功能障碍，常表现为心室肥厚或扩张。包括遗传性心肌病、混合型心肌病、获得性心肌病三大类。本节重点包括三种常见的遗传性心肌疾病：家族性肥厚型心肌病（familiar hypertrophic cardiomyopathy，FHCM）［OMIM * 160760］、家族性扩张型心肌病（familiar dilated cardiomyopathy，FDCM）［OMIM^ 212110/# 611880］和致心律失常型心肌病（arrhythmogenic cardiomyopathy，ACM）。

肥厚型心肌病以心肌肥厚、病理组织心肌纤维肥大、排列紊乱为特征，在普通人群中的发病率约为 0. 8%，其中 80%有家族聚集倾向，故称为家族性肥厚型心肌病。

扩张型心肌病（dilated cardiomyopathy，DCM）以左心室或者双心室扩大伴收缩功能障碍为特征，发病率约为 19/100 000。如果扩张型心肌病患者家族中有至少 2 个以上成员患病，则为家族性扩张型心肌病，占 DCM 的 30%～50%。

致心律失常型心肌病是一种进展性的遗传性心肌疾病，以心室心肌细胞萎缩和被脂肪纤维组织取代为病理特征，按照累及部位分为 3 个亚型：右心室型、左右心室型和左心室型，以累及右室最多见，该亚型被称为致心律失常性右室心肌病（ARVC）。其人群患病率为 1/2000，50%以上的致心律失常型心肌病患者有家族聚集性。

【病因/分类和遗传方式】

家族性肥厚型心肌病的主要遗传方式是常染色体显性遗传，约占 90%，其次是 X 染色体连锁遗传，约占 5%，另有少部分表现为线粒体遗传、常染色体隐性遗传等。具有高度的遗传异质性。目前已发现约 50 个致病基因。最常见的包括 *MYH7*、*MYBPC3*、*TNNT2*、*TTN*、*LMNA* 等，尚有一些其基因突变所占比例虽较小，但可导致严重的症状，如 α-原肌球蛋白（*α-Tm*）基因 Asp175Asn 突变的患者表现有致命性心律失常；肌球蛋白轻链 1 基因（*MYL3*）Met149Val 突变会引起罕见的梗阻型 FHCM。此外，FHCM 表现出高度的遗传异质性，并有研究显示，携带一个以上致病基因突变的患者通常发病较早、病情严重且预后不良。

家族性扩张型心肌病的遗传方式包括：①常染色体显性遗传，约占 90%；②常染色体隐形遗传；③X 连锁 DCM 伴横纹肌萎缩，占 5%～10%；④线粒体 DCM，母系遗传；⑤其他骨架蛋白缺失如纽蛋白（vinculin）等基因缺陷都可能与 DCM 发病有关。已经发现 40 多个 FDCM 的致病基因，最常见的有 *ACTC*、*LMNA*、*TNNT2*、*SCN5A*、*TNNI3*、*DMD*、*G4. 5* 等。

致心律失常型心肌病常为家族性发病，常染色体显性遗传，伴有不完全外显和差异表达，也有常染色体隐性遗传的报道。已证实累及左心室的致心律失常型心肌病的致病基因报道较少，最常见是 *DSP*。致心律失常型右室心肌病的致病基因研究较多，已发现编码主要细胞桥粒蛋白的基因突变可导致 ARVC 的表型出现，主要是 *PKP2*、*DSP*、*DSG2*、*DSC2*、*JUP*、*CTNNA3* 基因。后又发现多个非桥粒基因突变也可导致 ARVC 表型，包括 *RYR2*、*TGFβ3*、*DES*、*LMNA*、*TTN*、*PLN* 和 *TMEM43*。

【发病机制】

家族性肥厚型心肌病的本质为收缩蛋白疾病，致病基因编码产物主要包括肌小节蛋白、细胞骨架蛋白、核膜层蛋白、离子通道蛋白、肌质网蛋白等。如 *TTN* 基因编码的肌联蛋白参与调节肌小节伸展性以及肌纤维弹性；*LMNA* 基因编码核纤层蛋白 A/C，具有稳定核膜并提供机械支持的作用；*MYH7* 基因编码肌球蛋白 β 重链，可调控心肌收缩；*TNNT2* 基因编码心肌肌钙蛋白 T2，其功能也是调控心肌收缩。基因突变导致的编码蛋白异常通过各种形式影响心肌蛋白的表达。

家族性肥厚型心肌病的致病基因编码多种蛋白，包括心肌细胞肌节蛋白、肌纤维膜蛋白、细胞骨架蛋白、闰盘蛋白及核蛋白，其异常表达可影响肌小节内的产力过程、力从肌小节传递到细胞骨架和胞外基质、肌小节内各蛋白的相互作用、肌细胞核膜的组装过程等多方面，导致心肌收缩力减弱，从而发病。

目前认为致心律失常型心肌病是一种桥粒病，桥粒功能异常是致病的最后通路。桥粒蛋白的完整性是维持心肌细胞间的缝隙连接的必要因素，是调节细胞生长、分化和发展过程中电偶联和信号机制的细胞间通道。编码桥粒蛋白的基因突变是导致 ARVC 的主要原因。桥粒突变蛋白使细胞间发生分离，引起细胞死亡，最后发生炎症而被纤维脂肪替代，正常心肌被分割成岛状，散在分布于纤维脂肪组织间，可累及右心室、左心室，使心室腔扩大，导致室性心律失常、心力衰竭和猝死。非桥粒基因可能是通过影响桥粒而发挥作用。而 *DSP* 突变可导致其编码蛋白 C-末端的合成提前终止，无法与中间丝有效结合，从而与心肌结蛋白失去相互作用，由此导致严重的左心室病变。

【临床表现】

1. 家族性肥厚型心肌病　以劳力性呼吸困难和乏力为最常见症状，1/3 的患者可有劳力性胸痛。最常见的持续性心律失常是心房颤动，部分患者可在运动时出现晕厥，该病还是青少年和运动员猝死的主要原因之一。体检可见心脏轻度增大，可闻及第四心音。流出道梗阻患者可在胸骨左缘第 3~4 肋间闻及较粗糙的喷射性收缩期杂音，心尖部也常可听到收缩性杂音。

2. 家族性扩张型心肌病　起病隐匿，主要表现为活动时呼吸困难和活动耐量下降。随着病情加重逐渐出现左心、右心功能不全症状，合并心律失常时可表现为心悸、头昏、黑蒙甚至猝死。体检可见心界扩大，听诊心音减弱，常可闻及第三或第四心音，心率快时呈奔马律，肺部听诊可闻及湿啰音，随着心力衰竭加重出现相应的体征。

3. 致心律失常型心肌病　是 35 岁以下人群发生心律失常和心源性猝死的主要原因。大部分病例死亡时年龄低于 40 岁，有些可发生于儿童。该病顾名思义以室性心律失常和被累及心室功能障碍为主要表现，体检可闻及相应的心律失常。

【诊断】

对于有慢性心力衰竭的临床表现，超声心动图检查有心腔扩大、心脏收缩功能减退，结合家系中包括先证者在内有两个或两个以上扩张型心肌病患者，或在其一级亲属中有不明原因 35 岁以下猝死者，应考虑家族性扩张型心肌病的诊断。鉴别诊断应排除引起心脏大、心脏收缩功能减退的其他疾病，如高血压性心脏病、冠心病、心脏瓣膜病、先天性心脏病等，并应排除获得性心肌病和继发性心肌病的可能。详细的家族史和家族成员基因筛查有助于确诊和鉴别诊断。

根据病史、体检和超声心动图提示舒张期室间隔厚度达到 15mm 或与后壁厚度之比≥1.3，结合基因检测和(或)家系特征，可诊断家族性肥厚型心肌病。家族性肥厚型心肌病的家系特征：①除患者(先证者)外，三代直系亲属中有两个或两个以上确定为肥厚型心肌病或因肥厚型心肌病致猝死；②患者家族中，有两个或以上成员发现同一基因、同一位点突变，室间隔或左室壁厚度超过 13mm(青少年成员为 11~14mm)；③患者及三代亲属中有与先证者相同基因突变位点，伴或不伴心电图、超声心动图异常者。鉴别诊断需除外左心室负荷增加引起的心室肥厚，如高血压性心脏病、主动脉瓣狭窄、先天性心脏病等，并排除异常物质沉积引发的心肌肥厚如淀粉样变、糖原沉积症等，一些少见的全身性疾病如嗜铬细胞瘤等也应注意鉴别。

致心律失常型心肌病的诊断依赖于特征性心电图表现、心律失常以及心脏结构和(或)组织学异常。明确的家族史和(或)致病基因突变有助于诊断。

【遗传咨询、治疗和预防】

家族性肥厚型心肌病通常以常染色体显性模式遗传。大多数患者父母中会有一人患有同样的疾病。患者生育子女有50%的可能性遗传致病基因。对于能够检出致病突变的患者家庭进行遗传检测,明确遗传状态并重点关注携带致病突变的个体。对于无法检出致病突变的患者家庭,推荐对于高风险的一级亲属进行临床评估。预防与治疗:心源性猝死风险评估是临床管理的重要组成部分。对于没有心源性猝死风险的肥厚型心肌病患者定期进行监测,评估病情变化并指导决定是否适用于植入性心脏除颤仪(ICD)。避免竞争性耐力训练、爆发性运动(如短跑)、高强度运动(如举重)、脱水(如慎用利尿剂)和降低后负荷的药物(如血管紧张素转换酶抑制剂、血管紧张素受体拮抗剂和其他直接血管扩张剂)。

家族性扩张型心肌病在80%~90%的病例中是以常染色体显性模式遗传的。在罕见的情况下,以常染色体隐性或X连锁模式遗传。遗传咨询与风险评估取决于个体特定的DCM亚型。预防与治疗:确定携带已知致病突变的无症状个体,包括儿童,尤其是有早发家族史的个体,每1~3年进行一次心血管筛查(包括体格检查、超声心动图、心电图)。没有进行遗传检测或检测后未确定致病突变的特发性扩张型心肌病患者的一级亲属,每3~5年进行一次心血管筛查。扩张型心肌病女性患者不宜怀孕。具有特发性扩张型心肌病家族史的无症状女性可能有围生期心肌病或怀孕相关心肌病的风险。

大多数家族性心律失常型右室心肌病以常染色体显性遗传模式遗传,偶尔出现常染色体隐性遗传模式。一个常染色显性遗传的心律失常型右室心肌病先证者可能是由于新发(*de novo*)致病突变而患病。新发突变所占的比例未知。常染色体显性遗传的家族性心律失常型右室心肌病生育子女有50%的可能性遗传致病基因。该病也有可能以双基因方式遗传(例如,在两个基因的每一个上都携带1个致病突变)。如果家族中致病基因突变是已知的,可以对高风险妊娠进行产前诊断。预防:对于致病突变已知的患者家族中具有患病风险的亲属进行分子遗传检测,对于携带家族特异性致病突变的10~50岁个体确保每年进行一次心脏功能和节律的临床筛查。对于没有进行分子遗传检测或者无法确定致病突变的患者家族中具有患病风险的一级亲属,从10岁开始每3~5年进行一次临床筛查。

家族性扩张型心肌病的治疗主要是阻止心肌损害的进展,阻断造成心力衰竭加重的神经体液机制,控制心律失常和预防猝死,预防栓塞,提高生活质量和延长生存。疾病早期可选择β受体拮抗剂、ACEI、ARB等药物减缓心室重构和心肌进一步损伤,延缓病变进展。出现心力衰竭、心律失常等表现后按照相应疾病给予治疗。识别并有效预防猝死有助于改善患者预后。适应证包括:有持续室性心动过速病史,有室性心动过速、心室颤动引发的心搏骤停史等。

家族性肥厚型心肌病的治疗主要是改善症状、减少并发症和预防猝死。β受体拮抗剂和非二氢吡啶类钙通道阻滞剂是流出道梗阻常用的药物,后期出现心力衰竭或心律失常时按照相应疾病给予治疗。药物治疗无效、严重流出道梗阻患者可考虑手术治疗,有需要的患者应给予起搏治疗。

识别猝死高危患者对于改善家族性肥厚型心肌病患者的预后非常重要,高危因素包括:曾经出现心搏骤停、一级亲属中有一个或多个因肥厚型心肌病猝死、左室壁严重肥厚>30mm、Holter检查发现非持续性室性心动过速、运动时出现低血压、运动时出现不明原因晕厥等。高危患者可考虑ICD植入。

致心律失常型心肌病的治疗主要是降低心律失常发生,防止猝死,降低病死率,提高生活质量。患者应避免竞技性体育运动等。常用的抗心律失常药物有索他洛尔、胺碘酮、β受体拮抗剂等。猝死高危人群的甄别可参见1994年欧洲心脏病学会ARVD/C诊断标准。ICD植入对于高危患者有一定的预防作用。

第四节 先天性心脏病

【疾病概述】

先天性心脏病(congenital heart disease,CHD)是指胚胎发育期即存在的心脏及大血管的结构或功能异常,可以导致死胎、死产、早产、新生儿死亡、青少年时期的死亡和功能致残。先天性心脏病是目前排在第一顺位的常见出生缺陷,主要类型包括:间隔缺损、梗阻性缺陷和复杂心血管畸形。

间隔缺损分为房间隔缺损(atrial septal defect,ASD)、室间隔缺损(ventricular septal defect,VSD)和房室间隔缺损(atrioventricular septal defect,VASD)。其中房间隔缺损大约占全部先天性心脏病的10%。室间隔缺损是最常见的先天性心脏病类型,大约占所有先天性心脏病的40%。

梗阻性缺陷主要有肺动脉狭窄、主动脉狭窄(aortic valve stenosis,AS)、圆锥动脉干永存、主动脉缩窄(coarctation of aorta,CoA)等。其中肺动脉狭窄大约占先天性心脏病的10%,主动脉狭窄占先天性心脏病的5%~10%。

复杂性心血管畸形包含一种以上发育异常,常见类型有法洛四联症(tetralogy of Fallot,TOF)、大动脉转位(transposition of the great arteries,TGA)、共干畸形(truncus arteriosus,TA)、左心发育不良综合征(HLHS)等。

【病因/分类和遗传方式】

先天性心脏病因复杂,环境和遗传因素都会导致这一复杂疾病。该病的遗传机制相当复杂,单基因突变、多基因突变和染色体畸变都有可能导致先天性心脏畸形。

1. **染色体畸形** 已知染色体畸变导致的疾病中,大部分伴发心血管畸形。其中13三体综合征和18三体综合征患儿中90%左右心血管受累,其次是22q11.2缺失患儿接近75%,21三体征患儿为40%~50%,Turner综合征患儿约30%。这部分先天性心脏病占先天性心脏病的4%~5%。

2. **单基因突变** 迄今在人类中鉴别的与先天性心脏病相关的基因约55种。大多以常染色体显性方式遗传,偶有常染色隐性遗传的家系报道。例如,Alagille综合征中90%的患者有心血管畸形,最常见为非进行性非动脉分支狭窄,其他有法洛四联症,肺动脉瓣狭窄和主动脉缩窄。Alagille综合征为常染色体显性遗传,致病基因为*JAG1*。Holt-Oram综合征中85%~90%的患者心血管畸形,以房间隔缺损(58%)和室间隔缺损(28%)最常见,常染色体显性遗传,30%~50%的患者存在*TBX5*基因突变。Noonan综合征中80%的患者心脏畸形,其中肺动脉瓣狭窄占70%~80%,常染色体显性遗传,也有常染色体隐性遗传家系,45%的患者存在*PTPN11*基因突变。Williams综合征中90%的患者心脏缺陷,其中75%是主动脉瓣上狭窄,常染色体显性遗传,由位于7q11.2处*ELN*基因及附近多个基因缺失导致。

3. **多基因突变** 参与心脏发育的基因:T-box转录因子家族,主要是*TBX1*亚家族中的*TBX1*、*TBX18*、*TBX20*和*TBX2*亚家族的*TBX2*、*TBX3*、*TBX5*;GATA家族,包括*GATA-4*、*GATA-5*、*GATA-6*;*Homeobox*基因家族,包括*NKX2.5*。法洛四联症常常是由多基因突变引起的,某些家族性法洛四联症的遗传方式是常染色体隐性遗传。

【发病机制】

房间隔缺损中最常见的是继发孔缺损,即胚胎期第二房间隔发育不全引起缺损,约占75%。目前发现*NKX2.5*和*GATA4*基因突变与非综合征型房间隔缺损发生相关。

室间隔缺损的形成往往是由于动脉球的间隔不能完全关闭心室间隔孔所致。单纯的室间隔缺损大多数属多基因遗传。与室间隔缺损相关的基因突变包括*TBX5*、*GATA4*、*NKX2.5*基因突变或者这些基因的相互作用。

房室间隔缺损尽管是21三体综合征中最常见的心脏畸形，但对非综合征型的AVSD家系连锁分析发现与21号染色体无关。家族性AVSD相关基因包括*CRELD1*和*PTPN11*。

动脉导管未闭是在胎儿循环中被视为正常的动脉导管结构在出生后一直未闭合。*TFAP2B*基因突变或表达量降低都可引起动脉导管未闭。其他基因变异，如*TRAF1*、*PTGIS*等也与动脉导管未闭相关联。

法洛四联症主要由右室流出道狭窄、室间隔缺损、主动脉骑跨和右心室肥厚这四种畸形组成，发病原因是圆锥动脉干发育异常，出口部间隔向前侧和头侧移位。55%的患儿有22q11的缺失。

【临床表现】

先天性心脏病的临床表现与其病变部位、严重程度、导致的血流动力学改变有关，因疾病累及的心脏结构的重要性和机体代偿机制的差异，首次出现症状的时机也不一。轻者可无症状，仅在查体时发现，严重的可在不同年龄出现程度各异的活动后呼吸困难、发绀、晕厥、乏力、缺氧表现。患儿可不同程度地存在生长发育迟缓和营养不良。随着病程的延长，患者可出现左心或右心衰竭，部分表型存在猝死风险。体检可因病变部位的不同，在相应瓣膜区闻及典型的器质性杂音，后期可出现心力衰竭的体征。并可见杵状指、发育障碍表现。

【诊断】

1. **临床诊断**　典型的心脏听诊、心电图、X线表现提示先天性心脏病诊断，彩色多普勒超声心动图可以确诊。

2. **鉴别诊断**　主要是应注意不同亚型先天性心脏病合并存在的可能，并需与血流动力学改变类似的其他心脏疾病如风湿性心脏病相鉴别。

【遗传咨询、治疗和预防】

1. **遗传咨询**　由于先天性心脏病的遗传机制复杂，染色体畸变、常染色体显性遗传、常染色体隐性遗传和多基因遗传等多种遗传方式均有可能。因此在进行遗传咨询时首先要根据家族史情况和遗传检测确定遗传方式，然后才能估测其再发风险。例如，单纯的室间隔缺损大多数属多基因遗传，遗传度约为43%，若家中仅有一名患者，则其同胞患病风险为4.5%，子女为3.7%。如果是单基因突变引起的常染色体显性遗传模式的综合征型先天性心脏病，则大多数患者父母中会有一人患有同样的疾病。患者生育子女有50%的可能性遗传致病基因。对于能够检出致病突变的患者家庭进行遗传检测，明确遗传状态并重点关注携带致病突变的个体。对于无法检出致病突变的患者家庭，推荐对于高风险的一级亲属进行临床评估。

2. **治疗**　先天性心脏病的治疗主要包括手术和介入治疗。手术时机取决于先天畸形的复杂和严重程度、患儿年龄及体重、全身发育及营养状况等多种因素。一般建议手术年龄在1~5岁。随着手术技术的进步，既往的开胸手术部分被微创手术取代，减少了创伤，部分改善了预后。同时，近些年随着影像学、导管技术和介入器材的不断改进，介入治疗在一定范围内取代外科手术治疗，主要的介入方式分为两大类：用球囊扩张或支架的方法解除狭窄，或用各种封堵装置堵闭缺损或异常通道。

3. **预防**　根据目前的诊断技术，大约85%以上先天性心脏病通过产前筛查能够在胚胎期被发现，因此产前筛查与遗传咨询至关重要。先天性心脏病的产前诊断主要分三类。第一类是形态学检查，采用B超、胎儿镜等检查胎儿是否畸形。第二类是生化遗传学检查。采用母体血、尿等间接诊断胎儿先天性疾病，主要的检测指标包括甲胎蛋白、游离β亚基-绒毛膜促性腺激素、游离雌三醇等。第三类是细胞遗传学检查。直接采取胎血、羊水或者胎儿组织来进行染色体核型分析和基因检测。

第五节　心源性猝死

【疾病概述】

心源性猝死(sudden cardiac death,SCD)是指在急性症状发作后1小时内发生的、以意识突然丧失为特征的、由心脏原因引起的自然死亡。发病率高达0.1%~0.2%,仅在美国每年就可导致30万~40万人死亡,我国心源性猝死发生率每年约为41.84/100 000人。以13亿人口推算,我国每年至少有54.4万人死于心源性猝死。

绝大多数心源性猝死发生在有器质性心脏病的患者,如冠心病及其并发症。多种心肌病导致的猝死是冠心病易患年龄之前心源性猝死的主要原因,如心肌肥厚症和致心律失常型右心室心肌病等。此外,尚有一大类心血管系统结构无明显异常,但表现为异常心电活动的疾病可导致猝死。本节重点介绍后一类情况,其中最常见的是长QT间期综合征(long- QT syndrome,LQTS)、Brugada综合征(Brugada syndrome,BrS)和短QT综合征(short Q-T Syndrome,SQTS)等。

【病因/分类和遗传方式】

1. 长QT间期综合征(long Q-T syndrome,LQTS)　又称富集延迟综合征(delay repolarization syndrome),是一类罕见先天性遗传或后天性获得的一组综合征,心电图表现为Q-T间期延长,伴有T波和(或)u波形态异常,临床表现为室性心律失常、晕厥和猝死。世界上患有遗传性LQTS的人数至少超过20万人,患病率在1/2000。LQTS分为先天性和获得性两类,获得性LQTS的发生主要由导致Q-T间期延长的药物、电解质代谢紊乱、缓慢型心律失常、中枢神经系统疾病、冠心病等所致。

先天性LQTS主要包括Romano-Ward综合征(Romano-Ward sydrome,RWS)[OMIM# 192500]和Jervell Lange-Nielsen综合征(Jervell and Lange-Nielsen syndrome,JLNS)[OMIM# 220400、# 612347]。RWS为常染色体显性遗传,在LQTS中较多见,带有一个突变基因,不伴有先天性耳聋,患者母亲除心电图上反映Q-T间期延长外无异常症状,后代患病概率为50%。JLNS为常染色体隐性遗传,较罕见,带有两个突变的等位基因,除Q-T间期延长外,还伴有耳聋并伴有复发性晕厥。

先天性LQTS致病原因与多种编码心肌离子通道的基因或细胞骨架蛋白基因突变相关,根据报道证实的致病基因型的不同,将LQTS分为13型,其中临床最为常见的是LQT1(30%~35%)、LQT2(25%~30%)和LQT3(8%)。LQT1由位于染色体11p15的*KVLQT1*(又称*KCNQ1*)基因的杂合突变(在继承父母各一个突变的双突变情况下,心脏表型问题更严重)导致,在同一个家系以染色体隐性的遗传模式遗传。LQT2是由于染色体7q35-q46的*KCNH2*基因突变所致,LQT3~LQT13的相关致病基因分别为*SCN5A*、*ANK2*、*KCNE1*、*KCNE2*、*KCNJ2*、*CACNA1c*、*CAV3*、*SCN4B*、*AKAP-9*、*SNTA1*和*KCNJ5*。LQT4的突变基因*ANK2*是编码衔接蛋白家族成员之一的锚蛋白,主要定位蛋白、保持膜蛋白复合体结构、连接膜微区和细胞骨架、参与离子通道以及转运蛋白的运输,其突变导致蛋白功能缺失与异常。

2. Brugada综合征(Brugada syndrome,BrS)　Brugada综合征是一种年龄相关的多基因的常染色体显性遗传病。第一个报道的相关突变基因为*SCN5A*基因(心脏电压门控性钠通道蛋白),编码心脏钠通道蛋白的α亚基,对于心脏动作电位的启动有重要作用。根据致病基因的基因型不同,BrS分为9型([OMIM# 601144、# 611777、# 611875、# 611876、# 612838、# 613119、# 613120、# 613123、# 616399])。BrS2由染色体3p22上*GPD1L*基因突变致病;BrS3和BrS4在表型上伴有Q-T间期缩短,分别由染色体12p13上的*CACNA1C*基因和染色体10p12上的*CACNB2*基因突变所致。其他的几种亚型分别因*SCN1B*、*KCNE3*、*SCN3B*、*HCN4*和*KCND3*基因发生突变所致。

Brugada 综合征可以由至少 23 种基因突变引起，最常见的是 *SCN5A* 基因突变，影响了约 30%的患者。通常以常染色体显性遗传模式遗传，*KCNE5* 相关 Brugada 综合征是个例外，以 X 连锁方式遗传。

【发病机制】

先天性 LQTS 致病基因产物以不同形式影响心肌钠离子、钾离子通道或细胞骨架蛋白如导致锚蛋白功能异常。LQT1 的致病基因 *KVLQT1* 编码延迟整流钾离子通道蛋白的 α 亚单位，其突变引起通道转运异常，延迟整流钾电流减小，细胞膜内外侧电活动异常，心室复极化减慢最终导致 Q-T 间期延长，同时伴有增加的室性心律失常风险与先天性耳聋。LQT2 的致病基因 *KCNH2* 突变同样减弱了离子通道的功能，使复极延迟，导致 Q-T 间期延长。LQT5 致病基因 *KCNE1* 位于第 21 对染色体(21p76)，编码延迟整流钾离子通道的慢成分蛋白的 β 亚单位，与 *KVLQT1* 基因的产物结合可形成完整的延迟整流钾离子通道慢成分，其突变导致延迟整流钾离子通道慢成分的电流减少，延迟复极，产生动作电位时程延长。LQT3 的致病基因 *SCN5A* 突变则引起离子通道功能的增加，抑制钠离子通道失活，引起钠电流的增加，复极间期延长。LQT6 的致病基因 *KCNE2* 变异可导致其介导的钾离子通道电流减少，导致复极间期延长。其他几种亚型的致病基因突变也基本表现为导致离子通道电流异常或功能丧失，进而复极延迟，间期延长。

BrS 的 *SCN5A* 基因突变可能导致钠离子通道蛋白的结构和功能变化，加速钠通道失活，或者升高失活状态的比例，引起钠通道电流减少，跨室壁电压梯度增加，心外膜动作电位的切迹加重，因而导致了 ST 段抬高。瞬时外向钾离子电流强弱程度则会导致 Brugada 波呈现不同形态，较弱时，T 波直立，心电图 ST 段呈现“马鞍形”抬高，反之则出现帐篷样改变伴 T 波倒置。除此之外，另一些非 *SCN5A* 基因突变导致的 BrS 也逐渐被报道，说明了其存在的突变基因多态性与复杂性。如 Antzelevitch 报道了 *SCN10A* 的基因突变为 BrS 的又一病因，在 35%的病例中存在 *SCN10A* 的突变。

【临床表现】

先天性 LQTS 主要累及年轻人，不同亚型的高发性别也不同，多有明显诱因，如运动(跑步、游泳等)和情绪应激等，晕厥猝死等症状通常出现在 40 岁之前。其 JINS 亚型较少见，可伴有先天性耳聋。而 RWS 稍常见，不伴先天性耳聋。获得性 LQTS 多可追溯出明确的诱因。

Brugada 综合征多见于青年男性，男女比例为 8∶1，多在 30~40 岁发病，根据心电图改变可分为Ⅰ、Ⅱ、Ⅲ三型。临床好发恶性室性心律失常、晕厥，部分患者以猝死为首发症状，且多见于睡眠中。50%的患者有猝死家族史，家系调查可发现家族成员中有异常心电图携带者。临床检查一般无器质性心脏病。

【诊断】

1. 临床诊断 病史和无法用其他原因解释的猝死家族史是这两种综合征诊断的关键，典型的静态心电图改变可作出诊断。二者的心电图特征见表 6-1 和表 6-2。

表 6-1 先天性 LQTS 诊断标准(1993)

项目	记分
心电图标准(无影响心电图的药物服用史和疾病史)	
A QTc>480ms	3
460~470ms	2
>450ms	1
B TdP	2

续表

项目	记分
C　T 波电交替	1
D　T 波切迹(至少 3 个导联)	1
E　心率低于同龄正常组	0.5
临床病史	
A　晕厥与体力或精神压力有关	2
与体力或精神压力无关	1
B　先天性耳聋	0.5
家族史	
A　家族中有确定 LQTS 患者	1
B　直系亲属 30 岁内发生无法解释的心源性猝死	0.5

注:≤1 分:可能性小;1~3 分:可能为 LQTS;≥4 分,可能性大

表 6-2　欧洲心脏学会推荐的 Brugada 综合征异常心电图的定义和分型

分型	Ⅰ型	Ⅱ型	Ⅲ型
J 波抬高的振幅	≥2mm	≥2mm	≥2mm
T 波	负向	正向或双向	正向
ST-T 形态	下斜型	马鞍型	马鞍型
ST 段终末部	渐渐下斜	抬高≥1mm	抬高<1mm

诊断 Brugada 综合征应排除所有右胸导联 ST 段抬高的因素,如束支传导阻滞、左室肥大、急性心肌缺血或梗死、急性心肌炎、右室缺血或梗死、夹层动脉瘤、急性肺栓塞、中枢及外周神经系统的异常、杂环类抗抑郁药过量、高钙血症、高钾血症、可卡因中毒等。

2. **产前诊断**　LQTS 的产前诊断可通过胎儿心磁图(fetal magnetocardiography,FMCG)完成。LQTS 的胎儿通常伴发复杂性心律失常。使用 FMCG 可测量不同胎龄胎儿心率(fatal heart rate,FHR)、TdP 起始时间、T 波特点、Q-T 间期长短等,提示是否患有 LQTS。同时进行胎儿家族史的详细咨询,结合家族史、FMCG 和相关的基因型检测可提示诊断。

【遗传咨询、治疗和预防】

长 QT 综合征通常以常染色体显性模式遗传,JINS 综合征例外,以常染色体隐性模式遗传。大多数被诊断患有长 QT 综合征的患者父母中会有一人患有同样的疾病。由新发(*de novo*)致病突变引起的病例所占比例很低。常染色体显性遗传的长 QT 综合征患者生育子女有 50%的可能性遗传致病基因。该病的外显率可能有差异。如果家族中致病基因突变是已知的,可以对高风险妊娠进行产前检测或者胚胎植入前遗传诊断。

对于高风险亲属的症状前诊断与治疗有助于预防长 QT 综合征患者发生晕厥与猝死。对于有些个体,需要在学校、家里和游戏区预备自动体外除颤器。建议符合诊断标准的所有无症状个体服用 β 受体拮抗剂,包括那些分子检测显示携带致病突变但 QT 间隔正常的个体。一般不建议无症状且未使用过 β 受体拮抗剂的长 QT 综合征患者使用植入性心脏除颤器(ICD),除非是该患者具有非常高的发病风险(例如那些在分子检测中发现具有≥2 个致病突变的个体)。对于所有长 QT 综合征患者,尤其是快速生长期的儿童,定期监测 β 受体拮抗剂的有效性和副作用,调整使用剂量。避免使用可延长 QT 间隔的药

物。避免参加高强度的体力活动或运动。避免剧烈的情感波动。

在大多数情况下,Brugada 综合征以常染色体显性模式遗传,*KCNE5* 有关 Brugada 综合征例外,以 X 连锁方式遗传。大多数被诊断患有 Brugada 综合征的患者的父母中都会有一人患病。由新发(*de novo*)致病突变引起的病例比例估计为 1%。常染色体显性遗传的 Brugada 综合征患者生育子女有 50%的可能性遗传致病基因。如果家族中致病基因突变是已知的,可以对高风险妊娠进行产前检测。

对于 Brugada 综合征患者的亲属,可通过心电图或基因检测(如果已知致病突变)进行筛查。Brugada 综合征患者中,有自发典型心电图特征、晕厥或猝死病史是猝死的高危因素,而基因突变等并不能提示预后不良。对高风险个体采取预防措施(奎尼丁 1~2g/d,对无症状个体的治疗目前尚有争议)和避免使用可诱发室性心律失常的药物。对于有 Brugada 综合征家族史的个体和携带已知可导致 Brugada 综合征致病突变的个体每 1~2 年进行心电图监测。避免高热、麻醉药、抗抑郁药、具有钠阻断作用的抗精神病药物。

(王红艳　杨雪艳　杜文琪)

第七章

血液系统遗传性疾病

因遗传变异导致红细胞、白细胞(中性粒细胞、嗜酸性粒细胞、嗜碱性粒细胞、单核细胞、淋巴细胞)、巨核细胞(血小板)和出凝血因子异常的疾病称为血液系统遗传病。在1770余种血液系统疾病中,与遗传有关的占大多数。红细胞疾病主要表现为贫血,白细胞疾病主要导致感染,巨核细胞(血小板)及出凝血系统异常主要表现为出血或易栓状态。本章主要选择有代表性的遗传性红细胞疾病和出凝血疾病予以介绍。

第一节 血 友 病

血友病(hemophilia)是一组遗传性血液性疾病,主要表现为活化的凝血活酶生成障碍,凝血时间延长,轻微创伤后易出血,重症患者没有明显外伤也可发生自发性出血。根据患者所缺乏凝血因子的种类,可以分为血友病A(hemophilia A,HA)[OMIM# 306700]和血友病B(hemophilia B,HB)[OMIM# 306900]。

一、血友病A

【疾病概述】

HA是由凝血因子Ⅷ(coagulation factor Ⅷ,FⅧ)的编码基因*F8*缺陷所致,又称为Ⅷ因子缺乏症(factor Ⅷ deficiency)。属X染色体连锁隐性遗传,男性发病率约为1/5000,女性罕见发病,占血友病的80%~85%。HA由Otto于1803年首次报道。

【病因/分类和遗传方式】

HA的病因是位于Xq28上的*F8*发生突变,导致FⅧ功能异常。根据患者血液循环中FⅧ因子活性(FⅧ:C),HA可以分为轻型、中间型和重型,见表7-1。

HA属X连锁隐性遗传,女性传递,男性发病。

表7-1 血友病A临床分型

临床分型	FⅧ活性(%)	出血表现
轻型	5~40	大手术或外伤可致严重出血;罕见自发性出血
中间型	1~5	小手术或外伤可致严重出血;偶有自发性出血
重型	<1	肌肉或关节自发性出血

【发病机制】

FⅧ与Ca^{2+}和磷脂一起,作为FⅨ的辅因子,参与FX的活化,FX是内源性凝血途径的关键凝血因子。FⅧ在血浆中浓度很低,需与von Willebrand因子(von Willebrand factor,vWF)结合形成稳定的复合物。当 *F8* 突变时，FⅧ活性减弱甚至消失，使 FⅩ无法正常活化，凝血活酶难以形成，正常的凝血无法进行，从而导致出血。

F8 基因全长 186kb，由 26 个外显子和 25 个内含子组成，编码 2351 个氨基酸的 FⅧ前体，在去除由 19 个氨基酸组成的信号肽及一系列的修饰加工后可形成含有 2332 个氨基酸的成熟 FⅧ。目前已发现 *F8* 基因的 2000 余种基因突变，其中 45%的重型甲型血友病是由 *F8* 内含子 22 倒位所致，1%～3%的重型甲型血友病患者为 *F8* 内含子 1 倒位，其他患者则多为点突变，极少数为插入或缺失。

【临床表现】

1. HA 主要表现为关节、肌肉和深部组织出血，也可有胃肠道、泌尿道、中枢神经系统出血以及拔牙后出血不止等。若反复出血，不及时治疗可导致关节畸形和（或）假肿瘤形成，严重者可危及生命。

2. 外伤或手术后延迟性出血是本病的特点。

3. 轻型患者一般很少出血，只有在损伤或手术后才发生出血；重型患者自幼即有出血，可发生于身体的任何部位；中间型患者出血的严重程度介于轻型和重型之间。

【诊断】

1. **HA 的临床诊断** 主要包括临床表型诊断、实验室诊断以及基因诊断。

（1）根据 2013 年版“血友病诊断与治疗中国专家共识”，HA 的实验室诊断主要包括：①血小板计数正常，凝血酶原时间（PT）、凝血酶时间（TT）、出血时间等正常，血块回缩试验正常，纤维蛋白原定量正常；②重型血友病患者部分凝血活酶时间（APTT）延长，轻型血友病患者 APTT 仅轻度延长或正常；③确诊试验：确诊血友病依赖于 F 活性（F：C）和血管性血友病因子抗原（vWF：Ag）的测定。血友病 A 患者 FⅧ：C 降低或缺乏，vWF：Ag 正常，FⅧ：C/vWF：Ag 比值明显降低。

（2）基因诊断方法：①长 PCR（long PCR）或反向 PCR（inverse PCR）检测内含子 22 倒转；②标准 PCR 或反向 PCR 检测内含子 1 倒转；③*F8* 基因测序；④多重连接依赖式探针扩增技术（MLPA）可用于检测缺失或插入。

2. **鉴别诊断** HA 应与血友病 B、凝血因子Ⅺ缺陷症和血管性血友病等遗传性出血性疾病鉴别。

3. **产前诊断** ①利用母亲血浆中胎儿游离 DNA 检测胎儿性别，如果胎儿性别为男，则需要进行进一步检查；②羊膜腔穿刺获取羊水细胞，按照上述基因诊断方法进行诊断。

【遗传咨询、治疗和预防】

1. **遗传咨询** HA 的遗传方式主要有 4 种：①HA 男性患者与正常女性结婚，所生儿子为正常，女儿均为携带者；②正常男性与女性携带者结婚，所生儿子 50%可能患有 HA，女儿 50%可能为携带者；③HA 男性患者与女性携带者结婚，其女儿为 HA 和携带者的概率各为 50%，其所生儿子患病的可能性占 50%；④男女都为 HA 患者的人结婚，其所生子女均为 HA。甲型血友病为 X 连锁隐性遗传病，先证者患病风险主要取决于母亲的基因型。

HA 先证者的母亲有约 2/3 的可能为携带者：①突变可能发生在先证者外祖母受孕时的卵子，因此突变出现在母亲的每一个细胞，外周血细胞可检测到突变基因；②突变发生在母亲的胚胎早期形成体细胞嵌合体，在外周血可能检测不到基因突变；③突变仅出现在母亲的卵子中，这种生殖腺嵌合体的可能性为 15%～20%，在血细胞中检测不到基因突变，但子代患病风险增加。

患者亦可能为新发突变，即突变发生在胚胎早期（体细胞突变），患者仅部分细胞存在突变。

家族中携带致病基因的女性生育时须行产前诊断预防再生育类似患儿。一般于孕 9～12 周采绒毛膜或 18～22 周采羊水或 22～26 周采胎儿脐带血进行检测。一般先通过 *SRY* 基因检测进行胎儿性别鉴定，若先证者突变类型为内含子 22 倒位或内含子 1 倒位突变，则直接对胎儿进行内含子 22 或内含子 1 倒位检测，若先证者突变类型为 *F8* 基因编码区点突变，则直接对突变位点进行检测。

2. **治疗**　HA 患者应避免肌内注射和外伤,禁服阿司匹林和其他非甾体类解热镇痛药以及所有可能影响血小板聚集的药物。若有出血应及时给予足量的替代治疗。患者应尽量避免各种手术,如必须手术时应进行充分的替代治疗。

(1)HA 的替代治疗:首选人基因重组 FⅧ制剂或病毒灭活的血源性 FⅧ剂,无条件者可选用冷沉淀或新鲜冰冻血浆等。每输注 1U/kg 体重的 FⅧ制剂可使体内 FⅧ:C 提高 2%,FⅧ在体内的半衰期为 8~12 小时,要使体内 FⅧ保持在一定水平需每 8~12 小时输注一次。

(2)其他药物治疗:①去氨基-8-D-精氨酸加压素(DDAVP):每次剂量一般为 0.3μg/kg,用 50ml 生理盐水稀释后缓慢静脉滴注(至少 30 分钟),每 12 小时一次,1~3 天为一个疗程。该药多次使用后疗效下降,如效果不佳应及时补充 FⅧ制剂。此药主要用于轻型血友病 A,少数中间型血友病 A 可能也有效,用药期间应监测 FⅧ:C。不良反应包括暂时性面色潮红和水潴留等。由于水潴留等不良反应,此药在幼儿应慎用,2 岁以下儿童禁用。②抗纤溶药物:常用药物有氨甲环酸、6-基己酸、氨甲苯酸等。泌尿系统出血时禁用此类药物,避免与凝血酶原复合物合用。

(3)预防治疗:预防治疗以维持正常关节和肌肉功能为目标,是血友病规范治疗的重要组成部分。虽然不能始终维持凝血因子活性在 1%以上,但凝血因子的预防性替代治疗已被证明是有效的。预防治疗并不能使已有的关节病变逆转,但可以降低出血频率,延缓关节病变的进展并提高生活质量。

中国血友病协作组儿童组/预防治疗组试行方案:FⅧ制剂 10U/kg,每周 2 次。

二、血友病 B

【疾病概述】

血友病 B 同血友病 A 一样,属于 X 连锁隐性遗传性血液性疾病。HB 是由凝血因子Ⅸ(FⅨ)基因(*F9*)缺陷引起的,又称为凝血因子Ⅸ缺乏症(factor Ⅸ deficiency)[OMIM# 306900]。HB 的男性发病率为 1/25 000,占血友病总数的 15%~20%。女性多为携带者。70%有家族史,30%为散发病例。1952 年,Aggeler 和 Biggs 等先后报道了此病。

【病因/分类和遗传方式】

HB 的病因是位于 Xq27.1 上的 *F9* 发生突变,导致 FIX 功能异常。根据患者血液循环中 FⅨ因子活性(FⅨ:C),HB 可以分为轻型、中间型和重型(同 HA)。

HB 属 X 连锁隐性遗传,女性传递,男性发病。

【发病机制】

FⅨ与 FⅧ、Ca^{2+}和磷脂等辅因子一起参与 FⅩ的活化,是内源性凝血途径的关键凝血因子。当 *F9* 突变时,FⅨ活性减弱甚至消失,使 FⅩ无法正常活化,凝血活酶难以形成,正常的凝血无法进行,从而导致出血。

F9 基因长度为 34kb,由 8 个外显子、7 个内含子及侧翼序列组成。其 mRNA 长 2802bp,其中包括 5′端非翻译区 29bp 及 3′端非翻译区 1309bp,成熟的 FⅨ由 415 个氨基酸组成,是一种维生素 K 依赖性丝氨酸蛋白酶原。目前 *F9* 基因突变已报道 1000 多种,包括点突变、缺失、插入和重排或倒位,其中点突变是最常见的基因突变,占 90%左右。

【临床表现】

同 HA。

【诊断】

1. **HB 的诊断标准**　同血友病 A 一样,包括临床诊断、实验室诊断和基因诊断。与 HA 实验室诊断不同的是,HB 患者存在 FⅨ:C 降低或缺乏。

HB 的基因诊断主要是 *F9* 基因测序，辅以 HA 基因诊断中的其他方法。

2. **产前诊断** HB 的产前诊断类似于 HA，只是检测的基因为 *F9*。

3. **鉴别诊断** HB 应与其他出血性疾病进行鉴别，最重要的鉴别手段是基因诊断。

【遗传咨询、治疗和预防】

1. **遗传咨询** 由于 HB 的遗传模式同 HA 一样，因此遗传咨询参照 HA。

2. **治疗** HB 的治疗原则亦同 HA，但替代治疗则不同：首选人基因重组 FⅨ制剂或病毒灭活的血源性凝血酶原复合物，无条件者可选用新鲜冰冻血浆等。输注 1U/kg 体重的 FⅨ制剂可使体内 FⅨ:C 提高 1%，FⅨ在体内的半衰期约为 24 小时，要使体内 FⅨ保持在一定水平需每 24 小时输注一次。

预防治疗：FⅨ制剂 10U/kg，每周 1 次。

（马 端 金凯悦）

第二节 凝血因子Ⅺ缺陷症

【疾病概述】

凝血因子Ⅺ缺陷症（factor Ⅺ deficiency）曾经称为血友病 C（hemophilia C）[OMIM# 612416]，是一种罕见的遗传出血性疾病，大多为常染色体隐性遗传，部分为常染色体显性遗传。男女均可发病，不同种族患病率有差异。Rosenthal 等于 1953 年首次报道此病。

【病因/分类和遗传方式】

该病是由位于常染色体 4q35 的凝血因子Ⅺ（FⅪ）基因（*F11*）发生纯合、复合杂合、杂合突变导致，一般纯合突变和复杂杂合突变患者 FⅪ水平低于正常人的 15%。在杂合突变患者中，FⅪ水平为正常的 25%~75%或更高。在呈显性遗传患者中，FⅪ水平为正常的 10%~20%，有严重的出血倾向。

【发病机制】

FⅪ曾被称为凝血活酶前质（plasma thromboplastin antecedent，PTA），是由两个相同的亚单位通过二硫键连接组成的丝氨酸蛋白酶，分子量为 160 000。FⅫ由肝脏合成，在循环血液中以共价键与高分子量激肽原（high molecular weight kininogen，HMWK）形成复合物。活化的 FⅫ（FⅫa）激活 FⅪ形成活化的 FⅪ（FⅪa），后者在 Ca^{2+} 存在时激活 FⅨ。*F11* 突变使 FⅪ无法激活 FⅨ，凝血活酶难以生成，从而导致出血。

F11 基因全长 23kb，含 15 个外显子和 14 个内含子。目前已发现数十种突变，以点突变为主。

【临床表现】

通常只有纯合子患者有出血症状，杂合子无出血倾向。出血程度比血友病 A 和血友病 B 轻，出血多发生于创伤和手术后，自发出血少见。表现为皮肤瘀斑、鼻出血、月经过多，偶尔可发生泌尿道出血，关节出血和血肿很少发生。创伤、手术、拔牙后可出现较严重出血，但也有术后无异常出血的病例。FⅪ水平低于 20%者可能发生严重出血。

【诊断】

1. **根据临床出血症状、遗传类型和实验室检查进行诊断** FⅪ活性水平（FⅪ:C）测定最为重要。

2. **基因诊断** 由于点突变多见，因此以基因测序为主。如果怀疑有缺失或扩增，则可使用 MLPA 等方法进行诊断。

3. **产前诊断** 测序分析胎儿 *F11* 是否发生突变，结合父母 *F11* 测序，判断突变来源。

【遗传咨询、治疗和预防】

1. **遗传咨询** 对于先证者，应先进行临床诊断和基因诊断。如果发现 *F11* 存在突变，则应对父母

的 *F11* 进行测序，以确定突变来源。如果先证者的父母计划生育下一胎，则应明确该病的遗传模式，并对下一胎进行产前诊断。

2. **治疗**　该病主要的治疗策略为替代治疗。一般轻微出血不需要治疗，外伤后严重出血、手术后出血均需进行替代治疗。FⅪ半衰期约为 52 小时，所以隔日输注一次即能维持正常血浆水平。

替代治疗品为新鲜血浆或新鲜冰冻血浆。由于血库全血一般存放时间较长，FⅪ因子含量低，因此不适用。一般每公斤体重给予 5~20ml 血浆可使 FⅪ水平上升到 25%~50%，从而达到有效止血水平。外科手术正常止血所需 FⅪ水平一般应达到或超过 50%，手术前输注 30ml/kg 新鲜血浆即可达到此水平。术后每日输注 5ml/kg 或 10ml/kg 新鲜血浆直至伤口愈合。以上为国内传统疗法，现国际上已有浓缩的 FⅪ制剂用于治疗。

（马　端　黄建波）

第三节　血管性血友病

【疾病概述】

血管性血友病（von Willebrand disease，vWD）是一种常见的遗传性出血性疾病，患者 von Willebrand 因子（von Willebrand factor，vWF）基因突变导致血浆 vWF 数量减少或质量异常。据估计，普通人群中 vWD 的发生率高达 1%，而临床症状明显的患者发病率接近 1/1000。该病由 von Willebrand 于 1926 年首次报道。

【病因/分类和遗传方式】

vWF 突变是发生 vWD 的原因。vWD 分为 3 型，即 1 型［OMIM# 193400］、2 型［OMIM# 613554］和 3 型［OMIM# 277480］，其中 2 型又分为 4 种亚型，即 2A、2B、2M 和 2N。vWD 多为常染色体显性遗传，包括 1 型、2A 型、2B 型和 2M 型。少数为常染色体隐性遗传，包括 2N 型、3 型、部分 1 型和部分 2A 型。

1 型为 vWF 部分缺乏，临床症状较轻，占 vWD 患者的 60%~80%；2 型为 vWF 质的异常，占总患病数的 20%~30%；3 型亦称重型 vWD，临床出血表现严重，血浆 vWF 完全缺乏。

【发病机制】

vWF 由血管内皮细胞与巨核细胞合成。vWF 的主要作用：①与血小板膜糖蛋白（GP）Ⅰb-Ⅸ-Ⅴ复合物及内皮下胶原结合，介导血小板黏附至血管损伤部位；②作为 FⅧ的载体，具有稳定 FⅧ的作用。vWF 异常时，导致血小板黏附异常和 FⅧ稳定性减弱，从而引起出血。

vWF 基因定位于 12p13.3，全长 178kb，包括 52 个外显子和 51 个内含子，转录 9kb 的 mRNA，编码 2813 个氨基酸组成的前体蛋白，包括 22 个氨基酸组成的信号肽、741 个氨基酸的前肽及 2050 个氨基酸的成熟亚单位，其中前肽包含与黏附蛋白结合的 Arg-Gly-Asp（RGD）序列。在 22 号染色体上存在一个 *vWF* 假基因，其序列与 *vWF* 基因外显子 23~34 有近 97%的同一性。

1 型 vWD 突变类型主要为缺失、移码及无义突变，无明显热点区域。2A 型 vWD 突变主要发生在 A2 区，2B 型和 2M 型基因突变主要见于 A1 区，2N 型 vWD 突变则主要见于 D 区及部分 D3 区。3 型 vWD 突变分散在 *vWF* 基因各个区域，主要为无义突变及小插入或缺失引起的移码突变，少数为大片段缺失、错义突变及剪接位点突变，患者多为纯合子或复合杂合子。

【临床表现】

1. 自幼发病，以皮肤、黏膜出血为主，表现为皮肤瘀点、瘀斑，鼻出血和齿龈出血，女性月经增多。重者可发生内脏出血。关节、肌肉血肿少见。

2. 多为自发性出血或外伤、手术后过度出血。

3. 在出血程度上有较大的个体差异。部分 1 型 vWD 患者无自发性出血表现。

4. 有或无出血表现家族史，有家族史者符合常染色体显性或隐性遗传规律。

【诊断】

1. **临床诊断**

(1)有或无家族史，有家族史者符合常染色体显性或隐性遗传规律。

(2)有自发性出血或外伤、手术后出血增多史，并符合 vWD 临床表现特征。

(3)血浆 vWF:Ag<30%和(或)vWF:RCo<30%，FⅧ:C<30%见于 2N 型和 3 型 vWD。

(4)排除血友病、获得性 vWD、血小板型 vWD、遗传性血小板病等。

(5)基因诊断：主要采用 *vWF* 基因测序和 MLPA 等方法。由于 *vWF* 外显子多，可采用外显子捕获或多重 PCR 获取所有外显子，然后进行深度测序。突变热点检测可能出现假阴性。

vWD 分型诊断见表 7-2。

表 7-2　vWD 的分型诊断

特征	1 型	2A 型	2B 型	2M 型	2N 型	3 型
遗传方式	常显	常显或常隐	常显	常显或常隐	多为常隐	常隐或共显性
出血倾向	轻、中度	多中度，个体差异大	多中度，个体差异大	多中度，个体差异大	多中度，个体差异大	重度
vWF:Ag	降低	降低或正常	降低或正常	降低或正常	多数患者正常	缺如
vWF:RCo	降低	降低	降低	降低	多正常	缺如
FⅧ:C	降低	降低或正常	降低或正常	降低或正常	显著降低	显著降低
vWF:RCo/vWF:Ag	正常	降低或正常	降低或正常	降低或正常	正常	—
RIPA	降低或正常	降低	增加	降低	多正常	缺如
vWF 多聚体	正常	异常(缺乏大、中分子多聚物)	异常(缺乏大分子多聚物)	正常	正常	无
DDAVP 治疗反应	有效，vWF 多聚体增加	部分有效，vWF 中分子多聚体增加	慎用，可导致血小板减少	部分有效，vWF 多聚体增加	部分有效，vWF 多聚体增加	无效

注：vWF:Ag 正常参考值：≥30%~200%，缺如：<3%；vWF:RCo(vWF 瑞斯托霉素辅因子)正常参考值：≥30%，缺如：<3%；FⅧ:C 正常参考值：60%~160%；vWF:RCo/vWF:Ag 正常参考值：>0.5~0.7；RIPA(瑞斯托霉素诱导的血小板聚集)正常参考值：50%~80%；DDAVP：1-去氨基-8-右旋-精氨酸血管加压素；—：无参考意义

2. **产前诊断**　vWF 产前诊断的重点对象是可能罹患重型血管性血友病(vWD3 型)的胎儿。对有家族史，或父母是 vWF 患者或突变基因携带者，应明确其基因型。既可针对父母携带的基因型进行胎儿基因检测，亦可对胎儿进行 *vWF* 所有外显子进行检测，后者可发现新发突变。

由于 vWD1 型和 2 型症状较轻，且该病的出血程度有很大的差异，一般不威胁患儿的生命，故是否对这类胎儿进行产前诊断取决于父母的愿望。

【遗传咨询、治疗和预防】

1. **遗传咨询**　对于家族性 vWD 患者，在女性生育时应做遗传咨询，以确定遗传模式、临床分型和基因突变类型，然后结合遗传咨询师建议决定是否要怀孕。如果患者已经怀孕，应结合遗传咨询结果，综合考虑后再决定是否终止妊娠。

2. **治疗**　在出血发作时或围术期,通过提升血浆 vWF 水平发挥止血效果,并辅以其他止血药物。应根据 vWD 类型和出血发作特征选择治疗方法。

(1)DDAVP(弥凝)治疗:通过刺激血管内皮细胞释放储备的 vWF 等机制提升血浆的 vWF 水平,适用于 1 型 vWD,对 2A、2M、2N 型 vWD 部分有效,对 3 型 vWD 无效,对 2B 型 vWD 慎用。

(2)替代治疗:适用于出血发作或围术期的各型 vWD 患者,以及 DDAVP 治疗无效患者。选用含 vWF 的 FⅧ浓缩制剂,如条件限制可使用冷沉淀物或新鲜血浆,但存在输血相关疾病传播风险。

(3)其他治疗:①抗纤溶药物:6-氨基己酸或氨甲环酸;②局部使用凝血酶或纤维蛋白凝胶对皮肤黏膜出血治疗有辅助作用。

1 型 vWD 患者在怀孕期间 FⅧ和瑞斯托霉素辅因子活性通常升高 50%,因此在分娩时一般不需要特殊处理。如果 FⅧ小于 30%,或为 2 型患者,在分娩前可能需要接受 DDAVP 或输注血浆等预防性治疗。分娩后最初几天的产后出血可能与 FⅧ和 vWF 活性迅速降低至孕前水平有关,因此在孕期和产后两周应进行实验室监测,确定患者发生即刻和(或)延迟性出血并发症的风险。

(马　端　黄建波)

第四节　地中海贫血

【疾病概述】

地中海贫血(thalassemia)是世界上最常见的人类单基因疾病之一,属于血红蛋白病,是由于组成血红蛋白的珠蛋白基因发生缺陷导致珠蛋白链合成减少或者缺如而形成的遗传性溶血性疾病。其中最常见的为 α 珠蛋白基因 1/2(hemoglobin subunit alpha 1/2,*HBA1/2*)缺陷导致的 α-地中海贫血(α-thalassemia)[OMIM+ 141800]与 β-珠蛋白基因(hemoglobin subunit beta,*HBB*)缺陷导致的 β-地中海贫血(β-thalassemia)[OMIM+ 141900]。

1925 年,Cooley 和 Lee 首先描述了地中海贫血,对其命名源于最早在地中海区域发现本病,国外亦称为海洋性贫血。我国自然科学名词审定委员会建议将本病称为珠蛋白生成障碍性贫血。本病在全球人群中基因携带者检出率为 1%~5%,主要流行于全球热带和亚热带疟疾高发地区,包括东南亚、东亚、中东、地中海国家、北非、中非、北欧和北美。在我国该病主要分布于长江以南区域,尤以广西、广东为甚。

【病因/分类和遗传方式】

1. **α-地中海贫血**　人类 α 珠蛋白基因簇位于 16p13.3。每条染色体各有 1 个 α_1 珠蛋白基因和 1 个 α_2 珠蛋白基因,一对染色体共有 4 个 α 珠蛋白基因。引发 α-地中海贫血的突变大多数是 α 珠蛋白基因的大片段缺失,只有少数由点突变造成。α 珠蛋白基因的缺陷使 α 珠蛋白合成下降,成人体内的 β 珠蛋白或者胎儿体内的 γ 珠蛋白合成升高,从而导致无效造血和红细胞破坏。仅是一条染色体上的一个 α 珠蛋白基因缺失或发生点突变,则 α 链的合成部分受抑制,称为 α^+-地中海贫血;若每一条染色体上的 2 个 α 基因均缺失或发生点突变,称为 α^0-地中海贫血。

临床上 α-地中海贫血分为重型、中间型、轻型和静止型。

(1)重型 α-地中海贫血:又称为 Hb Bart's 胎儿水肿综合征,4 个 α 珠蛋白基因均缺失,其基因型为 α^0-地中海贫血纯合子(--/--),完全无 α 链生成,因而含有 α 链的 HbA($\alpha_2\beta_2$)、HbA_2($\alpha_2\delta_2$)和 HbF($\alpha_2\gamma_2$)的合成均减少。患者在胎儿期即发生大量多余的 γ 链聚合成 γ_4(即 Hb Bart´s)。Hb Bart's 胎儿水肿综合征为致死性血液病,受累胎儿由于严重贫血、缺氧常在宫内死亡或出生后死亡。

(2)中间型 α-地中海贫血:又称血红蛋白 H 病(HbH 病),3 个 α 珠蛋白基因都发生了缺陷,其基因

型为 α^0-和 α^+-地中海贫血的杂合子（--/-α 或--/$\alpha^T\alpha$），α 链的合成严重降低，其多余的 β 链聚合为 β_4（HbH）。HbH 病患者多数表现为中度溶血性贫血。

（3）轻型 α-地中海贫血：也称 α-地中海贫血特征，每条染色体上各只有 1 个 α 珠蛋白基因发生缺陷，其基因型为 α^+-地中海贫血纯合子或双重杂合子（-α/-α 或-α/$\alpha^T\alpha$）或 α^0-地中海贫血杂合子（--/αα），该地中海贫血基因的携带者由于还有 2 个 α 珠蛋白基因保持合成 α 链的基本功能，病理生理改变轻微，临床上表现为无症状的携带者。

（4）静止型 α-地中海贫血：仅有 1 个 α 珠蛋白基因缺陷，多为 α^+-地中海贫血杂合子（-α/αα 或 $\alpha\alpha^T$/αα 或 $\alpha^T\alpha$/αα），α 链的合成略为减少，病理生理改变非常轻微，该类个体临床上无症状，和健康人无异。

2. **β-地中海贫血** 人类 β 珠蛋白基因簇位于 11p15.5。与 α-地中海贫血相反，β-地中海贫血主要是由于 β 珠蛋白基因的点突变（或少数几个碱基的缺失或插入）所致。β 珠蛋白基因发生突变，使 β 珠蛋白合成减少，多余的 α 珠蛋白沉积于红细胞膜上，造成红细胞损坏。β 珠蛋白基因缺失和部分点突变可导致 β 链的合成完全受抑制，称为 β^0-地中海贫血；部分点突变仅使 β 链的合成部分受抑制，则称为 β^+-地中海贫血。

临床上 β-地中海贫血分为重型、中间型和轻型。

（1）重型 β-地中海贫血：又称 Cooley 贫血，其基因型为 β^0-或 β^+-地中海贫血的纯合子或 β^0-与 β^+-地中海贫血双重杂合子（β^0/β^0 或 β^0/β^+），完全或几乎完全无 β 链生成，因而含有 β 链的 HbA 合成减少或消失，过剩的 α 链则与代偿性生成的 γ 链形成 $a_2\gamma_2$，致使 HbF 明显升高。患儿在临床上呈慢性进行性溶血性贫血，如不加以治疗，多于 5 岁前死亡。

（2）中间型 β-地中海贫血：其基因型为 β^+-地中海贫血的纯合子（β^+/β^+）或双重杂合子（β^0/β^+）和某些地中海贫血变异型的纯合子，或两种不同变异型地中海贫血的双重杂合子，其病理生理改变介于重型和轻型之间，多数表现为中度贫血。

（3）轻型 β-地中海贫血：其基因型为 β^0-或 β^+-地中海贫血的杂合子（β^0/β^N 或 β^+/β^N），β 链的合成仅轻度减少，其病理生理改变极轻微。通常无贫血症症状。

地中海贫血是典型的常染色体隐性遗传病，单个珠蛋白等位基因的突变不会导致个体出现临床症状，只有珠蛋白基因的纯合或者双重杂合突变才会致病。最常见的地中海贫血家系是父母双方均为地中海贫血基因携带者，他们的孩子则有 25%的概率成为地中海贫血患者，50%为和他们父亲或者母亲相同的地中海贫血基因携带者，还有 25%概率成为基因型正常的个体，而且每个孩子的患病风险相同，无性别差异。

【发病机制】

1. **α-地中海贫血**

（1）Hb Bart's 胎儿水肿综合征：正常情况下胎儿血红蛋白主要成分为 HbF。重型 α-地中海贫血患者由于不能合成 α 链，α/γ 珠蛋白比例严重失衡，多余的 γ 链聚合为四聚体，即 Hb Bart's。Hb Bart's 具有高度的氧亲和力，在氧分压低的组织中，不易释放出氧，造成胎儿组织严重缺氧。Hb Bart's 是一种不稳定血红蛋白，容易解聚为游离的 γ 链，后者极易氧化而沉积于红细胞膜上，使红细胞寿命减短、破坏加速，重度贫血又进一步加重了胎儿组织缺氧。缺氧的直接后果是髓外造血，导致肝脾大、黄疸、心功能不全和胎儿全身水肿。组织器官缺氧可使器官发育障碍。胎儿多数于妊娠 30～40 周时在宫内或娩出后半小时之内死亡。胎盘水肿巨大使母体产科并发症增加。

（2）HbH 病：人体发育过程中存在珠蛋白基因的表达开关效应，出生后胎儿血红蛋白 HbF 逐渐由成人血红蛋白 HbA 代替。当发生 3 个 α 珠蛋白基因缺陷使 α 珠蛋白链合成严重不足时，α/β 珠蛋白比例严重失衡，β 珠蛋白链表达过剩形成 HbH，后者对氧亲和力较高，是一种不稳定血红蛋白，易分解为游离的 β 链，在红细胞内沉积聚集变性而形成 H 包涵体，造成红细胞膜僵硬而使红细胞寿命缩短，同时伴有无效红细胞生成。贫血使肠道对铁的吸收增加，加之输血，可出现铁超载和铁沉积。

2. β-地中海贫血 β-地中海贫血主要表现为溶血和无效造血。β 珠蛋白链因为合成不足，α/β 珠蛋白比例失衡，多余的 α 珠蛋白链形成包涵体附着于红细胞膜上，首先直接损伤红细胞，其次使红细胞变形能力下降，通过脾脏时易被破坏。过剩的 α 珠蛋白可诱导红细胞发生脂质过氧化损伤，使其稳定性下降，还可诱导膜蛋白聚集并与自身抗体和补体结合，促进红细胞从循环中清除。α 珠蛋白链沉积于红系祖细胞膜上时，也会通过上述机制破坏祖细胞，出现原位溶血，同时加速了红系祖细胞的凋亡，形成无效造血。

【临床表现】

1. α-地中海贫血

(1) 重型 α-地中海贫血：致死性贫血，胎儿常于 30~40 周时流产、死胎或娩出后半小时内死亡，胎儿呈重度贫血、髓外造血、黄疸、全身水肿、肝脾大、腹水、胸水、脑积水、发育不良、四肢短小、心脏和泌尿生殖系统的缺陷。胎盘巨大且质脆。

(2) 中间型 α-地中海贫血：此型临床表现异质性较大，出现贫血的时间和贫血轻重程度不一。本病发病较迟，患儿出生时无明显症状，大多在婴儿期以后逐渐出现中度溶血性贫血表现、疲乏无力、肝脾大、轻度黄疸；年龄较大患者可出现地中海贫血特殊面容——头颅增大、颧骨突出、眼距增宽、鼻梁低平。合并呼吸道感染或服用氧化性药物、抗疟药物等可诱发急性溶血而加重贫血，甚至发生溶血危象。

(3) 轻型 α-地中海贫血：患者无症状。

(4) 静止型 α-地中海贫血：临床无表现，与健康人无异。

2. β-地中海贫血

(1) 重型 β-地中海贫血：通常在 6~24 个月开始出现症状，发病越早，病情越严重。呈慢性进行性重度贫血，伴有轻度黄疸、肝脾大、面色苍白、生长迟缓、性成熟障碍、皮肤色素沉着、膝外翻、下肢溃疡、骨骼畸形和髓外造血，具备典型的地中海贫血特殊面容。症状随年龄增长而日益明显。常并发气管炎或肺炎。并发含铁血黄素沉着症时，因过多的铁沉积而引起心肌、肝、胰腺、脑垂体等脏器损害，严重的心力衰竭是导致患儿死亡的重要原因之一。

(2) 中间型 β-地中海贫血：出现症状的时间晚于重型 β-地中海贫血，多发于儿童期，临床表型介于轻型和重型之间。中度贫血，肝脾轻或中度大，可有黄疸，中到重度的骨骼改变，性发育迟缓。患者贫血程度不一，临床表型在不同该型个体间存在很大的变异范围。轻者临床症状不显著，重者与重型 β-地中海贫血类似。

(3) 轻型 β-地中海贫血：通常无症状或轻度贫血，个体寿命一般不受影响。

【诊断】

1. 地中海贫血的诊断 根据临床表现、血液学指标、病史和基因诊断。

(1) 主要临床表现：①最重要的阳性指征为地中海贫血患儿的贫血貌、黄疸和肝脾大；②X 线检查有骨髓扩张等骨骼畸形。

(2) 血液学指标：①小细胞低色素贫血；②血红蛋白分析中 HbA_2 和 HbF 水平的变化，见表 7-3 和表 7-4。

(3) 病史：①父母双方籍贯及其是否为地中海贫血携带者；②如果有水肿胎妊娠史和重型 β-地中海贫血患儿生育史，则应询问患儿的出生情况和发病时间；③先证者家系谱绘制。

(4)基因诊断:用于疾病的确诊和对临床表型和病情进展的预测。α-地中海贫血常见的缺失型突变主要应用 Gap-PCR 进行诊断;β-地中海贫血常见点突变,测序为主要手段。

表 7-3　不同类型 α-地中海贫血血液学和 Hb 定量分析相关指标

指标	Hb Bart's 水肿胎	HbH 病	α-地中海贫血特征	静止型携带者
MCV(fl)	> 130	< 65	<76	正常或正常低限值
MCH(pg)	> 22	< 20	≤25	正常或正常低限值
Hb(g/L)	30~80	80~110	正常	正常
HbA_2(%)	0	< 2.0	1.5~3.0	2~3
HbF(%)	0	< 1.0	< 1.0	< 1.0
Hb Bart's(%)	85~90	2~5	0	0
HbH	0	0.8~40	0	0

表 7-4　不同类型 β-地中海贫血血液学和 Hb 定量分析相关指标

指标	β^0-地中海贫血纯合子	β^+-地中海贫血纯合子或 β^0/β^+ 双重杂合子	β-地中海贫血携带者
MCV(fl)	< 70	< 70	< 80
MCH(pg)	< 20	< 20	< 27
Hb(g/L)	< 60	< 105	正常
HbA_2(%)	2.0~5.0	2.0~5.0	> 3.5
HbF(%)	95~98	70~90	0.5~4.0

2. **鉴别诊断**　地中海贫血与缺铁性贫血,HbH 病与中间型 β-地中海贫血,它们之间的临床表型相似,血液学检测也均有小细胞低色素贫血,应进行鉴别诊断:①地中海贫血与缺铁性贫血:通过检测血清铁、铁蛋白和总铁结合力等可诊断缺铁性贫血;②HbH 病与中间型 β-地中海贫血:通过 HbA_2 定量分析和一些特异性 Hb 检测可加以区别 HbH 病(HbA_2 含量降低,发现 HbCS 和 HbH 等异常血红蛋白)和中间型 β-地中海贫血(HbA_2 含量升高,发现 HbCS 和 HbH 等异常血红蛋白),必要时加上基因诊断。

3. **产前诊断**　重点对象是可能患有 Hb Bart's 水肿和重型 β-地中海贫血的胎儿。首先通过基因诊断确定高风险夫妇的地中海贫血致病突变,然后对胎儿进行产前基因诊断。目前在临床上广泛应用的是传统的侵入性(有创性)的绒毛取样、羊膜腔穿刺和脐带穿刺取材方法。超声诊断可用于胎儿水肿综合征的产前诊断。母血中胎儿游离 DNA 高通量测序也可用于地中海贫血的无创产前诊断。由于我国南方的 HbH 病和中间型 β-地中海贫血为常见疾病,且该病的贫血程度有很大的差异,一般不威胁患儿的生命,故是否进行产前诊断需要征得父母的知情同意。

【遗传咨询】

地中海贫血常见的遗传模式是常染色体隐性,一般来做遗传咨询的夫妻都是地中海贫血的携带者,那么他们生育地中海贫血患者的概率为 25%,已生育过地中海贫血患儿夫妇再次妊娠的风险概率与第一胎相同,另有 25%概率生育正常胎儿,50%的概率生育和他们一样基因型的地中海贫血携带者。

1. **Hb Bart's 胎儿水肿综合征**　我国南方最常见的为双方均携带$--^{SEA}$基因的夫妇生育 Hb Bart's 水肿胎儿,一般会在出生前宫内死亡并且引发的巨大胎盘而危及母体,因此必须尽早对这样的高风险夫妇进行产前诊断。若诊断为 Hb Bart's 水肿胎儿,需及时与受累胎儿的双亲沟通,在知情同意和选择的情况下,对水肿胎儿适时进行引产。

2. **HbH 病**　HbH 病的临床表现变异范围广泛,从轻度贫血到需要依赖输血的严重贫血均有发生,且难以根据基因型预测表型的严重程度,故对 HbH 病的遗传咨询和干预应做区别对待。一般而言,HbH 病中非缺失型的病情重于缺失型,特别是基因型为 $--^{SEA}/\alpha^{CS}\alpha$ 的患者病情更为严重,建议对此类胎儿进行产前诊断,并在知情选择的情况下对胎儿适时进行引产。基因型 $--^{SEA}/\alpha^{ws}\alpha$ 的个体通常病情较轻,对此类胎儿产前诊断后的处置可由父母决定。

3. **重型 β-地中海贫血**　我国南方常见的重型 β-地中海贫血基因型为 CD41-42、CD17 或 IVS-Ⅱ-654 的纯合子或双重杂合子。基因型同为 IVS-Ⅱ-654/IVS-Ⅱ-654 的不同个体,其临床表型可存在较大差异,与个体的染色体单倍型和突变性质有关。若诊断为重型 β-地中海贫血胎儿,需及时与受累胎儿的双亲沟通,在知情同意和选择的情况下,对受累胎儿适时进行引产。

4. **中间型 β-地中海贫血**　对中间型 β-地中海贫血胎儿的产前诊断和干预的遗传咨询参考 HbH 病胎儿。

5. **α-地中海贫血复合 β-地中海贫血**　在我国两广地区,由于 α-地中海贫血和 β-地中海贫血的基因携带率均较高,α-地中海贫血复合 β-地中海贫血较为常见。当夫妇一方为 α-地中海贫血复合 β-地中海贫血的双重基因携带者,另一方为任一地中海贫血基因携带者,即为高风险家庭,需要进行产前诊断。当重型 β-地中海贫血复合 α-地中海贫血时,临床症状反而减轻。

6. **携带者检测和人群筛查**　地中海贫血基因携带者为非患病个体,只有通过血液学指标检测和基因诊断才能确定。在地中海贫血防控重点地区的普通人群中进行大规模遗传筛查可以主动发现高风险夫妇,然后进行产前诊断,以避免重型地中海贫血患儿的出生。

【治疗和预防】

1. **治疗**

(1)轻型地中海贫血:无需特殊治疗。

(2)中间型和重型地中海贫血:规范长期的输血和应用铁螯合剂仍是目前最主要的治疗方法。中医中药可以改善地中海贫血症状,有脾切除指征的可行脾切除,造血干细胞移植是目前临床治愈重型 β-地中海贫血的唯一方法,国际上已有重型 β-地中海贫血基因治疗的成功案例。

2. **预防**　一般来说,如果两名地中海贫血携带者结合,便有机会生下地中海贫血患者。本病由于缺少根治方法,故应向有高风险夫妇进行婚前和产前地中海贫血筛查,对胎儿应做产前基因诊断。也可考虑通过植入前遗传学诊断(PGD)筛选含正常珠蛋白基因的胚胎完成妊娠,从而避免患儿的出生。

(马　端　马　竞)

第五节　葡萄糖-6-磷酸脱氢酶缺乏症

【疾病概述】

葡萄糖-6-磷酸脱氢酶(glucose-6-phosphate dehydrogenase,G6PD)是 X 染色体上管家基因编码的一种细胞内酶,也是红细胞中磷酸戊糖途径的起始酶和关键酶。G6PD 缺乏症[OMIM# 300908]是人类最常见的遗传性红细胞酶缺乏症。G6PD 缺乏不仅影响 NADPH 的生物合成,而且妨碍红细胞对氧化损伤的抵御作用,从而导致溶血、新生儿黄疸和智力低下。从 20 世纪 50 年代首次发现 G6PD 缺陷开始,全世界范围内约有 4 亿人受累,主要分布在非洲、中东、亚洲热带和亚热带地区、地中海地区以及巴布亚新儿内亚等。

【病因/分类和遗传方式】

G6PD 缺乏症是位于 Xq28 的 *G6PD* 基因突变引起酶活性降低所致。根据酶活性和临床表现可分为 5 型：Ⅰ型：重度酶活降低（~0%），临床表现为先天性非球形细胞性溶血性贫血；Ⅱ型：重度酶活降低（<10%），伴有急性溶血性贫血；Ⅲ型：轻度至中度酶活降低（10%~60%），临床表现为药物性溶血性贫血；Ⅳ型：轻度酶活降低或酶活正常（>60%），无临床症状；Ⅴ型：酶活性增高，罕见，无临床症状。

G6PD 缺乏症是 X 连锁不完全显性遗传病，X 染色体上带有突变基因的男性和两条 X 染色体上均带有突变基因的女性均表现为 G6PD 酶活性缺乏或显著降低，而女性杂合子 G6PD 酶活性有不同程度的降低，临床表现差异较大。

【发病机制】

红细胞中 90%~95%的葡萄糖通过无氧酵解途径进行代谢，另外 5%~10%则通过磷酸戊糖旁路途径进行代谢，而后者的重要性在于将氧化性辅酶Ⅱ（$NADP^+$）转化为还原性辅酶Ⅱ（NADPH）。NADPH 是机体所必需的抗氧化成分，能将红细胞中的氧化型谷胱甘肽（GSSG）还原为还原性谷胱甘肽（GSH）。GSH 能维持血红蛋白以及其他酶类的巯基免受氧化损伤。在正常情况下，某些药物在体内的代谢产物或其他氧化剂能与氧合血红蛋白相作用，产生少量过氧化氢（H_2O_2），后者在过氧化物酶催化下使 GSH 氧化为 GSSG，同时红细胞内有大量高铁血红蛋白积累，此时红细胞必须加速磷酸戊糖旁路代谢，以增强细胞内 NADPH 的还原能力，使过多的 GSSG 和高铁血红蛋白相应地还原为 GSH 和正常血红蛋白，以保持红细胞的稳定性。G6PD 是参与人体内代谢途径中磷酸戊糖旁路产生 NADPH 的关键酶。G6PD 缺乏时，NADPH 生成不足，不能维持 GSH 水平以对抗过氧化氢的作用，结果膜蛋白和血红蛋白上的巯基遭受氧化损害，红细胞处于不稳定状态。氧化的谷胱甘肽二巯化物与血红蛋白结合，形成混合的二硫化物-谷胱甘肽-血红蛋白复合物。后者不稳定，使血红蛋白氧化而变性。变性珠蛋白沉淀在红细胞膜上，形成变性珠蛋白小体（Heinz 小体）。贴附在细胞膜上的 Heinz 小体以各种途径破坏细胞膜，红细胞变形性降低，不易通过脾（或肝）窦而遭阻留破坏，引起血管内和血管外溶血。

G6PD 基因含 14 个外显子，长 16 197bp，编码 515 个氨基酸。全球已报道 180 多种 *G6PD* 基因突变类型，几乎所有的突变都位于编码区，绝大多数为错义突变。

【临床表现】

根据诱发溶血的不同原因，可将临床表现分为 5 类。

1. **蚕豆病**　G6PD 缺乏者在摄食蚕豆后发生的急性溶血性贫血称为蚕豆病。大多发生于蚕豆成熟季节，食入新鲜蚕豆后发生。轻者不伴有黄疸和血红蛋白尿，重者可在短期内出现溶血现象，极重者病情发展迅速，可出现惊厥、昏迷、休克、急性肾衰竭等。

2. **药物诱发的溶血性贫血**　G6PD 缺乏患者服用包括抗疟药、解热镇痛药、硝基呋喃类、磺胺类、酮类、砜类等氧化型药物后引起急性溶血性贫血，临床表现与蚕豆病相似。

3. **感染诱发的溶血性贫血**　细菌感染如伤寒、细菌性肺炎、败血症、病毒感染等均可诱发 G6PD 缺乏者发生溶血，临床表现与蚕豆病相似，但溶血程度多较轻，黄疸不明显。

4. **新生儿 G6PD 缺陷溶血症**　G6PD 缺乏的新生儿临床主要表现为黄疸，贫血一般为轻至中度，黄疸突出，重者可能发生胆红素脑病。如及时治疗，黄疸一般持续 7~10 天后逐渐消退。

5. **先天性非球形红细胞溶血性贫血**　红细胞内酶缺陷所致的慢性溶血性贫血，临床表现可分为 2 类：Ⅰ型：红细胞葡萄糖磷酸戊糖旁路代谢中酶的缺陷所致溶血性贫血；Ⅱ型：红细胞葡萄糖无氧酵解通路中酶缺乏所致溶血性贫血。Ⅰ型患者常于婴幼儿期发病，具有不同程度的慢性溶血性贫血，表现为黄疸、贫血、脾大等。

【诊断】

1. **临床诊断** G6PD缺乏症的诊断主要依赖于检测G6PD活性的实验室检查,主要包括高铁血红蛋白还原试验、荧光斑点试验、硝基四氮唑蓝定量法、G6PD/6PGD比值法等。

凡病史中有急性溶血特征,并有食蚕豆或服药物史,或新生儿黄疸,或自幼出现原因未明的慢性溶血者,可能有患此病的风险,加上以下G6PD缺乏试验的任何一条均可作出诊断:①一项筛选试验活性为严重缺乏;②一项G6PD活性定量测定其活性较正常平均值降低40%以上;③两项筛选试验G6PD活性均为中间缺乏值;④一项筛选试验G6PD活性为中间缺乏值,伴有明显家族史;⑤一项筛选试验G6PD活性属中间缺乏值,伴有Heinz小体生成试验阳性,但要有40%的红细胞有Heinz小体,每个红细胞有5个或5个以上的Heinz小体,并排除血红蛋白病。

2. **基因诊断** 由于G6PD缺乏症大多为点突变所致,因此以基因测序为最主要手段。

G6PD缺乏症不是产前诊断的严格指征,因为一些患者在无诱因不发病时与正常人一样,危害不大,但一旦发病,又属于严重遗传病之列。应注重基因诊断,使患者了解自己携带了G6PD突变基因,所育胎儿有可能同样携带此突变基因并在将来发病,是否进行产前诊断需要知情同意。

【遗传咨询、治疗和预防】

1. **遗传咨询** 该病可按X染色体不完全显性遗传方式进行遗传咨询。男性女性均可患病,男性同胞患病会以100%概率遗传给儿子,不遗传给女儿;女性同胞患病会以50%概率分别遗传给女儿和儿子。

2. **治疗** G6PD缺乏症无特异治疗,应对症处理去除诱因,如停止食用蚕豆或停止使用诱发溶血的药物,积极控制感染。对严重溶血导致重度贫血时,应输血且注意不能是患者亲属的血。

3. **预防** 对G6PD缺乏症应进行群体普查,对已确诊的患者应列出禁用或慎用的食品和药物,避免接触诱因并加强对各类感染的预防。

(马 端 陈 庆)

第六节 镰状细胞贫血

【疾病概述】

镰状细胞贫血(sickle cell anaemia,SCA)[OMIM# 603903]是一种先天性血红蛋白疾病,由血红蛋白β基因发生单一碱基突变使得血红蛋白β亚基(hemoglobin subunit beta,HBB)基因第6位密码子GAG变为GTG,编码的谷氨酸转变为缬氨酸,从而形成镰状血红蛋白(HbS)。HbS可使红细胞从圆盘状变为镰状或新月状,临床表现为溶血性贫血、易感染、疼痛危象、局部缺血所致的脏器损害等。全球大约有300多万患者,另有4300万人有发病的可能。80%左右的患者位于撒哈拉以南的非洲地区。我国也有多个报道,但无统计数据。1910年,Walter Clement Noel被报道为首个镰状贫血患者。

【病因/分类和遗传方式】

SCA是一种常染色体隐性遗传性疾病,发病原因为血红蛋白β链第六位谷氨酸为缬氨酸所替代形成HbS。最常见的是父母双方均有异常基因,称为纯合子SS型,几乎没有正常的HbA,患者只有14%活到成年,多于30岁前死亡。杂合子型又称AS型,即正常HbA与异常HbS均存在。非洲有35%的患者是AS型基因,临床变化悬殊,轻者可活至成年,重者可反复出现危象发作。

【发病机制】

正常人血红蛋白是由两条α链和两条β链组成的四聚体,α链和β链分别由141和146个氨基酸构成。SCA患者因β链第6位氨基酸谷氨酸被缬氨酸所代替,形成了异常的HbS,取代了正常HbA,在氧分压下降时 HbS 在细胞内聚合使红细胞扭曲成镰刀状,镰变的红细胞因受血管的机制破坏和单核巨噬系统吞噬而发生溶血。镰变的红细胞弹性低,易堵塞毛细血管引起局部缺氧和炎症反应,导致相应部位产生疼痛危象。

【临床表现】

由于早年发病,患者多有生长和发育不良,一般状况较差,易发生感染,尤其是肺炎链球菌感染。有贫血、黄疸和肝、脾大、心肺功能受损、肾脏受累等症状。

根据临床表现的不同,可将镰状细胞危象分为以下 5 型:

1. **梗死性危象** 这是一种常见的危象,镰变的僵硬红细胞阻塞小血管,组织缺氧,重者导致组织坏死。此危象发作时贫血常常并不加重。

2. **再生障碍型危象** 贫血突然加重,网织红细胞显著减少甚至消失,骨髓增生底下。感染尤其是微小病毒感染是常见诱发因素。

3. **巨幼细胞型危象** 妊娠患者易发生此危象,叶酸缺乏是主要原因。主要临床表现为严重贫血伴有巨幼细胞贫血。

4. **脾滞留型危象** 此危象多见于儿童患者,也可见于脾显著增大的成年患者。主要临床表现是血红蛋白的浓度陡然下降。

5. **溶血型危象** 此危象不常见,临床表现为贫血加重、黄疸、网织红细胞增多。

【诊断】

1. **镰状细胞贫血的诊断标准** ①临床表现为黄疸、贫血、肝脾大、骨关节及胸腹疼痛等;②红细胞镰变试验阳性;③遗传史;④流行地域和高发人群;⑤血红蛋白电泳显示主要成分为 HbS。

在流行地域或高发人群中有下列情况之一时,应想到本病的可能:①儿童生长迟缓伴贫血;②贫血伴有家族史;③小儿反复出现手足肿痛,抗风湿治疗效果欠佳;④不明原因的肺部感染与肝脾大。诊断方法包括镰化试验和 Hb 电泳、珠蛋白指纹分析及氨基酸分析等,结合临床表现,即可明确诊断。

2. **基因诊断** 测序检测 *HBB* 第 6 位密码子是否发生突变。

3. **产前诊断** 早期产前诊断比较重要。可在孕早期采取绒毛膜组织(CVS)进行基因检测。亦有可能对 SCA 进行无创产前诊断。

【遗传咨询、治疗和预防】

1. **遗传咨询** SCA 应按照常染色体隐性遗传进行遗传咨询。

2. **治疗** 该病患者大都已经适应慢性贫血,若非必须,不宜经常输血。当发生再生障碍型危象时,应予以红细胞。发生巨型细胞危象时,应予以叶酸。一旦发生梗死危象、溶血危象或其他严重临床状况,可进行换血疗法。本病患者易发生感染,感染又可能引发危象,故应注意预防和治疗感染。

3. **预防** 目前该病依然缺乏有效疗法,以预防为主,提倡婚前和产前检查。

(马 端 陈 庆)

第七节 遗传性球形红细胞增多症

【疾病概述】

遗传性球形红细胞增多症(hereditary spherocytosis,HS)是一种家族遗传性溶血性疾病,以外周血中可见小球形红细胞和红细胞渗透脆性显著提高为特点,临床表现为程度不同的溶血性贫血、间歇性黄疸和脾大,脾切除可明显改善症状。HS 由比利时医生 Vanlair 和 Masius 于 100 多年前首先报道,可见于所有种族和人种,男女患病机会均等。该病在北欧人后裔中发病率较高,在欧洲和美国为 1/10 000~

5/10 000。国内各地也都有报道，但无确切的发病率调查资料。在我国北方，HS 居遗传性溶血性贫血的首位。

【病因/分类和遗传方式】

相对于正常红细胞，HS 红细胞的表面积与体积比减少，导致红细胞成球形，变形能力下降，细胞渗透脆性增加。当 HS 红细胞穿越脾脏毛细血管时，容易被脾脏破坏，红细胞破坏增多，便导致溶血性贫血。

HS 的致病基因包括锚蛋白 1（ankyrin 1，ANK1）基因［OMIM＊ 612641］、带 3 蛋白（band 3）基因［OMIM+ 109270］、β 血影蛋白（spectrin beta）基因［OMIM+ 182870］、α 血影蛋白（spectrin alpha）基因［OMIM＊ 182860］、红细胞膜蛋白 4.2（erythrocyte membrane protein band 4.2）基因［OMIM＊ 177070］和 *SLC4A1*（solute carrier family 4 member 1）［OMIM+ 109270］等。2/3～3/4 的 HS 患者呈常染色体显性遗传，其余为常染色体隐性遗传。常染色体隐性遗传患者多由 α 血影蛋白基因或蛋白 4.2 基因缺陷所致。HS 新发基因突变者也不少见。在新发患者的后代中，约 50%将患 HS。

【发病机制】

1. **锚蛋白异常**　40%～50%的 HS 存在锚蛋白异常。锚蛋白合成减少，或者锚蛋白装配异常都可能造成锚蛋白上血影蛋白结合位点减少、缺失或缺陷，导致细胞膜血影蛋白装配减少。血影蛋白和锚蛋白缺陷程度与球形红细胞的形成率、红细胞渗透脆性的增高幅度、溶血的严重程度及对脾切除的反应性呈正相关。

锚蛋白缺陷是显性 HS 的最常见原因，大多数锚蛋白突变为移码突变或无义突变。错义突变可能破坏正常的锚蛋白与其他蛋白质的相互作用。在隐性遗传的 HS 患者中，常见的缺陷是启动子突变，在翻译起始上游第 108 个核苷酸由胸腺嘧啶变为胞嘧啶。

2. **带 3 蛋白异常**　20%～35%的 HS 存在带 3 蛋白缺陷，最显著的特征是血片中可见蘑菇状红细胞。带 3 蛋白缺陷仅见于显性遗传，特点是带 3 蛋白轻度缺乏，仅引起轻度的溶血。HS 患者带 3 蛋白基因突变包括错义突变、无义突变、重复、插入、缺失和 RNA 加工突变。错义突变涉及跨膜区域高度保守的精氨酸残基，导致突变蛋白不能适当折叠，无法进入内质网，最终不能掺入红细胞膜。无义突变可能使带 3 蛋白 mRNA 不稳定。

3. **血影蛋白异常**　HS 患者中 β 血影蛋白异常占 15%～30%，α 血影蛋白异常则低于 5%，前者主要见于显性遗传，后者主要见于隐性遗传。

4. **蛋白 4.2 异常**　蛋白 4.2 缺陷相对罕见，发病率低于 5%，所报道的患者多为日本人。其缺陷既可能是原发的，也可能是继发于带 3 蛋白缺乏。原发性缺陷仅见于隐性遗传，主要基因突变包括：点突变、移码突变或错义突变。继发性缺陷是由于带 3 蛋白膜外区的结合功能异常而导致蛋白 4.2 丢失。

【临床表现】

根据 HS 不同的临床表现，将 HS 分为 4 种类型：无症状携带者、轻型 HS、中型（典型）HS、重型 HS。

1. **无症状携带者**　隐性遗传 HS 患者的父母无任何临床症状，但是多表现轻微实验室检查异常：如轻度网织红细胞增多、结合珠蛋白水平降低和渗透脆性轻度增高。

2. **轻型 HS**　20%～30%的 HS 患者表现为"代偿性溶血"，即红细胞生成和破坏平衡，血红蛋白浓度维持在正常水平。尽管红细胞寿命可能仅为 20～30 天，患者却能够通过加速骨髓红系造血补偿溶血。这些患者不贫血，无或轻度黄疸，无或轻度脾大。在有些患者中，溶血、脾大和球形红细胞增多均不明显，常导致诊断困难。

3. **中型（典型）HS**　常在婴儿期或儿童时期即可出现临床征象，但也有可能更晚发病。在儿童患者中，贫血最为常见（约50%），其次是脾大、黄疸或阳性家族史。2/3~3/4的HS患者溶血代偿不完全，表现为轻、中度贫血。约50%患者有黄疸，通常出现在病毒感染时。在年龄稍大的儿童和成人患者，大多数（75%~95%）查体存在脾大。

4. **重型HS** 重型患者表现有危及生命的贫血和输血依赖。通常这些患者为隐性遗传HS，大多为单独血影蛋白缺乏（<40%）。除了典型的球形红细胞外，重型HS患者外周血涂片常出现有凸起的球形红细胞、怪异形态红细胞等不规则形态的红细胞。除反复输血的风险外，重型HS患者还可能发生溶血危象、再障危象和严重非代偿性贫血相关并发症，包括生长迟缓和性成熟延缓，以及类似地中海贫血的症状。

一般情况下，同一家族的患者具有相似的溶血程度。当同一家族的患者出现了很大差异的溶血现象时，可能的原因包括：①修饰基因的存在；②遗传变异；③新发突变；④致病基因外显率不同；⑤病变组织致病基因嵌合。

【诊断】

1. **临床诊断** HS的诊断要结合临床表现、病史和实验室检查进行综合的分析。有HS家族史，有典型的脾大临床症状，血象中红细胞平均血红蛋白浓度（MCHC）增高、网织红细胞增高、红细胞渗透脆性增高、外周血中有球形红细胞，无需进一步检查即可明确诊断。

2. **基因诊断** 可以明确HS病因。方法可采用基因测序和MLPA等。

3. **鉴别诊断** HS的两大临床特征（红细胞渗透脆性增高、外周血有球形红细胞）也可见于自身免疫性溶血、新生儿ABO血型不合等疾病。因此，HS需要与其他疾病相鉴别。

4. **产前诊断** 有家族史者建议进行胎儿细胞基因检测，可参照父母基因检测结果进行判断，但应注意新发突变。

【遗传咨询、治疗和预防】

1. **遗传咨询** 诊断为HS患者后，如果可能，应对患者的父母、子女和兄弟姊妹采集病史、体格检查（脾大）、全血细胞计数、网织红细胞计数、血涂片检查球形红细胞，以明确该患者的其他家族成员是否患有HS。

对先证者进行基因诊断后，建议对父母进行基因检测，以辨别突变的来源。对其他家族成员也可进行基因检测，以明确是否为突变基因携带者。

2. **治疗** ①脾切除：脾切除是HS最主要的治疗方法，可治愈或缓解绝大多数HS患者的贫血，但终生有发生暴发性感染的风险；②输血：出现溶血危象或溶血严重者应给予输血；③药物治疗：中重度HS患者应补充叶酸以防再障危象和溶血危象，9月龄以下患儿可给予EPO，以减少输血。

3. **预防** 主要以提供有效的产前咨询为主，可根据其阳性家族史，提供必要的产前咨询和产前诊断，以预防有严重表型的患儿出现。

（马 端 杨纪春）

第八节 遗传性红细胞生成性卟啉症

【疾病概述】

遗传性红细胞生成性卟啉症（congenital erythropoietic porphyria，CEP）[OMIM# 263700]是一种以严重的光敏性皮损和溶血性贫血为特征的常染色体隐性遗传病。该病极为罕见，估计发病率小于1/1 000 000。Hans Gunther于1911年首次报道此病。

【病因和遗传方式】

CEP是一种常染色体隐性遗传病，由尿卟啉原Ⅲ合成酶（uroporphyrinogen Ⅲ synthase，UROS）基因

[OMIM＊606938]突变引起。*UROS* 突变包括缺失、插入、重排、剪接异常、错义突变和无义突变等。到目前为止，已发现数十种 *UROS* 突变。

【发病机制】

UROS 是四吡咯化合物生物代谢中的关键酶，它催化羟甲基胆素重排环合形成天然四吡咯化合物的共同前体-尿卟啉原Ⅲ。*UROS* 基因突变导致酶活性降低（为正常酶活性的1%～5%），使尿卟啉原Ⅲ合成减少。沉积的羟甲基胆素转化成尿卟啉原Ⅰ，进而转化为尿粪卟啉蓄积在红细胞和血浆中，导致疾病发生。

【临床表现】

1. **光过敏**　阳光暴露部位皮肤反复出现红肿、水疱、溃疡，病久者可引起耳、鼻、指（趾）脱落致残。

2. **溶血性贫血**　光照射皮肤毛细血管可导致溶血、肝脾大。

3. **其他**　尿色改变，从粉红至深葡萄酒样，最早在新生儿出现；多毛和色素沉着；畏光、角膜结膜炎，甚至失明。牙齿呈棕红或褐色，在紫外线照射下呈鲜红色。卟啉可沉积于骨骼中，导致病理性骨折溶骨性和硬骨性病变。

【诊断】

1. **临床诊断**　对有临床表现的患者，检测红细胞和尿液中的尿卟啉原Ⅰ，以及粪便中的粪卟啉原Ⅰ。如果显著增高，可协助诊断。

2. **产前诊断**　羊水尿卟啉原Ⅰ显著增高。

3. **基因诊断**　对 *UROS* 进行基因测序。

4. **鉴别诊断**　必须通过生化指标来区别 CEP 与其他原因所致疱性皮损。肝脏-红细胞生成型卟啉病（HEP）患者可在儿童早期出现光敏性损害。轻型 CEP 患者容易误诊为迟发性皮肤型卟啉病（PCT）。

【遗传咨询、治疗和预防】

1. **治疗**　①红细胞输注：对重度贫血患者输血以维持血细胞比容在35%以上；②造血干细胞移植：如果有合适供体，造血干细胞移植可作为首选方法；③口服β-胡萝卜素：有一定的疗效，但多数疗效甚微；④脾切除：可短期内改善溶血性贫血，同时可减轻部分患者的皮肤光敏反应和卟啉尿；⑤基因治疗：应用慢病毒与反转录病毒载体对 CEP 患者造血干细胞的基因治疗仍然处于探索阶段。

2. **预防**　患者应避免暴露于日光下，可外用防晒剂或者穿戴由特殊材料（如氧化锌、氧化钛等可阻断长波紫外线）制成的衣服。

（马　端　杨纪春）

第九节　先天性纯红细胞再生障碍性贫血

【疾病概述】

先天性纯红细胞再生障碍性贫血（congenital pure red cell aplasia）又称为 Diamond-Blackfan 贫血（Diamond-Blackfan anemia，DBA），是一种罕见的先天性再生不良性贫血，1936 年由 Josephs 首次报道。该病的发病率为 1/1 000 000～9/1 000 000，与种族有关。约 30%的患者生长发育迟缓，50%伴有先天畸形，90%以上在 1 岁以内出现血液系统症状。目前已发现 20 多个核糖体蛋白基因突变可导致 DBA，因此有人认为该病是核糖体病。此外，*GATA1*[OMIM# 305371]和 *TSR2*[OMIM# 300945]也是致病基因。

【病因/分类和遗传方式】

DBA 致病基因多达 20 余个，每个基因突变都有可能导致疾病的发生。第一个被发现的 DBA 基因突变是核糖体蛋白 S19(ribosomal protein S19,RPS19)基因[OMIM# 603474],约 25%的 DBA 患者有 *RPS19* 突变。其他的致病核糖体蛋白质基因还包括 *rpl5*、*rps10*、*rpl11*、*rpl35a*、*rps7*、*rps17*、*rps24* 和 *rps26* 等。核糖体蛋白基因突变导致的 DBA 属于常染色体显性遗传,而 *GATA1* 和 *TSR2* 突变导致的 DBA 则属于 X-染色体连锁遗传。

【发病机制】

DBA 的发病机制尚不完全明确。以 *RPS19* 为例,它的主要功能是参与 18S rRNA 及 40S 小亚基的成熟过程。当其发生突变时,可通过影响前 rRNA 内部转录序列 1 的加工而导致 18S rRNA 及 40S 小亚基成熟过程受阻,从而导致 DBA 患者的红系造血异常。其他核糖体蛋白基因突变也多是干扰了核糖体各亚基的成熟。

【临床表现】

DBA 患者明显的贫血多于出生后 2~3 个月出现。约 1/3 的患者合并先天性发育畸形,如拇指三指节畸形、先天性心脏病、尿道畸形、斜视或表现为 Turner 综合征的外貌。贫血严重者可影响患儿的生长发育及重要脏器功能。

【诊断】

1. **DBA 的诊断标准**　应该与患儿临床表现、实验室检查和组织病理学特征相结合,主要有以下诊断标准:①患者年龄在 1 岁以内;②大细胞(正细胞)正色素性贫血;③网织红细胞明显减少;④骨髓增生活跃,选择性红系前体细胞明显减少;⑤血清促红细胞生成素水平增高。

2. **鉴别诊断**　主要与儿童暂时性幼红细胞减少症、范科尼贫血、Shwachman-Diamond 综合征、皮尔森综合征、先天性角化不良、软骨毛发发育不全等疾病鉴别。

3. **基因诊断**　DBA 涉及的致病基因较多,每个基因突变也有多种类型,可以使用单基因测序和基因 panel 测序检测点突变,使用 MLPA 检测缺失和重复。

4. **产前诊断**　如果家庭成员中有人被确诊过有 DBA 致病基因相关的变异,应对此类孕妇进行产前诊断,采用的方法同基因诊断。

【遗传咨询、治疗和预防】

1. **遗传咨询**　大多数情况下,DBA 属常染色体显性遗传,但也有 *GATA1* 相关的 DBA 和 *TSR2* 相关的 DBA 是 X 染色体连锁遗传。常染色体显性遗传的 DBA 患者 40%~45%是从父母一方继承了 DBA 相关的致病性变异,而 55%~60%则是患者的 DBA 相关基因新发突变。如果患者父母双方的白细胞 DNA 中都不能检测到致病性变异,也有可能是其中一方体细胞和(或)生殖系细胞的镶嵌现象导致。

2. **治疗**　①糖皮质激素的治疗:近 80%的患者在初次治疗时可以提高红细胞数目;②输注红细胞:如果患者对糖皮质激素治疗抵抗,往往依赖输血治疗;③造血干细胞移植(HSCT):HSCT 有可能治愈 DBA,但移植前需进行筛查以排除供体存在 DBA 相关基因突变。

10%~20%的患者可自发缓解。约 70%的患者经治疗可达完全缓解或治愈。但部分患者治疗效果较差,主要靠输血改善症状,故易引起血色病、肝大等。部分患者死于充血性心功能衰竭、白血病、恶性淋巴瘤及各种实体瘤。

3. **预防**　DBA 患者应采取合理的预防措施以避免感染,糖皮质激素治疗依赖的患者更容易产生免疫系统功能障碍并发症。高风险孕妇在怀孕期间定期检测母体的血红蛋白水平、胎儿小于 37 周龄的孕妇口服低剂量的阿司匹林均可能有预防作用。终止妊娠和遗传咨询可作为 DBA 有效的遗传干预手段。

(马　端　欧华源)

第十节 先天性红细胞生成异常性贫血

【疾病概述】

先天性红细胞生成异常性贫血(congenital dyserythropoietic anemia,CDA)为一组少见的以贫血为特征的遗传性红细胞生成异常性疾病,表现为慢性难治性贫血,持续或间断黄疸,骨髓红系增生活跃,有核红细胞多核、核碎裂或其他形态异常。CDA 首次报道于20世纪50年代初,可根据骨髓和血清表现分为经典的Ⅰ、Ⅱ、Ⅲ和Ⅳ型,其中CDAⅡ型最为常见,发病率为1/100 000。

【病因/分类和遗传方式】

CDAⅠ型[OMIM# 224120]为常染色体隐性遗传,致病基因为Codanin-1(*CDAN1*,15q15.2)或15号染色体可读框41(*C15orf41*,15q14),前者为CDAⅠa,后者为CDAⅠb。CDAⅠ型约占CDA的15%,高发于以色列贝多因人。

CDAⅡ型[OMIM# 224100]亦被称为伴酸化血清溶血试验阳性的遗传性幼红细胞多核症(hereditary erythroblastic multinuclearity with positive acidified serum lysis test,HEMPAS),是最常见的CDA类型,为常染色体隐性遗传,发病率为1/100 000,主要分布在意大利。致病基因为*SEC23B*(sec23 homolog B,coat complex Ⅱ component,20q11.2)。

CDAⅢ型[OMIM# 105600]是CDA中最少见的类型,为常染色体显性遗传,致病基因为驱动蛋白家族成员23(kinesin family member,*KIF23*,15q23),编码有丝分裂驱动蛋白样蛋白1(mitotic kinesin-like protein,MKLP-1)。

CDAⅣ型[OMIM# 613673]为常染色体显性遗传,致病基因为*KLF1*(kruppel like factor 1,19p13.13)。

【发病机制】

1. CDAⅠa Codanin-1蛋白主要位于细胞分裂间期的异染色质上,对异染色质蛋白1(heterochromatin protein,HP1)有着重要影响。Codanin-1蛋白异常可导致HP1定位异常,从而积聚于有核红细胞的高尔基体,干扰红系成熟。此外,Codanin-1还参与DNA的复制和染色体的装配,其缺陷很可能造成细胞周期动力学和红系终末分化之间固有联系破坏。CDAⅠb的发病机制尚不清楚。

2. CDAⅡ SEC23B蛋白介导分泌小体的积聚、囊泡膜的形成,并以出芽方式从内质网向高尔基体顺行性转运正确折叠的分泌小体。在出芽过程中,COP在囊泡膜表面进行装配,捕获小分子物质,并聚合形成不同大小的囊泡。SEC23B异常将阻碍内质网至高尔基体的物质转运,影响糖基化通路,并使残存内质网在红细胞膜上存留,由此破坏红细胞。

3. CDAⅢ *KIF23*基因C.2747C>G突变可导致p.P916R,进而影响对完成胞质分裂起关键作用的MKLP1的功能。MKLP1与二磷酸腺苷核糖基化因子6(ADP-ribosylation factor,ARF6)相互作用,形成ARF6-MKLP1复合体。ARF6-MKLP1复合体影响胞质分裂过程,敲除ARF6将导致双核或多核幼红细胞。相对于其他组织细胞而言,有核红细胞对KIF23/MKLP1缺陷的耐受低。胞质分裂异常形成不稳定的四倍体细胞,更易转化为恶性肿瘤。

4. CDAⅣ KLF1是转录激活因子。*KLF1*突变可以显著降低CD44和AQP1的转录,从而影响红细胞生成。

【临床表现】

1. CDAⅠ 一般首发于幼儿、儿童或青少年,特征为轻度高胆红素血症、中度贫血和轻度脾大。血清结合珠蛋白水平低,血清铁水平正常或较高。

2. CDAⅡ 儿童或青少年时期轻度或中度贫血,生长发育迟缓。50%以上的患者可出现黄疸,多数病例在婴幼儿及青少年时期就出现明显的脾大。成人患者可出现胆石病和铁超载。

3. CDAⅢ 大多数患者无明显的症状,不伴或仅伴有轻度的贫血,网织红细胞计数低于3%。

4. CDAⅣ 与CDAⅡ类似。可发生肥厚型心肌病和脾大。可出现胎儿水肿。

【诊断】

1. 临床诊断

(1)CDAⅠ:中到重度的大红细胞贫血,CMV>90fl;网织红细胞数目比其他溶血性贫血少;外周血涂片出现大红细胞、椭圆形红细胞、嗜碱性颗粒和有核成熟红细胞;有不同长度的染色质以桥连接方式连接成对的有核红细胞。

(2)CDAⅡ:①有先天性贫血或黄疸;有无效红细胞生成;骨髓象中典型的晚幼红细胞形态学异常;至少10%的晚幼红细胞出现双核。②至少20%正常血清酸溶血试验阳性;SDS-PAGE条带3或条带4、5呈现典型的异常;电镜显示红细胞有双层膜结构。按照Heimpel的诊断标准,只有符合①标准中的各项及②标准中的至少一项方能确诊。

(3)CDAⅢ:骨髓中有多核幼红细胞,有时可见巨大有核红细胞,胞质可见明显的嗜碱性颗粒。网织红细胞计数低于3%。

(4)CDAⅣ:主要依靠基因诊断。

2. 基因诊断 CDAⅠ中*CDAN1*突变约占90%,*C15orf41*占1%,不明原因者约为9%;*CDAN1* 90%的突变发生在第6~28外显子中,少数患者因启动子或其他位点突变所致,目前发现数十个突变。CDAⅡ中的*SEC23B*多为点突变,也发现有缺失。CDAⅢ中的*KFL23*多为点突变,亦有拷贝数变异(CNV),如缺失、插入和扩增。CDAⅣ中*KFL1*则发现了为数不多的点突变。可采用测序检测点突变,而CNV变化则需使用MLPA。

3. 鉴别诊断 CDA诊断的必须排除其他导致异常红系造血的先天性贫血和获得性贫血,包括地中海贫血、维生素B_{12}或叶酸缺乏导致的贫血等。

4. 产前诊断 B超检测可以发现胎儿水肿。胎儿细胞基因检测可以协助确定病因。

【遗传咨询、治疗和预防】

1. 遗传咨询 CDAⅠ型和Ⅱ型为常染色体隐性遗传,CDAⅢ和CDAⅣ型则为常染色体显性遗传,可依照遗传类型进行遗传咨询。

2. 治疗 CDA以对症治疗为主,无有效根治办法,贫血严重者予以输血治疗,脾切除一定程度减缓红细胞破坏和贫血;感染常加速红细胞破坏,预防和控制感染非常必要。

3. 预防 由于此病尚无有效的治疗手段且得长期治疗,做好预防和遗传干预显得尤为重要。预防主要以提供专业的遗传咨询和筛查为主,必要时可以终止妊娠。

(马　端　欧华源)

第十一节　遗传性血色病

【疾病概述】

遗传性血色病(hereditary hemochromatosis,HH)[OMIM# 235200]是一种西方常见的遗传性铁过载性疾病。多余的铁沉积可以导致多种器官衰竭并且能引起严重疾病,其中包括肝硬化、肝癌、糖尿病、心肌病、关节炎和垂体及性腺功能减退。通常情况下,遗传性血色病是进行性的,只有铁积累到一定量才会产生严重疾病表型。在病程早期通过放血治疗可以减少发病率和死亡率。

最先发现遗传性血色病是法国的 Trousseau 医生,他在尸检时发现患者"面容呈青铜色,肝脏呈灰黄色,颗粒状,质地致密"。不久"青铜色糖尿病、色素性肝硬化"的综合征陆续被其他法国内科医生报道。1889 年,von Recklinghausen 发现该病是由于机体内铁进展性蓄积所导致的,并第一次用"血色病"对此病进行命名。

流行病学研究表明,全世界 18~70 岁人口中 HH 的发病率为 1.5/1000~3/1000,男∶女为 2.2∶1,女性发病年龄较晚,病情较轻,可能与月经及妊娠反复失血有关。

【病因/分类和遗传方式】

人白细胞抗原相关血色病(HLA-linked hemochromatosis gene)基因 *HFE* 是重要的 HH 致病基因。HH 先分为 HFE 相关遗传性血色病(HFE-related HH)和非 HFE 相关遗传性血色病(non-HFE related HH),然后根据致病基因的不同分为 4 型,见表 7-5。

表 7-5 遗传性血色病的分型及特点

	HFE 相关血色病	非 HFE 相关血色病			
		幼年型血色病		TfR 相关血色病	FPN 相关血色病
OMIM 型	1 型	2 型 A 亚型	2 型 B 亚型	3 型	4 型
基因	*HFE*	*HJV*(*HFE2*)	*HAMP*	*TfR2*	*Fpn*
蛋白质	HFE	hemojuvelin	hepcidin	transferrin receptor 2	ferroportin
定位	6p21.3	1q21	19q13.1	7q22	2q32
遗传方式	AR	AR	AR	AR	AD
功能	与 TfR1 和 TfR2 相互作用,调节 hepcidin 表达	调节 hepcidin 表达	与 FPN 结合,致 FPN 内吞、降解,抑制小肠和脾细胞内铁的释放	介导肝细胞的铁吸收	小肠、肝、脾细胞膜上的铁输出蛋白

HH 是一种遗传异质性疾病,主要表现为常染色体隐性遗传,也存在铁蛋白突变导致的常染色体显性遗传。

【发病机制】

铁调素(hepcidin)是一种由肝脏产生的多肽激素,它能通过结合并降解细胞内铁转运蛋白进而调控细胞外铁浓度。HFE、TfR2 和 HJV 可以共同调节肝脏分泌的铁调素。铁调素能够与 FPN 结合,促进其降解,进而控制小肠上皮细胞和肝脾巨噬细胞释放铁以维持机体铁代谢平衡。当 *HFE*、*TfR2* 和 *HJV* 发生突变,就丧失了对铁调素的有效调节,导致铁调素合成不足,引起小肠铁吸收和单核-吞噬细胞系统铁释放增加,过多的铁沉积在敏感组织细胞中(肝、心、胰腺等),造成氧化损伤,导致血色病的发生。

1 型 HH 欧美国家中发病率较高,达 1/250~1/220,多为 *HFE* 基因 C282Y/C282Y 及 C282Y/H63D 突变。我国患者中未检测到这些突变,但发现部分患者存在 H63D 突变。

2 型 HH 的 *HJV* 基因突变差异较大。G320V 突变在加拿大、希腊、法国等的青少年 HH 患者中占 2/3,而在我国报道较多的突变是 C321X,Q6H 和 E3D 突变也有报道。

3 型 HH 致病基因 *TFR2* 突变位点可见于 p.Gly792Arg、c.1606-8A>G、Gln306 * 及 Gln672 * 、L99V、V277L、N540N、T740M 等。中国及亚洲患者中检测到 I238M 突变较多。

4 型 HH 致病基因 *SLC40A1* 多为点突变,国内曾报道过 IVS3+10delGTT 剪切突变。

【临床表现】

遗传性血色病的临床表现缺乏特异性,其发生与种族、性别等因素相关,症状多累及实质器官,包括肝脏、内分泌腺和心脏等。美国肝病研究会 AALSD 将病程分为 3 期:1 期是指存在基因易感性但尚无铁超载的早期阶段;2 期是指铁过载表型开始显露但尚无组织学损伤;3 期是指铁过载已导致组织或器官损伤。

1. **1 型 HH** 以铁在不同的器官中缓慢蓄积为主要特点,发病年龄通常在 40~50 岁之间,症状出现较晚而轻。典型的临床表现是中年男性发生常见原因不能解释的肝硬化、皮肤青铜色外观、糖尿病(或其他内分泌疾病)、关节炎和心脏病,而血细胞比容正常。其他常见的症状有疲劳、心神不宁和关节痛。

2. **2 型 HH** 男女发病率大致相同,临床表现多在 30 岁之前出现,因此被称为幼年型血色病。常见的临床表现有心脏病、糖尿病、性功能减退等症状,其中心力衰竭和心律失常是造成患者死亡的重要原因,皮肤色素沉着也较为常见。与 1 型 HH 相同,2 型 HH 患者中血清铁蛋白、血清转铁蛋白饱和度均升高。

3. **3 型 HH** 某些临床表现与 1 型 HH 相似,但发病年龄较早,且更严重。与 1 型 HH 不同的是,3 型 HH 在白种人和非白种人中发病率相同。

4. **4 型 HH** 该型为常染色体显性遗传。主要特点是早期血清铁蛋白升高,血清转铁蛋白饱和度正常。随着年龄增长和病情进展,铁逐步在肝或其他组织中蓄积,血清转铁蛋白饱和度也随之升高。该型患者肝损伤较轻,个别病例可见肝纤维化。由于患者常出现贫血症状,因此不能耐受频繁的放血治疗。

【诊断】

1. **血清铁代谢** 转铁蛋白饱和度 TS 反映体内铁代谢状况,可用于筛查铁代谢异常或一级亲属中有确诊 HH 患者的人群。铁蛋白 SF 是衡量机体内铁储备情况的指标,通常用于评价组织铁沉积状况,若血清铁蛋白 SF 正常,则铁沉积可被排除。此外,血清铁蛋白可作为肝损伤程度的预测指标。TS 和 SF 合用,可以排除 97%的阴性 HH 患者,超过单独应用其他指标的准确性。

2. **肝活检** 肝活检曾一度被认为是血色病诊断的"金标准",由于 *HFE* 基因检测技术的开展,目前肝活检用于诊断的重要性已不及以往。目前肝活检主要用于患者预后的评估。检测内容包括组织形态分析、纤维化程度分期及评价组织铁沉积范围及程度。

3. **影像学检查** MRI 信号不受脂肪肝的影响,适用于血色病的检查。铁的顺磁性给 MRI 组织铁含量评估带来了方便。MRI 还可帮助分析肝内铁沉积的部位,区分实质性器官和间质性器官的铁沉积,还能检测出不含铁的小占位灶。

4. **基因检测** 有遗传性血色病家族史者、怀疑有器官功能受累者、不明原因肝功能异常者及体检意外发现铁过载可能者均为高危人群,应考虑检测血色病相关基因。

5. **鉴别诊断** 主要需与继发性血色病、先天性铁转运障碍、新生儿血色病和特定组织的局灶性铁过载鉴别。

【遗传咨询、治疗和预防】

1. **遗传咨询** HH 在我国较少见,从 1957 年首次报道至今不足 200 例,且多为散发病例,涉及基因检测的研究报道更是寥寥可数。针对已知 HH 致病基因突变家族,可以建议相关亲属进行基因检测,有些家属甚至需要进行产前诊断,获得胎儿 DNA 进而进行基因检测,分析胎儿患 HH 的风险。前三型 HH 为常染色体隐性遗传,第四型为常染色体显性遗传,可以此进行相应的遗传咨询。

2. **治疗** ①放血疗法:在肝硬化或糖尿病等严重并发症发生前进行放血治疗,可显著降低 HH 的危害和死亡率。目前推荐每 1~2 周 1 次的放血治疗,频率以能够耐受为度。②铁螯合剂治疗法:当血色病患者并发严重贫血、心功能不全或不能耐受放血治疗时,可采用铁螯合剂治疗。③并发症的治疗:在去铁治疗的同时,应针对各种并发症采取相应的治疗措施。

针对家族性遗传性血色病应该建议亲属进行基因、生化、影像学等检测，争取做到早期诊断、及时治疗，提高生存率。

（马　端　夏文君）

第十二节　遗传性出血性毛细血管扩张症

【疾病概述】

遗传性出血性毛细血管扩张症（hereditary hemorrhagic telangiectasia，HHT）［OMIM# 187300］是一种常染色体显性遗传性疾病，鼻出血是最常见的症状，皮肤黏膜毛细血管扩张是最常见的体征，常出现脑、肺、胃肠道和肝脏等的动静脉畸形（arteriovenous malformation，AVM）。Sutton 于 1864 年首次报道该病，随后 Rendu、Osler 和 Weber 也陆续进行了报道，因此该病又称 Osler-Rendu-Weber 综合征。HHT 在各个种族均可发生，其发病率为 1/10 000~5/10 000。我国并未有 HHT 的流行病学调查。

【病因/分类和遗传方式】

HHT 分为 2 型，HHT1 由 *ENG*（endoglin，9q34. 11）基因突变导致，HHT2 则由活化素受体样激酶 1（activin receptor-like kinase 1，*ALK1*）基因（12q13. 13）突变引起。近年发现，*SMAD4*（SMAD family member 4，18q21. 2）和 *GDF2*（growth differentiation factor 2，10q11. 22）也是重要的 HHT 致病基因。

【发病机制】

ENG 主要在血管内皮细胞表达，是转化生长因子（TGF-β）受体复合物的组成成分。ALK-1 可以结合 TGF-β1 和 activin-A，并且可应答 TGF-1 或 TGF-β3 信号。TGF-β 家族在胚胎发育、造血、血管生成、细胞间质形成、免疫调节等过程中起着重要作用。*ENG* 和 *ALK-1* 的突变可以影响 TGF-β 家族的功能，由此引起血管发育不良而形成 HHT。

目前已发现数百种 *ENG* 基因突变，各种突变类型均存在，大约 80%为无义突变。除外显子 1、10、14a 和 14c 发生突变较少之外，其他外显子发生突变的频率均较高。*ALK-1* 基因突变亦有数十种，可见错义突变、无义突变、剪接位点突变以及碱基缺失。

【临床表现】

HHT 主要的临床表现为：鼻出血、胃肠道出血、贫血、肺/大脑/肝动静脉瘤。与 HHT2 相比，鼻出血、毛细血管扩张等症状在 HHT1 出现更早，HHT1 的肺动静脉瘤也更为多见。总的来说，HHT1 的临床表型比 HHT2 较为严重。

HHT 鼻出血的发病平均年龄是 12 岁，40 岁时接近 100%发病。大多数病例报道鼻出血发病后的 5~30 年里出现嘴唇、颜面或手部的毛细血管扩张，最常见于第 20~30 年期间。

【诊断】

1. **临床诊断标准**　①反复发作的自发性鼻出血；②多个特征部位出现毛细血管扩张，如唇、鼻、手指和口腔黏膜等；③内脏受累，如消化道的毛细血管扩张，肺、肝、脑的动静脉畸形；④阳性家族史，直系亲属中有 HHT 患者。符合以上 3 条或 3 条以上条件者可确诊为 HHT，符合其中 2 条者为疑似病例，少于 2 条者暂不考虑 HHT。

2. **基因诊断**　HHT 基因检测的目的是明确 HHT 患病家系的具体突变位点，使得不符合 HHT 临床诊断标准的亲属（通常是儿童和年轻人）也能够及时确诊。家庭中的先证者应首先进行基因检测，检测内容包括 *ENG* 基因和 *ACVRL1* 基因测序与缺失/重复分析，测序的突变检出率约为 75%，加用大片段缺失/重复检测分析可以增加约 10%的检出率。这两个基因的突变占 HHT 突变的大多数。*SMAD4* 基因突变可以导致一种罕见的综合征，即幼年性息肉合并 HHT。在 HHT 临床确诊患者中，1%~3%可以检

测到 *Smad4* 基因突变。相对于其他遗传疾病，HHT 的基因检测较复杂，原因在于多致病基因中的单个基因单个突变即可导致发病，而 HTT 的全部致病基因尚未明确，大多数家系有自己的“私有突变”，缺乏“共同突变”。

3. **产前诊断** 如果父母是患者，则应明确致病基因，然后对胎儿进行基因检测。

4. **鉴别诊断** 注意与出、凝血障碍性疾病相鉴别。

【遗传咨询、治疗和预防】

1. **遗传咨询** HHT 的遗传模式是常染色体显性遗传，男女发病率均等。外显率随着年龄的增加而增加。如果父母中有人患 HHT，则应做基因检测，然后对子女亦进行基因检测，以达到症状前诊断目的。

2. **治疗** HHT 只能对症和支持治疗，目前尚无特效治疗措施。避免一切可促发和加重出血的因素。避免使用能引起血容量增加、血压增高、血管扩张及促发出血的药物。止血应尽可能用非创伤性手段、手术止血或其他原因接受止血，应特别注意扩张的毛细血管发生术中和术后出血。

（马 端 夏文君）

第十三节 巨大血小板综合征

【疾病概述】

巨大血小板综合征又称 Bernard-Soulier 综合征（Bernard-Soulier syndrome，BBS）[OMIM# 231200]，是一种罕见遗传病，1948 年由 Bernard 和 Soulier 首次报道，发病率不足 1/1 000 000。本病以血小板数量减少和体积增大、出血时间延长、vWF 依赖性血小板黏附和聚集缺陷为主要特征。

【病因/分类和遗传方式】

GPⅠb/Ⅸ-Ⅴ复合物各组分的编码基因分别是 *GP1BA*、*GP1BB*、*GP9* 和 *GP5*，编码 GPⅠbα、GPⅠbβ、GPⅨ和 GPⅤ四种亚基，在内质网中以 2∶4∶2∶1 比例结合，经高尔基体成熟后定位于血小板膜。只有在各组分均正常表达的情况下，GPⅠb/Ⅸ-Ⅴ复合物才能行使正常功能，其中 *GP1BA*、*GP1BB* 或 *GP9* 任意一种基因异常均有可能引起巨大血小板综合征，目前尚无 *GP5* 基因突变致病的相关报道。

本病多为常染色体隐性遗传。突变基因携带者无明显症状，血小板计数正常或轻微减少，也有部分携带者会有轻微的血小板增大和 GPⅠbⅨ-Ⅴ复合物表达减少。部分 *GP1BA* 和 *GP1BB* 突变会遵循常染色体显性遗传模式。

【发病机制】

GPⅠb/Ⅸ-Ⅴ复合物是血小板上最主要的黏附受体，与 vWF 结合后促使血小板黏附于血管破损处，达到止血目的。两者间的相关作用对于血小板在血管内皮的黏附，特别是在高切变力的情况下至关重要。当 GPⅠb/Ⅸ由于基因突变导致表达量少或功能障碍时，一方面血小板膜失去了与细胞骨架的联系，引起血小板形态改变；另一方面，由于表面缺乏 GPⅠb/Ⅸ，血小板黏附功能也存在缺陷，瑞斯托菌素反应相应降低，出血倾向增加。

【临床表现】

患者多为纯合突变，主要表现为自婴儿时期即有严重的出血倾向，一般表现为皮肤黏膜出血、紫癜、鼻出血、月经量多、牙龈出血等，重者可有内脏和肌肉出血。出血症状和严重程度依突变的基因类型及位点的不同而明显不同，出血时间正常至显著延长，血小板计数也表现为正常至显著减少。携带者一般无明显症状，瑞斯托菌素反应正常，部分表现为血小板轻微减少。

【诊断】

1. **临床诊断** 主要依据出血时间延长、血小板减少、血小板体积巨大、瑞斯托菌素无应答、血小板

GP Ⅰb/Ⅸ-Ⅴ复合物基因缺陷等。对于疑似巨大血小板综合征的患者，最重要的检测是通过外周血涂片观察血小板形态、有无巨大血小板以及血小板计数。此外，也可以通过流式细胞技术和免疫印迹术检测 GP Ⅰbα、GP Ⅰbβ 和 GPⅨ亚基表达情况，或者利用高通量测序对候选致病基因进行筛查。

2. **鉴别诊断** 本病须与其他先天性血小板减少症且伴有巨大血小板的疾病相鉴别，包括 Epstein 综合征、Fechter 综合征、血小板无力症、May-Hegglin 异常等。

3. **产前诊断** 对于确诊为巨大血小板综合征或血小板功能异常的孕妇，以及先正者遗传诊断明确的情况下，可针对胎儿 DNA，利用高通量测序对疾病候选基因进行全外显子或目的位点测序，明确基因突变情况并给予遗传诊断。

【遗传咨询、治疗和预防】

1. **遗传咨询** 本病自发突变并不常见，常见于近亲结婚，一般情况可按常染色体隐性遗传方式进行遗传咨询。

2. **治疗** 出血症状轻者，例如鼻出血、口腔黏膜出血等，应用局部止血即可。严重出血及手术前出血的预防需行血小板输注，但可能发生同种免疫反应或过敏，故最好输注去除白细胞的血型和 HLA 配型一致的单采血小板。此外，抗纤溶治疗对止血可有裨益，1-去氨基-8-右旋-精氨酸血管加压素可用于患者手术引发出血的预防，但氨基己酸或氨甲环酸的使用存在争议。

妊娠期患者止血状态评定非常重要，在分娩或剖宫产过程中应备好血小板及其他血制品以避免大出血。对于产后出血，可采用子宫内持续灌注低浓度的前列腺素 E_2 和 F_2a。

患者应当避免剧烈运动和使用非甾体抗炎药。持续性出血致使贫血和缺铁的患者需补充铁剂和叶酸等。月经过多的女性患者可应用诸如黄体酮、雌激素等激素类药物加以控制。

3. **预防** 本病的预防手段包括：禁止近亲婚配，结合产前诊断避免胎儿出生。

（马 端 杜司晨）

第十四节 血小板无力症

【疾病概述】

血小板无力症（thrombocytasthenia）［OMIM# 273 800］是一种常见的遗传性血小板功能障碍疾病，由 Glanzmann 在 1918 年首次报道，因此也称为 Glanzmann thrombocytasthenia（GT）。特征为血小板聚集障碍、出血时间延长、凝块缩退消失或减弱。发病原因与 *ITGA2B*（integrin subunit alpha 2b）或 *ITGB3*（integrin subunit beta 3）基因突变引起的 GP Ⅱb/Ⅲa 血小板表面纤维蛋白原受体复合物的异常有关。发病率由于地域和种族的不同而有所差别。国际血栓与止血学会标准化委员会血小板组给予 GT 的明确定义是："由于 *GPⅡb* 或 *GPⅢa* 基因缺陷引起的血小板对多种诱聚剂的先天性遗传性无聚集或反应降低"。

【病因/分类和遗传方式】

本病的发病基础是血小板表面纤维蛋白原受体复合物 GP Ⅱb/Ⅲa 异常，最终引起血小板凝集功能紊乱和血块收缩障碍。

根据 GP Ⅱb/Ⅲa 表达效率、血块收缩反应、血小板纤维蛋白结合试验等结果，将 GT 分为 3 型：①Ⅰ型 GT：血小板 GP Ⅱb/Ⅲa 低于正常水平的 5%，血块收缩反应缺如，血小板 α 颗粒纤维蛋白原含量明显减少，活化的血小板不能结合纤维蛋白原。该型约占 78%。②Ⅱ型 GT：GP Ⅱb/Ⅲa 水平为正常的 10%～20%，血块收缩不良，活化的血小板可结合少量纤维蛋白原。该型约占 14%。③Ⅲ型 GT：又称变异型 GT，占 8%。GPⅡb/Ⅲa 水平为正常的 50%～100%，血块收缩缺乏到正常，但活化的血小板不结合或少量结合纤维蛋白原。

本病较为少见，为常染色体隐性遗传病，常见于近亲结婚人群。

【发病机制】

GPⅡb/Ⅲa是血小板膜上主要黏附蛋白受体之一，也是血小板上含量最多的膜糖蛋白。静息状态下，大部分的GPⅡb/Ⅲa分布在血小板表面。当血小板活化时，一部分储存在α颗粒和管道系统的GPⅡb/Ⅲa复合物由胞内转向膜外，使血小板表面的GPⅡb/Ⅲa复合物增加。当血小板黏附在受损内皮处时，在诱导剂的作用下，GPⅡb/Ⅲa复合物空间结构形态发生改变，纤维蛋白原受体位点暴露，与血浆纤维蛋白原结合后引起血小板的进一步活化和释放，加速血小板血栓形成，达到止血目的。GPⅡb/Ⅲa复合物还可以结合血浆中的vWF、纤维连接蛋白等多种黏附分子，在血小板黏附聚集过程中起关键作用。此外，GPⅡb/Ⅲa复合物是连接膜外侧的纤维蛋白原和膜内侧的肌动蛋白丝主要附着点，参与血块回缩。

GPⅡb/Ⅲa分别由*ITGA2B*和*ITGB3*基因编码，目前登记的*ITGA2B*基因突变约200种，*ITGB3*基因突变超120种，大多数突变发生在编码GPⅡb β-螺旋区或GPⅢa表皮生长因子区。突变类型包括基因缺失、插入、倒置、错义突变、无义突变等，其中错义突变最为常见。当GPⅡb/Ⅲa由于基因突变导致质或量的缺陷时，上述相关凝血过程随即受累，从而导致血小板凝集功能紊乱，血块收缩亦受影响。

【临床表现】

本病临床表现为自幼开始自发性中到重度皮肤黏膜出血，并终身存在出血倾向，常见的出血表现为皮肤紫癜、鼻出血和牙龈出血，外伤、手术，女性患者青春期后可表现为月经过多，分娩可能出血不止。杂合子（携带者）血小板的GPⅡb/Ⅲa量为正常人的一半，无出血表现，纯合子患者出血症状明显。

【诊断】

1. **临床诊断** 本病可根据临床表现和实验室检查进行诊断。对于杂合子（携带者），由于其无临床表现及实验室指标，检测相对困难，但可通过免疫印迹技术加以检测。

2. **鉴别诊断** 本病需与其他血小板数目和形态正常的血小板功能障碍疾病相鉴别，包括灰色血小板综合征、继发性血小板无力症、遗传性凝血因子缺乏症如血友病和先天性无纤维蛋白原血症。

3. **基因诊断** 对*ITGA2B*和*ITGB3*基因进行测序以发现点突变，对怀疑缺失或插入者进行MLPA检测。

4. **产前诊断** 对有家族史或患病孕妇的产前诊断有助于判断胎儿是否正常，方法同基因诊断。

【遗传咨询、治疗和预防】

1. **遗传咨询** 本病为常染色体隐性遗传病，一般情况可按常染色体隐性遗传方式进行遗传咨询。杂合子（携带者）因无临床表现和实验室指标而难以检测，可通过免疫印迹技术加以确定。

2. **治疗** 目前对该病无有效的治疗方法，主要治疗手段是血小板输注，其他治疗手段包括出血时局部压迫或应用其他止血措施、选择性应用rFⅦa、女性月经期及孕期应用雌激素等。应避免使用非甾体类抗炎药，保持口腔清洁。对于严重出血或依赖血小板输注的GT患者，骨髓移植具有潜在的治疗价值。

3. **预防** 本病的主要预防手段是结合家族史以及明确的先证者基因检测结果，通过产前诊断，避免患儿的出生。

（马 端 杜司晨）

第十五节　易　栓　症

【疾病概述】

易栓症(thrombophilia)不是单一疾病,而是指由于抗凝蛋白、凝血因子、纤溶蛋白等的遗传性或获得性缺陷或存在获得性危险因素而容易发生血栓栓塞的疾病或状态。1965 年,Egeberg 在对 1 例遗传性抗凝血酶-Ⅲ缺陷症的报道中首次提出了易栓症这一概念。遗传性易栓症发病原因不同,发病率也不一样,不同的种族也有区别。凝血酶原基因 G20210A 和凝血因子Ⅴ基因 Leiden 突变是两种最为常见的易栓症基因突变,前者的人群突变率高达 1%~4%,其中 5%~10%会发生血栓性疾病。

【病因/分类和遗传方式】

遗传性易栓症分为两种类型:易栓症Ⅰ型较为少见,常为抗凝因子缺乏导致,更容易发生血栓。易栓症Ⅱ型则多为凝血因子活性过高,包括凝血酶原基因和凝血因子Ⅴ基因 Leiden 突变。

根据功能的不同,还可以进行以下分类:

1. 抗凝蛋白缺陷抗凝血酶-Ⅲ缺陷症、蛋白 C 缺陷症、蛋白 S 缺陷症等。
2. 凝血因子缺陷凝血因子基因 Leiden 突变、凝血酶原突变、异常纤维蛋白原血症等。
3. 纤溶蛋白缺陷异常纤溶酶原血症、组织型纤溶酶原激活物(t-PA)缺陷症。
4. 纤溶酶原活化抑制物-1(PAI-1)增多等。
5. 代谢缺陷高同型半胱氨酸血症(*MTHFR* 突变)等。
6. 凝血因子水平升高因子Ⅷ、Ⅸ或Ⅺ活性水平升高等。

【发病机制】

遗传性易栓症发病机制是由于基因突变导致凝血活性增强、抗凝活性减弱或纤溶功能下降。由于涉及的因子较多,这里只介绍相对多见的遗传性易栓症发病机制。

1. **抗凝血酶-Ⅲ(antithrombin Ⅲ,AT-Ⅲ)缺陷**　抗凝血酶有多种,但具有临床价值的主要是 AT-Ⅲ,因此有时也将 AT-Ⅲ称为抗凝血酶(AT)。AT-Ⅲ是血浆中最重要的抗凝物质之一,编码基因位于 1q25.1,主要由肝细胞合成。抗凝血酶除抑制凝血酶外,还抑制Ⅸa、Ⅹa、Ⅺa、Ⅻa 及Ⅶa 等凝血因子,故在抑制血栓形成中起重要作用。遗传性抗凝血酶缺陷分两种类型:Ⅰ型为合成减少,Ⅱ型结构异常。两种类型都可导致抗凝血酶活性不同程度地降低。遗传性 AT-Ⅲ缺陷属于常染色体显性遗传。目前发现的抗凝血酶基因突变中,错义或无义突变占 56%,剪切位点突变占 6%,碱基缺失或插入突变占 37%,基因重排占 1%。

2. **蛋白 C(protein C,PC)缺陷**　常染色体显性遗传。*PC* 基因位于 2q13-q14,所编码的蛋白 C 可被凝血酶裂解而成为活化蛋白 C(APC),后者通过灭活因子Ⅴa 和因子Ⅷ而发挥抗凝活性,故 PC 缺陷可导致血栓形成。蛋白 C 缺陷分为两型,Ⅰ型同时有蛋白 C 浓度与功能降低,Ⅱ型主要为功能异常。遗传性 PC 缺乏综合征表现为复发性深静脉血栓形成(deep vein thrombosis,DVT)及暴发性紫癜、出血性皮肤坏死、弥散性血管内凝血等。但如果患者仅为杂合子,除非有明显诱因,血栓形成发生率较低。

3. **蛋白 S 缺陷**　*PS* 基因位于 3q11.1,所编码的蛋白 S 也属于蛋白 C 系统,PS 为 PC 的辅因子,可提高 APC 的活性,故 PS 缺陷也可导致血栓形成。蛋白 S 缺陷分为 3 型:Ⅰ型为量的缺乏,游离蛋白 S 与总蛋白 S 均减少,但分子结构正常;Ⅱ型为质的异常,抗凝功能丧失;Ⅲ型为游离蛋白 S 减少,但总蛋白 S 量正常。

4. **凝血因子Ⅴ Leiden 突变**　凝血因子Ⅴ基因发生 G1691A 突变,导致第 50 位的精氨酸被谷氨酰胺替代,称之为凝血因子Ⅴ Leiden 突变(FⅤ Leiden)。FⅤ Leiden 失去对活化蛋白 C(APC)的抑制反应,导致血栓形成的倾向性增高,称为 APC 抵抗(APCR)。该病属常染色体显性遗传,分为纯合型及杂合型,杂合子形成血栓的风险较正常人高 5~10 倍,而纯合子可高达 80 倍,是高加索人群下肢静脉血栓形成最常见的危险因素。

5. **凝血酶原 G20210A 突变** 凝血酶基因 3′端非编码区的 20210 核苷酸 G→A 的突变可增高血浆凝血酶原的水平,同时增高发生静脉血栓的危险性。

6. **其他异常** 异常纤维蛋白原血症也可导致易栓症,约 0.8%静脉血栓患者有异常纤维蛋白原血症,其中产后静脉血栓患者中比例较高。

【临床表现】

尽管易栓症的病因有多种,但临床表现多类似。主要表现为静脉血栓形成(DVT),多发生在下肢静脉,其次为髂静脉和肠系膜静脉,少部分可发生肺栓塞和动脉血栓。多数首次发病时间<50 岁,可早至 20 岁。随着年龄增长,发病逐渐增多。有诱发因素存在时容易发病。

【诊断】

1. **实验诊断** 抗凝蛋白缺陷是中国人群最常见的遗传性易栓症,建议筛查的检测项目包括抗凝血酶、蛋白 C 和蛋白 S。存在抗凝蛋白活性下降的个体,有条件时应进行相关抗原水平的测定,明确抗凝蛋白缺陷的类型。上述检测未发现缺陷的 DVT 患者,建议进一步检测血浆同型半胱氨酸、FⅧ、FⅨ、FⅪ和纤溶相关蛋白等。

2. **遗传性易栓症实验检测的时机** 在静脉血栓形成的急性期可因消耗导致抗凝蛋白水平短暂下降,故不推荐在急性期进行抗凝蛋白活性水平检测。肝素抗凝治疗可能会干扰抗凝血酶活性的检测结果,建议停用肝素 24 小时以上进行检测。华法林抗凝治疗常伴有蛋白 C 和蛋白 S 活性水平的下降,蛋白 C 和蛋白 S 活性的检测应在完成口服抗凝治疗,停用华法林至少 2 周以后进行。抗凝蛋白活性水平的检测还易受其他获得性因素(包括生理性因素)的影响,出现一过性降低,因此一般不应仅凭一次实验室检测的结果确诊遗传性抗凝蛋白缺陷。

3. **症状前诊断** 下列情况建议接受遗传性易栓症筛查:①发病年龄较轻(<50 岁);②有明确静脉血栓栓塞症(venous thrombus embolism,VTE)家族史;③复发性 VTE;④少见部位(如下腔静脉、肠系膜静脉、脑、肝、肾静脉等)的 VTE;⑤特发性 VTE(无诱因 VTE);⑥女性口服避孕药或绝经后接受雌激素替代治疗的 VTE;⑦复发性不良妊娠(流产、胎儿发育停滞、死胎等);⑧口服华法林抗凝治疗中发生双香豆素性皮肤坏死;⑨新生儿暴发性紫癜。

4. **基因诊断** 由于涉及的致病基因较多,可在临床及实验室诊断的基础上进行相应的基因测序和(或)缺失重复片段检测。

5. **产前诊断** 针对复发性流产妇女,必须仔细询问病史与家族史,检测临床常见的凝血、抗凝和纤溶指标,如凝血酶原时间(prothrombin time,PT)、活化部分凝血活酶时间(activated partial thromboplastin time,APTT)、凝血酶时间(thrombin time,TT)、纤维蛋白原、抗凝血酶-Ⅲ和 D-二聚体等。必要时进行基因检测。

6. **鉴别诊断** 主要是和获得性易栓症区别,两者都有血栓生成倾向,但前者是基因缺陷导致相应蛋白减少和(或)质量异常,后者是由于存在容易导致血栓形成的疾病,比如抗磷脂综合征、肿瘤性疾病、骨髓增殖性肿瘤、阵发性睡眠性血红蛋白尿症、肾病综合征、炎性肠病等所致。还需要与抗磷脂综合征及其他继发性易栓症进行鉴别。

【遗传咨询、治疗和预防】

1. **遗传咨询** 易栓症中 50%~60%的血栓形成可归因于遗传风险。早期发现携带血栓易感基因的人群,能有效降低此类疾病的发病率、致残率和致死率。同时,基因检测可以指导易栓症患者个体化治疗。如果存在致病基因变异，同时血栓形成反复发作，原则上需要长期抗凝治疗。对于存在遗传缺陷的初发血栓形成者，以及尚未发现遗传缺陷的复发性静脉血栓形成者，治疗后需密切随访观察。不存在遗传缺陷的初发血栓形成者，原则上无需长期抗凝治疗。

2. 初发急性血栓性疾病的处理　一般而言，有遗传性易栓症患者的深静脉血栓与肺栓塞的处理与无易栓症的患者无区别。开始用普通肝素或低分子肝素抗凝至少5天，然后对非孕妇改用口服抗凝剂维持6个月，国际标准化比值（INR）控制在2.5（范围2～3）。只有在抗凝过程中血栓复发才需将INR适当调高。除急性肺栓塞外很少需要溶栓治疗。对有抗凝血酶、蛋白C或蛋白S缺陷的静脉血栓栓塞患者不需要更强烈的口服抗凝治疗。对最常见的遗传性易栓症（因子Ⅴ Leiden与凝血酶原G20210A突变的杂合子）患者，静脉血栓栓塞的治疗仍应将INR控制在2.5。

3. 抗凝治疗持续的时间　在静脉血栓栓塞初次发作后通常需6个月的抗凝治疗。对远端（小腿）静脉血栓，或血栓由暂时的危险因素诱发并且该因素已不再存在，治疗时间可适当缩短。但如血栓危险因素持续存在（如肿瘤），或有危险性较高的易栓症缺陷，可根据具体情况延长治疗时间。对最常见的遗传性易栓症（因子Ⅴ Leiden与凝血酶原G20210A突变的杂合子）患者，抗凝治疗的时间不受影响。

4. 再发风险估计　对静脉血栓栓塞初发患者，口服抗凝治疗结束后两年中的复发危险性为15%～20%。持续治疗可降低复发率，但出血的危险性也随之增加。出血的可能性为1%左右，其中1/4的人可能有致命性出血。

5. 预防　①对有易栓症基因表型的家系成员不做一期预防；②不管有无易栓症相关基因缺陷，有静脉血栓栓塞病史的人如处于手术、创伤、石膏固定或长期卧床等易发血栓的状态，可考虑短期的预防性抗凝治疗；③对有易栓症而无临床表现，但家系中有血栓患者的人，在处于易发血栓的状态时可考虑短期的预防性抗凝治疗；④对有易栓症的人不需给予更强或更长时间的抗凝预防性治疗。

（马　端　王惠惠）

第八章

免疫系统遗传性疾病

免疫系统是人体十分重要的系统，与许多疾病的发生和易感性有着直接或间接的关系。免疫缺陷病是由于一个或者多个免疫系统成分（包括T细胞、B细胞、MHC和补体等）发育不全或功能缺陷引起的疾病。原发性免疫缺陷病是由于遗传因素导致的免疫细胞功能缺陷，至今已发现有上百种免疫系统的遗传病，具有广泛的遗传异质性。部分疾病具有多因子疾病的特征。本章仅选择其中较为常见或分子发病机制较为明确的部分疾病予以介绍。

第一节　X连锁无丙种球蛋白血症

【疾病概述】

X连锁无丙种球蛋白血症（X-linked agammaglobulinemia，XLA）[OMIM# 300755，OMIM% 300310]又称Bruton病或先天性低丙种球蛋白血症，是由于B细胞系发育障碍引起的原发性免疫缺陷病，仅男孩发病，发病率为6/1 000 000~10/1 000 000。临床诊断前多以中耳炎反复发作为特征，少有结膜炎、腹泻、皮肤感染等症状。血清中各类免疫球蛋白明显降低或缺乏，对抗原刺激不能产生抗体应答，血液循环中B淋巴细胞减少，淋巴结及淋巴组织缺乏生发中心和淋巴滤泡，骨髓中无浆细胞，但前B淋巴细胞数量正常，T淋巴细胞数量及功能正常。

【病因/分类和遗传方式】

XLA有两种类型，一种是由位于Xq21.3-q22的酪氨酸激酶基因（*Btk*）突变所致，呈X连锁隐性遗传[OMIM# 300755]；另一种类型的致病基因位于Xp22[OMIM% 300310]。*Btk*基因具有超过600种不同的致病变异，3%以上的个体存在非单一的致病变异。2/3的变异类型是无义突变、剪接突变或移码突变。常见的无义突变，如p. Arg13Ter、p. Gln15Ter产生截短蛋白；剪接突变，如g. IVS4，-1G>C、g. IVS9，+1 G>A；插入突变，如21-bp ins，nt442、c. 186-187 ins A。缺失突变，如p. 76-79 del GAAA、2-bp del，IVS2DS，+3AA。这些突变导致BTK在细胞中表达异常，并会改变激酶活性，影响与蛋白质的结合。约1/3的致病变异是错义突变，现已报道有22种，如p. Lys430Glu、p. Arg562Trp、p. Glu589Cly等，这些致病变异大部分导致蛋白质不稳定；此外，3%~5%的患者存在覆盖XLA与耳聋肌张力障碍视神经病变综合征致病基因的大片段缺失；上述分子缺陷导致XLA患儿前B细胞进一步成熟为B细胞发生障碍。该病的基因型和临床表型之间不一定存在一致关系，同时环境因素也起到一定作用。

【发病机制】

主要的致病基因*Btk*基因（NM_000061.2）位于Xq21.3-q22，包括长度37kb的19个外显子，编码的蛋白产物具有659个氨基酸残基，属于胞质酪氨酸激酶家族。在造血祖细胞、髓系细胞和血小板，以及B细胞中表达。可分为PH、TH、SH2、SH3和激酶区等5个功能区。BTK的Src激酶家族（Lyn、Fyn、Blk、Hck）与B细胞受体（BCR）交联而被活化，并进一步活化Syk，导致Igα和Igβ成分的免疫受体酪氨酸活化基序(immunoreceptor tyrosine-based activation motif,ITAM)和相关受体的磷酸化。已知BTK激酶家族可以调节造血系统,参与磷脂酶C的γ亚基(PLCγ)磷酸化和活化所致的钙内流,并通过蛋白质之间、蛋白质与脂类之间相互作用,在信号传导途径中进行多样化的调节。

BTK对B淋巴细胞分化和激活非常重要。它与Src激酶家族蛋白(Lyn、Fyn、Blk、Hck)互作激活B细胞和T细胞受体。BTK基因参与放射线诱导的淋巴细胞凋亡,很多免疫缺陷病与免疫细胞凋亡调控相关。XLA的B细胞分析选择性地表达特异的抗体库,BTK对于移出自身反应性的B细胞很重要。

【临床表现】

1. **反复感染** 该病仅见于男孩,约有近半数病儿可询问到家族史。患儿多于生后4~12个月开始出现感染症状。最突出的临床表现是反复严重的细菌性感染,尤以荚膜化脓性细菌,如溶血性链球菌、流感嗜血杆菌、金黄色葡萄球菌和假单胞菌属感染最为常见。对革兰阴性杆菌如致病性大肠埃希菌、铜绿假单胞菌、变形杆菌、沙雷菌等的易感性也明显增高。一部分患者发病早期有严重感染,一部分没有严重表型,但免疫球蛋白持续偏低。XLA患儿对一般病毒的抵抗能力尚好,但对某些肠道病毒,如埃可病毒、柯萨奇病毒及脊髓灰质炎病毒的抵抗能力甚差。应注意口服脊髓灰质炎活疫苗可引起患儿肢体瘫痪。XLA患儿合并上述病毒感染者,也可发生皮肌炎样综合征。也有报道并发卡氏肺孢子菌感染者。

2. **其他表现** 易发生过敏性和自身免疫性疾病,包括自身免疫溶血性贫血、类风湿关节炎等。

3. **体格检查** 反复感染引起慢性消耗性体质,苍白、贫血、精神萎靡。扁桃体和腺样体很小或缺如,浅表淋巴结及脾脏均不能触及,鼻咽部侧位X线检查可见腺样体阴影缺乏或变小。

【诊断】

1. **实验室检查** 外周血缺乏B细胞,血清免疫球蛋白明显下降是该病的实验室检查的主要特征。总Ig一般不超过2~2.50g/L;IgG可能完全测不到,一般低于1g/L;IgM和IgA微量或测不出。特异性抗体反应缺乏(包括T细胞依赖性和T细胞非依赖性抗原)。外周血白细胞总数可在正常范围,淋巴细胞数量正常或轻度下降,成熟B细胞缺如。骨髓B细胞和浆细胞缺如,可见少量前B细胞。

2. **产前诊断和携带者检测** 具有阳性XLA家族史的女性,妊娠时应进行产前检查。可先检查羊水细胞判断其性别,如为男性,应进一步检查羊水或脐带血B细胞数量,也可通过*Btk*基因突变筛查的方法来确诊并进行基因携带者检测。

3. **其他辅助检查** 常规做X线胸片、B超等检查。反复肺部感染可见支气管扩张,关节腔积液,鼻咽部侧位X线检查可见腺样体阴影缺乏或变小。

【遗传咨询、治疗和预防】

1. **遗传咨询** XLA是X连锁隐性遗传方式。有家族史的孕妇应进行产前检查和突变基因携带者检测。如羊水检查证明为男孩后,再进一步测定*Btk*基因有否突变,以便早期诊断和正确处理。对于抗体或补体缺陷患者的直系家属应检查抗体和补体水平以确定家族患病方式,对于某些已能进行基因定位的疾病,患者父母、同胞兄妹及其子女都应该做定位基因检测,如果发现有患者,同样应在其家庭成员中进行检查,患者的子女应在出生开始就仔细观察有无疾病发生。

2. **产前诊断** 某些免疫缺陷病能进行产前诊断,当发现存在免疫缺陷时,可终止妊娠,防止患儿的出生,及早准确诊断,及早给予特异性治疗和提供遗传咨询非常重要。

3. **治疗** 通常采用替代疗法,定期注射人血清免疫球蛋白。长期注射偶发发热、皮疹、哮喘等过敏反应,要进行针对过敏的对症治疗。饮食上禁用麦粉类食物,以高蛋白、易消化食物为主,添加维生素、果泥等食物。

第二节　严重联合免疫缺陷症

【疾病概述】

严重联合免疫缺陷(severe combined immunodeficiency,SCID)是指有严重缺陷的细胞和体液免疫功能,其特点是先天性和遗传性B细胞和T细胞系统异常,是一类遗传和临床异质性很高的疾病。患儿多在出生后6个月内发病,在婴儿期反复出现持续性感染,致病原包括白念珠菌、卡氏肺孢子菌、巨细胞病毒等。如果没有及时治疗,患者通常会在生命的第一年死亡。所有类型的SCID总患病率是在1/75 000。该病于1961年由Hitzig和Willi首次报道,当时命名瑞典型无丙种免疫球蛋白血症,这个病例是常染色体隐性遗传。

【病因/分类和遗传方式】

SCID包括一组先天性疾病,主要可以分为2大类:B淋巴细胞阳性(B^+ SCID)和阴性(B^- SCID),NK细胞是可变的。最常见的形式是X连锁隐性遗传的T^-、B^+、NK^-类型SCID[OMIM# 300400],这种类型SCID是通过*IL2RG*基因突变引起的。还有常染色体隐性遗传SCID,包括T^-、B^+、NK^-细胞SCID[OMIM# 600802],通过*JAK3*基因突变引起,T^-、B^+、NK^+细胞SCID[OMIM# 608971]通过*PTPRC*基因或者*IL7R*基因突变引起;T^-、B^-、NK^-细胞SCID[OMIM# 102700]由*ADA*基因突变导致(见本章第三节);T^-、B^-、NK^+细胞SCID[OMIM# 601457]是由于*RAG1*和*RAG2*基因突变引起。

1. **常染色体隐性遗传的**SCID

(1)由位于19p13.11的*JAK3*(Janus kinase 3)基因突变导致常染色体隐性遗传SCID[OMIM# 600802]会引起T细胞缺少、NK细胞减少和B细胞功能不足(T^-、B^+、NK^-)。c. 394A>G纯合突变导致p. Y100C突变,该位点是JAK3亚基A和B重要的链接区,是很多物种中的保守序列。c. 2294-2444del纯合突变在JAK3的激酶活性区,预测产生截短蛋白。c. 1172insG突变提前终止,c. 1695C>A突变引起p. C565X无义突变;JAK3表达缺陷使IL4不能激活STAT6从而引起B细胞信号受损。常见的突变类型还有外显子9中c. 1428C>T纯合突变导致p. R445X无义突变;p. D169E和p. A58del复合杂合突变。

(2)由*PTPRC*(protein-tyrosine phosphatase receptor-type C)基因或者*IL7R*(interleukin 7 receptor)基因突变导致具有T^-、B^+、NK^+细胞特性的SCID[OMIM# 608971]。位于5p13上的*IL7R*纯合、复合杂合突变或者位于1q31上的*CD45*基因缺陷会引起以T细胞缺少、正常NK细胞和B细胞增多(T^-、B^+、NK^+)临床症状为特点的SCID,也可以由单亲二倍体(uniparental disomy,UPD)导致。通常出生2~3个月发病,没有及时治疗会导致夭折。*PTPRC*基因突变包括缺失突变,如外显子11中c. 1168-1173del,该位点是编码Ⅲ型纤连蛋白的胞外结构域,突变导致PTPRC表达缺失;点突变,如由于UPD导致的纯合突变c. 1624A>T(p. K542X)。*IL7R*基因突变包括点突变,如c. 197T>C(p. I66T)、c. 412G>A (p. V138I)和c. 394C>T (p. P132S),其中394突变不影响mRNA或蛋白表达,但是严重影响与IL7的亲和力与信号转导,在转染突变IL7R蛋白的细胞中用IL7刺激后发现JAK3磷酸化降低。除此之外还有剪接突变g. IVS4 -1G>A、c. 651G>A(p. Trp217Ter)。

(3)由位于11p12的*RAG1*(recombinase activating gene 1)基因、*RAG2*基因突变导致具有T^-、B^-、NK^+细胞特性的SCID[OMIM# 601457]。引起T细胞、B细胞缺少,NK细胞增多(T^-、B^-、NK^+)。*RAG1*基因突变包括无义突变,如p. Y938X、p. E774X;18种错义突变,如p. E722K、c. 579C>T(p. A156V)、p. R561H、p. R396C等;缺失突变,如c. 1723-1735del、c. 368-369del AA、c. 887del A、c. 631del T、c. 1621del C。

2. **X连锁隐性遗传的**SCID　X连锁的SCID是SCID的主要类型,占所有SCID的46%~70%。由于白介素 2 受体的 gamma 亚基(IL2RG)突变所致。会引起 T 细胞缺少、NK 细胞减少和 B 细胞功能不足(T^-,B^+,NK^-),IL2RG 会发生热点突变,c. 690-691 的 CpG 点突变,该残基位于 IL2RG 的胞外区,是信号识别功能的保守序列。879 残基无义突变导致 IL2RG 蛋白重要的 SH2 功能区丢失。这两个热点突变约占 XSCID 突变的 20%。此外,还有无义突变,如外显子 3 的 c. 355A>T(p. Lys119Ter)、p. Arg267Ter,外显子 2 中的 c. 186T>A(p. Cys62Ter);剪接突变,如 g. IVS3DS,+1 G>A 没有转录本的产生;插入重复突变,如外显子 5 中的 c. 703_711dupCAGCATTGG;点突变,如外显子 7 中的点突变 c. 923C>A(p. Ser308Ter),外显子 3 中的 c. 341G>A(p. Gly114Asp),外显子 4 中的 c. 458T>A(p. Ile153Asn),外显子 7 的 c. 878T>A(p. Leu293Gln),外显子 3 中 c. 343T>C(p. Cys115Arg)、c. 854G>A(p. Arg285Gln)、c. 664C>T(p. Arg222Cys)、c. 452T>C(p. Leu151Pro)。

【发病机制】

1. **常染色体隐性遗传的 SCID**　致病基因 *JAK3* 位于 19p13. 11,属于酪氨酸激酶家族成员之一。编码含有 1124 个氨基酸 125kDa 的蛋白。只在 NK 及 NK 样细胞中表达,在未成熟的血细胞中表达量少,终末分化的细胞中表达量上调。静息期 T 细胞和其他组织中没有检测到表达,激活和转化的 T 细胞中有表达,推测在淋巴细胞激活中有一定作用。介导细胞因子受体介导的细胞信号。JAK3 与 LMP1 蛋白(参与 NFKB 和 AP1 激活信号通路)互作引起 STAT1 和 CD40 激活。

位于 11p12 的 *RAG1* 基因、*RAG2* 基因相距 8kb,可以形成 230kDa 的异源二聚体,激活抗体 V(D)J 重组。*RAG1* 基因对于 V(D)J 重组信号初期的双链断裂是必需的。*RAG1* 基因的 E547Q 和 E423Q 突变导致编码和信号连接缺陷,这对 DNA 断裂非常重要。免疫球蛋白和 T 细胞受体基因是由部分基因片段组装的。在发育中的淋巴细胞由位点特异性的重组介导 V(D)J 连接反应。*RAG1* 和 *RAG2* 两个基因共同形成转化酶,将含有重组信号的 DNA 片段从供体位置转移到靶 DNA 分子上。

2. **X 连锁的 SCID**　致病基因 IL-2 gamma 受体(IL2RG)位于 Xq13. 1,它与 beta 受体(IL2RB)二聚化激活 IL-2 信号通路。白介素 2 是调控免疫系统平衡的重要细胞因子。同时 IL2RG 可以激活 JAK3 的磷酸化。

IL2RG 和 *JAK3* 基因参与相同的信号转导通路,任意基因突变都会引起相同的免疫系统的表型。信号通路中的多种细胞因子会引起 T 细胞和 NK 细胞发育早期严重缺乏同时伴随无功能的 B 细胞增多。IL7 介导 T 细胞发育信号,同时 IL2 启动外周 T 细胞稳态及其抗原特异性的 T 细胞扩增;IL15 与 NK 细胞分化有关,IL4 与 B 细胞分化终末以及类缺陷型有关。

【临床表现】

临床上多于出生后 3 个月内开始感染病毒、真菌、细菌和原虫,反复发生肺炎、慢性腹泻、口腔与皮肤念珠菌感染及中耳炎等。患儿生长发育障碍。体检一般不见浅表淋巴结和扁桃体。胸部 X 线检查不见婴儿胸腺阴影。网状组织发育不全是 SCID 的最重型,其特点是 T、B 系统免疫缺陷与严重粒细胞缺乏,大多因链球菌脓毒血症而于生后一周内死亡。SCID 还可伴发骨发育不全而导致短肢侏儒,并有毛发早脱、红皮病和鱼鳞癣等损害。伴腺苷脱氢酶(ADA)缺乏的 SCID 为常染色体隐性遗传,临床表现与普通 SCID 相似,但骨损害较多,常累及肋软骨连接处、脊椎、骨盆和肩胛骨。临床表型 *JAK3* 突变导致的 SCID 与 X 连锁型的 SCID 一致,这两类疾病都是以循环系统中缺乏成熟的 T 淋巴细胞和 NK 细胞功能、正常 B 淋巴细胞数升高、淋巴组织发育不良为特征。

SCID 不同于伴随淋巴细胞减少的 Bruton 型无丙种免疫球蛋白血症,通常早年夭折,容易受到病毒、真菌和细菌感染,缺乏迟发性过敏反应,胸腺萎缩。γ 球蛋白给药无效。

【诊断】

1. **实验室检查**　体液与细胞免疫功能均明显异常。通常 IgG、IgA 与 IgM 很低,但少数患者可能有

1~2 项 Ig 正常。部分病例血液和淋巴组织 B 细胞减少，而有些病例则可能基本正常。细胞免疫试验均异常，外周血 T 细胞数明显减少。T 细胞功能试验亦明显异常。

2. **其他辅助检查**　胸部 X 线检查不见婴儿胸腺阴影。

【遗传咨询、治疗和预防】

1. **遗传咨询**　常染色体隐性遗传类型的 SCID 后代发病率 25%，携带者概率为 50%，正常概率是 25%。对于风险家庭成员进行携带者检测和对孕妇进行产前检测是有必要的。

2. **治疗**　骨髓移植进行免疫重建对治疗本病有效，可以通过干细胞移植可以恢复正常 T 细胞功能部分重构 B 细胞和 NK 细胞的功能。对 ADA 缺乏型 SCID 进行酶补充疗法，输入经照射的冰冻压缩红细胞，可以获得改善。另外，每周肌内注射一次大剂量聚乙烯乙二醇治疗 ADA（PEG-ADA）也有较好的效果。其他治疗为防治感染及对症支持疗法。

基因治疗：2000 年执行了第一例 SCID 基因治疗，反转录病毒作为载体，造血干细胞作为靶细胞。治疗 10 个月后在两个患者 T 细胞和 NK 细胞中检测出 *IL2RG* 基因表达，同时 T 细胞、B 细胞和 NK 细胞的功能也有所改善。

第三节　腺苷脱氨酶缺乏症

【疾病概述】

腺苷脱氨酶缺乏症（adenosine deaminase deficiency，ADA deficiency）[OMIM# 102700]是一种严重的免疫缺陷症。1972 年首次报道 ADA 缺乏病例。由于腺苷脱氨酶的缺乏可使患者 T 淋巴细胞因代谢产物的累积而死亡，从而导致严重的联合性免疫缺陷症（SCID）。

遗传性的 ADA 缺陷症会引发多样的表型，大部分早发型会引发婴幼儿期的 SCID 导致夭折，10%~15%的患者会在出生后 6~24 个月晚发，少部分患者在 4 岁到成人期间发病诊断，会表现不太严重的感染和逐渐的免疫恶化，属于迟发型。部分患者免疫功能正常但红细胞中的酶活性降低，但白细胞中保留 5%~80%的活性。15%的 SCID 患者是由于 ADA 缺陷导致的，其中常染色体隐性遗传的 SCID 患者中有 1/3 存在 ADA 缺乏。

【病因/分类和遗传方式】

腺苷脱氨酶（ADA）基因位于 20q13-qter，编码一条含 363 个氨基酸残基的多肽链。ADA 缺陷症为常染色体隐性遗传，杂合子中红细胞的 ADA 水平仅为正常人的一半。目前已经确定 70 多种 ADA 病理变异体，60%为错义突变，20%为剪接突变，9%内含子与外显子连接处缺失，7%为无义突变，3%为外显子缺失。不同类型的 ADA 缺陷具有不同的突变型。

1. **ADA 缺陷导致 SCID 型**[OMIM# 102700]　常见突变有错义突变，如发生在 11 号外显子上的 p. A329V，7 号外显子上的 p. R211H，10 号外显子上的 p. L304R、p. K80R；缺失突变，如 3. 25kb del；剪切突变，如 g. IVS3AS -2A>G、g. IVS2DS +1G>A。

2. **晚发和迟发型 ADA**　常见突变发生在内含子 10 上的剪接突变 g. IVS10，-34G>A，产生新的剪切位点，导致移码突变而转义提前终止。

3. **部分缺陷型 ADA**　10 号外显子上的 p. P297Q 突变会引去 ADA 酶的热不稳定性；7 号外显子发生 p. A215T 会引起 ADA 酶活性仅为正常淋巴细胞中的 8%。

【发病机制】

哺乳动物细胞中 ADA 催化腺苷酸和脱氧腺苷酸的脱氨基作用，这是不可逆反应。ADA 缺乏可导致细胞中腺苷酸、脱氧腺苷酸、脱氧腺苷三磷酸（dATP）以及 S-腺苷同型半胱氨酸浓度的增加，ATP 和

dATP 是合成 RNA 和 DNA 的原料(图 8-1)。累积的 dATP 对正在分裂的淋巴细胞有高度选择性毒性,通过抑制核糖核酸还原酶和转甲基反应,阻滞 DNA 的合成,抑制淋巴细胞的增殖。同时累积的腺苷酸抑制 S-腺苷同型半胱氨酸水解酶,而该酶与依赖 S-腺苷甲硫氨酸的 DNA 甲基化有关。ADA 在淋巴样组织,特别是胸腺中浓度较高,以 T 细胞中的含量最高,故 ADA 缺陷导致成熟 T、B 淋巴细胞的严重不足,引发 SCID。

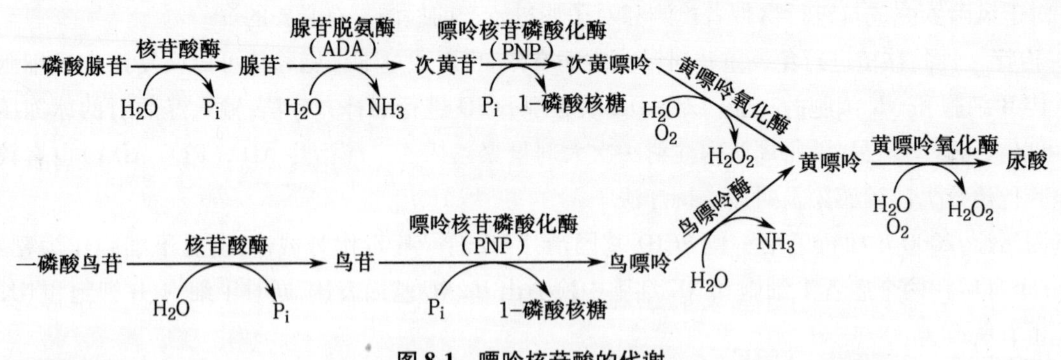

图 8-1　嘌呤核苷酸的代谢

【临床表现】

ADA 缺乏症是系统性嘌呤代谢异常的疾病。主要影响淋巴细胞的发育、存活和功能。典型的早发性 ADA 缺陷症婴儿有生长停滞和 T 细胞,B 细胞及 NK 淋巴细胞缺失相关的感染,细胞及体液免疫功能缺失。如果免疫功能不能恢复,大部分患儿两岁以内死亡。迟发和晚发型 ADA 患者通常出现复发性中耳炎、鼻窦炎、上呼吸道感染,最初症状可能没有早发型的那么严重,然而在确诊的时候这些人常常会有慢性肺功能不全、自身免疫(血细胞减少、抗甲状腺抗体)、过敏和血清 IgE 升高的临床表现。如果疾病长时间无法诊断,会使免疫功能恶化,更可能出现慢性复发性感染的后遗症。

【诊断】

1. **产前诊断**　早在 1980 年就可以利用微量放射性分析评估孕妇羊水中的 ADA 酶活性来进行产前诊断是否 ADA 缺陷和 SCID。低于正常酶活性考虑是杂合状态,出生后确定。在孕 15~18 周可以取羊水细胞或者孕 10~12 周可以取绒毛细胞进行生化检测。如果家系成员中病理多样性明确,怀孕风险可以通过实验室的基因检测或者常规检查明确。对于一些家系中已确定致病基因型的孕妇来说,可以进行植入前诊断。

2. **诊断标准**　患儿红细胞中的 ADA 酶活性是正常的 1%,其他组织下降至 10%~30%;患儿外周血白细胞数目偏低,4~6 周患儿淋巴细胞数目明显减少;患儿出生后数周内血清 IgA 和 IgM 缺陷显著,特异抗体效价降低,细胞免疫降低显著。患儿 ADA 酶活性下降,父母的 ADA 酶量是正常人的 50%。

【遗传咨询、治疗和预防】

1. **遗传咨询**　ADA 缺乏症为常染色体隐性遗传,后代发病率 25%,携带者概率为 50%,正常概率是 25%。对于风险家庭成员进行携带者检测和对孕妇进行产前检测是有必要的。

2. **治疗**　对于没有找到 HLA 配型供体或者骨髓移植具有风险的患者一般用酶替代治疗,每周或者隔周一次 PEG-ADA(polyethylene glycol modified ADA)。

骨髓移植可以重建 ADA 酶的合成。常常使用 HLA 配型一致的同胞骨髓进行移植,但这种供体不足 25%。没有组织相容性的配体时,只能采用半相同性的骨髓移植。这种情况容易发生移植物抗宿主反应、病毒或者真菌感染、T 细胞和 B 细胞功能重建迟缓等弊端。

还可以采用对症治疗,包括特殊的抗生素,抗真菌和抗病毒治疗;静脉输入免疫球蛋白。

ADA 缺乏症是 1990 年第一个实施体细胞基因治疗的人类遗传缺陷性疾病。法国医生 Anderson 在

NIH 重组 DNA 资讯委员会批准下执行治疗。具体方案：分离患儿的外周血 T 细胞，在抗 CD3 单抗 OKT3 和 T 细胞生长因子白细胞介素-2 刺激生长，在 T 细胞分裂期转入表达正常 *ADA* 基因的反转录病毒载体，再将 T 细胞回输到患者体内，以达到用正常的基因替代缺陷的基因。第一位接受治疗的 4 岁女孩，10 个月内进行了 7 次基因治疗，白细胞中的 ADA 酶活性水平达到正常的 25%，T 细胞数明显上升，免疫指标也日趋好转。继这例治疗后，又先后有多例 ADA 缺陷症的成功基因治疗病例。

第四节　嘌呤核苷磷酸化酶缺乏症

【疾病概述】

嘌呤核苷磷酸化酶缺乏症（purine nucleoside phosphorylase deficiency，PNP deficiency）［OMIM # 613179］是罕见的常染色体隐性免疫缺陷病症，其免疫学缺陷主要表现为胸腺发育不良、淋巴结胸腺依赖区发育不良、T 细胞功能严重受损。最早见于 1975 年 Giblett 报道的一个案例。

【病因/分类和遗传方式】

PNP 缺乏症为常染色体隐性遗传，致病基因 *PNP* 位于 14q11.2，编码一段由 289 个氨基酸组成的蛋白质。*PNP* 杂合缺陷往往使红细胞中嘌呤核苷磷酸化酶的活性只有正常活性的一半。现已经发现突变位点十多个，大部分患者是多个突变位点的混合突变。其中包括错义突变 c.520G>C（p.A174P）、C.265G>A（p.E89K），具有该杂合突变的 COS 细胞产生的蛋白质具有正常功能，但该蛋白质的稳定性或者翻译后的其他阶段可能受到影响。患者的 c.575A>G（p.Y192C）和使翻译提前终止的外显子 4 中 1bp 的缺失突变组成的杂合突变，导致蛋白质的结构基序受到影响，翻译形成的酶稳定性变差。c.172C>T 无义突变和剪接突变 g.IVS3，+1G>A 的杂合突变，使得蛋白质翻译提前终止。其他已经报道的突变位点还有 p.D128G、p.R234P、p.S51G、p.Y192C，无义突变 p.R24X、p.R58X 等。

【发病机制】

在 T 细胞中，PNP 活性的缺乏会导致脱氧鸟苷三磷酸的积累，而脱氧鸟苷三磷酸可以抑制核糖核苷酸还原酶。这种抑制阻断 DNA 合成，从而阻止免疫应答所需的细胞增殖。

Mitchell 等人 1978 年发现脱氧腺苷和脱氧鸟苷对 T 细胞有强烈毒性，而对 B 细胞则没有，加入脱氧胞苷或双嘧达莫可以抑制脱氧核糖核苷毒性。后续研究表明，B 细胞功能也可以受影响。Aust 等人 1992 年在一个患者中发现，虽然她具有正常的 B 细胞计数，但免疫球蛋白水平显著受到抑制。

【临床表现】

PNP 缺乏症患者刚出生时，T 细胞和 B 细胞的数目和功能往往没有异常，但是随着时间的推移，T 细胞的功能缺陷会逐渐显现，而大部分患者 B 细胞数量往往无异常，但其免疫球蛋白水平可能会降低。大部分患者会出现发育延缓的现象，免疫缺陷的临床表现往往在 3~4 岁表现出来。

PNP 缺陷患者血液中肌苷和鸟苷的水平较高，尿酸水平则较低，尿液中往往也伴随着较高的肌酐和鸟苷以及较低的尿酸，表现出低尿酸尿和低尿酸血症。PNP 缺陷也会导致一些神经系统的问题，很多患者因为痉挛性四肢麻痹入院而发现 PNP 缺陷，最后多死于恶性淋巴瘤。

【诊断】

1. **临床诊断**　红细胞中缺乏 PNP 是本病的确诊指标。血清学检查发现，外周血中 T 淋巴细胞进行性减少，抑制性 T 细胞减少；但 IgG 水平基本正常；淋巴细胞的 PHA 转化、同种异体混合淋巴细胞反应低，迟发型超敏反应阴性；淋巴细胞中 dGTP 含量增高，尿酸含量低，尿中有（脱氧）鸟苷和（脱氧）次黄嘌呤核苷。

2. **产前诊断**　羊水穿刺术检测胎儿成纤维细胞的 PNP 活性，有助于产前诊断。

【遗传咨询、治疗和预防】

1. **遗传咨询**　PNP 缺乏症为常染色体隐性遗传，若父母双方均为致病基因携带者，其后代发病率 25%，携带者概率为 50%，正常概率是 25%。对于风险家庭成员进行携带者检测和对孕妇进行产前检测是有必要的。

2. **治疗**　本病尚无有效的治疗措施。目前采用酶替代疗法，即输注红细胞进行 PNP 酶替代治疗后，患儿的淋巴细胞和细胞免疫具有一定提高；应用胸腺素可以改善患者的免疫功能。

第五节　系统性红斑狼疮

【疾病概述】

系统性红斑狼疮（systemic lupus erythematosus，SLE）［OMIM# 614420，# 152700］是一种累及多脏器的自身免疫性炎症性结缔组织病，以各种免疫反应异常为特征的系统性疾病。发病率为 1/2500。多发于青年女性（男女发病率约为 1∶9）。而且具有种族差异，非洲裔美国人比欧洲裔美国人发病率高且发病年龄早。早期、轻型和不典型的病例日渐增多。有些重症患者（除患者有弥漫性增生性肾小球肾炎者外），有时亦可自行缓解。有些患者呈“一过性”发作，经过数月的短暂病程后疾病可完全消失。

【病因/分类和遗传方式】

临床家系研究 SLE 有两种遗传方式，一种是常染色体隐性遗传，由位于 3p14.3 的 *DNASE1L3* 基因发生缺失突变（1-bp del，643T）导致。该基因突变无法获得转录本，因此丧失了 DNA 酶活性；另一种是常染色体显性遗传［OMIM# 152700］，与 6 个基因多态性相关。通过连锁分析发现 SLE 还与 19 个不同等位基因的多态性连锁，这些等位基因大部分都涉及干扰素和细胞因子基因。如位于 7q32.1 的干扰素调控因子 5（*IRF5*）作为一个转录因子，可以结合 DNA 有助于控制干扰素和细胞因子表达，细胞因子可以启动一些炎性反应，调节免疫系统细胞的活性。*IRF5* 的 rs2004640 的等位基因 T 建立了外显子 1 的一个 5′剪切位点产生独特的 *IRF5* 异型体。这个多态性与 SLE 疾病连锁分析具有相关性。定位于 1q41 的 *TLR5* 基因编码的蛋白是针对细菌鞭毛蛋白特异的天然免疫受体，等位基因 1174C 与 SLE 连锁紧密，研究发现 1174T 等位基因能够抑制 SLE 进展及其自身抗体产生。

【发病机制】

本病病因尚不明晰，在遗传因素、环境因素、雌激素水平等各种因素相互作用下，导致抑制性 T 淋巴细胞数量减少、功能降低，使其不能调节有潜能产生自身抗体的 B 细胞，导致大量的自身抗体产生或逃逸抑制性 T 细胞的控制调节，自身抗体与体内相应的自身抗原结合形成免疫复合物，沉积在皮肤、关节、小血管、肾小球等部位。在补体的参与下，引起急慢性炎症及组织坏死（如狼疮肾炎），或抗体直接与组织细胞抗原作用，引起细胞破坏（如红细胞、淋巴细胞及血小板壁的特异性抗原与相应的自身抗体结合，分别引起溶血性贫血、淋巴细胞减少症和血小板减少症），从而导致机体的多系统损害。近几年研究表明产生免疫障碍的因素包括物理因素方面的，紫外线 UV 能使皮肤细胞中的 DNA 受损而改变抗原性，在体内刺激抗体产生。在感染因素方面，SLE 发病与某些病毒特别是慢病毒感染有关，也有人提出 SLE 与结核菌感染有关，在患者体内发现活动的结核灶，并随着结核的治愈，SLE 的症状也有所缓解。在药物方面，有些患者发病与药物相关，致病药物有普鲁卡因胺等。此外，许多女患者易在青春期或者生育期发病，认为雌激素与本病有关。

【临床表现】

本病症状复杂，变化多端。大部分患者有皮疹，特异性皮损有多形性，以水肿性红斑最常见，经常出现在脸颊、鼻梁等处，融合后呈蝶翼状，该症状出现较早，是诊断本病早期的“主要症状”。有些呈现斑丘疹或水疱。非特异性皮损有光过敏、脱发、口腔溃疡、皮肤瘀斑、由于长时间服用大量的皮质激素引起的血管炎（紫癜）、红斑消退后会引起皮肤萎缩，色素沉着或脱失，少见的还有狼疮脂膜炎或深部狼疮及大疱性红斑狼疮。90%以上的病例患有骨骼肌肉病，如关节疼痛，有时周围组织肿胀，似类风湿关节炎，骨质疏松甚至关节畸形等症状。部分患者有胸膜炎、胸腔积液等症状，其中1%~10%表现为急性狼疮肺炎。75%病例会累及肾脏，临床表现为肾炎或肾病综合征。肾炎时尿内出现红细胞、白细胞、管型和蛋白尿。肾功能测定早期正常，逐渐进展，后期可出现尿毒症。大部分患者会有心脏病变，以纤维性心包炎最多见，主要表现为充血性心力衰竭，心瓣膜病变。少见有冠状动脉炎，主要表现为胸痛、心电图异常和心肌酶升高。消化系统受累可有食欲减退、吞咽困难、恶心、呕吐、腹泻、腹水、肝大、肝功异常及胰腺炎，主要是胃肠道血管壁病变的结果。在疾病急性期和终末期会出现各种精神障碍，如躁动、幻觉、强迫等。

【诊断】

1. **SLE的临床诊断** 主要依靠临床表现、实验室检查、组织病理学和影像学检查。

SLE的实验室检查对于SLE的诊断、鉴别诊断和判断活动性与复发都有重要的意义。血常规检查可有贫血、白细胞计数减少、血小板降低；红细胞沉降率（血沉）在SLE活动期增快，而缓解期可降至正常。肾脏受累时，尿液分析可显示蛋白尿、血尿、细胞和颗粒管型。50%的患者伴有低蛋白血症，30%的SLE患者伴有高球蛋白血症，尤其γ球蛋白升高，纤维蛋白原增高。血清IgG水平在疾病活动时升高。疾病处于活动期时，由于免疫复合物的形成消耗补体和肝脏合成补体能力的下降，单个补体成分C3、C4和总补体活性（CH50）均可降低。

相关自身抗体检测，其中85%患者的抗核抗体ANA（包括自身对各种细胞核成分产生相应抗体的总称）试验阳性；抗双链脱氧核糖核酸（抗dsDNA抗体）抗体在活动期阳性率达93%~100%，缓解稳定期下降至转阴；抗可溶性抗原抗体（抗ENA抗体）包括抗Sm、抗U_1RNP、抗SSA/Ro、抗SSB/La、抗rRNP、抗Scl-70和抗Jo-1等。Sm抗体阳性率25%，抗RNP抗体为40%。对于临床疑诊SLE的患者应进行免疫学自身抗体检测。

生化检测SLE患者发现肝功能多为轻、中度异常，病程活动期伴有丙氨酸转氨酶（ALT）和天冬氨酸转氨酶（AST）等升高。在肾脏功能检查中尿液微量清蛋白定量检测，有助于判断和监测肾脏损害程度及预后。发生狼疮性肾炎时，血清尿素氮（Bun）及血清肌酐（Cr）有助于判断临床分期和治疗效果。部分SLE患者存在严重血脂代谢紊乱，炎性指标升高，同时具有高同型半胱氨酸（Hcy）血症，定期检测有效预测并降低心血管事件的危险性。

2. **诊断标准** 美国风湿病协会（ARA，2009）对SLE的诊断标准进行修正。临床诊断指标：皮肤狼疮皮疹；口腔或鼻咽溃疡；炎性滑膜炎；浆膜炎；肾脏病变；神经病变；溶血性贫血；白细胞减少。免疫诊断指标：ANA高滴度；抗dsDNA抗体高滴度；抗Sm抗体阳性；抗磷脂抗体；补体降低；无溶血性贫血、但Coombs实验阳性。符合以上临床和免疫诊断4条或以上者（至少包含1项临床和1项免疫）诊断为SLE。

3. **鉴别诊断** 有发热、皮疹的应与皮肌炎、成人斯蒂尔病（AOSD）、系统性血管炎、感染性疾病及肿瘤性疾病等相鉴别；以关节炎为主的应与类风湿关节炎、急性风湿热等相鉴别；以肾脏受累为主的应与原发性肾小球疾病相鉴别。

【遗传咨询、治疗和预防】

1. **遗传咨询** 本病病因尚不明晰，在遗传因素、环境因素、雌激素水平等各种因素相互作用下引起。多发于生育年龄女性。亲属患其他自身免疫病的危险性增加。

2. 治疗

（1）药物治疗

1）非甾体类抗炎药（NSAIDs）：适用于有低热、关节症状、皮疹和心包及胸膜炎的患者，有血液系统病变者慎用。

2）抗疟药：氯喹或羟基氯喹对皮疹、低热、关节炎、轻度胸膜炎和心包炎、轻度贫血和血白细胞计数减少及合并干燥综合征者有效。

3）糖皮质激素：据病情选用不同的剂量和剂型。

4）免疫抑制剂：常用药物有环磷酰胺（CTX）和硫唑嘌呤。这类药物具有抗炎和免疫作用。通过细胞毒性直接作用于免疫活性细胞或抑制 DNA 代谢，从而使免疫活性细胞的合成代谢受到抑制，也可抑制抗体产生。

5）免疫增强剂：常用药物有左旋咪唑、胸腺肽等，可以使低下的细胞免疫恢复正常。

（2）其他治疗：大剂量免疫球蛋白冲击，血浆置换，适用于重症患者，常规治疗不能控制或不能耐受，或有禁忌证者。

第六节　遗传性血管性水肿

【疾病概述】

遗传性血管性水肿（hereditary angioedema，HAE）［OMIM# 106100，OMIM# 610618］是一种常染色体显性遗传的疾病，特点是发作性局部皮下水肿和黏膜下水肿累及上呼吸道和胃肠道。可发生于任何年龄，而多见于成年早期。

【病因/分类和遗传方式】

遗传性血管性水肿分 3 种类型，其中 1 型和 2 型［OMIM# 106100］是由于位于 11q12.1 的 C1 脂酶抑制物基因 *C1NH* 杂合突变引起的，3 型的遗传性血管性水肿［OMIM# 610618］是由于位于 5q35.3 编码基因凝血因子Ⅻ *F12* 基因突变导致。三种类型呈常染色体显性遗传，目前发现了一种常染色体隐性遗传的突变。

1. HAE1 型的病因　常见突变有移码突变，如 1-bs ins，1304A，1-bp del 1298T 或 1-bp del，11698C，上述突变导致终止密码子在翻译时提前出现；错义突变，如 4 号外显子上 p. Y199X；片段缺失，如有的患者 ex7del，并且部分两端的内含子也缺失。除此之外，还有 IVS6，G-T，+1。

2. HAE2 型的病因　目前已知的大多数情况都是错义突变，如 p. A436T、p. R444h、p. R444C、p. R444S、p. V432E 等。HAE2 型患者中第一个被发现的移码突变是在 8 号外显子的 3-bp ins，16749TGT。

3. HAE3 型的病因　根据目前认识，2 个 *F12* 基因的错义突变都可以导致 HAE3，它们是发生在该基因 9 号外显子上的 p. T309K 和 p. T309R。这两个突变又分别被称为 p. T328K 和 p. T328R。

【发病机制】

患者血清中 C1 脂酶抑制因子（一种 α_2 球蛋白）减少或功能缺损，导致 C1 过度活化，C4 及 C2 的裂解失控，所生成的补体激肽增多，致使微血管通透性增高，引起水肿。

1. HAE1 型和 HAE2 型的发病机制　HAE1 型和 HAE2 型均由 *C1NH* 基因的突变引起，但两者发病机制略有不同。HAE1 型的患者 *C1NH* 基因缺失或转录本缩短，导致血清中不存在 C1NH 或只有较低的浓度；HAE2 型的患者则是在 *C1NH* 基因中发生了单个碱基对的替换，导致血液中 C1NH 的水平虽然不变甚至升高，但 C1NH 蛋白却没有正常的功能。这两种形式在临床上无法区分。

C1NH 通过抑制 C1 的亚单位（C1r 和 C1s）水解蛋白质的活性来调控 C1 的活动。这种机制防止了 C1s 对 C4 和 C2 的激活。C1NH 也可以抑制包括纤维蛋白溶酶、激肽释放酶、凝血因子Ⅺa 和凝血因子Ⅻa 在内的几个其他丝氨酸蛋白酶。C1NH 的浓度降低或功能缺陷使其丧失了上述功能而产生了 HAE 的症状。

2. **HAE3 型的发病机制**　在体外实验中发现，F12 不是被淀粉样纤维，而是被包括淀粉样物质（amyloid，APP）、甲状腺素运载蛋白（transthyretin，TTR）、血浆蛋白和血红蛋白在内无固定形状的错误折叠蛋白质所激活的。通过这种途径被激活的 F12 将在凝血没有被引发的情况下激活激肽释放酶-激肽系统（kallikrein-kinin system，KKS）。系统性淀粉样变病（systemic amyloidosis）以错误折叠的血浆蛋白之积累和沉积为标志。在系统性淀粉样变病的患者的血液中，F12 被激活，激肽释放酶也形成了。结果说明激肽释放酶-激肽系统可以被 F12 通过一个与凝血级联反应（coagulation cascade）分离的过程激活。

研究表明，p. T328K 是一个功能获得性突变，这一突变显著提升了 F12 水解酰胺的活性，但 F12 在血浆中的浓度没有改变。因此，在女性突变携带者中 F12 在血浆里的酶活性增强，导致激肽产生增加，带来了血管神经性水肿。*F12* 基因的转录本很可能受到雌激素的调控，这可能解释为什么只有女性罹患 HAE3。

【临床表现】

有两种典型的疾病类型。Ⅰ型，占 85%的患者，血清 C1NH 小于正常的 35%。Ⅱ型，血清 C1NH 水平正常或升高，而蛋白质是不起作用的。这两种类型在临床上没有区别。内脏受累可有腹痛。

C1 抑制物缺乏症与良性或恶性 B 细胞淋巴组织增生性疾病如慢性淋巴细胞白血病、多发性骨髓瘤相关。

【诊断】

由于脐带血中 C1 抑制物水平是不确定的，具有家族史的产妇可以通过胎儿 *C1NH* 基因多态性来进行早期诊断。

【遗传咨询、治疗和预防】

1. **遗传咨询**　大部分 HAE 为常染色体显性遗传。双亲有一方为患者，后代发病率为 50%。对于已经明确的基因突变类型，可以通过产前诊断评估胎儿发病风险。

2. **治疗**　主要通过药物治疗：氨甲环酸；抗组织胺药物，如氯苯那敏（扑尔敏）、苯海拉明、去氯羟嗪等；口服或静滴皮质激素；发生喉头水肿时，立即给予肾上腺素 0. 5mg 或麻黄碱 15mg，肌内注射，并可考虑气管切开。可以局部冷湿敷减轻水肿。

第七节　Wiskott-Aldrich 综合征

【疾病概述】

Wiskott-Aldrich 综合征（Wiskott-Aldrich syndrome，WAS）［OMIM# 301000］是以血小板减少症（低血小板计数）、免疫缺陷为主要的临床特征，又称湿疹-血小板减少-免疫缺陷综合征。1954 年由 Aldrich 首次报道。

【病因/分类和遗传方式】

该病主要遗传方式为 X 连锁隐性遗传，由位于 Xp11. 23 的 *WAS* 基因突变导致。该基因有 12 个外显子，错义突变多发生在外显子 1～4，最常见的是发生在第 86 个氨基酸-精氨酸上的突变，如 p. R86C、p. R86H 和 p. R86P，此外还有 p. I294T 等；缺失或者插入造成的移码突变，如 c. 211delT、c. 512insC，二者都使转录提前终止；剪接突变，如 g. IVS6+2T>G；此外，还有插入突变，如 c. 434insACGAGG。

该病还可以由位于 2q31.1 的 *WIPF1* 基因突变可导致相同症状，但遗传方式并不明确。患者具有 *WIPF1* 基因 p. S434X 纯合突变，双亲为杂合突变。此外，1995 年 Neri 报道一个常染色体显性遗传家庭，症状包括 T 细胞上的 CD43 表达降低，但没有检测到 *CD43* 基因表达异常。

【发病机制】

WAS 蛋白具有 502 个氨基酸，主要在造血细胞中表达。WAS 蛋白存在于胞质，它可以通过激活 T 细胞受体信号通路诱导控制皮层肌动蛋白聚合而调节细胞骨架的组织构建，进而形成免疫突触。

WAS 蛋白功能异常或缺失会影响 NK 细胞的细胞毒功能，使 NK 细胞骨架严重紊乱，外周血中的 NK 细胞比例还会代偿升高。*WAS* 基因突变会阻碍巨核细胞系的发育，导致患者血小板减少。WAS 患者表现为血小板体积小、功能不正常。由于脾脏被移除，导致血小板计数低。由于抗体生成减少，T 细胞不能极化导致免疫缺乏引起联合免疫缺陷。同时增加对感染的易感性，尤其是耳和鼻窦。

【临床表现】

WAS 通常只发生在男性。本症临床表现多种多样，大致有以下几点：①出血：最初症状通常为瘀点和瘀斑，血小板计数低。常见自发性鼻出血和出血性腹泻。②湿疹：在出生第一个月内湿疹发展，随年龄增大愈加严重。③感染：出生三个月开始有细菌反复感染，有的可见脾大。④其他：1/3 的患儿伴有一种自身免疫性疾病和癌症的发展（主要是淋巴瘤和白血病）。上呼吸道感染、关节炎、自身免疫性溶血性贫血和慢性肾病。还有伴有 IgM 含量降低，IgA 和 IgG 水平升高和 IgE 可以正常或升高、降低。

【诊断】

根据临床参数建立诊断标准。外周血涂片检测血小板数量；免疫球蛋白水平检测低。通常血清 IgM 水平低，IgA 水平升高，与 IgE 水平可能升高；皮肤免疫试验（过敏试验）可以揭示患病可能性。并不是所有的患者都有家族病史，新生突变经常发生。通常情况下确认 WAS 蛋白致病突变水平可以提供最明确的诊断。

【遗传咨询、治疗和预防】

1. **遗传咨询**　WAS 主要遗传方式为 X 连锁隐性遗传。有家族史的孕妇应进行产前检查和突变基因携带者检测。如羊水检查证明为男孩后，再进一步测定 *WAS* 基因有否突变，以便早期诊断并进行正确处理。对于某些已明确基因突变类型的患者，其一级亲属均应做定位基因检测。

2. **治疗**　主要措施：①免疫制剂：转移因子治疗，大部分患者症状得到缓解；②免疫器官移植：骨髓移植能治疗 T 细胞缺陷，明显改善临床症状，但不能改变血小板减少的状况；③对症治疗：对于严重低血小板计数，患者可能需要输注血小板或除去脾脏。患者经常感染、静脉注射免疫球蛋白（免疫球蛋白）可以用来增强免疫系统。贫血出血可能需要补充铁或输血。应用抗生素控制感染，如不能控制，可以输注血浆补充抗体。一些可能会干扰血小板功能的药物被禁用，如阿司匹林和其他非甾体抗炎药应该避免。

第八节　慢性肉芽肿病

【疾病概述】

慢性肉芽肿病（chronic granulomatous disease，CGD）[OMIM# 233700，OMIM# 233710，OMIM# 613960，OMIM# 233690，OMIM# 306400]是致死性的白细胞功能缺陷的遗传性疾病，多见于儿童发病。1950 年首次在明尼苏达州的 4 个男孩中发现。该病由于巨噬细胞还原型辅酶Ⅱ氧化酶基因缺陷，产生活性氧的能力减弱，杀菌功能障碍，被吞噬的细菌随巨噬细胞周游全身，引起持续性慢性感染并形成多发性肉芽肿。国内尚没有发病率的统计，欧美国家发病率大概 1/200 000，新发病例大约 20 例/年。

【病因/分类和遗传方式】

慢性肉芽肿病有两种遗传方式,常染色体隐性遗传和 X 连锁隐性遗传。共有 5 种类型:

1. **Ⅰ型** CGD[OMIM# 233700] 由位于 7q11.23 的 *NCF1* 基因突变导致。常见突变有缺失突变,如 c.75_76delGT 和 c.502delG,导致转录提前终止;错义突变,如 p.R42Q 和 p.G192S;无义突变,如 p.Q91X 和 p.C111X。

2. **Ⅱ型** CGD[OMIM# 233710] 由位于 1q25.3 的 *NCF2* 基因突变导致。常见突变有错义突变,如 5 号外显子上的 c.479A>T(p.K160E),5 号外显子上 c.383C>T(p.D161V),外显子 14 上的 p.R395W 与 4 号内含子上 g.IVS4,+1G>A 剪接突变可以导致 NADPH 氧化酶只存留 15%的活性;无义突变,如 p.Q100X;缺失突变,如 13 号外显子上 5-bp del,nt1169-1173,2 号外显子上 c.55_63delAAGAAGGAC;剪切突变,如 4 号内含子上 g.IVS4,+1G>A 导致三种不同的剪接方式,使外显子 3、4 同时缺失或者外显子 4 单独缺失及部分碱基缺失的三种结果;插入突变,如 c.399_400insAG 导致移码突变使转录提前终止。

3. **Ⅲ型** CGD[OMIM# 613960] 由位于 22q12.3 的 *NCF4* 基因突变导致。常见突变有错义突变,如 4 号外显子上的 c.314G>A(p.R105Q)突变;重复突变,如 3 号外显子上 10bp 的重复 g.3957_3966dupAAGGAGGATC 与 p.R105Q 杂合突变导致 PX 功能域截短表达 SH3 和 PB1 功能区缺失,患者及携带者蛋白含量减少,体外研究也发现,即使 PMA 刺激的超氧化物的释放正常,血清调理的金黄色葡萄球菌发生吞噬过程中中性粒细胞的氧化产物也受损。

4. **Ⅳ型** CGD[OMIM# 233690] 由位于 16q24.2 的 *CYGA* 基因突变导致,常见突变有缺失突变,如 10kb 的大片段缺失,发生在 4 号内含子和 5 号外显子间 36bp 的小片段缺失,c.272delC;错义突变,如 p.R90Q、p.S118R、p.P156Q、p.H72Y;剪接突变 g.IVS4,+1 G>A;无义突变,如 1 号外显子上 c.7C>T。

5. **X 连锁隐性遗传** CGD[OMIM# 306400] 由位于 Xp21.1-p11.4 的 *CYBB* 基因突变导致,常见有缺失突变,如 ex12del(c.1464-1491del);剪切突变,如 1 号内含子上 g.IVS1,T-C,+6,3 号内含子上 IVS3,G-A,+5;错义突变,如 p.H303N 突变使蛋白的 C 端发生改变,细胞色素 b 表达水平正常,但是没有功能。p91-phox 作为质子通路还有功能,但是与 p47-phox 和 p67-phox 之间的联系受到破坏,说明 p.H303N 影响了 NADPH 复合物的组装和电子传递而不是质子通路,此外还有 p.P415H、p.G389A、p.H209Y;无义突变,如 p.R73X、p.R226X;插入突变,如位于 2q24.1 上的转座子 L1 跳跃到 p91-phox4 号外显子上导致 ex4,L1 ins。

【发病机制】

由于吞噬细胞 NADPH 氧化酶有缺陷,免疫系统的某些细胞难以形成活性氧化合物来杀伤摄取的病原体,导致多器官肉芽肿的形成。吞噬细胞受到刺激时,细胞内的还原型烟酰胺腺嘌呤二核苷酸磷酸(NADPH)氧化酶复合物可将电子从 NADPH 转移到氧分子,从而快速产生超氧阴离子,发生"呼吸爆发"。CGD 患者存在 NADPH 氧化酶的某些成分缺失或减少,不能有效地产生具有杀菌活性的超氧阴离子,吞噬细胞无法形成呼吸爆发。

NADPH 氧化酶在静息细胞中处于休眠状态,激活时装配在膜表面。激活时胞内复合物 p47-phox、p67-phox 形成复合物,与膜上的 gp91-phox、p22-phox 亚基结合。p40-phox 通过 N 端 PX 结构域与在吞噬体中积聚的磷脂酰肌醇 3-磷酸盐结合,刺激吞噬活动诱导的 NADPH 氧化酶活性,可以与 p67-phox 共同纯化,提示也是胞内组分。*NCF4* 基因的两个复合杂合性突变体中体外中性粒细胞研究发现,尽管 PMA 刺激产生的超氧化物量正常,但胞内氧化剂含量降低。临床表现为胃肠道特别是结直肠部的慢性肉芽肿性炎症,但没有其他类型 CGD 特征性的条件致病菌感染。暗示着 *NCF4* 突变与吞噬作用诱导的氧化剂含量及肠道炎性疾病易感性有关。

使用从 p67 缺乏型的 CGD 患者体内获取的中性粒细胞，证实了 p67 蛋白在 NADPH 氧化酶介导的呼吸爆发中发挥作用，在参与氧化酶激活过程时 p67 可能与 p47-phox 形成复合物。

P22-phox 蛋白是超氧化物生成型血管 NADPH 氧化酶的重要组成部分。将反义的 p22-phox cDNA 转染进鼠的血管平滑肌细胞，导致细胞色素 b 含量下降，超氧化物形成。超氧阴离子（O^{2-}）的形成发生在吞噬细胞中，对它们的杀菌活性非常重要。

【临床表现】

反复发生全身各部位的化脓性感染，多有葡萄球菌、大肠杆菌、沙门菌属、白念珠菌、放线菌等感染，导致化脓性淋巴结炎、鼻炎、鼻窦炎以及心包、肺、肝神经系统等化脓性炎症。可有皮肤肉芽肿、湿疹性皮炎、肝脾大。在各受累器官中可见到含有色素脂类的组织细胞形成的肉芽肿。

【诊断】

1. **临床诊断**　根据婴幼儿反复发生皮肤、脏器化脓性感染，伴肝脾大、粒细胞增多、硝基蓝四氮唑（nitroblue tetrazolium，NBT）功能检测降低，即可确诊。基因组 DNA 进行分子遗传学分析可协助诊断及分型并可确定突变位置。可从胎儿绒毛膜或羊水细胞提取基因组 DNA 做产前诊断分析。

2. **鉴别诊断**　主要与反复感染伴肝脾大者相鉴别，应做 NBT 实验筛查白细胞功能。同时应与下述疾病鉴别：①G6PD 缺乏症患者白细胞 G6PD 活性也降低，一般为正常的 80%左右，这种患者容易发生溶血性贫血及反复感染。由于酶的缺乏，白细胞中测不到单磷酸己糖旁路的代谢活动。它不能为亚甲蓝纠正，以此和 CGD 区别。②白细胞谷胱甘肽过氧化物酶缺乏症病情较 CGD 轻，家族中无杂合子患者。③家族脂色素组织细胞增生症起病晚，仅女性发病，其粒细胞缺陷与 CGD 相似。

【遗传咨询、治疗和预防】

1. **遗传咨询**　患者常有家族史，父母多为近亲结婚。多数为 X 连锁隐性遗传，男性患者居多，女性为基因携带者。少数为常染色体隐性遗传。应避免近亲结婚。如诊断孕妇为携带者，应及时进行产前诊断以尽早正确处理。

2. **治疗**　应用广谱抗生素防治感染。应用复方磺胺甲噁唑可预防细菌感染，此药也有保留的消化道正常菌群的利益。伊曲康唑可防止真菌感染。

免疫治疗：干扰素 γ-1b 已由美国食品和药物管理局批准作为 CGD 感染的预防药物。已证明干扰素 γ-1b 可以减少 CGD 患者感染率 70%，并降低疾病的严重程度。虽然其确切机制尚不完全清楚，但干扰素可以使患者的免疫功能增强，抵抗感染能力提高。目前已成为 CGD 的标准治疗方法。

此外，还可以进行造血干细胞移植。

第九节　白塞综合征

【疾病概述】

白塞综合征（Behcet syndrome，BS）[OMIM% 109650] 又称贝赫切特综合征，是一种全身性免疫系统疾病，属于血管炎的一种。患者会多个器官受累，包括口腔、皮肤、关节肌肉、眼睛、血管、心脏、肺和神经系统等，主要表现为反复口腔和会阴部溃疡、皮疹、下肢结节红斑、眼部虹膜炎、食管溃疡、小肠或结肠溃疡及关节肿痛等。中东、地中海和亚洲地区患病率最高，疾病攻击的平均年龄大约 30 岁，后期有较为严重的血管和神经系统症状的患者大多致死，而且这类重症患者也会出现症状早发，在 15 岁左右。

【病因/分类和遗传方式】

目前认为该病为多因子疾病，由环境和遗传因素共同导致。发病原因尚不完全清楚，可能与遗传

(如 *HLA-B51* 基因)、感染(部分患者可能与结核感染相关)、生活环境有关。在不同种族中,包括亚洲、欧洲人群中调查表明,BD 与 HLA-B51 分子相关,与正常对照组相比 OR(odds ratio)值在 3.49~5.78,目前不能确定是否 *HLA-B51* 与 BD 的易感基因连锁;1997 年,Mizuki 等人的研究结论指出,BD 最主要的不是与 HLA-B 连锁,而是和位于 *HLA-B* 附近的 *MICA* 基因连锁。在 MICA 基因中含有 6 个 GCT/AGC 微卫星多态等位基因,GCT/AGC 重复次数明显高于正常组。这种高重复的多态在所有 B51 阳性患者中存在,而只在 13 例 B51 阴性患者中检测到。除了 *HLA-B51* 之外,还有一些基因与 BD 相关,如 *HLA-A26*、*PSORS1C1*、*HLA-Cw1602*、*GIMAP*、*UBAC2*、*IL10*、*IL23R-IL12RB2*、*CCR1/CCR3*、*MEFV* 和 *TLR4* 等。

【发病机制】

目前认为,该病的发病机制是患者在各种发病原因的作用下出现免疫系统功能紊乱,包括细胞免疫和体液免疫失常、中性粒细胞功能亢进、内皮细胞损伤与血栓形成、免疫系统针对自身器官组织产生反应,导致器官组织出现炎症,产生破坏。

【临床表现】

临床特征包括:①口腔溃疡,患者主要表现为反复口腔溃疡、疼痛,溃疡面较深、底部多为白色或黄色,可以同时在多个部位出现多个溃疡。②生殖器溃疡,患者还可出现外阴部溃疡,如男性及女性生殖器溃疡,这些部位的溃疡可较大,可以是单发的。③眼部炎症,部分患者还可表现为眼睛病变,出现眼睛红肿、疼痛、畏光或视力下降、视物不清,可以一只或两只眼睛受累。④皮肤损伤,表现为面部、胸背部或其他部位"青春痘"样皮疹,可自行好转,但易反复发作。另外,有的患者会出现下肢发绀、胀痛,反复发作的"结节红斑",按压时疼痛。还有的患者在输液或抽血针眼局部会出现红肿或水疱。⑤关节病变,患者关节疼痛或肿胀,严重者出现关节积液、滑膜炎。⑥血管病变,患者出现血栓性静脉炎、深静脉血栓,严重者还可以并发肺栓塞,有的患者可以出现动脉瘤。⑦神经病变,会有头疼头晕、恶心呕吐、手脚感觉麻木,严重者可出现抽搐等症状,神经系统最常受累的部位是脑干,也可见于脊髓、大脑半球、小脑和脑脊膜,可以出现脑萎缩。发病早期可以表现一个或多个症状,但其他症状可能会逐渐出现。

【诊断】

白塞综合征常用的诊断标准为:在反复发作的口腔溃疡基础之上,同时满足以下任何两条:反复生殖器溃疡、皮肤损害、眼部受累及针刺反应阳性。

【遗传咨询、治疗和预防】

1. **遗传咨询** 目前认为该病为多因子疾病,由环境和遗传因素共同导致。无法进行基因诊断也不能准确预测发病风险。一般来说,患者亲属发病率要高于普通群体发病率。

2. **治疗**

(1)生物治疗:利用抗肿瘤坏死因子拮抗剂(如英利西单抗、阿达木单抗、利妥昔单抗等)、IL-1β 拮抗剂等进行免疫调节,以达到治疗效果。

(2)传统治疗:以药物治疗为主,多数患者需要较长期服药,主要是免疫调节药或免疫抑制药,包括外用药物、口服或肌内注射糖皮质激素(如醋酸甲泼尼龙)、甲氨蝶呤、秋水仙碱等。在药物治疗之外还可选择手术治疗或介入治疗,但都应以药物治疗为基础。

3. **预防** 目前没有很好的预防方法或药物,易感患者尽量避免感染、精神紧张和劳累。

第十节 家族性噬血细胞性淋巴组织细胞增生症

【疾病概述】

噬血细胞性淋巴组织细胞增生症分原发性和继发性两种,原发性即家族性噬血细胞性淋巴组织细胞增生症(familial hemophagocytic lymphohistiocytosis,FHL),又称噬血细胞性网状细胞增生症(hemophagocytic reticulosis),是一种多器官、多系统受累,并进行性加重伴免疫功能紊乱的巨噬细胞增生性疾病,是一组病原不同的疾病,其特征为发热、肝脾大、全血细胞减少。FHL 发病率约为 1.2/1 000 000,在日本和亚洲国家发病率较高。本病来势凶险,东方患者的死亡率约为 45%。

【病因/分类和遗传方式】

家族性噬血细胞性淋巴组织细胞增生症分为 5 种类型,分别检测到不同的基因突变。

1. FHL1[OMIM# 267 700] 常染色体隐性遗传,由 9q21.3-q22 区内的基因突变导致。

2. FHL2[OMIM# 603 553] 常染色体隐性遗传,由位于 10q22.1 的 *PRF1* 基因突变所致。*PRF1* 基因可以发生缺失突变,如外显子 2 中的 1bp del,50T;无义突变,如 W374X 和 Q64X;错义突变,如 p.R225W、p.G429E、p.A91V、p.T435M 等。不同错义突变的致病性不同,p.A91V 和 p.G429E 会引起部分穿孔素老化,保留部分溶细胞功能,导致晚发型疾病;而 p.R225W 没有检测到明显的穿孔素蛋白水解功能老化,有些突变导致蛋白错误折叠或者退化,可引起蛋白检测的严重降低和细胞毒性降低,大多 1 岁前发病,没有 NK 功能。p.T435M 是在人类、小鼠和兔子中高度保守,是穿孔素钙离子结合的保守区,分子模型预测该突变影响钙离子结合,从而损伤其功能。

3. FHL3[OMIM# 608 898] 由位于 17q25.1 的 *UNC13D* 基因突变所致。包括缺失突变,如 c.1822_1833del、c.214delC;插入突变 c.1755delT;剪接突变 g.IVS15,+1G>A,g.IVS9,+1G>T;无义突变 p.R256X;错义突变 p.L403P、p.F857C。

4. FHL4[OMIM# 603 552] 常染色体隐性遗传,是由于位于 6q24.2 的 *STX11* 基因突变所致。错义突变 p.L58P 明显降低了 STA11 蛋白量,并且体内不能与 STXBP2 蛋白结合,推测该突变会引起蛋白降解。C 端的错义突变 p.Q268X 没有影响结合功能,患者表现婴儿期和幼儿期高炎症。静止的患者 NKC 细胞表现缺陷的裂解活性和受损的脱颗粒。缺失突变,如 c.369_370delAG 和 c.374_376delCGC,一个土耳其家庭发现覆盖内含子 1 部分序列和整个编码区的 19kb 缺失。

5. FHL5[OMIM# 613 101] 是由于 19p13.2 的突触融合蛋白结合蛋白-2(syntaxin-binding protein-2,*STXBP2*)基因突变所致。错义突变 p.P477L 降低了 NKC 和细胞毒性 T 细胞的活性,同时 STXBP2 含量也降低,免疫共沉淀试验提示突变的 STXBP2 失去 STX11 互作,外显子 8 中的 p.L209P 突变也会引起 NKC 和细胞毒性 T 细胞明显降低。p.G541S 破坏了 STXBP2 与 STX11 相互作用;*STXBP2* 的缺失突变 c.693_695delGAT 同样也会导致二者互作失去,外显子 9 中的 c.706delG 和外显子 5 中的 c.260delT 都会引起移码突变导致蛋白质截短;剪接突变 g.IVS14,-1 G>C 会导致外显子 15 丢失并发生移码突变。

FHL 具有很高的遗传异质性。在 76 个患者调查中,18%存在 PRF1 突变,10%存在 UNC13D 突变,20%存在 STX11 突变。土耳其人 STX11 突变较多,中东人 PRF1 突变较多。欧洲大部分具有家族史的家庭中调查,大部分没有双等位基因突变。携带 PRF1 突变的患者会比携带 STX11 突变的患者早发病,大概出生后 6 个月内发病。

【发病机制】

家族性噬血细胞性淋巴组织细胞增生症主要是由于细胞毒杀伤细胞(CTL)及 NK 细胞功能缺陷导致抗原清除障碍,单核巨噬系统接受持续抗原刺激而过度活化增殖,产生大量炎症细胞因子而导致的一组临床综合征。噬血细胞综合征主要表现为发热、脾大、全血细胞减少、高甘油三酯、低纤维蛋白原、高血清铁蛋白,并可在骨髓、脾脏或淋巴结活检中发现噬血现象。

FHL2 的致病基因 *PRF1* 编码一个重要的溶细胞颗粒蛋白穿孔素,是淋巴细胞介导的溶细胞颗粒的主要途径之一。在免疫突触的细胞毒性颗粒含量的分泌是一个高度调控的过程,这对于淋巴细胞的细胞毒性作用必不可少。该过程需要穿孔素快速传递,穿孔素含有能够靶定细胞表面的裂解颗粒,随后通过与细胞膜的对接和融合,导致靶细胞溶解破坏。家族性噬血细胞综合征是一种遗传异质性疾病,特点是细胞毒性功能缺陷。

FHL3 的致病基因 *UNC13D* 转录本在脾脏、胸腺、肺、胎盘和外周血白细胞里面高表达。大脑、心脏、骨骼肌、小肠、前列腺、卵巢、结肠中低表达。在免疫突触中发现 *UNC13D* 与细胞毒性颗粒共定位,在 *UNC13D* 缺陷的细胞中确定 *UNC13D* 是囊泡膜融合之前启动细胞毒颗粒分泌的第一步,与穿孔素共同参与细胞免疫。

FHL4 的致病基因 *STX11* 为 FHL5 的致病基因 *STXBP2* 的伴侣,二者的相互作用由于 *STXBP2* 的错义突变而减弱,导致两种蛋白质的稳定性下降。在 3 例早发和 2 例晚发患者的 CD107 脱颗粒分析表明自然杀伤和细胞毒性 T 细胞明显减少或没有活性。

【临床表现】

主要的临床表现有高热、肝脾大、紫癜性皮疹、外周血中至少 2 或 3 个细胞系血细胞减少,骨髓、脾脏或者淋巴结中高甘油三酯血症和(或)低纤维蛋白原血症,高血清铁蛋白。由于单核巨噬系统接受持续抗原刺激而过度活化增殖,产生大量炎症细胞因子,如 IFNG、TNFA,可在骨髓、脾脏或淋巴结活检中发现噬血现象。婴幼儿期还会出现生长迟缓,囟门凸出,神经功能受损,抽搐、共济失调更为频繁。

FHL2 型多为婴儿期或幼儿期发病。发热、水肿、肝脾大,肝功能障碍,实验室研究发现全血细胞减少,凝血异常,低纤维蛋白原血,高甘油三酯。T 细胞和巨噬细胞增殖,一些细胞因子的活性增高,细胞毒性 T 细胞和 NKC 活性下降,细胞毒性缺陷。骨髓、淋巴结、脾脏表现为噬血红细胞型。化学和免疫治疗有利于减轻症状,如果不进行骨髓移植是致命的。

【诊断】

1. **诊断标准** 可以通过基因检测进行 FHL 诊断。诊断标准满足检测到 *PRF1*、*UNC13D*(又称 *Rab27a*)、*STXBP2*(又称 *Munc18-2*)、*STX11* 等基因突变,或者满足以下 8 条中的 5 条诊断标准:①发热;②脾大;③血细胞减少(影响 2 或 3 系外周血细胞):血红蛋白<90g/L(新生儿:血红蛋白<100g/L),血小板<100×10^9/L,中性粒细胞<1.0×10^9/L;④高甘油三酯血症和(或)低纤维蛋白原血症:空腹甘油三酯≥3.0mmol/L(≥2.65g/L),纤维蛋白原≤1.5g/L;⑤骨髓、脾或淋巴结中发现噬血细胞现象而非恶变证据;⑥NK 细胞活性降低或缺乏;⑦铁蛋白≥500μg/L;⑧可溶性 CD25(sIL-2R)≥2400U/ml。

2. **鉴别诊断** 必须区分先天性亦或是继发性,特别是将先天性与病毒相关性噬血细胞综合征相区分。其次必须严格除外肿瘤导致的继发性噬血细胞综合征。由于本病具有阶段性,早期患者可不表现出所有特征,导致早期诊断困难,可多次复查骨髓或是反复进行相关检查可有利于早期诊断。

【遗传咨询、治疗和预防】

1. **遗传咨询** 该病的主要遗传方式为常染色体隐性遗传,父母双方均为携带者,后代发病率为 25%,携带者概率为 50%。如父母一方为携带者,另一方正常,则后代无患儿,携带者概率为 50%。

2. **治疗** FHL 除加强支持治疗和并发症的治疗外,目前尚无特效治疗,家族性噬血细胞综合征预后差,疾病进展迅速,建议尽早行骨髓移植术。继发性噬血细胞综合征的治疗较为复杂。一方面必须针对原发疾病治疗,例如血液/淋巴系统肿瘤需行化疗、抗感染治疗。在原发病治疗的同时应使用噬血细胞综合征治疗方案来控制病情的发展。目前国际上普遍采用国际组织细胞协会 2004 年(HLH2004)方案治疗继发性噬血细胞综合征,方案以地塞米松、依托泊苷及环孢素为基础,分为前 8 周的初始治疗期及维持治疗期,另外加以鞘内注射。急性期使用丙种球蛋白有助于缓解病情。如果治疗困难、失败或疾病复发,可考虑行骨髓移植术。

(吴 丹)

第九章

呼吸系统遗传性疾病

呼吸系统遗传性疾病是主要累及气管、支气管、肺部及胸腔,并且具有遗传倾向的疾病的统称。轻者多有咳嗽、胸痛、呼吸不畅,重者发生呼吸困难甚至呼吸衰竭。由于呼吸系统与外界直接相通的特殊性,使得该类疾病的发展过程更加复杂。迄今为止发现的呼吸系统遗传性疾病有 40 余种,较常见于儿童,成人的病变常被其他慢性的、非特异性的呼吸系统疾病所掩盖。本章对具有代表性的呼吸系统遗传性疾病予以介绍。

第一节　α_1-抗胰蛋白酶缺乏症

【疾病概述】

α_1-抗胰蛋白酶缺乏症(alpha-1-antitrypsin deficiency,AATD)[OMIM# 613490]是一种由于血中 α_1-抗胰蛋白酶(AAT)缺乏导致的一种先天性代谢病,是临床上肺气肿最常见的遗传学病因。各国发病率为 1/5000~1/1600。该病临床表现多样,肺气肿是最常见的临床表现,其次为慢性阻塞性肺病(chronic obstructive pulmonary disease,COPD)、肝硬化和肝衰竭。1963 年,Laurell 和 Eriksson 在遗传性肺气肿的患者中首次发现了 AATD,并认为 AATD 是家族性肺气肿的主要原因。

【病因/分类和遗传方式】

AAT 是丝氨酸蛋白酶抑制剂家族(serine protease inhibitor,Serpin)的成员,主要由肝细胞合成,也可在单核细胞、巨噬细胞、肺泡细胞、肠上皮细胞和角膜上皮细胞内合成。它主要在肺脏中发挥生理功能,保护肺弹性组织免受中性粒细胞弹性蛋白酶的降解。AATD 是由定位于染色体 14q32. 13 的 *SERPINA1* 基因突变引起,呈常染色体隐性遗传。

在遗传过程中,*SERPINA1* 基因有多种变异体,统称为“Pi 系统”。Pi^M 是具有正常功能的野生型,由两个 M 型等位基因组成的纯合子 Pi^{MM} 在正常人中最为普遍,表现为血浆 AAT 含量及功能正常;Pi^S 和 Pi^Z 是最常见的突变型,它们是由于 *SERPINA1* 基因外显子发生单碱基替换而引起氨基酸的改变,使 AAT 的分子稳定性受到影响。Pi^Z 型为 342 位谷氨酸(GAG)突变为赖氨酸(AAG),Pi^S 型为 264 位的谷氨酸(GAA)突变为缬氨酸(GTA)。纯合子 Pi^{SS} 个体血清中 AAT 含量为正常人的 60%,有患肺气肿的倾向;纯合子 Pi^{ZZ} 个体表现为 AAT 严重缺乏,血清中 AAT 含量只有正常人的 15%~20%,常发生阻塞性肺气肿及幼年型肝硬化;此外,其他类型如 Pi^{MS}、Pi^{MZ}、Pi^{SZ} 等杂合子也有不同程度的 AAT 缺乏,其中有人发生肺气肿和肝硬化,但病情较轻且发展缓慢。各种基因型及表现型的频率有一定的种族差异。

【发病机制】

正常肺组织中存在低水平的中性粒细胞弹性蛋白酶(neutrophil elastase,NE),NE 可降解细胞外基质中的多种蛋白,如弹性蛋白、胶原蛋白及免疫球蛋白等,协助清除异源性物质并帮助消化受损组织,有助于伤口愈合及组织再生。AAT 是人类血浆中最主要的蛋白酶抑制剂(protease inhibitor),主要作用是抑制丝氨酸内切肽酶类(serine endopeptidase),尤其是 NE 的活性,从而保护机体正常细胞和器官不受蛋白酶的损伤,维持机体内环境的平衡。缺乏 AAT 时,肺组织中的 NE 和抗弹性蛋白酶平衡失调,肺内 NE 活性过高,导致弹性蛋白和细胞外基质无控制的降解,最终导致肺气肿的发生。

聚合作用是 AATD 疾病过程中的一个重要步骤,AAT 分子结合 NE 的反应位点与前者的构象变化有关。例如,在 Z 突变蛋白合成过程中,突变基因被转录翻译,Z 蛋白突变体通过替代位于反应位点的单一氨基酸,改变该分子的构象灵活性,从而导致突变蛋白的聚集而形成大量多聚体,多聚体的形成在肺气肿的进展中发挥着重要作用,它可以加速肺部的炎症反应。Pi^{S} 是与临床疾病相关的第二大突变类型,S 蛋白在细胞内单独存在,不形成多聚体。而 Pi^{SZ} 杂合子可在肝脏中形成杂合多聚体,也会导致肝脏疾病的发生,发病情况仅次于 Pi^{ZZ} 纯合子。

对于有吸烟史的患者来说,吸烟可造成轻度酸性环境,而低 pH 可加速细胞内多聚体的形成,通过诱导肺组织的炎症反应和氧化应激,促进肺组织的炎症细胞释放 NE,增加患病风险。

【临床表现】

肺气肿是与 AATD 相关的最常见的疾病,吸烟患者 35 岁左右大多会出现类似 COPD 的症状,呼吸道症状出现于 30~40 岁,主要表现为活动后呼吸困难、气短、慢性咳嗽、咳痰、喘息和反复呼吸道感染。患者体格检查可见消瘦、呼吸音低、第一秒用力呼气容积(FEV_1)下降。影像学检查显示肺小叶基底部出现透亮区,肺总量受限,弥散量降低,提示严重肺气肿,早期患者有轻至中度低氧血症,晚期患者低氧血症加重伴高碳酸血症,重者可能并发呼吸衰竭。不管 AATD 患者是否出现肝病的临床症状,肝脏穿刺活检都显示肝细胞内存在不断积累并产生聚合现象的 AAT 蛋白。

【诊断】

1. 临床诊断 根据家族遗传史、临床表现结合实验室检查结果可作出诊断。

患者出现全小叶型肺气肿、呼吸困难、用力肺活量(FVC)和弥散功能异常、血清 AAT 浓度较正常值减少 10%~15%(正常值 2000~3000mg/L)时有助于诊断,但应注意排除炎症反应,炎症时 AAT 作为急性期反应蛋白,其合成亦可增加。美国胸科协会(ATS)和欧洲呼吸协会(ERS)推荐通过等电聚焦电泳(isoelectric focusing,IEF)鉴定 AAT 表型来协助诊断。

2. 鉴别诊断 本病应与支气管哮喘和单纯型的 COPD 相鉴别。由于 AATD 患者出现喘息和呼吸困难的症状时通常年龄较轻,往往会按哮喘进行治疗,造成误诊。67%的 AATD 患者会出现喘息、42%出现咳嗽、50%出现咳痰,这些非特异的症状使得该病难以与 COPD 有效区分。若能够通过 IEF 或基因分型技术进行检测,可保证诊断的准确率。

3. 产前诊断 产前遗传学筛查可有效预防遗传缺陷个体的出生,若父母均病情较轻且基因诊断为 Pi^{S} 或 Pi^{Z} 型的杂合子,可以通过绒毛膜活检来检测胎儿 DNA,对胎儿进行 Pi 表型分析,对具有患病风险的胎儿可考虑终止妊娠。

【遗传咨询、治疗和预防】

1. 遗传咨询 父母为 Pi^{Z} 杂合子时,子女可能会出现 Pi^{ZZ} 的表型。在杂合子患者中,血清 AAT 水平经常是正常的,有时也会短暂的升高,因此患者血清中 AAT 蛋白的水平不应该是确定诊断及遗传咨询的唯一根据。在混合的杂合子患者或者在 M 等位基因变异的携带者中,通过询问家族史并测定患者 AATD 的基因型可以明确诊断。

2. 治疗 AATD 的治疗可参照常规的 COPD 治疗方法。主张应用支气管舒张剂,遵循短期按需应用以暂时缓解症状及长期规律应用以减轻症状的原则,包括肾上腺素受体激动剂如沙丁胺醇,抗胆碱能药异丙托溴铵,首选雾化定量吸入给药,根据治疗效果调整单用或合用方案,对咳嗽及咳痰患者可加用祛痰剂,如盐酸氨溴索,改善气流受限。同时建议注射抗流感和肺炎双球菌疫苗,增强抵抗力。细菌感染会导致疾病的加重,加用抗菌药治疗,防止病情的进一步恶化。

3. **预防**　医务工作者应定期对一些可疑病例进行筛查,包括早期肺气肿患者,不明原因的肝硬化、新生儿胆汁淤积以及一些已知患者的家族成员等。通过检测血浆 AAT 水平,测定表型和基因型及时确诊。吸烟是该疾病最重要的危险因素,应督促吸烟患者绝对戒烟。此外,减少被动吸烟、避免暴露于呼吸道刺激物及特殊环境也可有效预防疾病发生。

第二节　支气管哮喘

【疾病概述】

支气管哮喘(bronchial asthma)[OMIM# 600807]简称哮喘,是一种由多种细胞和细胞组分参与的、以气道高反应性(airway hyper responsiveness,AHR)和可逆性气流受限为特征的气道慢性炎症性疾病。该病为一种世界性疾病,全球约有 1.6 亿患者,以儿童为主,约 40%的患者有家族史。各国患病率在 0.3%~20%之间,我国不同地区患病率也有较大差别,为 0.5%~5.29%。据统计,全世界哮喘的发生率和死亡率均有逐年增加的趋势。

【病因/分类和遗传方式】

1. **病因/分类**　不同的环境因素都可能是诱发哮喘的病因,如环境污染、职业因素、接触某些特异性的吸入物或药物等。但近年的研究认为,遗传基因在哮喘的发病中作用更大,这是因为遗传因素决定了患者的过敏体质。对部分哮喘患者及其家属的调查研究显示,哮喘的遗传度(heritability)可达 56%~76%。目前已发现与哮喘及其表现型相关联的染色体区域有:1p,2q,3q24,5q31-q33,6p23-p21,7p,7q11-q14,11q13,12q14-q24,13q21-q24,14q11-q13,16p12-p11,17p17-p12,19q13,20p13。其中 5q31-q33,6p23-p21,11q13,12q14-q24,16p12-p11 是重要的哮喘相关基因所在区域。

(1)染色体 5q31-q33 区域:较常见的哮喘易感基因有白介素(IL)4 基因(*IL-4*)、*IL-13* 基因、β_2 肾上腺素受体基因(β_2*-AR*)、白细胞分化抗原 14 基因(*CD14*)、T 细胞免疫球蛋白及黏蛋白域蛋白基因(*TIM*)家族等。

(2)染色体 6p23-p21 区域:主要有免疫应答调节基因 *MHC* Ⅰ 和 *MHC* Ⅱ 及肿瘤坏死因子 α 基因($TNF\alpha$)。

(3)染色体 11q13 区域:有一个常见的哮喘易感基因,即免疫球蛋白(Ig)E 高亲和力受体基因($Fc\varepsilon R1\beta$)。

(4)染色体 12q14-q24 区域:哮喘相关基因包括 γ-干扰素基因(IFN-γ)、一氧化氮合成酶基因(*NOS1*)、肥大细胞生长因子基因(*MGF*)、胰岛素样生长因子基因(*IGF*)和信号转导与转录激活因子 6 基因(*STAT6*)等。

(5)染色体 16p12-p11 区域:白介素 4 受体 α 基因(IL-$4R\alpha$)是该区域最主要的哮喘相关基因。

2. **遗传方式**　关于哮喘的遗传方式有多种论述,Schwartz 认为是一种遵循孟德尔显性遗传规律的遗传病,Jonathan Brostoff 等认为该病呈常染色体隐性遗传。大多数学者认为哮喘是由环境因素和遗传因素相互作用的多基因遗传病,且存在着遗传异质性。家族性的支气管哮喘的遗传方式为常染色体显性遗传,少数家系表现出常染色体隐性遗传的特点。

此外,AHR 也是哮喘发生发展过程中的另一个重要因素,它受基因调控并在各种炎症的基础上形成,可不伴有临床表现,呈常染色体显性遗传。有研究证实,基因突变导致 AAT 缺陷、平滑肌细胞上的肾上腺素能受体数量异常都能引起 AHR 的发生。

【发病机制】

1. **遗传因素** 遗传因素对哮喘发病的影响主要是通过调控IgE的水平及免疫反应的相关基因来实现,二者相互作用和影响。当变应原进入具有遗传特应性体质的个体后,可刺激机体的辅助性T细胞由Th0向Th2方向分化增殖,使得Th2细胞在Th1/Th2细胞群中占优势,同时成熟的Th2细胞分泌IL-4、IL-5、IL-13等细胞因子,诱导B淋巴细胞合成抗原特异性IgE,并结合于肥大细胞、嗜酸性粒细胞和嗜碱性粒细胞表面的高亲和力IgE受体上,此时患者处于"致敏"状态。当变应原再次进入体内时,与结合在IgE受体上的IgE桥联,使上述细胞脱颗粒,合成并释放组胺、前列腺素(PGs)和白三烯(LT)等多种活性介质,导致平滑肌收缩、黏液分泌增加、血管通透性增高以及炎症细胞浸润等,使气道病变加重,出现哮喘的临床症状。

(1)染色体5q31-q33区域:①IL-4、IL-13是典型的Th2细胞因子,可诱导B细胞产生并分泌IgE,执行体液免疫应答。不同浓度的IL-4可使B细胞合成不同类型的Ig,促进肥大细胞增殖并使CD23表达IgE受体,这些均与Ⅰ型变态反应相关。*IL-13*的单核苷酸多态性(single nucleotide polymorphism,SNP)与过敏性哮喘和血清IgE水平相关,可使支气管黏液的分泌增加,并使血清IgE的水平增加。②β_2-*AR*基因有4个可引起氨基酸改变的突变位点:p. Arg16Gly、p. Gln27Glu、p. Val34Met、p. Thr164Ile,可能与个体患病的严重程度有关,并且可能影响哮喘的某些相关表型,如血清IgE水平等。③CD14是微生物脂多糖(LPS)的高亲和力受体,LPS通过LPS结合蛋白与CD14结合,启动细菌感染的非特异性免疫应答。④*TIM1*基因的多态性位点与免疫反应的强度及AHR的发生相关。*TIM1*可表达于被抗原激活的$CD4^+$ T细胞表面且持续地优先表达于Th2细胞表面,同时TIM1可作为一种共刺激分子激活T细胞,也可通过与其配体TIM4相互作用调节T细胞的增殖。

(2)染色体6p23-p21区域:①MHC可以结合抗原并呈递给T细胞,形成T细胞对抗原和MHC分子的双重识别,在哮喘和其他过敏性疾病中发挥重要作用。②TNF通过分泌黏附分子使炎症细胞在气道聚集,引起气道上皮损伤,增强AHR的反应。

(3)染色体11q13区域:*FcεR1β*基因的一种突变体Leu181,可能增加受体的信号传导能力,使肥大细胞释放更多的IL-4,并刺激高水平的IgE合成。

(4)染色体12q14-q24区域:STAT6是IL-4/IL-13信号转导中关键的转录激活因子,有研究显示,*NOS1*基因内含子2区域GT碱基重复以及*STAT6*基因外显子1区域GT重复与日本儿童哮喘相关。*IFN-γ*基因的CA碱基重复和*IGF*基因的GT碱基重复与中国台湾地区儿童哮喘显著相关。

(5)染色体16p12-p11区域:IL-4Rα是IL-4和IL-13的共同受体,IL-4通过与其结合而发挥生物学功能并诱导B细胞产生IgE,从而引起哮喘。IL-4Rα在IL-4的信号转导中起特异转导的作用,其基因多态性与哮喘、血清总IgE水平及过敏性皮炎等相关。*IL-4Rα*基因的p. Ile50Val突变可增加STAT6的活化,使CD23表达增加,升高血清IgE的水平。

2. **气道高反应性** 具有AHR的患者存在一定的遗传缺陷,表现为气道对各种刺激因子出现过强或过早的收缩反应。目前普遍认为气道炎症是导致其发生的重要机制之一:①当气道受到变应原刺激后,由于多种炎症细胞、炎症介质及细胞因子的激活,导致气道上皮细胞损伤,黏膜屏障功能下降;②炎症使气道神经末梢受损或裸露,使之对各种刺激的敏感性提高;③气道纤毛的清除功能下降,利于变应原或其他刺激物的沉积,激发特异性抗原抗体反应;④炎症导致嗜酸性粒细胞释放各种毒性蛋白,提高气道上皮对外界刺激的敏感性;⑤炎症细胞激活后释放透明质酸酶(hyaluronidase,HAase)、溶酶体酶(lysosomal enzyme)等,激动气道平滑肌受体,使平滑肌应激功能降低;⑥变应性炎症使毛细血管扩张血流变慢,黏附分子表达并向血管外移动,使AHR持续增高。

3. **神经机制** 发生哮喘时,一方面肾上腺素能神经功能下降,肾上腺素释放和活化障碍,受体密度和亲和力降低。另一方面，胆碱能神经功能亢进，迷走神经张力增加，乙酰胆碱释放增多，反射性引起支气管收缩加强。除上述两种异常外，非肾上腺素能非胆碱能神经系统（NANC）所释放的收缩、舒张平滑肌的介质失调进一步加重了已有的炎症反应。

【临床表现】

1. **症状** 几乎所有的哮喘患者都有长期性和周期性发作的特点，夜间和凌晨尤甚，发作前有鼻痒、喷嚏、流涕、胸闷等症状；哮喘发作时出现呼气性呼吸困难，常伴有哮鸣音，严重者被迫采取坐位或呈端坐呼吸，甚至出现发绀、出汗、干咳或咳大量白色泡沫痰等。发作一般在数分钟内发生，经数小时至数天，可自行缓解或用支气管扩张剂治疗后缓解，某些患者在缓解数小时后可再次发作；有时顽固性咳嗽是唯一的症状，称为咳嗽变异性哮喘（cough variant asthma，CVA）。

2. **体征** 发作时患者肺部呈过度充气状态，吸气时胸骨上窝、锁骨上窝、肋间隙可出现明显凹陷，即"三凹征"；肺部广泛哮鸣音，呼气音延长；在气道极度收缩或大量痰液堵塞气道的情况下，气流减弱或完全受阻，此时哮鸣音可减弱甚至消失，称为"沉默肺"（silent chest），是病情极度危重的表现，应积极抢救。

3. **实验室和其他检查**

（1）通气功能测定：哮喘患者在发作时呈阻塞性通气改变，FVC 减少、残气量（RV）增加、肺总量（TLC）增加；呼气流速指标显著下降，FEV_1、最大呼气流量（PEF）、1 秒率（FEV_1/FVC%）均减少。

（2）支气管激发试验（bronchial provocation test，BPT）和支气管舒张试验（bronchial dilation test，BDT）：提示存在 AHR。

（3）动脉血气分析：哮喘发作时通气/血流比值失调，氧分压（PaO_2）下降，同时由于过度通气，$PaCO_2$ 下降，表现为呼吸性碱中毒。重度哮喘时可有缺氧及 CO_2 潴留，$PaCO_2$ 上升，表现为呼吸性酸中毒。

（4）其他：胸部 X 线检查显示肺纹理增多、紊乱，呈"过度通气"状态。血清 IgE 较正常人明显升高。

【诊断】

1. **哮喘的诊断** 哮喘的家族史对诊断很有参考作用，尤其当家族中有携带易感基因的过敏性疾病者时，其后代可能为哮喘发生的高危人群。

中华医学会呼吸病学分会哮喘学组在 2008 年制定的《支气管哮喘防治指南》中，将哮喘的诊断标准定义为：

（1）反复发作的喘息、呼吸困难、胸闷或咳嗽，多与接触变应原、冷空气、物理或化学性刺激以及病毒性上呼吸道感染、运动等有关。

（2）发作时在双肺可闻及散在或弥漫性、以呼气相为主的哮鸣音，呼气相延长。

（3）上述症状和体征可经治疗缓解或自行缓解。

（4）症状不典型者（如无明显喘息或体征）应至少具备以下一项试验阳性：

1）BPT 或运动试验阳性。

2）BDT 阳性（FEV_1 增加≥12%，且 FEV_1 增加绝对值>200ml）。

3）PEF 日变异率或昼夜波动率≥20%。

（5）排除其他疾病所引起的喘息、气急、胸闷和咳嗽。

符合 1~4 条或 4、5 条者即可诊断为支气管哮喘。

2. **鉴别诊断** 哮喘在急性发作时会有不同程度的呼吸困难，因此应注意与以下疾病鉴别：①慢性支气管炎和 COPD：慢性支气管炎患者多为中老年，有长期咳嗽、咳痰史，寒冷季节加重。若连续 2 年内，每年连续咳嗽 3 个月以上，除外其他原因者，可诊断为慢性支气管炎。COPD 与哮喘类似，都可发生喘息和呼吸困难。不同的是,COPD 的症状出现在运动或劳累后,而哮喘的症状通常在运动过程中发作或加重。②心源性哮喘:多数发生于原有高血压或心脏病的老年人,特点为夜间出现阵发性呼吸困难且不能平卧,咳粉红色泡沫样痰,与哮喘有别。③胸腔积液:常由肺结核引起,积液量大时肺受压迫,从而出现胸闷、气短等症状。通过胸部 X 线检查可鉴别。④肺栓塞:二者都有显著的胸闷、呼吸困难、低氧血症,但肺栓塞患者肺部无哮鸣音,平喘药治疗无效。

3. **产前诊断**　哮喘作为一种多基因遗传病,对高危人群进行基因筛查就显得尤为必要,对易感人群进行哮喘的早期诊断和及时干预,制订个体化的治疗方案,有利于减少哮喘的发生。

【遗传咨询、治疗和预防】

1. **遗传咨询**　支气管哮喘有家族聚集现象,其遗传规律目前还不明确,哮喘患者的后代可以在婴幼儿时期即发病,也可以在成年时期发病,甚至到第三代时才出现哮喘患者,即所谓的“隔代遗传”。若父母双方均患有过敏性疾病时,其子女患哮喘的概率明显比父母一方患过敏性疾病或父母均无过敏性疾病的子女要高。

2. **治疗**　主要包括缓解哮喘发作和控制或预防哮喘发作两方面。缓解哮喘发作药物的主要作用是快速逆转支气管收缩状态并缓解哮喘症状。主要应用速效吸入型 β_2 肾上腺素受体激动剂(如沙丁胺醇、特布他林等)、抗胆碱药(如异丙托溴铵)和茶碱类,吸入疗法要优于系统性给药。

控制和预防哮喘发作药物的主要作用是治疗气道炎症,使哮喘处于临床控制状态。最有效的为吸入性糖皮质激素类(ICS)药物,如倍氯米松、布地奈德等,按照哮喘严重程度的分级(表 9-1),轻度持续者一般给予 200~500μg/d 吸入治疗,中度持续者 500~1000μg/d,重度持续者>1000μg/d(但不宜超过 2000μg/d)。还有其他药物,如白三烯调节剂、色甘酸钠等,主要与 ICS 联用以减少吸入 ICS 的剂量。原则上应科学的制订长期用药计划和发作期的处理原则,进行个体化用药,按病情轻重程度随时调整。

3. **预防**　对于减少哮喘发作的预防手段主要有:①寻找变应原。大多数哮喘患者属于过敏体质,应避免接触变应原。②充分休息,定期运动和避免剧烈运动。③情绪放松,避免精神紧张。注意保暖,避免受凉及上呼吸道感染,吸烟者戒烟。出现哮喘发作先兆时,立即吸入 β_2 肾上腺素受体激动剂。

表 9-1　哮喘严重程度分级

分级	临床特点
间歇持续(第一级)	症状<1 次/周 短暂发作 夜间哮喘症状≤2 次/月 FEV_1 或 PEF≥80%预计值 FEV_1 或 PEF 变异率<20%
轻度持续(第二级)	症状≥1 次/周,但<1 次/天 可能影响活动或睡眠 夜间哮喘症状>2 次/月 FEV_1 或≥80%预计值 FEV_1 或 PEF 变异率 20%~30%
中度持续(第三级)	每日有症状 影响活动和睡眠 夜间哮喘症状≥1 次/周 FEV_1 或 PEF 60%~80%预计值 FEV_1 或 PEF 变异率>30%

续表

分级	临床特点
重度持续（第四级）	每日有症状，频繁出现 经常出现夜间哮喘症状 体力活动受限 FEV_1 或 PEF<60%预计值 FEV_1 或 PEF 变异率>30%

第三节　囊性纤维化

【疾病概述】

囊性纤维化（cystic fibrosis，CF）[OMIM# 219700]是白种人中最常见的可累及全身多脏器的一类致死性遗传病。主要特点为外分泌腺功能紊乱，分泌物不易排出而堵塞管腔，可累及肺脏、胰腺、肝脏及生殖系统等多脏器，以呼吸系统和消化系统损害最为突出。20 世纪 30 年代，有研究者发现某些原因可以导致胰腺出现瘢痕和囊泡样改变，这类患者可表现为反复的呼吸道感染，进而引起心肺功能不全，或因胰酶缺乏导致消化吸收不良。

该病主要发病人群以北欧和中欧为多，每 2000~3000 新生儿中即有 1 例患病，CF 在黑种人中少见，黄种人中极为罕见，发病率分别为 1/17 000 和 1/90 000。

【病因/分类和遗传方式】

该病是由位于染色体 7q31. 2 上编码上皮细胞中囊性纤维化跨膜通道调节因子（cystic fibrosis transmembrane conductance regulator，CFTR）的基因缺陷所致，呈常染色体隐性遗传。CFTR 蛋白为腺苷三磷酸（adenosine triphosphate，ATP）依赖的 Cl^- 转运蛋白，其结构中有两个重复的氨基酸保守序列——MSD_1 和 MSD_2，各由 6 个镶嵌在细胞膜内的疏水环组成的跨膜区（transmembrane segments，TMs）和 1 个亲水的 ATP 结合区 NBD_1/NBD_2 组成，12 个疏水片段形成的微孔构成 CFTR 蛋白的离子通道，MSD_1 和 MSD_2 之间有一个调节 CFTR 蛋白生理功能的 R 区，该区是由 *CFTR* 基因外显子编码的区域，含多个潜在的磷酸化位点，其不同部位的磷酸化对 CFTR 蛋白离子通道活性起激活或抑制作用，其构象改变使 NBD_1/NBD_2 水解 ATP 的量改变，从而控制离子通道的开放和关闭。

目前有 2000 余种与 CF 相关的 *CFTR* 基因突变，常见的形式包括错义突变（42%）、移码突变（15%）、剪接突变（13%）、无义突变（10%）。根据分子机制及蛋白功能缺陷的不同将 *CFTR* 基因突变分为以下几种类型：

（1）Ⅰ类突变：主要包括位于 *CFTR* 基因的 NBD_1 或 NBD_2 区域的无义突变，如 p. Gly542X、p. Arg1162X 和 p. Trp1282X 等。Ⅰ类突变在犹太人中高发，通常会引起严重的表型。

（2）Ⅱ类突变：主要为 p. Phe508del，占世界范围内 CF 突变类型的 70%。突变位于 NBD_1/NBD_2 区域。

（3）Ⅲ类突变：代表性的突变为 p. Gly551Asp，位于 NBD_1 区，常由错义突变引起。

（4）Ⅳ类突变：p. Arg117His 最为普遍，突变后蛋白质发挥功能的程度与第 8 内含子中 T 碱基的个数有关。

（5）Ⅴ类突变：在 CF 患者中发生率<1%，主要影响内含子与外显子之间的剪接位点区域，如 c. 3272-26A>G。

（6）Ⅵ类突变：包括部分可以被 CFTR 抑制剂 VX-809 改善症状的 p. Phe508del 突变。

【发病机制】

CF 发病共同的机制是由于基因突变导致 CFTR 蛋白缺陷或 Cl^- 转运通道异常，使 Cl^- 和 Na^+ 的转运发生障碍，氯化物的正常分泌被阻滞。常见的 6 种突变类型的分子机制如下：

(1) Ⅰ类突变：主要是由于无义突变导致提前形成终止密码子，从而激活细胞内"无义介导的衰变"(nonsense-mediated decay, NMD)的监控机制，选择性的迅速降解异常的 mRNA。因此，正常 CFTR 蛋白的合成量减少。

(2) Ⅱ类突变：当发生突变时，编码 CFTR 蛋白第 508 位苯丙氨酸的三个核苷酸缺失，从而导致 CFTR 蛋白不能在内质网中正确折叠及完成正常糖基化并运送至细胞膜。突变的蛋白会被运送回细胞质并在蛋白水解酶的作用下发生降解。

(3) Ⅲ类突变：异常的 CFTR 蛋白虽然能够充分的折叠并嵌入到细胞膜上，但由于缺陷使通道不能正常开放，进而干扰 CFTR 蛋白与 NBD_1 或 NBD_2 的异源二聚化(heterodimerization)，导致 ATP 与 NBD 的无效结合，影响通道的激活。

(4) Ⅳ类突变：突变位于 MSD1/MSD2 区域，虽然不会影响 ATP 与 CFTR 蛋白的结合及调控区域的磷酸化，Cl^- 转运通道能够正常打开和关闭，但由于电传导缺陷使通道开放时间减少，Cl^- 和 HCO_3^- 不能自由进出。

(5) Ⅴ类突变：能产生正常的 CFTR 蛋白，但由于影响剪接作用，导致蛋白含量下降。

(6) Ⅵ类突变：突变导致起始密码子序列丢失，翻译出的 CFTR 蛋白缺少 N 端，使 CFTR 通道的细胞膜表面蛋白稳定性下降。

由于上述不同的致病机制，在呼吸系统中，Cl^- 和 Na^+ 转运异常导致气道内液体丢失，黏液变得黏稠，纤毛的清除功能受限，引起气道阻塞而导致反复的细菌感染。长期的慢性感染会引发各种炎症甚至肺纤维化及肺气肿，反复加重会引起混合性的肺功能损害，使得通气血流比值失调及弥散功能降低等。故本病又有"黏液黏稠病"或"黏稠物阻塞症"之称。

【临床表现】

CF 在呼吸系统的始发症状表现为间断性咳嗽，痰黏稠不易咳出，伴发感染时可见大量脓痰。后期伴发支气管扩张时可发生咯血。随年龄增加，患者可反复发生支气管炎、肺炎、肺气肿、肺不张或肺脓肿。体格检查上肺可闻及少许啰音，肺气肿时呼吸音降低，哮喘时可闻及哮鸣音。疾病终末期可见杵状指，可合并呼吸困难、发绀、肺源性心脏病及呼吸衰竭等。肺功能检查表现为通气功能障碍，如 FEV_1 占预计值比例下降、FVC 下降、气道阻力增加等。X 线检查示肺透亮度增加，提示早期小气道阻塞；双肺支气管纹理增粗、紊乱及小片状模糊阴影提示支气管炎改变；病变长期发展，由于气道阻塞及反复肺部感染可见典型囊状支气管扩张改变。汗液中 NaCl 浓度升高，儿童尤为明显。新生儿若发生胎粪性肠梗阻则提示有 CF 的可能。

【诊断】

1. **CF 的诊断**　主要依靠家族史、典型临床表现及汗液中 Cl^- 浓度升高。如患者有肺部反复阻塞性感染、胰腺功能不全、胎粪阻塞、阻塞性精子缺乏等临床表现的其中一项，且伴有汗液中 Cl^- 水平升高超过 60mmol/L(成人超过 70mmol/L)、Na^+ 超过 80mmol/L，且能排除肾上腺皮质功能不全，即可明确诊断。

2. **鉴别诊断**　本病应与其他能引起囊性支气管扩张的疾病鉴别：①丙种球蛋白缺乏症(agammaglobulinemia)：二者都易于发生反复细菌感染、气道阻塞和囊性支气管扩张，但丙种球蛋白缺乏症患者血液中丙种球蛋白明显减少，汗液中离子浓度正常；②结核性支气管扩张症：该病发生于长期感染结核杆菌后，结核性空洞及支气管扩张为其主要表现，但患者一般有明显的结核中毒症状，如低热、盗汗等，痰找结核杆菌阳性可与 CF 鉴别。

3. **产前诊断**　DNA 的分析检测目前只应用于产前筛查和新生儿检测。对于有相关家族史的孕妇有必要进行产前诊断,可检测夫妻双方是否均为 *CFTR* 隐性致病基因携带者,从而判断胎儿患病的概率。若夫妻双方均为携带者,则应取孕早期绒毛或抽取中期羊水进行胎儿基因组的分子遗传学分析。

【遗传咨询、治疗和预防】

1. **遗传咨询**　本病应按常染色体隐性遗传方式进行遗传咨询。CF 男女发病比例无明显差别。双亲均为携带者时子女有 1/4 的概率患病,1/4 的概率正常。

2. **治疗**　目的主要是预防和控制感染、促进黏液清除、延缓肺功能恶化。雾化吸入化痰药可有助于呼吸道多余分泌物的排出和肺功能的改善,结合拍背、体位引流及应用 β_2 受体激动剂对缓解症状有益。在 2013 年更新的 CF 指南中,推荐长期使用阿法链道酶用于 6 岁及以上患者来改善肺功能、提高生活质量。对于 6 岁及以上肺功能较差且持续铜绿假单胞菌感染的 CF 患者,推荐长期吸入妥布霉素(tobramycin)来减轻症状及降低急性加重的发生率。胰腺功能不全者可口服胰酶制剂。肺功能严重损害者可考虑肺移植。

3. **预防**　早期的诊断可提高患者的存活率和生存质量。为了预防缺陷个体的出生,应尽早进行胎儿的基因诊断,由于目前尚无有效的治疗方法,引产是减少患儿出生的手段之一。

第四节　原发性纤毛运动障碍

【疾病概述】

原发性纤毛运动障碍(primary ciliary dyskinesia,PCD)[OMIM# 244400]又习惯称为纤毛不动综合征(ciliary dyskinesia syndrome,ICS),是一种因遗传缺陷而导致的黏膜纤毛运动异常和黏液清除功能障碍。1933 年,Kartagener 将其报道的 4 例及以往发现的一些合并鼻窦炎、支气管扩张、右位心的病例统一命名为 Kartagener 综合征(Kartagener syndrome,KS)。随后发现,上述患者呼吸道上皮细胞纤毛动力蛋白臂缺陷,黏膜清除能力下降,表现为纤毛摆动不协调或无效摆动。PCD 的发病率为 1/60 000~1/30 000。该病可累及多个器官或组织,以下呼吸道为主。本节主要介绍累及呼吸系统的 PCD。

【病因/分类和遗传方式】

PCD 是由动力纤毛或鞭毛结构异常或功能障碍引起。纤毛和鞭毛的结构基础都是“9+2”微管结构,即由 9 对外周二联微管(microtubule doublets,MTD)环绕 1 对中央微管(central pair,CP)形成,MTD 之间由微管连接蛋白(nexin dynein regulatory complexes,NDRC)连接(图 9-1)。纤毛轴丝含有 100 多种多肽,任何 1 种多肽有缺陷,均可造成纤毛结构或功能的异常。PCD 患者的纤毛结构异常包括:纤毛动力臂部分缺失,如单纯内动力臂(inner dynein arms,IDA)或外动力臂(outer dynein arms,ODA)缺失,或纤毛动力臂完全缺失,以后者最为常见。其他还包括辐射臂(radial spokes,RS)缺陷、中央微管(central pair,CP)缺失等,但也有临床症状典型而纤毛超微结构正常者。

目前在 PCD 患者中研究过的基因有数十种,不同的突变基因不同程度的引起多样的纤毛异常(表 9-2)。此外,还有 *DNAH11* 基因突变导致 ODA 蛋白异常但超微结构正常、*RPGR* 基因突变导致 PCD 和视网膜色素变性(retinitis pigmentosa,RP)并存、*OFD1* 基因突变导致 PCD 和口-面-指综合征(orofaciodigital syndrome,OFD)并存等。除 *RPGR* 和 *OFD1* 基因位于 X 染色体上外,其余突变基因位于常染色体上。

与纤毛结构或运动相关的基因主要包括纤毛轴动力蛋白基因和胞质动力蛋白基因。二者均包括动力蛋白重链基因(*DNAH*)、动力蛋白中间链基因(*DNAI*)和动力蛋白轻链基因(*DNAL*)。其中,*DNAH5*、

DNAI1、*DNAH11* 是最主要的致病基因，呈常染色体隐性遗传。1999 年发现的第 1 个 PCD 突变基因是 *DNAI1*。

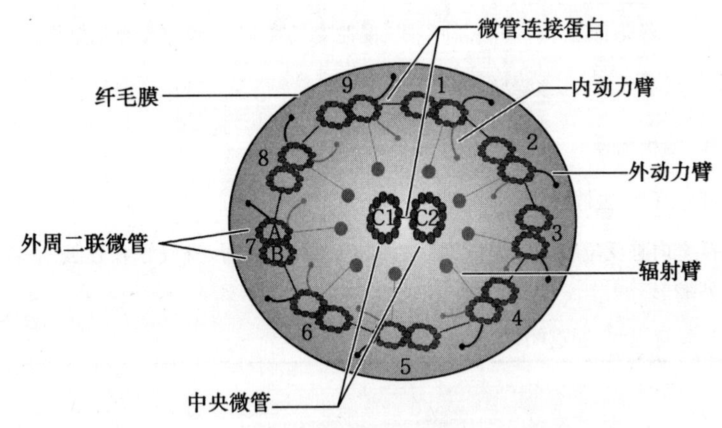

图 9-1 正常纤毛横截面超微结构图

表 9-2 与纤毛超微结构异常相关的基因

超微结构	致病基因
ODA 异常	*DNAI1*、*DNAH5*、*DNAH8*、*DNAI2*、*TXNDC3*、*DNAL1*、*CCDC114*、*ARMC4*、*CCDC151* 和 *CCDC103*
ODA+IDA 异常	*DNAAF2*、*DNAAF1*、*DNAAF3*、*DYX1C1*、*HEATR2*、*LRRC6*、*ZMYND10*、*SPAG1* 和 *C21orf59*
MTD+IDA 异常	*CCDC39* 和 *CCDC40*
NDRC 异常	*DRC1* 和 *CCDC65*
CP-RS 异常	*RSPH4A*、*RSPH1* 和 *RSPH9*

【发病机制】

由于基因突变导致一种或几种纤毛细胞骨架蛋白缺陷，患者表现出纤毛异常摆动或纤毛不动、气道分泌物清除失效、气道黏液滞留、清除病原微生物功能减弱或缺失和慢性或反复呼吸道感染等症状，最终损伤气道壁。

DNAI1 定位于染色体 9p13. 3，编码含 699 个氨基酸的轴丝动力蛋白中间链。该基因仅在气道和睾丸中表达，其突变可造成纤毛或鞭毛 ODA 功能障碍。*DNAI1* 第 1 个内含子的第 3 个位点发生插入突变，可导致剪接异常引起肽链截短。

DNAH5 定位于 5p15. 2，编码动力蛋白重链，其水解 ATP 能够引发纤毛的运动。基因突变可降低纤毛的摆动频率。

DNAH11 基因突变所致的 PCD 患者表现出纤毛的波形振幅减少和（或）摆动频率加快，纤毛清除功能丧失。

【临床表现】

PCD 患者的主要临床表现包括中耳炎、鼻窦炎、上下呼吸道炎症、支气管扩张、内脏转位、男性不育和女性不孕等（表 9-3）。PCD 发病较早，平均发病年龄为 16 岁，且不同年龄患者发病具有一定的规律性：由于胎肺至新生肺转换过程中纤毛功能障碍，大部分 PCD 患儿出生时会出现呼吸窘迫；因上下呼吸道黏膜纤毛功能障碍，幼儿多会出现鼻流脓涕、咳痰、肺部感染，青年多为慢性鼻窦炎，成年常表现为支气管扩张、慢性支气管炎、间质性肺炎等。多数症状不一定同时出现，就诊患者以下呼吸道症状居多，其中鼻窦炎、支气管扩张和内脏转位，称为“Kartagener 三联征”。Kartagener 综合征患者占 PCD 患者总数的 50%，可同时伴有宫外孕、不孕不育及脑积水等。

表 9-3　PCD 的主要临床表现

部位	临床表现
呼吸系统	鼻炎、鼻窦炎、鼻息肉、肺炎、肺不张、慢性支气管炎、呼吸道反复感染等
泌尿系统	宫外孕、男性不育、多囊肾等
神经系统	头痛、脑积水等
耳	慢性中耳炎、鼓膜穿孔、耳流脓、双耳听力下降等
内脏	包括全内脏反位和内脏异位，前者主要涉及肝、脾、胃、支气管和心脏，后者常合并其他先天性心内外畸形
其他	生长发育迟缓、胆道闭锁、肠旋转不良等

【诊断】

1. 临床诊断　仔细询问病史，结合患者家族史、典型临床表现、相关检查及黏膜活检可以确诊。临床上对于儿童或成人的慢性及难治性鼻窦炎及肺感染现象，在排除其他的鼻、肺部病症后，均应考虑到 PCD。当就诊者有以下情况之一应尤为注意：①亲属有内脏转位，或亲属中有已确诊 PCD 者；②自幼即有慢性鼻窦炎、慢性支气管炎等呼吸道疾病；③耳鼻喉部位的疾病虽不一定重但迁延不愈；④能确定黏液纤毛清除功能缺陷或纤毛超微结构异常；⑤精液检查示精子活动降低或死精，且精子鞭毛超微结构异常。对 PCD 的诊断应包含全面的临床评估，一般先进行纤毛运动分析和黏膜纤毛转运功能检查，即初筛试验，对初筛试验阳性者取鼻或支气管黏膜的纤毛上皮行电镜检查即可确诊。

2. 鉴别诊断　①CF：二者均可表现为纤毛清除功能下降，但 CF 主要是由于 Na^{+}和 Cl^{-}的转运异常，外分泌腺功能紊乱、黏液腺增生而导致黏液的正常流变学特征的改变，汗液中氯化钠含量增加。②各种免疫异常疾病：都会发生反复的呼吸道感染和纤毛运动障碍，不同的是，PCD 患者免疫学检查一般正常。③韦格纳肉芽肿病（Wegener granulomatosis，WG）：主要侵犯上、下呼吸道，临床常表现为鼻炎和副鼻窦炎以及肺部病变，部分症状易与 PCD 混淆。但 WG 是一种自身免疫性坏死性肉芽肿性血管炎，常伴有黏膜糜烂及肉芽组织增生，活组织检查可助鉴别。

3. 产前诊断　要注意筛查反复孕期自然流产或患有男性不育症的患者，了解其既往是否存在出生缺陷病史及家族分子遗传病史，将有望对其进行准确的产前诊断并及时干预。

【遗传咨询、治疗和预防】

1. 遗传咨询　该病可按常染色体隐性遗传方式进行遗传咨询。以家系调查和系谱分析为主，并结合临床特征，再借助于基因诊断、染色体、性染色体分析和生化分析等检查结果，作出明确诊断。同时综合分析致病基因是新突变产生还是来自双亲遗传，这对预测再发风险有重要意义。

2. 治疗　PCD 的治疗与其他原因引起的支气管扩张的治疗类似，主要以内科保守治疗为主。可使用抗生素抗感染、祛痰药及肺物理治疗促进痰液排出。同时应积极治疗鼻窦炎，亦可使用流感疫苗、肺炎链球菌疫苗等提高机体免疫功能。一旦发生支气管扩张，应常规进行痰细菌培养和药敏试验，根据结果选择抗生素来缓解症状。对于出现鼻息肉、肺不张、严重心血管畸形等保守治疗无效且有手术适应证者，可手术治疗。只有少数 PCD 会发展成致残性肺疾病，通过监测患者的肺功能、血氧饱和度等可评估患者的预后。

3. 预防　ERS 在国际上进行了 PCD 患者的调查，发现对 PCD 患儿的流行病学调查、诊断和治疗水平非常薄弱。因此，如何从根本上解决这类问题，将成为预防 PCD 发生的关键。

第五节　特发性致纤维化肺泡炎

【疾病概述】

特发性致纤维化肺泡炎（idiopathic pulmonary fibrosis，IPF）［OMIM# 178500］又称特发性肺间质纤维化，是一种病因未明的慢性间质性肺疾病，以弥漫性肺泡炎和肺泡结构紊乱，最终导致肺间质纤维化为特征。全球发病率为3/100 000～8/100 000。Hamman 和 Rich 在1935年先后报道了4例严重呼吸困难伴发绀的患者，并在1949年发表了这4例患者的肺部病理改变情况，将其命名为"急性弥漫性肺间质纤维化"。

【病因/分类和遗传方式】

IPF包括多种可导致肺纤维化且病因不明的疾病群，2002年ATS和ERS对IPF作出如下解释：IPF是一个独立的疾病，它的特征性病理学表现为普通性间质性肺炎（usual interstitial pneumonia，UIP），与非特异性间质性肺炎（nonspecific interstitial pneumonia，NSIP）、脱屑性间质性肺炎（desquamative interstitial pneumonia，DIP）、急性间质性肺炎（acute interstitial pneumonia，AIP）等不同。

IPF病因不明，研究表明除职业和环境因素外，遗传因素也参与IPF的形成。近年来对于IPF易发人群、特殊病例及一些动物模型等的研究发现，该病存在遗传易感性（hereditary susceptibility）。目前家族性IPF的遗传方式还不明确，但有研究显示70%的患者呈常染色体显性遗传。

基因突变所致的端粒酶缺陷被认为是IPF发病中的重要因素，编码端粒酶反转录酶（telomerase reverse transcriptase，TERT）的基因和编码端粒酶RNA元件（telomerase RNA component，TERC）的基因的突变是IPF人群中最常检测到的遗传学缺陷。突变导致端粒酶缺陷的个体端粒酶的长度比正常人短，使损伤的肺泡上皮细胞不能正常修复，导致IPF的发生。

研究发现，编码肺泡表面活性蛋白C（SFTPC）基因的第4内含子第1碱基发生突变，导致其编码的蛋白质C-末端37个氨基酸缺失，肺泡Ⅱ型上皮细胞损伤；*SFTPC* 基因的第5个外显子中存在1个杂合性的点突变，使蛋白质C-末端的亮氨酸被谷氨酸代替，导致异常前体蛋白的形成或蛋白复合物的沉积。

近年来，在对IPF的基因连锁分析中发现，基因 *ELMOD2* 表达于肺泡上皮细胞和巨噬细胞，参与调控细胞凋亡和固有免疫，病毒可以通过影响带有特定SNP的个体的基因表达量而逃避IFN的抗病毒作用，病毒感染是引起肺泡上皮细胞损伤的常见原因。

【发病机制】

目前国内外对于IPF发病机制尚无明确定论，其发病过程是以肺泡上皮细胞损伤，主要是Ⅱ型肺泡上皮细胞损伤而引起的一系列反应，在这个过程中，多种细胞因子和生长因子的异常表达、炎症反应、血管增生和重建、纤维蛋白溶解障碍以及外界环境等因素导致的氧化应激都参与了肺纤维化的发病过程。

1. **反应阶段**　在肺泡上皮细胞损伤出现增生并产生细胞因子的同时，肺泡巨噬细胞亦被激活，并释放多种细胞因子，促使炎症细胞浸润，介导中性粒细胞向着肺泡趋化、聚集和活化，形成以中性粒细胞比例增多为特征的肺泡炎。

2. **损伤阶段**　炎症反应释放一系列介质，包括氧自由基、组织蛋白酶、弹性蛋白酶、胶原酶等，引起或加重肺损伤。肺上皮细胞的损伤使血浆蛋白渗出，形成富含纤维蛋白的渗出物，同时活化的炎症细胞的持续存在导致了肺泡壁的进行性损伤。

3. **纤维化阶段**　肺泡上皮细胞和巨噬细胞分泌尿激酶型纤溶酶原激活物（U-PA），它具有网状纤维蛋白溶解活性，但其活性在IPF患者中受抑制，因此纤维蛋白在肺泡中堆积。一旦纤维蛋白渗出物不能及时清除，成纤维细胞会侵入并增殖，产生新的基质蛋白，形成瘢痕。

【临床表现】

1. **症状及体征** IPF起病隐匿但进展迅速，数月或数年内病情即发生明显恶化。进行性加重的呼吸困难是患者最主要的症状，还可有刺激性干咳、吸气末爆裂音（Velcro 啰音），常伴发乏力、厌食和消瘦等，肺外表现不多见，20%~50%的患者有杵状指。最典型的肺功能变化为限制性通气功能障碍和弥散功能降低。晚期患者可出现发绀或肺源性心脏病的症状。

2. **影像学表现** 表现胸部X线可见弥漫性网状结节浸润阴影，主要位于双肺基底部和胸膜下区肺野。当纤维化持续进展，肺野内可见环形囊性透光区，即“蜂窝肺”（honeycomb lung）。

高分辨率CT（HRCT）下显示的特征性改变主要有：①毛玻璃样高密度影，其中可见牵拉性支气管扩张或细支气管扩张，为肺间质纤维化的早期改变；②胸膜下弧形阴影，见于纤维化初期；③胸膜下区弥漫或片状分布的低密度蜂窝状阴影区；④小叶间和叶间隔可见粗网状或线状阴影（图9-2）。

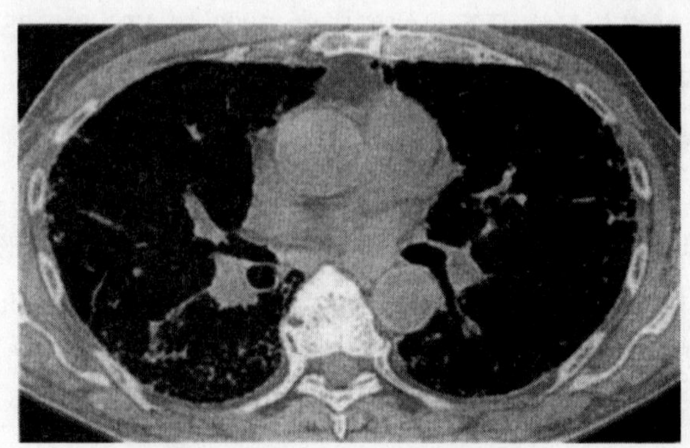

图9-2 特发性致纤维化肺泡炎

胸部HRCT示双侧肺和胸膜下分布的网状阴影及蜂窝影，伴有牵拉性支气管扩张

【诊断】

1. **临床诊断** 对于一些临床表现不典型的病例最直接的诊断方法是肺活检（TBLB），如损伤较大或为重症患者则不能进行TBLB，但若符合下列全部主要诊断标准及3项次要标准，可诊断IPF。

（1）主要诊断标准

1）除外其他已知病因的间质性肺疾病，如某些药物的毒性作用、环境污染和结缔组织病等。

2）有异常的肺功能改变：限制性通气功能障碍和（或）气体交换异常。

3）RCT显示双肺底网状纤维化阴影伴少量毛玻璃样改变。

4）气管镜肺活检（TBLB）或支气管肺泡灌洗（BAL）无其他疾病的证据。

（2）次要诊断标准

1）年龄>50岁。

2）隐匿起病且病因不明的劳力性呼吸困难。

3）病程≥3个月。

4）双侧肺底部Velcro 啰音。

2. **鉴别诊断** 本病应与NSIP、DIP、AIP鉴别。NSIP为亚急性起病，临床表现与IPF相似，但其表现为均一性的炎症或纤维化病变，NSIP的主要特征为肺泡间隔内由淋巴细胞和浆细胞浸润。DIP相对少见，起病隐匿，多数患者表现为呼吸困难、咳嗽，胸部HRCT显示中下肺野弥漫性毛玻璃样阴影，无网状纤维化阴影。肺活检可见肺泡腔内巨噬细胞聚集。AIP属于罕见的暴发性肺损伤，起病急，进展迅速，与急性呼吸窘迫综合征（acute respiratory distress syndrome，ARDS）的临床表现相似，伴机化性肺炎（organized pneumonia，OP）和弥漫性肺泡损伤（diffuse alveolar damage，DAD）的特征性病理改变。

3. 产前诊断 通过基因检测来寻找 IPF 病程中起关键作用的调控基因的改变将为产前诊断提供可靠的依据。

【遗传咨询、治疗和预防】

1. 遗传咨询 大部分家族性的 IPF 可按常染色体显性遗传方式进行遗传咨询,即若双亲之一患病,则先证者的同胞再发风险为 50%。

2. 治疗 至今 IPF 的治疗尚无统一的意见,既往建议使用糖皮质激素联合免疫抑制剂/细胞毒药物来治疗 IPF 以减轻肺部炎症反应,但缺乏严格的临床试验资料的支持,且治疗过程中需密切观察有无不良反应及病情是否出现持续进展,持续监测患者的临床症状、胸部影像学表现及肺功能,治疗应至少持续 6 个月。2011 年,IPF 诊疗指南提出目前推荐应用长期氧疗及肺移植,适当的肺康复训练也可运用于大多数 IPF 患者。

3. 预防 绝大多数 IPF 患者就诊时病情已进展至晚期或终末期,因此早期发现、早期治疗是延缓病情发展的重要手段。积极进行遗传学、预防医学研究,包括干细胞移植和基因治疗,并及早发现临床前期的患者,将有望实现改善患者生存质量、延长生存期的目标。

第六节 肺泡微石症

【疾病概述】

肺泡微石症(pulmonary alveolar microlithiasis,PAM)[OMIM# 265100]是一种病因不明的罕见慢性肺疾患,以肺泡内广泛钙盐沉着为主要特征。1686 年,意大利学者 Malpighi 报道了第 1 例 PAM,1918 年,Harbitz 首次对该病的特点进行了系统的描述。本病可发生于世界各国,无地域、种族、性别差异,是一种长期缓慢进展导致肺功能逐渐下降的疾病。世界范围内目前只报道过 1000 余例。

【病因/分类和遗传方式】

PAM 病因未明,可分为两类:家族性和散发性。患者通常无明显的慢性肺部感染史或职业史。据统计,30%~50%的 PAM 患者有家族聚集倾向,属于常染色体隐性遗传病,与位于染色体 4p15.2 上编码Ⅱb 型钠磷转运蛋白(NaPi-Ⅱb)的 *SLC34A2* 基因突变有关。散发患者的遗传方式不明,其发病可能更多是与接触含钙的有害物质有关。国外报道的大样本中,31.8%的患者有明确家族史,且大多为近亲结婚所致。国内外研究者对来自不同家族无血缘关系的 PAM 患者 *SLC34A2* 基因的 13 个外显子进行基因测序,发现有移码突变、无义突变、错义突变及剪接突变等不同的突变形式,无热点突变,PAM 呈现完全的外显率,没有异质性。

【发病机制】

Ⅱb 型磷酸钠协同转运蛋白(NaPi-Ⅱb)是含有 690 个氨基酸的跨膜蛋白,由 8 个或 8 个以上跨膜螺旋区组成,N-末端和 C-末端都位于胞质侧,且 N-末端富含半胱氨酸,外环上的多个 N-糖基化(N-linked glycosylation)位点位于胞质外,胞质内外的短环结构是转运通路的重要功能区。NaPi-Ⅱb 主要存在于肺泡Ⅱ型上皮细胞,其主要功能是参与肺泡表面活性物质合成,维持机体的无机磷平衡。它将钠与磷酸盐按 $3Na^{+}:1HPO_4^{2-}$ 的比例形成 NaH_2PO_4 转运至细胞内,从而诱导产生内向的电流。*SLC34A2* 基因突变引起基因不表达或产生有缺陷的蛋白,NaPi-Ⅱb 失去正常的转运功能,钙磷螯合物沉积形成微石,最终导致 PAM 的发生。

NaPi-Ⅱb 虽然在多种上皮来源的组织中均有表达,但在大多数病例中,肺是唯一受累的器官。

【临床表现】

PAM 可在任何年龄发病,多数患者早期无明显症状,通过体检偶然发现。发病初期行肺功能检查多正常，临床表现为轻度咳嗽、痰中带石、胸痛等。进展期可出现劳力性呼吸困难，可伴有发绀、杵状指、双下肺爆破音等。严重者可引起肺源性心脏病、呼吸衰竭或心力衰竭。多数患者血清钙磷水平无异常。胸部X线检查可见弥漫性的沙粒状阴影，呈"暴沙"或"暴雪"样改变，往往遮盖膈肌和心影，称为"心脏消失现象"（图9-3）。胸部CT显示两肺野透亮度降低，双肺弥漫性小结节钙化影及胸膜钙化影，以中下肺野明显。肺功能检查多出现限制性通气功能障碍，FEV_1可正常或降低，肺顺应性降低，弥散功能减退。

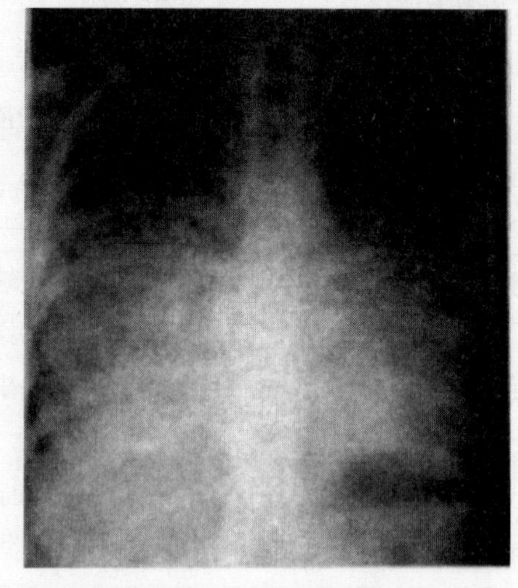

图9-3　肺泡微石症

X线胸片示两肺野弥漫性细沙状钙化密度影，如"暴沙"样改变，心脏外形、肋膈角、横膈轮廓消失

部分肺外器官也可累及，如肾髓质钙质沉着、肾结石、前列腺钙化及附睾和尿道周围钙化等。

【诊断】

1. **临床诊断**　胸部X线的特征性表现可作为诊断PAM的主要依据，结合患者的家族史，则更有利于本病的诊断。肺泡灌洗可发现灌洗液中微结石的存在，经纤维支气管镜或开胸肺活检可以协助诊断。

2. **鉴别诊断**　典型的PAM诊断不难，但应与肺部其他弥漫性斑点状阴影的疾病鉴别。①粟粒性肺结核（miliary tuberculosis）：结核的毒血症状明显，胸部X线显示两肺粟粒状阴影，抗结核治疗有效。②硅沉着病（silicosis）：胸部X线显示大小不一的结节状阴影、纤维网状阴影和（或）大片融合病灶，阴影以上肺门和肺门周围为多。结合患者的硅尘环境工作史或接触史可诊断。③肺含铁血黄素沉着症（idiopathic pulmonary hemosiderosis）：多见于幼儿，肺泡有出血倾向，肺部有多发性结节状阴影但不发生钙化，实验室检查多有小细胞低色素性贫血，痰涂片普鲁士蓝染色可发现含铁血黄素颗粒。

3. **产前诊断**　有家族史且表现型均正常的夫妻双方应尤其提高警惕，尽早进行胎儿的DNA鉴定，尽量避免有遗传缺陷的患儿的出生。

【遗传咨询、治疗和预防】

1. **遗传咨询**　该病可按常染色体隐性遗传方式进行遗传咨询，是否患病与性别关系不大。已有研究发现PAM患者的父母多为近亲结婚，当双亲之一患病，则先证者的同胞再发风险为1/2；若双亲均为携带者，则子女患病的概率为1/4，携带隐性致病基因的概率为1/2。

2. **治疗**　PAM目前尚无有效的治疗方法，以延缓肺间质纤维化的进程为主。PAM患者平时应避免劳累过度和剧烈运动，并注意镇咳、化痰及预防上呼吸道感染。对已出现呼吸衰竭的患者建议进行家庭氧疗。尽管支气管肺泡灌洗可清除部分结石，但仍无法控制PAM的进展过程。

3. **预防**　对于有家族史的近亲结婚者，应向患者或家属提出对策和建议，如终止妊娠或进行产前诊断来预防患儿的出生。由于本病具有高外显率，对上皮细胞代谢影响较大的因素，如吸烟、炎症刺激等都可能加速疾病的发生、发展进程。

第七节　家族性自发性气胸

【疾病概述】

原发性自发性气胸（primary spontaneous pneumothorax，PSP）［OMIM# 173600］指无创伤或其他原因时，肺尖部胸膜下的肺大疱破裂而引起的胸膜腔积气。家族性自发性气胸（familial spontaneous pneumothorax,FSP)是指家族中有 2 人及以上患有 PSP,多呈家族聚集,临床表现与 PSP 相似,是一种罕见的遗传性疾病。在 1921 年由 Faber 首次报道。据统计,男性每年发病率 7.4/100 000~18/100 000,女性每年发病率 1.2/100 000~6/100 000。

【病因/分类和遗传方式】

1991 年,Abolnik 等根据对 29 个 FSP 家系的分析,提出了 FSP 的两种可能的遗传方式:一些家系呈常染色体不完全显性遗传(外显率男性 50%,女性 21%),极少数家系呈 X 连锁隐性遗传(外显率男性 50%,女性 35%)。X 连锁隐性遗传的家系患者多数为年轻人,类似的家系很少再有报道。

编码卵泡刺激素(folliculin,FLCN)的基因突变是导致 FSP 发生的主要原因。*FLCN* 基因定位于染色体 17p11.2,通过对某 FPS 家系全基因组连锁分析发现,所有患有肺大疱的个体遗传了一个共同的由 17 号染色体遗传下来的单倍型,位于 *FLCN* 基因的第 4 外显子上,有 4 个碱基的杂合缺失。这一缺失导致了移码突变和 FLCN 蛋白合成的早期终止。带有突变的个体 100%有肺大疱表型,40%有气胸的表型。

根据胸腔内压力及病理生理特点,通常将 FSP 分为 3 种类型:①闭合性气胸:胸膜破裂口较小,由于肺萎缩或浆液性渗出物使胸膜裂口封闭,不再有空气进入,胸膜腔压力增高,经抽气后压力可恢复负压。②交通性气胸(开放性气胸):胸膜裂口因粘连或被周围纤维组织固定而持续开放,气体可随呼吸自由进入胸膜腔,抽气后压力不变。③张力性气胸:胸膜裂口呈单向活瓣,吸气时空气不断进入胸膜腔,呼气时裂口关闭,气体无法排出,胸膜腔压力不断升高。抽气后压力暂时变为负压但又迅速恢复正压。

【发病机制】

研究发现 FLCN 通过其 C-末端与 FLCN 结合蛋白 1(FNIP1)结合,进而与磷酸腺苷活化蛋白激酶(AMPK)相互作用来调控丝氨酸/苏氨酸蛋白激酶(mTOR)信号通路。这些都依赖于其 FLCN 自身的完整性,特别是 C-末端序列的稳定性。

在肺组织中,*FLCN* 在成纤维细胞中大量表达,在Ⅰ型肺泡上皮细胞内也有一定的表达,并广泛分布于人体的皮肤、肺、肾、胰腺、乳房、前列腺及脑组织中,参与分泌、细胞内吞和噬菌作用。当 *FLCN* 发生突变时,弹力纤维先天性发育不良导致肺泡弹性下降,肺泡壁扩张形成小气肿或肺大疱,压力增高时肺大疱破裂导致气胸。也有假说认为,*FLCN* 发生突变时,通过巨噬细胞和纤维原细胞分泌大量的炎性因子而诱发炎症,最终造成肺内弹性纤维的破坏而导致气胸。

【临床表现】

1. 症状 患者常在休息时发病,极少数发生在剧烈运动中。主要症状多为呼吸困难、胸痛及刺激性干咳。①呼吸困难:严重程度与气胸发生的快慢、类型、肺萎陷程度及基础肺功能有密切的关系。肺功能正常的年轻人可无明显的呼吸困难,而张力性气胸或原有阻塞性肺气肿的老年人可有明显的呼吸困难甚至休克。②胸痛:多为持续性刺痛或刀割样痛,吸气时加重;多位于前胸及腋下,也可放射到肩、背及上腹部。③刺激性干咳:因胸膜受气体刺激而产生,无痰或偶有血丝痰。

2. 体征 肺受压 30%以上时,可见患侧胸廓饱满,呼吸运动减弱,肝肺浊音界消失,叩诊呈鼓音,听诊呼吸音减弱甚至消失。呼吸频率加快、发绀甚至休克多见于张力性气胸。左侧气胸或纵隔气肿时,可在胸骨左缘处闻及与心跳一致的“咔嗒”音或高调金属音,即“黑曼征”(Hamman sign),多因心脏跳动挤压纵隔或胸膜腔内的空气,或分开的脏壁层胸膜突然接触所致。

3. 影像学检查 胸部 X 线检查可见呈外凸弧形的细条形阴影,称为“气胸线”,此为特征性改变。气胸线外肺纹理消失,透亮度增高,气管、心脏向健侧移位,同侧膈肌下降。可见胸膜粘连,或邻近肺组织受压凹陷。胸部 CT 能清楚显示胸膜腔积气的位置。

【诊断】

1. 临床诊断 根据患者的症状及体征,如突发胸痛、呼吸困难、气胸及典型 X 线表现,结合家族史即可作出明确诊断。气胸时由于呼气末胸膜腔气体占整个胸腔体积的比例较大,因此呼气末胸部 X 线片更有助于诊断。必要时可行胸腔镜检查,在寻找病因的同时也可确定病变部位和性质。诊断气胸时,对肺萎陷的体积(PNX)需作出估计,根据下列公式可测出肺萎陷的百分比:

$$PNX\% = 100-(肺直径)^3/(胸廓直径)^3$$

2. 鉴别诊断 FSP 易与急性心肌梗死、急性肺栓塞等混淆:①急性心肌梗死:也会出现胸痛及呼吸困难,但患者多有高血压及冠心病史,有左心功能不全体征,无气胸体征,行心电图检查可鉴别;②急性肺栓塞:常有导致栓子形成的基础病变,可伴发热、咯血、白细胞增多等表现,X 线无气胸征象,通过仔细询问病史及完善相关检查,鉴别不难。

3. 产前诊断 夫妻双方若有 FSP 家族史应警惕患儿的出生,对高风险孕妇进行基因水平的产前诊断可以为出现该病可能的风险提供充足可靠的评估信息。

【遗传咨询、治疗和预防】

1. 遗传咨询 该病可按照常染色体显性遗传的方式进行遗传咨询。部分患者的一级亲属无气胸病史,但传递 *FLCN* 突变。因此针对患者进行 *FLCN* 基因检测十分必要。一旦患者出现 FSP,那么在第一次气胸发生后的数月内复发的可能性极大。

2. 治疗 家族性自发性气胸的治疗与一般自发性气胸的处理方法相同,以去除胸膜腔气体和减少复发为治疗目的。治疗方法包括胸腔穿刺抽气、胸腔闭式引流、胸腔置管+硬化剂及开胸术。临床一般根据气胸的范围大小、症状的严重程度、是否持续漏气、首发还是复发来选择治疗方法。

3. 预防 *FLCN* 基因突变的 FSP 患者约 80%有气胸反复发作的倾向,有的病例甚至经历多次手术,突变的检出有利于及时追踪家族内潜在患者,这些人虽没有气胸发作,但 CT 检查结果可显示出肺大疱。同时,*FLCN* 基因突变的 FSP 患者及其家属还面临着皮肤纤维瘤和肾癌的高风险,而这些均不能被目前的临床检测手段发现。因此对患者及其家属进行基因测序可以预测疾病的发生概率,做好预防和早期干预。

(李 光)

第十章 消化系统遗传性疾病

消化系统(digestive system)是人体八大系统之一,负责摄取、转运、消化食物以及吸收营养、排泄废物。食物的消化和吸收,将会为机体提供所需的养分和能量。因此,由于消化系统结构和功能异常导致的疾病,将给人体正常的生长和发育带来极大的危害。

随着医学研究的不断进步与发展,使得消化系统疾病在病因、病理及发病机制研究等方面都取得了很大的成就。研究发现,大多数消化系统的结构及功能异常都与遗传因素密切相关,属于单基因或是多基因遗传病。某些先天性的消化道结构和功能异常导致的消化系统疾病,都与特定基因的变异相关,疾病的发生具有家族聚集性,如不及时防治,将会给患儿造成巨大的伤害,甚至危及生命。明确消化系统疾病发生的遗传背景,在受累患者及家族中筛查致病及易感基因,对高危人群积极进行遗传咨询及必要的产前诊断,将会有效的消除及防治消化系统的遗传病,为我国的生殖健康事业及优生优育做出贡献。

本章着重介绍了临床较常见的消化系统遗传病,从遗传基础、发病机制、临床表现、诊断、治疗、预防及遗传咨询等方面加以论述。

第一节 消化性溃疡

【疾病概述】

消化性溃疡(peptic ulcer,PU)主要指发生在胃和十二指肠的慢性溃疡,即胃溃疡(gastric ulcer,GU)和十二指肠溃疡(duodenal ulcer,DU)。迄今所知的人类历史上最早的消化性溃疡患者是1975在中国江陵凤凰山168号墓发现的一具保存良好的西汉时期的男性古尸,1980年出版的报告认为该男性死于慢性胃溃疡穿孔,导致弥漫性腹膜炎合并全身广泛出血。而最早有文献记载的胃溃疡见于15世纪和16世纪的尸体解剖报告。最初只有胃溃疡被发现,18世纪时,十二指肠溃疡才有报道,大多数是穿孔或出血后致命的病例。据估计,人群中大约10%于人生的一定阶段会罹患该病。

【病因/分类和遗传方式】

消化性溃疡属于多基因遗传病,是包括多种变异基因在内的遗传因素(如基因表达异常、多态性和在人群中有不同分布等)和环境因素共同作用的疾病,具有遗传异质性。其中成人遗传度约为37%,小儿则更高。遗传因素与胃酸分泌、幽门螺杆菌感染(*Helicobacter pylori*,*H. pylori*)、胃排空等都有关联;非遗传因素涉及非甾体类药物对黏膜的损伤、吸烟、应激和心理因素等。

【发病机制】

胃酸是溃疡发生的必要条件,胃酸-胃蛋白酶对胃和十二指肠黏膜的消化作用是溃疡形成的基本因素。约有50%的十二指肠溃疡患者中血清胃蛋白酶原Ⅰ水平增高;而血清胃蛋白酶原Ⅰ水平增高者患十二指肠溃疡的概率也比一般人高5~8倍。高胃蛋白酶原Ⅰ血症[OMIM% 126850]是常染色体显性遗传,即在这种常染色体显性遗传基因的作用下,再配合一定的环境因素,使十二指肠溃疡患病率极大增高。除此之外，O 血型个体十二指肠溃疡发病率较其他血型者约高 1.3 倍；血型物质 ABH 非分泌者患十二指肠溃疡的概率也较分泌者高 1.5 倍，兼有 O 型血的非分泌者则高达 2 倍，且溃疡更易穿孔和出血。这可能是因为 O 型血与胃酸和胃蛋白酶高分泌有关，而血型物质 ABH 非分泌者则有过多的胃蛋白酶 I 或黏膜分泌的糖蛋白减少。也有研究认为，血型及血型物质的分泌影响了幽门螺杆菌的易感性，有文献报道胃十二指肠疾病者各血型幽门螺杆菌感染率分别为：O 型 90.3%，A 型 41%，B 型 27.4%，AB 型 62%，提示 O 型血者更易感染幽门螺杆菌。

消化性溃疡患者胃和十二指肠黏膜活检幽门螺杆菌阳性率显著高于正常人群，提示二者具有一定的相关性，但并不是所有感染 *H. pylori* 者都会发病，仅约 15%的感染者会发生消化性溃疡。可见，幽门螺杆菌感染的这种不同转归除了与不同毒力菌株的幽门螺杆菌感染有关外，还与宿主的遗传背景相关，如白细胞介素-1B 基因（*IL-1B*）以及白细胞介素-1 受体拮抗剂基因（*IL-1RN*）的多态性。*IL-1B* 基因编码白细胞介素-1β（IL-1β），*IL-1RN* 基因编码白细胞介素-1ra，两者相互作用能对胃酸的分泌水平产生影响，IL-1β 是一种内源性胃酸分泌的抑制剂，而 IL-1ra 可竞争性地结合 IL-1 受体并阻断信号转导，抑制 *IL-1* 的作用，使 IL-1β 蛋白分泌减少进而不能有效抑制胃酸分泌，从而使胃酸分泌增多。*IL-1RN* 基因多态性表现为数目可变的串联重复，重复序列长 86bp，在人类可有 2~6 次重复的 5 种等位基因。有研究发现，十二指肠溃疡患者中 *IL-1RN* 基因具有 2 个重复体的等位基因频率明显高于其他等位基因，提示这种等位基因的存在可增加十二指肠溃疡发生的风险。

除基因多态性外，有研究显示组织相容性抗原也与十二指肠溃疡发生相关。最初在美国男性白种人十二指肠溃疡患者中发现 $HLA\text{-}B_5$ 抗原频率比正常对照组显著增高，之后也有报道显示十二指肠溃疡的发生与 $HLA\text{-}B_{12}$ 和 $HLA\text{-}BW_{35}$ 抗原相关联。进一步研究推测可能是某些十二指肠溃疡易感基因正好位于或邻近某些 HLA 位点的区域，与这些 HLA 抗原存在连锁或连锁不平衡。

由于十二指肠溃疡患者胃排空增快，使十二指肠球部酸负荷增大，有报道发现某家庭三代成员 16 人中有 8 人同时患有十二指肠溃疡和胃排空加快，提示遗传具有重要作用。在一些罕见的遗传综合征中，消化性溃疡也是其临床表现的一部分，如多发性内分泌肿瘤综合征、全身性肥大细胞增生症等。另外，单卵双生子消化性溃疡的发病一致率明显高于双卵双生子（50%：14%）。这些均表明消化性溃疡是与遗传因素密切相关的一种疾病。

消化性溃疡发生的其他因素如非甾体类药物对黏膜的损伤、应激、心理因素等都是环境因素作用的结果，与遗传没有必然联系。

【临床表现】

消化性溃疡临床表现不一，少数可无症状，有的以出血、穿孔等并发症为首发症状。大多数患者以长期性、周期性及节律性的上腹疼痛为典型症状。疼痛部位多位于上腹中部、偏右或偏左，疼痛一般较轻而能忍受，但偶尔也有疼痛较重者。溃疡性疼痛可表现为隐痛、钝痛、胀痛、烧灼样痛或饥饿样痛。周期性疼痛是消化性溃疡的又一特征，尤以十二指肠溃疡较为突出。上腹疼痛发作可在持续数天、数周或数月后，继以较长时间的缓解，以后又复发。溃疡一年四季均可复发，但以秋末至春初较冷的季节更为常见。节律性疼痛是指十二指肠溃疡的疼痛常在两餐之间发生，也就是空腹痛，持续不减直至下餐进食或服用抗酸剂后缓解。十二指肠溃疡还可发生夜间疼痛，多出现在午夜或凌晨一时左右。胃溃疡的疼痛则多在餐后 1 小时内出现，经 1~2 小时后逐渐缓解，直至下餐进食后再重复上述节律，而夜间疼痛较少见。

消化性溃疡除上腹疼痛外，尚可有反酸、嗳气、烧心、上腹饱胀、恶心、呕吐、食欲减退等消化不良症状，但这些症状均缺乏特异性。部分症状可能与伴随的慢性胃炎有关。

【诊断】

1. 临床诊断 依据病史及周期性发作的节律性上腹疼痛是诊断消化性溃疡的重要线索，胃镜检查是确诊消化性溃疡的主要方法。胃镜下消化性溃疡通常呈圆形、椭圆形或线形,边缘光整,底部覆盖灰白色或灰黄色渗出物,周围黏膜充血、水肿、略隆起。幽门螺杆菌检测是消化性溃疡常规的检测项目。另外还有X线钡餐检查,胃液分析等。

2. 鉴别诊断 消化性溃疡需要与慢性肝胆胰疾病、功能性消化不良等疾病进行鉴别诊断。尤其需要注意的是,内镜或X线检查所见的胃的溃疡,必须进行良性溃疡与恶性溃疡的鉴别,以及与胃泌素瘤进行鉴别,这需要直视下取活组织进行病理诊断。

【遗传咨询、治疗和预防】

1. 遗传咨询及预防 消化性溃疡患者家属中本病的发生率为普通人群的2~2.5倍,而直系亲属则为普通人群的3倍。20%~50%的十二指肠溃疡患者具有家族史,而无十二指肠溃疡家族史的患者比率仅为5%~15%。

由于消化性溃疡是多基因遗传病,主基因不明确,环境因素也有很大的作用,所以它的预防主要是针对高危人群(有家族史患者的直系亲属)进行。提倡患者及高危人群应养成良好的生活习惯,规律饮食,避免对胃黏膜有损害的药物和食物,积极治疗幽门螺杆菌感染,以及戒烟戒酒。溃疡活动期应该以半流食和流食为主,在选择用药时也要避免对胃黏膜有强烈刺激性或者副作用较大的药物,同时还要注意休息,寒冷季节交换时注意保暖。

2. 治疗 消化性溃疡的主要治疗原则为消除临床症状,促进溃疡愈合,防治临床并发症。药物治疗常选择能够降低患者胃酸的药物,包括能够抑制患者胃酸分泌的抗分泌药;抗菌药物则主要针对幽门螺杆菌;应用胃黏膜保护剂能够促进患者胃黏膜的修复;同时还可以选择中药进行辅助治疗。手术治疗的临床指征则包括急性穿孔、大量出血内科处理无效、瘢痕性幽门梗阻,以及顽固性溃疡或患者有癌变的可能等。

(张春玉 刘芳莉)

第二节 先天性幽门狭窄

【疾病概述】

先天性幽门狭窄(infantile hypertrophic pyloric stenosis,IHPS)[OMIM% 179010]是新生儿消化道畸形中比较常见的一种,也是出生后一年内需要外科干预的最常见的小儿疾病,通常在婴儿出生后2~6周内发病。由于患儿幽门环肌肥厚导致幽门狭窄,从而出现幽门梗阻的症状。临床上该疾病的特征是呕吐,伴有胃蠕动,可扪及幽门肿块。自从1887年Hirshsprung首次详细描述了本病的病理改变及临床特征以来,该病的死亡率一直很高,直到1912年Rammstedt在伦敦医院为患儿成功实施幽门环肌切开术,先天性幽门狭窄才得到了良好的救治,此手术的建立,成为小儿外科发展史的一个里程碑。

先天性幽门狭窄患病率具有性别差异,男性多于女性,比例为4∶1,多见于第一胎足月儿,早产儿中较少见。群体发病率在不同人群中有显著差异。在美国新生儿中,白种人发病率为1.9/1000,拉美裔人群为1.8/1000,黑种人为0.7/1000,亚洲人群为0.6/1000。我国新生儿发病率为1/10 000~3/10 000。

【病因/分类和遗传方式】

先天性幽门狭窄具有遗传异质性。最早被发现和描述的先天性幽门狭窄[OMIM% 179010]为1型(IHPS1),基因定位于12q。近十年来,又陆续发现其他几种亚型。2006年Capon等分析了一个三代包括10名IHPS的患者(5男5女)家系,显示常染色体显性遗传特点,通过SNP全基因组扫描,把易感基因定位在16p13-p12区域,为先天性幽门狭窄2型(IHPS2)[OMIM% 610260]。2008年,Everett等在81

个先天性幽门狭窄的家系中，运用 SNP 介导的全基因组扫描，将易感基因定位到染色体的两个区域：11q14-q22 与 Xq23，此分别为先天性幽门狭窄 3 型（IHPS3）［OMIM% 612017］和先天性幽门狭窄 4 型（IHPS4）［OMIM% 300711］。Everett 还在一个有 7 个患者的大家系中进行基因组连锁分析，定位到一个候选区域 16q24，此为先天性幽门狭窄 5 型（IHPS5）［OMIM% 612525］。

早期研究者认为，先天性幽门狭窄 1 型呈常染色体显性遗传，近年来更倾向于它是一种多基因遗传，其中有主基因的参与。丹麦曾对 1977—2008 年出生的 1 999 738 个孩子进行调查，发现有 3362 个孩子患有先天性幽门狭窄并进行了外科手术，其中 2741 个为男孩，男女患病比例为 4.4∶1。研究结果还表明，在丹麦儿童中先天性幽门狭窄显示很强的家族聚集性，遗传度约为 87%，但此情况并不遵循经典的孟德尔遗传。

先天性幽门狭窄 2 型为常染色显性遗传，候选基因及功能尚未知。

先天性幽门狭窄 3、4 型的候选基因分别定位于 11q14-q22、Xq23，这两部分染色体区域都指向了具有同一类功能的候选基因——离子通道瞬时受体电位（transient receptor potential，*TRPC*）家族成员，此家族蛋白在平滑肌控制和过度生长方面有潜在的作用。先天性幽门狭窄 3、4 型的候选基因分别是 *TRPC6*（位于 11q21-q22）和 *TRPC5*（位于 Xq23）。

先天性幽门狭窄 5 型通过基因组连锁分析，定位到一个候选区域 16q24，通过 16q24 单倍型分析划定了一个 4.2Mb 的区域，与位于 16p13-p12 的先天性幽门狭窄 2 型的连锁关系被排除。同时检测到 16q24.3 位置的 *SLC7A5*（solute carrier family 7，member 5）基因存在突变。

先天性幽门狭窄 3、4、5 型遗传方式目前尚不确定。

【发病机制】

先天性幽门狭窄的发病机制目前还没有完全阐明。

有人认为在幽门组织中神经型一氧化氮合酶（nitric oxide synthase，NOS）缺少和幽门发生痉挛有关系。一氧化氮（nitric oxice，NO）是 20 世纪 90 年代初新发现的中枢和外周神经系统中的一种神经递质，是活细胞间信使和内皮源性松弛血管的介质，在神经、心血管及免疫系统中具有广泛的作用。一氧化氮合酶是一种连接酶，能催化前体物质 *L*-精氨酸生成 *L*-瓜氨酸和一氧化氮。一氧化氮合酶有 3 种异构型，即神经型、诱导型和内皮型。神经型 NOS（neuronal NOS，nNOS）是最早被发现的一氧化氮合酶，存在于中枢神经系统及周围神经系统的神经组织内，被称为一氧化氮合酶 1 型即 NOS1。

NOS1 基因定位于 12q24.22。1992 年，Vanderwinden 等在幽门狭窄患者的活检组织中，应用免疫组化检测发现这些组织 NDP 染色为阴性。一氧化氮合酶与 NADPH-黄递酶为同一种物质，因此，常常采用 NADPH-黄递酶组织化学染色法，简称 NDP 法来显示 NOS，染色阴性说明组织中 NOS 缺乏，同时神经纤维本身出现严重扭曲和异常。

这一假说被 Huang 等在 1993 年的研究所支持，Huang 通过同源重组法定向破坏小鼠中的 *NOS* 基因，结果小鼠幽门括约肌和环肌层肥厚，胃显著增大。这两项研究证据倾向于 *NOS1* 基因即为先天性幽门狭窄 1 型的易感基因。而随后 Chung 等 1996 年在对先天性幽门狭窄的 27 个家庭研究中发现，*NOS1a* 基因具有传递不平衡现象（$P=0.006$），似乎进一步确认了该假说。但是 1998 年，Soderhall 等对瑞典 3 个具有多名先天性幽门狭窄患者家系的研究却否定了这一观点。在随后的一些研究中，支持或否定 *NOS1* 基因是先天性幽门狭窄易感基因的观点都存在。由此可见，先天性幽门狭窄 1 型与 *NOS1* 基因相关只是一种假定和推测，它的发病机制还有待于进一步研究。

先天性幽门狭窄 2~5 型是最近十年才发现的，其发病机制的研究更是任重道远。

【临床表现】

呕吐是其最主要的临床表现。患儿多在出生后 2~3 周出现，少数在出生后即有症状或延迟至 7~8

周出现,呕吐发生的早晚与幽门肌层增厚程度有关。一般患儿吸奶10~30分钟后出现呕吐,早期为食奶后溢奶,随后进行性加重,发展为喷射状。呕吐物为胃液,含奶瓣,有酸味,不含胆汁。如带咖啡色则提示黏膜炎症伴出血。由于奶和水摄入不足,患儿体重初期不增,以后迅速下降出现营养不良、脱水、明显消瘦、低钾低氯性碱中毒、低钙、喉痉挛及手足抽搐,若治疗不及时可危及生命。我国先天性幽门狭窄病死率为0.5%~1%。触诊可见上腹膨隆,下腹平坦。安静时可在患儿右上腹肋缘下与右侧腹直肌之间触及可移动的橄榄样肿物,表面光滑,硬度如软骨。

【诊断】

1. **临床诊断** 根据患儿的临床表现以及进一步的实验室检查可作出诊断。检查方法有腹部X线平片及钡餐造影,超声检查等。其中超声检查已成为公认的首选诊断方法。超声诊断的标准为:幽门肌厚度≥4mm,幽门外径>14mm,幽门管长度>16mm。纵切幽门管呈"宫颈征",横切呈"靶环征"。

2. **鉴别诊断** 本病需与其他可引起婴幼儿反复呕吐的疾病相鉴别,如幽门痉挛、新生儿胃扭转、胃食管反流等,尤其是要与幽门痉挛相鉴别。幽门痉挛患儿临床表现为间隙性呕吐,超声显示幽门肌厚度和幽门外径多正常,局部管壁可显示蠕动,管腔内可见胃内容物通过,因此行超声检查即可鉴别。

【遗传咨询、治疗和预防】

1. **遗传咨询** 先天性幽门狭窄具有家族聚集性,患者同胞发病率比普通人高约12倍。双亲有幽门狭窄的子女发病率可高达6.9%。单卵双胎比双卵双胎患病率高。发病率还与性别相关,如女性患者的子女和同胞的发病率要高于男性患者的子女和同胞的发病率。因此,若家族中有受累患者,直系亲属应积极进行遗传咨询。

2. **治疗** 幽门环肌切开术一直是治疗该病的"金标准",但是传统开腹手术创伤较大,患并发症的概率增加。1991年,Alain等首次报道腹腔镜下幽门环肌切断术治疗先天性幽门狭窄,此术式以其微创、损伤小、恢复快等优势成为先天性幽门狭窄的首选治疗方案。随后又发展为应用单孔腹腔镜,即手术中左右腹的穿刺孔改在皮下,在保证手术效果的同时隐藏了手术切口,保持了腹壁的完整性,手术瘢痕不明显,美容效果良好。

3. **预防** 先天性幽门狭窄属多因子病,病因和发病机制目前尚不明确,因而暂无有效预防措施。

(张春玉 刘芳莉)

第三节 先天性巨结肠

【疾病概述】

先天性巨结肠(congenital megacolon)又称肠管无神经节细胞症(aganglionosis),是由于结肠缺乏神经节细胞导致肠管持续痉挛,粪便淤滞于近端结肠,使近端结肠肥厚、扩张,是小儿常见的先天性肠道疾病之一。

1691年,Ruysch首先报告本病,后来直到1888年Hirschsprung才在柏林的儿科大会上对该病进行详细系统的描述,因此该病又名希尔施普龙病(Hirschsprung disease,HSCR)。1894年,Mya提倡使用巨结肠的命名。1901年,Tittel首次提出先天性巨结肠与神经节细胞缺如有关。1940年,Tiffin等指出,巨结肠是由于早期神经节细胞缺如而导致肠壁蠕动紊乱。1946年,Ehrenpreis详细论述了先天性巨结肠病的病因学和发病机制。直到1948年,Swenson和Bill才在病理学上把神经节缺乏性巨结肠症与其他类型的巨结肠症区别开来。

先天性巨结肠是新生儿较常见的先天性消化道畸形,该病的群体发病率约为1/5000,男女发病比例约为4∶1。但是在不同种族、不同地区中发病率略有差异,北欧是1.5/10 000,非洲裔美国人是2.1/

10 000,亚洲是 2.8/10 000。

【病因/分类和遗传方式】

先天性巨结肠的病因目前尚未完全清楚,多数学者认为本病属多因子遗传性疾病,即由遗传和环境因素共同作用所致,致病因素包括基因突变、早期胚胎阶段微环境改变、缺血、缺氧、病毒感染及炎症等。

先天性巨结肠具有家族聚集性,约 20%的病例发生在同一家族的多个成员中,因此与遗传密切相关。近年来,随着分子遗传学的研究进展,发现该病涉及多个基因的突变,如 *RET*、*GDNF*、*EDN3* 和 *EN-DRB* 等,约半数的患者可检测到其中某一种或是几种基因的突变。此外,还有 5 个相关但未明确致病基因的区段:9q31、3p21、19q12、16q23 和 4q31-q32。本病具有明显的遗传异质性,遗传方式可分为单基因遗传和多基因遗传。

RET 原癌基因位于人染色体 10q11.21,该基因突变是最常见的先天性巨结肠的遗传改变,约 50%的家族性先天性巨结肠患者和 20%左右的散发病例均涉及该基因突变,疾病呈常染色体显性遗传[OMIM# 142623]。*RET* 基因的突变多数为点突变,包括缺失、插入、无义突变、错义突变以及剪切突变等,现已发现的 *RET* 突变位点多达 64 个。*RET* 基因编码一种酪氨酸激酶受体,在神经源性细胞中均有表达,其编码产物的作用主要是促进神经嵴细胞迁移至肠神经系统。当 RET 表达量减少一半时,神经节细胞就不能移行到肠壁内,即只要有一半 *RET* 基因的正常活性改变,就足以导致先天性巨结肠的发生。同时,*RET* 基因外显率的变异提示可能存在其他调节基因。

自从发现血管内皮素受体 B(endothelin receptor B)基因 *EDNRB* 的错义突变 Mennonite 家族后,越来越多的 *EDNRB* 基因突变在先天性巨结肠的患者中被检出。*EDNRB* 基因位于 13q22.3,目前发现先天性巨结肠中涉及该基因的突变位点有 12 个,呈常染色体隐性遗传[OMIM# 600155]。血管内皮素 3(endothelin 3,EDN3)是 EDNRB 的配体,靶向敲除鼠的 *EDNRB* 或 *EDN3* 基因均会引起肠无神经节症和皮肤色素缺失。研究证明,EDN3-EDNRB 信号通路参与胚胎肠神经节细胞的发育过程,在先天性巨结肠患者中大约 5%存在该通路的基因突变。*EDNRB* 基因突变常见于短段型先天性巨结肠,并伴有其他神经嵴病,如先天性巨结肠合并有耳聋和色素缺失。这一点不同于 *RET* 基因,大多数的 *RET* 基因突变并不合并其他方面的异常。

除此之外,也有报道发现 *SOX10*、*ECE1*、*NRTN*、*NTRK1*、*SIP1* 以及 *ZEB2* 等基因参与先天性巨结肠多基因遗传的发病机制。

先天性巨结肠还常与一些染色体病和综合征疾病相关。在本病中染色体异常大概占 12%,最常见的是唐氏综合征,2%~10%的唐氏综合征患者会表现出先天性巨结肠的症状。其他综合征性疾病包括瓦尔登布尔综合征Ⅳ型(Waardenburg syndrome,type Ⅳ)、Mowat-Wilson 综合征、先天性中枢性低通气综合征和软骨毛发发育不良综合征等。

【发病机制】

先天性巨结肠的发病机制是在肠壁肌间和黏膜下的神经丛内缺乏神经节细胞,其病因最早应追溯到胚胎形成早期,肠管神经节移行和发育异常所致。研究证实,肠管神经节主要来源于迷走神经嵴细胞,而迷走神经嵴细胞从头到尾移行并定居在整个肠管,是产生肠道神经系统的主要部分。在人体中,从胚胎第 5 周起,来源于神经嵴的神经管原肠神经节细胞沿迷走神经纤维由头侧向尾侧迁移,整个移行过程到胚胎第 12 周时完成。因此,先天性巨结肠是由于在胚胎第 12 周前肠神经系统发育停滞所致,停滞愈早,无神经节细胞肠段就愈长,病情也越严重。

肠道神经干细胞的迁移分化主要受 GDNF-RET 信号和 EDN3-ENDRB 信号调控。GDNF-RET 信号通过激活酪氨酸蛋白激酶受体途径提高肠神经嵴细胞的存活能力,促进其增殖、迁移和分化。而

EDN3-ENDRB 信号系统则通过激活 G 蛋白偶联受体维持着肠神经嵴细胞的增殖状态抑制其分化。因此,以上两个通路相关基因突变或是其调控因子的改变,均是先天性巨结肠发生的遗传因素。

近年研究发现,细胞外基质蛋白(ECM)、细胞黏附分子(CAMs)、神经生长因子(NGF)、神经生长因子受体(NGFR)及层粘连蛋白(LN)等肠壁内微环境改变与先天性巨结肠的发病也存在相关性。因此,目前对先天性巨结肠发病机制的认识渐趋一致,即先天性巨结肠是患儿在胚胎发育过程中,由于微环境的改变,再加上多种易感基因突变及其他因素的作用导致神经嵴细胞迁移障碍,肠神经发育停顿,肠壁肌间神经丛的神经节细胞缺如,以致受累肠段持续痉挛,近端结肠代偿性扩张与肥厚,最终形成巨结肠。

【临床表现】

根据肠神经细胞缺乏的区域不同,临床上可将先天性巨结肠分为两种类型,称为短段型与长段型。在短段型中,神经细胞仅在乙状结肠远端或直肠远端受累,此型最为常见,约 80%的先天性巨结肠患者属于此型,且短段型中男性发病率约为女性的 4 倍。当神经细胞缺乏延伸到乙状结肠近端时,会发生长段型,此类型较为严重,占先天性巨结肠患者的 15%~20%,男女发病无明显差异。此外,还有约 5%的病例整个大肠神经细胞均缺如(全结肠无神经节细胞症)和或累及部分小肠,极少数可见所有大、小肠神经细胞均缺乏(总肠无神经节细胞症)。

先天性巨结肠多数发生在新生儿、婴幼儿期,患儿在出生后 48 小时或更长时间无胎便排出或仅排出少量胎便,可于生后 2~3 天出现低位性肠梗阻、便秘、呕吐等症状,便秘呈顽固性,必须通过灌肠或者塞肛栓(开塞露)后才能排便。少数病例在出生后 3~4 天也可排出少量硬结胎粪。受累肠段愈长,出现便秘时间愈早愈严重,而腹胀则逐渐加重。由于粪便积滞,结肠扩张,细菌繁殖所致,常并发小肠、结肠炎,患儿经常性便秘突然转变为腹泻、发热和结肠胀气,但仍然间隔数日不排粪、排气。而一旦排粪则为暴发性稀水样奇臭粪便,量多。全身情况迅速恶化,腹部异常膨胀,拒食,呕吐,严重脱水及电解质紊乱,很快出现休克。若不及时正确治疗,死亡率很高。

如果在儿童期发病,患者多有新生儿期发生便秘、腹胀和呕吐等病史,临床表现依然是大便秘结,数日不排粪,需要塞肛门栓、服泻剂或灌肠方能排出大便。随着症状逐渐加重,便秘也越来越顽固,发生结肠梗阻。也曾有报告,儿童巨结肠突然发生腹部极度膨胀、高热等类似急性胃扩张的表现而迅速死亡的病例。体检可见腹部膨胀,胀大的腹部与瘦小的胸部和四肢形成鲜明的对比。患儿一般全身情况较差,发育迟缓,营养不良,面色苍白,瘦弱,有贫血、低蛋白血症等。由于抵抗力低,容易发生感染,如肺炎和败血症等。

【诊断】

1. **临床诊断** 凡新生儿出生后胎粪排出延迟,或者不排胎粪,并伴有腹胀、呕吐者应考虑本病;婴幼儿有长期腹胀、便秘者也应做相关检查,以明确诊断。常用的临床检查方法有:①腹部 X 线及钡剂灌肠,观察肠梗阻及典型的痉挛肠段和扩张肠段情况;②肛管直肠测压法,巨结肠患儿的内括约肌紧缩、无松弛反射;③组织切片活检,观察神经节细胞是否存在;④活体组织化学检测,主要对乙酰胆碱酯酶进行染色,观察直肠黏膜固有层的胆碱能神经纤维有无异常,还可通过琥珀酸脱氢酶的反应,鉴定有无不成熟的神经节细胞。

此外,对于有家族史的患者还可通过基因检测,筛查相关的致病基因以及突变类型。

2. **鉴别诊断** 新生儿由于肠蠕动微弱,有时会出现胎粪稠厚排出艰难,属单纯性胎粪便秘,经盐水灌肠后则能排出胎粪,且以后不会再便秘。先天性肠闭锁也可使新生儿表现为低位性肠梗阻,但经灌肠后仍不能排便。先天性肠旋转不良出现的呕吐和腹胀易与先天性巨结肠混淆,但胎粪排出正常。此外,新生儿可因败血症、脐部感染等继发腹膜炎出现腹胀、呕吐、便秘或腹泻等症状,但无胎粪延迟排出史,可在适当的支持疗法或临床检查下进行鉴别诊断。

3. **产前诊断或植入前诊断** 在伴有综合征的先天性巨结肠或家族性先天性巨结肠中，一旦在受累的家族成员中发现有致病基因的存在，对于高风险的孕妇需在妊娠第10~13周进行绒毛膜取样或妊娠第14周进行羊膜腔穿刺，进行产前诊断或植入前诊断。

【遗传咨询、治疗和预防】

1. **遗传咨询** 先天性巨结肠属多基因遗传病，是遗传和环境因素共同作用的结果。如果患者属于先天性巨结肠家族，或者伴有染色体异常综合征，或有 *RET*、*EDN3* 和 *EDNRB* 等基因突变，则需要进行遗传咨询。

多数的家族性先天性巨结肠呈现显性遗传的特征，但由于外显率不全，患者同胞的发病率可能低于50%，也有部分先天性巨结肠属常染色体隐性遗传，需要根据家族中受累患者及基因突变类型进行区分。

对于病因不明确的家族性先天性巨结肠，患者同胞的整体发病风险是4%（群体发病率为0.02%），家族成员受累人数越多，则同胞发病风险愈高。同胞发病风险还与受累肠段长短及性别有关：对于长段型先天性巨结肠来说，同胞的发病风险要高一些，且发病跟先证者和同胞的性别有关；而对于短段型先天性巨结肠来说，发病风险要低（表10-1）。

表10-1 同胞发病风险估计

先证者	同胞	同胞发病风险估计	
		长段型	短段型
男性	男性	17%	5%
	女性	13%	1%
女性	男性	33%	5%
	女性	9%	3%

2. **治疗** 对于痉挛肠段短、便秘轻的先天性巨结肠患者，可先采用综合性非手术疗法，包括定时用盐水灌肠、扩肛、甘油栓及口服缓泻药，避免粪便在结肠内淤积。若以上方法治疗无效，虽为短段巨结肠亦应手术治疗。

凡痉挛肠段长，便秘严重者必须进行根治手术，目前常用的术式有：①Swenson术，切除整个受累部位并且将正常肠管吻合在近肛门水平；②Duhamel术，在肛门水平通过钳夹将未受累肠端吻合到直肠；③Soave术，直肠内膜整个拉出，将保留的受累直肠外层套入正常的肠道内。

如患儿发生急性小肠结肠炎、危象或营养发育障碍，不能耐受一次根治手术者，应行静脉补液输血，改善一般情况后再行根治手术，如肠炎不能控制、腹胀呕吐不止，应及时做肠造瘘，以后再行根治术。造瘘部位一般多位于乙状结肠神经节细胞正常肠段，因该段造瘘可以保留最大的结肠吸收范围，而且第2次根治手术时，关瘘与根治术可一次完成。无论在何处造瘘，瘘口必须有正常的神经节细胞，否则术后仍不能排便，症状也不能缓解。

先天性巨结肠的诊断和治疗近年来有了很大进步，目前多倾向于早期一次性手术根治，小儿腹腔镜逐渐普及使先天性巨结肠微创手术快速发展。患儿若能得到早期诊断早期手术治疗，术后近期及远期效果均较满意，术后大多数患者大便可控制。

3. **预防** 先天性巨结肠的预防即为早发现和早治疗。若家族中出现受累患者，其直系亲属应进行遗传咨询，其中高风险的孕妇必要时应进行产前诊断，同时要对患者尤其是家族中有多名的患者积极进行病因学的检测和致病基因的筛查。

此外,孕期的妇女要避免病毒感染及宫内炎症的发生,提高免疫力。若发现疾病要及早进行手术根治,同时加强术后护理,避免并发症。

(张春玉 计 薇)

第四节 幼年性息肉综合征

【疾病概述】

幼年性息肉综合征(juvenile polyposis syndrome,JPS)[OMIM# 174900]是儿童消化道息肉中较常见的类型,主要特点为多发性息肉,少则几个,多的可达数百个不等。该病 90%以上发生在儿童,且大多在 10 岁以内发病,20 岁以上发病的较少见。息肉发生在胃肠道,多见于大肠,以结肠和直肠远端多见,但小肠和胃也可同时有息肉存在。息肉可引起胃肠道出血、红细胞缺乏(贫血)、腹痛和腹泻等症状。约 15%的幼年性息肉综合征的患者伴有其他先天性异常,如肠旋转不良、脐疝、腭裂、多指(趾)、心脏或大脑的异常以及生殖器或泌尿系统的异常等。

早在 20 世纪初期就有关于幼年性肠息肉的报道,但这些报道同时包含单发的幼年性息肉以及家族性腺瘤性息肉综合征,直至 1964 年 Mc Coll 才分清其中的不同并提出 JPS 的概念。目前,幼年性息肉综合征多采用 Jass 等提出的诊断标准:①在大肠有 5 个以上的幼年性息肉;②胃肠道除大肠外其他部位有幼年性息肉;③不论息肉数目多少,家族中至少有 1 个或以上的幼年性息肉患者。具备以上标准其中之一者,即可诊断为幼年性息肉综合征。

既往认为幼年性息肉是错构瘤,无恶变危险,近年来的研究发现,幼年性息肉综合征患者中,10%~50%会发展为胃肠道癌,其中最常见的类型是结直肠癌。

幼年性息肉综合征多见于儿童,其中以学龄前及学龄期儿童最多见,平均年龄 6.2~7.3 岁,患者性别中男高于女,男女比例为 2∶1~3∶1。该病患病率约为 1/100 000,也有报道要高于此数值。

【病因/分类和遗传方式】

目前认为,幼年性息肉综合征是一种遗传性疾病,主要表现为常染色体显性遗传,其中约 75%的患儿遗传了父母的突变基因,而约 25%的患儿是新发的突变,无家族病史。*SMAD4* 和 *BMPR1A* 基因突变是导致幼年性息肉综合征主要的遗传学病因。

根据发病年龄、临床表现、疾病进展等可将 JPS 分为 3 型:①婴儿型,即息肉发生在婴儿期,该类型较少见,却是最严重也是预后最差的一种。患儿多在出生后数周内出现症状,表现为黏液性腹泻、呕吐、便血,继发贫血及营养不良等,也可出现肠梗阻、直肠脱垂和肠套叠。如果不及时手术,常死于消化道出血、肠梗阻及腹泻引起的营养不良。息肉多分布于末端回肠和结肠,少数病例胃、十二指肠和小肠也有多发息肉。曾有报道称婴儿型 JPS 可表现为常染色体隐性遗传,但遗传基因的定位尚不明确。②胃肠道弥漫型,即息肉分布于全消化道,常以反复的上消化道出血为主要症状。③结肠型,该类型是 JPS 中最常见的一种,息肉多位于结肠,主要症状是便血或黏液便以及结肠息肉脱垂。后两种类型常于儿童期出现症状,部分可有反复腹痛,出血量大可继发贫血,但预后较婴儿型佳。

【发病机制】

研究发现,*SMAD4* 和 *BMPR1A* 基因的突变与幼年性息肉综合征的发生密切相关。

在 *SMAD* 基因家族中,只有 *SMAD4*(也称为 DPC4)的突变可引起 JPS。*DPC4* 基因定位于人 18q21.1 上,由 2680 个碱基组成,包括 11 个外显子和 10 个内含子,编码的蛋白 Smad4 由 552 个氨基酸残基组成,参与转化生长因子 TGF-β 的细胞内信号转导通路,属信号传递蛋白 Smad 家族成员。Smad 家族蛋白在将 TGF-β 信号从细胞表面受体传导至细胞核的过程中起到关键性作用。作为 TGF-β 家族各类信号传导过程中共同需要的介质，*DPC4/Smad4* 基因失活必然使 Smad4 蛋白表达异常，从而使 TGF-β 及 Smad4 信号转导网络破坏，失去对细胞正常调控的作用。骨形成蛋白受体 1A（bone morphogenetic protein receptor，type Ⅰ A，BMPR1A）是一类跨膜丝氨酸/苏氨酸激酶，编码该蛋白的基因定位于人 10q23.2 上，该受体的配体也是 TGF-β 超家族的成员。因此，在 *BMPR1A* 基因突变的情况下，TGF-β 信号转导通路也将受到影响，从而使细胞的分裂生长失去控制。许多文献报道，JPS 患者中存在 *DPC4/SMAD4* 以及 *BMPR1A* 基因的变异，包括杂合性缺失、基因突变和基因表达水平异常等。

此外，也有研究通过对 JPS 家庭成员的基因检测发现，位于人染色体 10q23.3 上的蛋白磷酸激酶基因 *PTEN* 发生突变。

由于幼年性息肉综合征的癌变风险较高，尤其是具有家族史的患者，因此，有报道显示 JPS 也可存在 *APC* 基因突变以及 *P53*、*P21*（*WAF1/CIP1*）表达异常。多数学者认为，癌变起源于 JPS 内腺瘤样不典型增生区域，增生伴有糜烂可引起间质的变化，加上环境因素、遗传基因的作用使其向腺瘤或癌进展。因此，与腺瘤或癌有关的多种癌基因和抑癌基因可能也参与其发病过程。有关 JPS 的遗传特征尚有待进一步观察和研究。

【临床表现】

不同类型的幼年性息肉综合征均可表现为急性或慢性消化道出血、贫血、直肠息肉脱垂、腹痛和腹泻等蛋白丢失性肠病症状，幼儿发病可出现胃肠蛋白漏出症、营养不良、发育迟缓，预后较差，但成年患者少见。此外，文献报道 JPS 可合并以下先天性畸形，如杵状指（趾）、肥大性肺性骨关节病（与肺动静脉瘘有关）、脑积水、唇裂、腭裂、先天性心脏病、肠旋转不良、隐睾和梅克尔憩室等。然而，这些先天性畸形并不常见，一般 JPS 患者仅出现上述 1~2 种先天性异常。上述表现型的不同可能与该病致病基因的多效性有关，也可能与不同种族及人群因素有关。

幼年性息肉综合征患者最典型的症状为多发性息肉，常有 50~200 个息肉，可遍布整个胃肠道，最常见的部位为结、直肠。Hofting 等报道 292 例 JPS，其中 98%息肉位于结、直肠，13.6%位于胃，2.3%为十二指肠，6.5%为空回肠。肉眼观，息肉大小为 5~50mm，呈红色或棕色，圆形或椭圆形，多有蒂，表面糜烂或浅溃疡，息肉间的黏膜正常，切面呈囊状。病理学特征为囊性扩张的腺体衬有高的柱状上皮，固有层增生并有多种炎症细胞（如中性粒细胞、嗜酸性粒细胞、淋巴细胞）浸润，上皮细胞多数发育良好。此外，部分息肉可存在局部不典型增生或呈癌前病变的表现，可与腺瘤性息肉同时存在，这些不典型增生的改变通常可继发癌变。

【诊断】

1. 临床诊断　幼年性息肉综合征可根据患儿的发病年龄、临床表现，以及进一步的实验室检查作出诊断。目前公认的诊断标准为具备以下条件其中之一者，即：①在大肠有 5 个以上的幼年性息肉；②胃肠道除大肠外其他部位有幼年性息肉；③不论息肉数目多少，家族中至少有 1 个或以上的幼年性息肉患者。

2. 鉴别诊断　临床上要注意区分其他表现为消化道息肉的疾病，如单发的幼年性息肉、家族性腺瘤性息肉综合征、Peutz-Jeghers 综合征（黑色素斑-胃肠多发息肉综合征）等。

单发（或数个）的幼儿肠息肉在临床上较常见，一般认为是炎性息肉，多为错构瘤，预后良好。与家族性腺瘤性息肉综合征相比，幼年性息肉综合征发病年龄早，多见于儿童，且息肉不局限为结直肠，可见于胃肠道各处。Peutz-Jeghers 综合征的主要特征之一是黑色素斑，多见于口唇、口腔黏膜和手足掌侧等处，呈褐色或深褐色。胃肠道多发性息肉是该病的另一个主要特征，息肉可分布在全消化道，以胃、小肠和大肠居多。极少数病例仅有胃肠多发息肉而无色素斑沉着，内镜下息肉虽也散在，但不同的是只有大的息肉才有蒂，且表面分叶，结节明显，色调发白，因此内镜下还是可以与幼年性息肉综合征进行鉴别。

由于幼年性息肉综合征与 *SMAD4* 和 *BMPR1A* 基因的突变密切相关，因此对患者的基因检测对于 JPS 诊断以及鉴别诊断都至关重要。

【遗传咨询、治疗和预防】

1. **遗传咨询** 幼年性息肉综合征属于常染色体显性遗传病，因此具有家族聚集性，仅有少数为散发病例。因此，可针对患者家族中的其他个体进行筛查与指导。

2. **治疗** 对于 JPS 患者除一般治疗包括止血、纠正贫血和营养不良外，治疗的关键是清除胃肠道息肉，定期复查，防止并发症发生。临床检查手段包括纤维肠镜、双气囊小肠镜、胶囊胃镜等。目前，多应用腹腔镜微创手术电切息肉，因为尽管 JPS 有较高的恶变倾向，但主要呈错构瘤样改变，故应行内镜电切息肉后定期随访观察。小儿息肉一旦电切后，贫血、低蛋白血症也可改善。而当便血反复出现伴有严重贫血或者营养不良以及其他严重并发症，或息肉合并重度不典型增生改变甚至癌变，即息肉无法用内镜摘除时，需考虑手术治疗。手术原则是切除全部病肠，但尽可能保留肛门括约肌功能。对于 JPS 小肠息肉，可采用剖腹术经肠切口插入结肠镜电切小肠息肉。肠镜切除的全部息肉以及手术标本均应行病理检查。

3. **预防** 对于幼年性息肉综合征的患者及其一级亲属均应定期行内镜检查，尤其具有家族史者，应 1~2 年行内镜检查一次。若家族中大肠癌发病率高，除注意患者外，还需注意对其家族进行消化道癌的排除性检查。此外，对于 JPS 家族，直接检测 *SMAD4* 和 *BMPR1A* 基因的突变，可提高无症状者的 JPS 诊断率，预防其发展为结直肠癌，免除频繁结肠镜筛查所带来的痛苦和浪费。

（张春玉　白　静）

第五节 家族性腺瘤性息肉综合征

【疾病概述】

家族性腺瘤性息肉综合征（familial adenomatous polyposis，FAP）是一种常染色体显性遗传病［OMIM # 175100］，其主要特点是受累的人群结肠和直肠内布满成百上千的腺瘤样息肉。未经治疗的患者几乎100%都会发展为结直肠癌。约 1%的肠癌是由该病引起。该病早期的名称很多，有结肠息肉病、遗传性息肉病，家族性多发息肉病和家族性结肠息肉病等，目前比较规范的名称是家族性腺瘤性息肉综合征。这样命名的原因在于，此病的息肉病变在一些患者中并不仅仅局限于结肠，还有广泛的结肠外病变表现，如先天性视网膜色素上皮肥大、表皮样囊肿、胃及十二指肠腺瘤等。

此病的首例报道见于 1721 年由 Menzel 用拉丁文发表在柏林医学杂志上的一篇论文。他在给一个死于痢疾的 15 岁男孩做尸检时，检出一段在黏膜和黏膜下层存在 15 个疣样赘生物的 18cm 的结肠。

家族性腺瘤性息肉综合征群体发病率约为 7.4/100 000。

严格说来，以上属于家族性腺瘤性息肉综合征 1 型（FAP1）［OMIM# 175100］，在家族性腺瘤性息肉综合征中，绝大部分患者属于此种类型，但此病具有遗传异质性。2003 年，Sampson 等发现家族性腺瘤性息肉综合征 2 型（FAP2）［OMIM# 608456］，具有肠内息肉和肠外器官腺瘤样表现，此型发展成肠癌的风险很高。2015 年，Weren 等发现家族性腺瘤性息肉综合征 3 型（FAP3）［OMIM# 616415］，他们发现在 3 个无关联的家系中共有 7 名多发肠腺瘤的患者，最终 4 人发展成肠癌。2016 年，Adam 等报道家族性腺瘤性息肉综合征 4 型（FAP4）［OMIM# 617100］，即在 2 个无关联的家系中 2 对同胞受累，其中 3 个患者是在 30 多岁时被诊断为息肉病，第 4 个患者 56 岁时确诊肠癌，此亚型肠外也有表现，包括甲状腺腺瘤、十二指肠息肉、子宫肌瘤、皮肤纤维瘤等。FAP2、FAP3、FAP4 均为常染色体隐性遗传。

【病因/分类和遗传方式】

家族性腺瘤性息肉综合征 1 型属常染色体显性遗传，外显率近 100%，符合常染色体显性遗传病的特点,即父母均可遗传,下代不分性别,半数会遗传到亲代的致病基因而发病。而大约 20%的患者无家族史,可能与基因突变有关,这样患者的后代同样有 50%会受累。此病是由于位于染色体 5q22 上的腺瘤性息肉病(adenomatous polyposis coli,APC)基因发生了突变所致。

家族性腺瘤性息肉综合征 2 型、3 型、4 型均呈常染色体隐性遗传,分别由位于 1p34 上的 *MUTYH*(*mutY* DNA glycosylase)基因、16p13 上的 *NTHL1*(*nth* like DNA glycosylase 1)基因、5q11 上的 *MSH3*(*mutS* homolog 3)基因突变引起。

【发病机制】

根据息肉数目和发病年龄,家族性腺瘤性息肉综合征 1 型可以分为经典型(classical familial adenomatous polyposis,CFAP1)和消减型(attenuated familial adenomatous polyposis,AFAP1)。经典型息肉数目多于 100 个且发病年龄较早(30 岁左右发病,40 岁左右癌变),消减型息肉数目少于 100 个,发病年龄较晚(45 岁后发病,55 岁左右癌变)。在家族性腺瘤性息肉综合征 1 型患者中,*APC* 基因突变检出率为 60%~70%,约 70%的散发型大肠腺瘤性息肉病也具有 *APC* 基因的体细胞突变。

APC 基因定位于染色体 5q21-q22,基因全长 108kb,共有 15 个外显子,包含 8538 个核苷酸的可读框。15 号外显子是最大的编码区域,有 6.5kb 长,占编码序列的 77%。该基因编码的野生型蛋白含有 2843 个氨基酸残基,分子量为 310kDa。种系 *APC* 基因的突变可以遍布整个编码区(尤其是 15 号外显子),突变最主要的后果是无义突变,形成截短蛋白。野生型 APC 蛋白具有重要的不同的结构域,与其发挥特定的功能相关。例如,消减型家族性腺瘤性息肉综合征 1 型,其突变一般发生在 *APC* 基因外显子的 5′或者 3′端,5′为蛋白同源二聚化区域,3′为与 DLG 蛋白结合区域;而经典型家族性腺瘤性息肉综合征 1 型,其突变发生在密码子 1250~1464 间,这是与 β-连环蛋白结合的重要功能区域。此外,FAP 患者不同的肠外表现也与 *APC* 基因不同区域的突变相关,如先天性视网膜色素上皮肥大(CHRPE),其突变发生在 9 号外显子远侧;而突变如果位于密码子 279~1309,多和十二指肠腺瘤有关;密码子 1051~2843 的突变和壶腹癌有关;突变若发生在密码子 1395~1560 处患者常发生下颌骨瘤和硬纤维瘤。野生型 APC 蛋白具有多种蛋白结合位点,负性调控 Wnt/β-连环蛋白通路,从而在抑制结直肠肿瘤形成中起重要作用。它与糖原合成激酶-3β、磷酸化胞质 β-连环蛋白形成聚合体,诱导 β-连环蛋白的降解。大多数的 β-连环蛋白与 E-黏连蛋白结合在一起,在细胞黏着连接的通讯中发挥重要作用。然而,种系或者体细胞 *APC* 基因的突变提高了胞质 β-连环蛋白的稳定性,导致其核转位,即由胞质过多向核内转移,在核内 β-连环蛋白和 T 细胞因子(TCF)共同激活一系列特定基因的转录,包括 *c-myc*、*cyclin D1*、*MMP-7*、*Axin2/conductin*、*EphB/ephrinB* 等,这些基因与细胞增殖、细胞周期密切相关。

在家族性腺瘤性息肉综合征 2 型患者中,发现 *MUTYH* 基因的错义突变和截短突变。*MUTYH* 基因含有 16 个外显子,全长为 11 147bp,mRNA 全长 1854bp,编码 546 个氨基酸。MUTYH 蛋白(52kDa)是一种糖基化酶,涉及氧化 DNA 损伤的修复。

与家族性腺瘤性息肉综合征 3 型有关的 *NTHL1* 基因,编码的蛋白是一种 DNA N-糖基化酶,属于核酸内切酶Ⅲ家族,它能够作用于含有氧化嘧啶残基的 DNA 底物。

家族性腺瘤性息肉综合征 4 型中涉及 *MSH3* 基因,它编码的蛋白与 MSH2 蛋白形成异源二聚体,构成 MutSβ,是复制后 DNA 错配修复系统的一部分。MutSβ 通过结合到错配部位而启动修复,之后再与 MutLα 异源二聚体形成复合物,进行下一步 DNA 的修复。

【临床表现】

家族性腺瘤性息肉综合征 1 型主要以大肠黏膜多发息肉为特征,有甚者从口腔到肛管均可累及。息肉成群密集或成串排列,数目多达数百乃至数千个。患者在出生时并无息肉,多数在十几岁时开始出现,到 35 岁时,约 95%的患者可见多发息肉。息肉随着年龄的增长而增多。息肉表面光滑,部分颜色发红，呈连续性，中间无正常黏膜，直径一般小于10mm（2~10mm），多数宽基底，大于10mm则癌变机会大为增加。息肉可存在多年而不引起症状，通常在青壮年后才有症状出现，可表现为腹痛、腹泻、血便、黏液便、贫血、乏力等。初起可仅有稀便和便次增多，易被患者忽视，当腹泻严重和出现大量黏液血便时，才引起患者重视，但此时往往已发生恶变。有些患者具有肠外病变，如骨瘤、纤维瘤、皮脂腺囊肿、硬纤维瘤、牙齿异常、壶腹癌，甲状腺癌、先天性视网膜色素上皮增生等，不过仍以软组织肿瘤及骨瘤为常见。

如果不经过治疗，家族性腺瘤性息肉综合征1型基本100%发展成癌。结直肠癌平均诊断年龄为40岁，50岁以后几乎全部癌变，腺瘤发展至癌平均历时15~20年。

家族性腺瘤性息肉综合征2型表现与消减型家族性腺瘤性息肉综合征1型相似，症状较轻，息肉数目一般为5~100个以内，患者通常为散发存在，平均诊断年龄为48~56岁，也间或有肠外表型，恶变率很高。

【诊断】

本病的诊断需结合患者的临床表现、体征、影像学检查及消化内镜检查等辅助检查，但最终确诊还必须依靠病理学检查，癌变者还需要参考免疫组化结果。结肠镜是临床上最主要的诊断方法，是家族性腺瘤性息肉综合征必不可少的检查，可用以明确病变的部位、范围，更重要的是可取活组织检查明确诊断，从而与炎性息肉等鉴别。镜下共同点是大肠黏膜上广泛分布大小不等的腺瘤，弥漫性布满肠黏膜，其数目可多达数百个至数千个，常以100个与非家族性多发性腺瘤为数目分界线。息肉的数量随年龄增大而增多。上消化道检查会发现胃各处可见散在性粒状小隆起，十二指肠也可见。家族性腺瘤性息肉综合征临床病理学类型包括管状腺瘤、绒毛状腺瘤或管状绒毛状腺瘤等，其中以管状腺瘤最多见。

对致病基因和其编码蛋白的分子生物学诊断在国外已显示了很好的应用前景，从20世纪90年代开始国外即有开展，但在我国尚有距离，尤其是应用于临床方面。基因诊断有多种方法，其中截短蛋白检测（PTT）可检出80%以上的*APC*基因突变。由于*APC*基因很大，所以筛查费时费力，费用较高。曾有研究者对7个家族患者进行了第15号外显子（突变好发部位）检测，仅发现3例有突变，说明*APC*基因突变的复杂性和广泛性，要确定其精确的突变点，需付出大量的工作。患者*APC*基因的突变基因型确定后，有利于后代的筛查，其敏感性和特异性均较高，但也会带来一些心理和社会问题。

【遗传咨询、治疗和预防】

1. **遗传咨询** 家族性腺瘤性息肉综合征1型属常染色体显性遗传，患者一级亲属发病率为50%，家族性腺瘤性息肉综合征2型为常染色体隐性遗传，患者同胞发病率为25%，所以此病的早期发现在于对先证者亲属的检查。由于基因诊断在国内尚不成熟，并且即使基因诊断后其治疗也要等到息肉出现，所以患者亲属的结肠镜筛查对于此病的发现和治疗更为实际和有效。

80%以上的*APC*突变基因携带者在15岁时能够检出息肉。因此，家族中发现有家族性腺瘤性息肉综合征患者，其直系亲属应在10~15岁时开始行结肠镜检。如未发现息肉则患家族性腺瘤性息肉综合征可能性较小。但为稳妥起见，在青年期仍应复检，同时要注意家族性腺瘤件息肉综合征1型消减型，此型发病年龄晚，息肉数目少。

2. **治疗和预防** 手术是预防和治疗家族性腺瘤性息肉综合征及其癌变的首选和最有效的手段。因为其腺瘤都有发生癌变的危险，所以要尽可能把结直肠内所有的腺瘤切除。在治疗时机的选择上，一般认为预防性手术应在20岁之前进行。目前家族性腺瘤性息肉综合征患者预防性结直肠手术治疗主要包括3个术式：①全结肠切除回肠直肠吻合（IRA）；②全结直肠切除回肠末端造瘘（TPC）；③全结直肠切除回肠贮袋肛管吻合（IPAA）。IPAA是目前公认的最佳术式，其理由是：①切除了全部可发生癌变的大肠黏膜，保留了肛门括约肌功能；②如行IRA，需终身直肠镜检查，且仍有癌变危险；③TPC术由于永久性回肠造瘘，患者术后生活质量受到显著影响。

虽然预防性全结直肠切除可以预防结直肠癌的发生，但是并不改变家族性腺瘤性息肉综合征患者对起源于其他解剖部位肿瘤的易感性，包括结直肠外消化道腺瘤和腺癌、韧带样瘤、骨瘤、甲状腺癌等。因此，家族性腺瘤性息肉综合征患者预防性结直肠切除后仍然需要对胃、十二指肠、肛管区、回肠贮袋和末段回肠进行终生内镜随访检查和身体消化道外其他好发部位的检查，以期早发现与处理腺瘤，预防癌变。

由于此病是单基因遗传病，带有致病基因即可能发病，从分子水平上讲，预防是达不到的。我们能够预防的是避免疾病恶化，进展成癌。除此之外，此病的严重性与发现早晚有关，发现越晚，息肉越多、越大，病情越严重。所以患者的直系亲属要定期检查，发现疾病及早干预，这样才能降低此病的严重性和致癌率。

（张春玉　白　静）

第十一章 泌尿生殖系统遗传性疾病

泌尿生殖系统是泌尿系统和生殖系统的统称，由于两个系统不仅在解剖位置上紧密相连，而且在胚胎发育上起源于间质中胚层，因此，两个系统的疾病可能相互涉及。泌尿系统遗传性疾病主要是肾脏发育及肾功能相关基因的突变而导致肾脏发育障碍及相应的肾小球、肾小管性疾病；生殖系统遗传性疾病主要是性染色体及生殖相关基因的畸变而导致性别决定、分化、成熟及生殖功能异常或者遗传性不孕不育。本章选取泌尿生殖系统较为典型的遗传性疾病进行相关介绍。

第一节 多囊肾

【疾病概述】

多囊肾(polycystic kidney，PKD)[OMIM# 600273]表现为肾实质中有无数的大小不等的囊肿，使整个肾的体积增大，表面呈高低不平的囊性突起。多囊肾是临床中较常见的遗传性肾病，1941 年，我国首次报道多囊肾这一疾病的是临床内分泌学家和医学教育家朱宪彝先生。多囊肾根据遗传方式可分为两种类型：一种是常染色体显性遗传型(成年型)多囊肾(ADPKD)，发病率为 1/1000～1/400，常在青中年时期被发现，也可在任何年龄发病，为多囊肾的常见类型；另一种是常染色体隐性遗传型(婴儿型)多囊肾(ARPKD)，发病于婴儿期，临床较罕见，发病率为 1/20 000。

【病因/分类和遗传方式】

ADPKD[OMIM# 173900，OMIM# 613095，OMIM# 600666]常由位于 16p13.3 的 *PKD1* 基因或位于 4q22.1 的 *PKD2* 或位于 11q12.3 的 *PKD3* 基因突变引起，*PKD1* 突变约占 85%，另有约 1%的 PKD 家系中未发现 *PKD1*、*PKD2* 和 *PKD3* 的突变，提示可能存在其他致病基因。本病为常染色体显性遗传，外显率高，症状出现有先后，如果患者活到 80 岁，外显率可达 100%，本病 70%～90%为双侧性。

ARPKD[OMIM# 263200]由位于 6p12.2 的 *PKHD1* 基因突变引起，是常染色体隐性遗传，父母双方均有该病的基因改变才能使其子女发病，发病概率为 25%。

【发病机制】

本病具体发病机制尚未明确。有学者认为多囊肾可能是由肾小囊(Bowman 囊)扩张而来，也可能是由肾曲小管扩张而成，系由后肾胚芽发育而成的肾小球、肾曲小管与 Wolffian 管发育而成的集合管之间沟通障碍的缘故；并认为分泌部(来源于肾组织的肾曲小管及部分肾小球)与排泄部(来源于输尿管芽的集合管、肾盂等)在发育时期彼此失去联系，分泌部成为盲端，其分泌物无从排出，故形成多数囊肿；另有人认为是机械性因素如胎儿时期局部炎症引起排泄管纤维阻塞，或由于管型及不溶解性钙盐阻塞，使尿液不畅引起肾小管扩大的结果。

在 ADPKD 患病机制研究上，一种学说认为多囊肾是一种纤毛病，*PKD1* 或 *PKD2* 的突变可能导致多囊蛋白复合体及与之相关的尿流传感器功能缺失，无法感知肾小管尿流率的变化，使细胞内外 Ca^{2+} 平衡被破坏，引发一系列的细胞功能障碍，如加剧肾小管上皮细胞增生与凋亡，改变细胞的极性或分泌功能等，都可能导致 ADPKD 的发生。多数情况下，在胎儿期不能发现 ADPKD 患者肾脏囊肿，而出生后患者临床表现变异较大的现象，可用二次打击学说来解释，其中第一次打击是生殖源性的 *PKD1* 或 *PKD2* 突变，第二次打击是出生后由于各种环境因素导致肾小管上皮细胞的 *PKD1* 或 *PKD2* 基因发生突变，体细胞突变发生的时间和定位决定了肾脏囊肿发生的时间和部位。

【临床表现】

本病幼时肾的大小正常或略大，肾的形态亦正常，随年龄增长囊肿数目及大小逐渐地增多和增大，多数病例到 40~50 岁时肾体积增长到相当程度才出现症状。主要表现为两侧肾肿大、肾区疼痛、血尿及高血压等。ADPKD 一般在成年早期出现症状，常以血尿、高血压或肾功能不全发病，腹部触诊可发现较大的多囊肾。肾功能多呈缓慢进行性减退，高血压、梗阻或肾盂肾炎是加速肾功能损害的重要原因。ARPKD 发病于婴儿期，临床较罕见，多在婴儿期死亡，极少数轻症者可活到成年，常有先天性肝纤维化，并伴有肝脾大及门静脉高压等表现。以下列出 ADPKD 的主要临床表现：

1. **肾肿大**　两侧肾病变进展不对称，大小有差异，至晚期两肾可占满整个腹腔，肾表面布有很多囊肿，使肾形不规则，凹凸不平，质地较硬。

2. **肾区疼痛**　为其重要症状，常为腰背部压迫感或钝痛，也有剧痛，有时为腹痛。疼痛可因体力活动、行走时间过长、久坐等而加剧，卧床后可减轻。肾内出血、结石移动或感染也是突发剧痛的原因。

3. **血尿**　约半数患者呈镜下血尿，可有发作性肉眼血尿，此系囊肿壁血管破裂所致。出血多时血凝块通过输尿管可引起绞痛。血尿常伴有白细胞尿及蛋白尿，尿蛋白量较少。肾内感染时脓尿明显，血尿加重，腰痛伴发热。

4. **高血压**　为 ADPKD 的常见表现，在血清肌酐未增高之前，约半数出现高血压，这与囊肿压迫周围组织，激活肾素-血管紧张素-醛固酮系统有关。这些对囊肿增长和高血压的发生密切相关。换言之，出现高血压者囊肿增长较快，可直接影响预后。

5. **肾功能不全**　一般 40 岁之前很少有肾功能减退，70 岁时约半数仍保持肾功能，但高血压者发展到肾衰竭的过程大大缩短，个别病例在青少年期即出现肾衰竭。

6. **多囊肝**　15~24 岁 ADPKD 患者中 58%出现肝囊肿，25~34 岁患者中 85%出现肝囊肿，34~46 岁患者中 94%出现肝囊肿，此外，胰腺、精囊及卵巢也可发生囊肿，结肠憩室并发率较高。

【诊断】

1. **临床诊断**　一般根据患病年龄、家族史、临床表现、影像学检查等可以作出诊断。

（1）明确家族史，绘制家族系谱：有家族史者，15~29 岁单侧两个肾囊肿以上或者双侧肾囊肿；30~59 岁平均每个肾 2 个囊肿；60 岁以上 4 个囊肿以上即可诊断此病。

（2）影像学检查：超声检查可发现肾体积增大、囊肿、肾盂肾盏常显著变形，另有囊肿壁较厚或不同程度的钙化和梗阻，是该病的常规检查手段。亦可借助 CT 和 MRI 检查、肾盂造影提供更详细信息。高度怀疑者亦需要对肝脏等其他脏器进行影像学检查。

（3）基因检测：可行相关基因检测明确病因，相关基因均无热点突变。*PKD1* 有 46 个外显子，已知突变超过 1000 个；*PKD2* 有 15 个外显子，突变超过 200 个；*PKHD1* 有 86 个外显子，已知突变近 100 个，均缺乏热点突变。

2. **鉴别诊断**

（1）单纯性肾囊肿：通常肾脏形态不发生改变，囊肿较大而不伴小囊肿。

（2）多囊性肾发育异常：多为单侧肾脏受累。

（3）多房性囊性肾病：罕见的肾脏肿瘤，可通过放射学检查鉴别。

(4)von Hippel-Lindau(VHL)综合征:较高比例会发生肾囊肿,往往还伴有中枢神经系统血管瘤及肾脏多发性实体瘤。

(5)发生血尿者须与肾肿瘤、肾结石、肾小球肾炎等引起血尿的其他疾病进行鉴别。

【遗传咨询、治疗和预防】

1. **遗传咨询** ADPKD 双亲之一的基因突变将使其子女有 50%的可能性遗传该疾病,在遗传咨询时注意以下几点:①遗传异质性、*PKD1* 突变位置、突变类型、修饰基因与环境因素均对 ADPKD 患者肾脏与肾外表现的严重程度造成影响。与 *PKD2* 突变比较,*PKD1* 突变的 ADPKD 患者诊断年龄更早,也更快发展到终末期肾脏病(*PKD1*:54.3 岁/*PKD2*:74.0 岁)。②在 *PKD1* 突变的患者中,突变的位置可能也与疾病严重程度有关,研究发现在该基因 5′-端 50%序列内的突变更容易引起颅内动脉瘤。③*PKD1* 的纯合突变或复合杂合突变胎儿可能无法正常生育及出生,因此两个 *PKD1* 患者结婚并怀孕后易发生反复流产。

2. **治疗与预防** 本病的防治方法主要是在患者亲属中进行超声检查或基因检测。

第二节 Alport 综合征

【疾病概述】

Alport 综合征(Alport syndrome,AS)亦称遗传性肾炎、家族性出血性肾炎,是一种较少见的遗传性泌尿系统疾病。1927 年,Alport 注意到这种病的家族成员中肾炎和耳聋的关系,故称本病为 Alport 综合征。本病患病率为 1/10 000~1/5000,临床主要表现为血尿、感音性神经性耳聋、眼疾和慢性肾功能不全。男性患者比女性表现严重。男性常可在 20~30 岁时即死于肾功能不全,大部分在 40 岁以前死亡;女性则可活到老年。

【病因/分类和遗传方式】

本病呈明显的遗传异质性,有 3 种遗传方式。

1. **X 连锁显性遗传 Alport 综合征**[OMIM# 301050] 为本病主要遗传方式,约占 85%,家系中女性患者多于男性患者,但病情男重于女,其致病基因 *COL4A5* 定位于 Xq22.3,有 51 个外显子,目前发现有 400 多种致病突变,主要包括点突变、剪切位点突变、小片段的缺失和重复。男性患者多在 40 岁以前发展为终末期肾脏病,且可通过 *COL4A5* 基因型预测,无义突变导致蛋白质合成提前终止的患者终末期肾脏病平均为 21.6 岁,而非截短突变患者终末期肾脏病平均为 33.1 岁。

2. **常染色体显性遗传 Alport 综合征**[OMIM# 104200]**和常染色体隐性遗传 Alport 综合征**[OMIM# 203780] *COL4A3* 及 *COL4A4* 基因突变导致的 Alport 综合征,既可表现为常染色体显性遗传,又可为常染色体隐性遗传,呈现表型异质性。*COL4A3* 及 *COL4A4* 基因均位于 2q36.3,分别编码Ⅳ型胶原纤维的 α3 及 α4 链,分别有 52 和 48 外显子,目前已发现的两者的突变有 100 余种。

【发病机制】

本病发病机制较明确,是由于编码Ⅳ型胶原分子相关基因突变导致的基底膜病,影响肾小球滤过,导致肾功能减退。Ⅳ型胶原是构成基底膜的主要成分,其分子由 3 条 α 肽链组成,为三股螺旋结构,已发现 6 种亚型。α1 及 α2 肽链广泛分布于各种基底膜中,而 α3、α4 及 α5 肽链仅呈有限的组织分布,主要分布于肾小球基底膜、前晶状体膜及视网膜、耳蜗悬韧带和螺旋嵴,即 Alport 综合征的主要病变部位;α6 肽链主要分布在表皮基底膜。在组织学水平,从 Alport 综合征男性幼儿的肾小球基底膜变薄到成年男性的弥漫性肾小球基底膜增厚和分层,需要相当长的一段时间,这与肾小球滤过和选择性通透性改变的自然病程是平行的。

【临床表现】

肾脏病变、听力障碍和眼部异常是 Alport 综合征的特征性体征。

1. **肾脏病变**　85%~90%的 Alport 综合征患者出生后就出现肾脏病变，最常见为血尿。男性患者常表现为持续性镜下血尿，在 20 岁以内，许多患者在上呼吸道感染后常突然出现发作性肉眼血尿，受影响的女性往往表现出间断性镜下血尿，少数女性从未发生血尿。本病男性患者常会最终发生蛋白尿，开始时只是微量蛋白尿，尿蛋白随着年龄的增长逐渐增加，常发展至肾病综合征，高血压发生率和严重程度也随着年龄的增长而增长，多数患者在 20~50 岁发展至终末期肾脏病。家族中的女性患者预后良好，多数生存年纪较大，且仅有较轻肾脏病表现。

2. **听力缺失**　累及约 50%的患者，听力丧失不是先天性的，但发病年龄较早，呈双侧进行性下降，多为高频（2000~8000Hz），男性患者听力的缺失是进展性的，最终将波及其他频率，包括发声的频率；在女性患者，听力缺失较少且倾向于较大年龄发生，女性患者如有进行性的听力丧失预示疾病结局不良。

3. **眼部疾病**　发生率为 15%~30%，常表现为前圆锥晶状体和（或）黄斑周围微粒改变。用斜照明法可见前圆锥状晶状体，是晶状体表面中央部分呈圆锥状或球状突入前房，突起物的基底为圆形，直径为 2.5~4mm，前圆锥状晶状体在患者刚出生时一般没有，通常在 20~30 岁出现，可出现进展性晶状体变形伴不断加深的近视，该近视加镜无助。

4. **其他弥漫性平滑肌瘤病**　常累及食管及女性生殖道；血小板减少、大脑功能障碍等。

【诊断】

1. **临床诊断**　Alport 综合征的诊断应包括临床病理诊断及基因诊断两个水平，Alport 综合征临床病理诊断标准如下：

对于无家族史的患者，至少应符合下述指标的 4 条。有家族史的高风险个体，后 9 条中出现 2 条以上即可诊断：

（1）肾炎家族史，或患者的一级亲属或男性亲属中有不明原因的血尿或相关病史。

（2）持续血尿，排除其他可能的遗传性肾脏病如薄基底膜病、多囊肾或 IgA 肾病。

（3）双侧神经性耳聋，累及频率范围 2000~8000Hz，听力呈进行性丧失。

（4）*COL4A3*、*COL4A4* 或 *COL4A5* 基因突变。

（5）免疫组化检测发现肾小球和（或）表皮基底膜有Ⅳ型胶原不同 α 链全部或部分丧失。

（6）弥漫肾小球基底膜超微结构改变，尤其弥漫厚薄不均和断裂。

（7）眼病变，包括前圆锥形晶状体、后囊下白内障、视网膜病变等。

（8）一个家系中至少有 2 个家系成员逐渐进展至终末期肾脏病。

（9）巨细胞血小板减少性紫癜或粒细胞内涵物。

（10）食管和（或）女性生殖系统弥漫性平滑肌瘤。

2. **鉴别诊断**

（1）家族性良性薄基底膜病（家族性良性血尿）：为常染色体显性遗传，由 *COL4A3* 或 *COL4A4* 基因突变导致。临床特点为反复发作肉眼血尿，非进行性疾病，预后良好，但该病缺乏肾外组织表现，无听力及眼部相关表现。肾活检光镜下正常，免疫荧光阴性，电镜下基底膜弥漫变薄。可与 Alport 综合征相鉴别。

（2）慢性肾小球肾炎：常见临床表现可与 Alport 综合征相似，但无明显家族史和耳、眼异常，肾活检可鉴别。

（3）IgA 肾病：该病同样以反复发作的肉眼血尿或镜下血尿为主要临床表现，可伴有不同的蛋白尿，但患者可能有血清 IgA 纤维连接蛋白聚合物增高，肾组织病理以 IgA 为主的免疫球蛋白沉积为特征，且缺乏肾外表现及家族史。

(4)甲-髌综合征：为常染色体显性遗传，致病基因是位于 9q33.3 的 *LMX1B*，该基因与 ABO 血型基因连锁。该病表现为指甲发育不良、髌骨发育不良或缺如、髂骨角和桡骨小头脱臼，亦可有肾损害及眼部损害，表现为蛋白尿，镜下血尿，晶状体浑浊、白内障等。甲-髌综合征典型的临床表现及 X 线检查有助于与 Alport 综合征鉴别。

【遗传咨询、治疗和预防】

1. 遗传咨询 Alport 综合征存在遗传异质性，在家系遗传咨询应考虑以下要点：

(1)X 连锁显性遗传家系：①男性患者的父亲不会携带致病突变或患病，但当家系中出现 2 个及以上男性患者时，患者的母亲肯定携带致病突变或患病，由于 10%～15%男性患者的基因突变是新发生的，因此当家系中只有一个男性患者时，患者的母亲有 85%～90%的可能性是携带者；男性患者的母亲应该进行每年的尿检与血压监测，如患者基因突变已知，其母亲应行遗传学检查。②家系女性患者的双亲之一可能携带致病突变，10%～15%女性患者的基因突变是新发生的，因此女性患者的双亲之一有 85%～90%的可能性携带致病突变；女性患者的双亲应该进行每年的尿检与血压监测，如患者基因突变已知，双亲应行遗传学检查。③若患者(无论男女)的母亲携带致病突变，则患者同胞均有 50%的机会获得致病突变。④若女性患者的父亲携带基因突变，则患者男性同胞均不会得到致病突变，而女性同胞均获得突变。⑤如果患者双亲均无致病突变，患者同胞发病风险较低，但应考虑到双亲突变生殖细胞嵌合的可能性。⑥男性患者的男性后代均不会得到致病突变，而女性同胞均获得突变。⑦女性患者的后代有 50%的机会获得致病突变。

(2)常染色体隐性遗传家系：①患者双亲是肯定的携带者，约有 50%的携带者会有镜下血尿，但很少发展到蛋白尿、高血压及肾功能不全。②患者同胞有 25%的机会获得两个致病突变而发病，50%的机会仅获得一个突变，25%的机会完全正常。未发病的同胞有 2/3 的机会是携带者。③患者后代是肯定的致病突变携带者。

(3)常染色体显性遗传家系：①大多数患者双亲之一患病，但如果出现新发突变，或者双亲较早发生死亡等情况下，可能导致阴性家族史；②若双亲之一患病，患者同胞有 50%的机会患病，若双亲无病，同胞患病风险较低；③患者后代有 50%的机会患病。

2. 治疗 本病无特殊治疗方法。由于常有周期性发作的肾脏感染，故需常做尿培养。如发现细菌感染应给予适当抗菌治疗。慢性肾功能不全(包括尿毒症)的处理同其他尿毒症患者。助听器的使用和外科治疗对耳聋无多人帮助。本病预后在不同家族有所不同，但同一家族的患者则相似。蛋白尿加剧是本病发展的指征。合并耳聋者表明肾脏损害更为严重，故预后较差。

第三节 Fabry 病

【疾病概述】

Fabry 病(Fabry disease)[OMIM# 301500]又称弥漫性血管角质瘤综合征或 α-半乳糖苷酶 A 缺乏病(alpha-galactosidase A deficiency)、Anderson-Fabry 病，1898 年分别由两位皮肤科医师 William Anderson 和 Johannes Fabry 最早报道，由此得名。该病是一种罕见的溶酶体贮积病，由于编码 α-半乳糖苷酶 A (α-GalA)的基因发生突变，导致该酶活性部分或全部丧失，造成其代谢底物三己糖酰基鞘脂醇(globotriaoslyceramide，Gb3)和相关的鞘糖脂在人体各器官(肾脏、心脏等)大量贮积，最终引起一系列脏器病变。发病率为 1/100 000～1/50 000，多为男性。

【病因/分类和遗传方式】

Fabry 病是 X 连锁隐性遗传疾病，是由于编码人类 α-GalA 蛋白的 *GLA* 基因突变所致，*GLA* 基因位于 Xq22，基因全长 12kb，由 7 个外显子组成，mRNA 长约 1.45kb，产生 2429 个氨基酸组成的前体蛋白质。目前已有 580 多种突变报道，通常将 Fabry 病分为 2 型：①经典型：患者 α-GalA 活性明显下降甚至完全缺失，脑、肾脏、心脏、周围神经等多系统受累；②迟发型（可进一步分为“肾脏型”和“心脏型”）：患者酶活性部分下降，往往限于心脏或肾脏受累。绝大部分男性患者和极少部分女性患者为经典型，大部分女性患者为迟发型。

【发病机制】

由于基因突变导致细胞溶酶体中水解酶——α 半乳糖苷酶 A（α-Ga1A）先天性缺乏或活性降低，该酶可水解神经鞘脂类化合物（绝大部分为 Gb3）末端的 α-半乳糖残基，此酶的缺乏致使其底物神经鞘脂类化合物的正常降解受阻，糖鞘脂代谢的中间产物堆积在各个组织中，如肾脏、皮肤、血管平滑肌、心脏、眼角膜等，继而出现一系列临床症状。

【临床表现】

临床常为多系统多器官受累，往往男性临床表现及分型重于女性。

1. 肾脏表现　轻度蛋白尿或无症状性非肾病综合征性蛋白尿，是肾脏受累最早的临床表现，偶尔并发血尿，罕见肾病综合征，可见轻度高血压。少数患者表现为较严重的肾小管功能异常，如肾源性尿崩症或远端肾小管酸中毒。肾脏病变多见于 20 岁左右的患者，40~50 岁发展为终末期肾脏病。少数患者病情进展缓慢，可生存至 60 岁。

2. 肾外表现　①皮肤：黏膜血管扩张性疣（角质瘤），见于 90% 的患者，通常为对称性，多见于腹部、下背部、臀部、髋部、大腿根部和生殖器周围；皮肤损害为散在性或成簇的圆形或卵圆形青红色乃至黑色痣样小丘疹，其大小为 2~4mm 不等，有出血倾向，压之不退色，较大皮疹可有过度角化。②神经系统：病程早期即出现四肢末端烧灼样疼痛，阵发性发作，常伴发热及红细胞沉降升高，中枢神经系统一般不受累。③心脑血管：由于血管病变，常可引发心绞痛甚至心肌梗死，脑供血不足，可发生短暂性脑缺血甚至脑卒中。④其他：角膜浑浊或萎缩、螺旋状角膜营养不良、白内障及胃肠道症状等。

【诊断】

1. 临床诊断　Fabry 病的实验室诊断主要依据 α-GalA 酶活性检测、病理检查和基因检测。

（1）α-GalA 酶活性检测：最为简易快速，可采取外周血中性粒细胞、血浆、血清或培养的皮肤成纤维细胞等。在男性患者中，该酶的活性常明显下降，故男性可通过酶活性检测确诊，而约 30% 的女性患者的酶活性可在正常范围，故而对于女性不能单纯借助酶活性作出诊断。此外，干纸片法检测外周血 α-GalA酶活性的建立有助于高危人群 Fabry 病筛查和家系成员的调查。

（2）病理检查：亦有助于 Fabry 病诊断，可获取肾脏、皮肤、心肌或神经组织。光学显微镜下可见相应的组织细胞空泡改变，电子显微镜下相应的组织细胞（如肾小球上皮细胞、肾小管上皮细胞、血管内皮细胞、心肌细胞等）胞质内充满嗜锇“髓样小体”，为 Fabry 病特征性病理表现。

（3）基因检测：基因检测可对该疾病进行确诊，*GLA* 突变谱广，无热点突变，且表现为家族特异性，即某一突变类型通常只出现在某一特定的家系，基因型与表型具有一定的关系。

2. 鉴别诊断

（1）遗传性出血性毛细血管扩张症：临床表现主要为出血和血管扩张，特征表现是反复发作的鼻出血和胃肠道出血，突变基因包括 *ENG*、*ACVRL1*、*SMAD4*。与 Fabry 病不同之处是皮损略大，数量多，外形极不规则，不波及下半身，也无发作性疼痛和发热。

（2）注意与其他原因引起的肾小球肾炎和肾小管功能障碍的疾病相鉴别。

【遗传咨询、治疗和预防】

Fabry 病按 X 连锁隐性遗传方式进行遗传咨询：如果患者为男性，其女儿将获得致病遗传变异，儿子将不患病；如患者为女性，其后代无论性别，获得致病变异的风险均为 50%，由于女儿多为杂合子，临床表现一般较轻，而儿子为半合子，因此多为经典型临床表现。确诊 Fabry 病的患者需进行详细的家系调查，所有的患者均需给予相应的遗传咨询，对成年的高风险女性进行致病基因检测。可进行产前诊断，在妊娠 11 周左右取胎儿绒毛或在妊娠 20 周左右取羊水进行羊水细胞培养，进行 *GAL* 基因检测或 α-GalA 酶活性检测。

第四节 Liddle 综合征

【疾病概述】

Liddle 综合征（Liddle syndrome）[OMIM# 177200]临床表现为高血压、低血钾、代谢性碱中毒，临床症状像原发性醛固酮增多症，但其血浆醛固酮水平很低，且盐皮质激素受体拮抗药螺内酯对其无效，故又称为假性醛固酮增多症（pseudohyperaldosteronism）。1963 年因 Liddle GW 对其详尽描述而得名，并认为该病与肾小管功能缺陷有关。该病较少见，具体患病率不详。

【病因/分类和遗传方式】

Liddle 综合征为常染色体显性遗传，是由于编码肾小管上皮细胞阿米洛利敏感性钠通道（ENaC）的 β 亚基（*SCNN1B*）、γ 亚基（*SCNN1G*）基因突变所致，突变类型包括错义突变、移码突变、无义突变等，突变使 ENaC 上的富含脯氨酸区 PY 模序结构的缺失。截至目前，OMIM 收集了 *SCNN1B*[OMIM * 600760]的 15 种突变，*SCNN1G* [OMIM * 600761]的 6 种突变。

【发病机制】

ENaC 由 α、β、γ 三个亚单位组成，β、γ 亚单位是活性调节单位，它们均有一个高度保守的富含脯氨酸区 PY 模序，能与泛素化 E3 连接酶 Nedd4-2 结合，引起 ENaC 泛素化，使 ENaC 失活。ENaC 位于肾远曲小管、集合小管、皮质和髓质集合管腔膜顶侧紧密连接的上皮细胞膜，可将管腔液中的钠离子顺电化学梯度吸收到上皮细胞中，再由基底侧的 Na^+-K^+-ATP 酶泵到细胞间隙，重吸收入血中。ENaC 是钠重吸收的限速步骤，是维持细胞外液钠稳态和血压稳定的重要因素，该通道对钠、钾有特异性，可以被氨苯蝶啶或阿米洛利特异性阻断。Liddle 综合征的基本发病机制为编码 ENaC 的 β、γ 亚基的基因突变，阻止了调节蛋白结合到 β、γ 亚基的 PY 模序，使大量活性 ENaC 翻转暴露到管腔膜顶端，导致膜上该通道的数量增多，活性增加，钠重吸收增多，钾排泌增加。

【临床表现】

Liddle 综合征患者典型的临床表现为高血压、低血钾、代谢性碱中毒。其临床表现型受到基因外显率和环境的影响而差异很大。

1. **高血压** 是最早出现的症状，也是最常见的症状，多发于青少年且较严重，患者多以此症状来就诊。

2. **电解质紊乱** 低血钾是常见的症状，呈严重的肾性失钾，血钾常常低至 2.4~3.5mmol/L。代谢性碱中毒，血浆 HCO_3^- 水平升高，动脉血 pH 升高。血钠增加，血浆肾素、醛固酮水平低。尿钠减少，尿钾增加，尿醛固酮水平低。

3. **低钾表现** 如肌无力、周期性瘫痪、手足抽搐，甚至出现横纹肌溶解（伴有血浆肌酸磷酸激酶升高）、感觉异常；多尿、烦渴。心电图常表现为 T 波低平，U 波明显，偶见室性期前收缩表现。

【诊断】

1. **临床诊断** 根据临床表现及实验室检查，结合家族病史，并在排除其他失钾性肾病的基础上可以考虑此病。本病的临床症状与原发性醛固酮增多症相似，主要是高血压低血钾与碱中毒。化验检查呈严重肾性失钾，血钾常低至2.4～3.5mmol/L，而血醛固酮不高或降低，尿17-羟和17-酮类固醇及促肾上腺皮质激素（ATCH）试验均正常；结合本病对螺内酯治疗无效，唾液及汗液Na^+/K^+比例增高等特点可确定诊断，必要时可借助该病对氨苯蝶啶或阿米洛利敏感特性进行诊断性治疗。

2. 鉴别诊断

（1）原发性醛固酮增多症：患者虽也有储钠、高血压、低钾性碱中毒表现，但区别点在于同时有醛固酮分泌增加，醛固酮合成抑制剂和螺内酯能纠正电解质异常。而在Liddle综合征，这些药物不能影响电解质的排泄，也不能纠正低血钾。

（2）Bartter综合征：患者虽有低钾性碱中毒，但血压正常，并有高肾素-醛固酮血症，详见本章第五节。

（3）11β-羟化酶缺乏症：由于*CYP11B1*基因突变导致的11β-羟化酶缺乏，是常染色体隐性遗传疾病，临床上可出现高血压、低钾、高血钠、代谢性碱中毒、肾上腺皮质增生及第二性征异常，肾素及醛固酮水平下降，促肾上腺皮质激素增高，使用地塞米松或氢化可的松可纠正高血压和低血钾。

【遗传咨询、治疗和预防】

Liddle综合征按常染色体显性遗传方式进行遗传咨询：大多数患者双亲之一患病，但如果出现新发突变，或者双亲较早发生死亡等情况下，可能导致阴性家族史；单亲的基因突变将使其子女有50%的可能性遗传该疾病。其治疗原则是低钠饮食及配合氨苯蝶啶或阿米洛利治疗。患儿的亲属应进行基因检测，可通过产前诊断进行预防。

第五节　Bartter综合征

【疾病概述】

Bartter综合征（Bartter syndrome）又名高前列腺素E综合征1（hyperprostaglandin E syndrome 1），是一类以低血钾性碱中毒，血肾素、醛固酮增高但血压正常、肾小球旁器增生和肥大为特征的，由离子通道基因突变导致的遗传性肾小管疾病。此病于1962年由Bartter报道，由此得名。Gitelman综合征由Gitelman于1966年报道，其除了患有低镁血症外，其他症状与Bartter综合征极为相识，普遍认为Gitelman综合征是Bartter综合征的一个临床亚型。

【病因/分类和遗传方式】

Bartter综合征按致病基因不同可分为Ⅰ～Ⅴ型，大多数属常染色体隐性遗传，少数为散发。目前已发现本病相关的离子通道蛋白至少有3种，即Na^+-K^+-$2Cl^-$协同转运通道（NKCC2）、K^+通道KirL1（ROMK）和氯离子通道（CLCNK）。相关基因突变导致离子通道蛋白的异常，可引起氯化钠重吸收减少，大量氯化钠流经远端小管，刺激K^+和H^+分泌，造成低钾血症和代谢性碱中毒，从而促进前列腺素合成增多。一方面，使血管对血管紧张素反应降低，血压保持正常；另一方面，活化肾素-血管紧张素-醛固酮系统，进一步加剧尿钾丢失。

【发病机制】

各型致病基因及发病机制详见表11-1。

【临床表现】

Bartter综合征临床表现复杂多样，以低血钾症状为主。

表 11-1 Bartter 综合征的分类

疾病分型	OMIM	遗传方式	致病基因	定位	发病机制
Ⅰ型	#601678	AR	*SLC12A1*	15q21.1	编码的 NKCC2 蛋白失活，影响 NaCl 和 K^+ 从小管腔内向小管上皮细胞内的转运，引起钠、钾和氯在肾小管的重吸收减少
Ⅱ型	#241200	AR	*KCNJ1*	11q24.3	编码的 NKCC2 辅助蛋白 ROMK 失活，影响了 NKCC2 的功能发挥。由于 NKCC2 并未完全丧失功能，症状比Ⅰ型轻
Ⅲ型（经典型）	#607364	AR	*CLCNKB*	1p36.13	编码的 Cl^- 通道蛋白 CLCNKB 失活，导致 Cl^- 重吸收减少和 Cl^- 相伴随的 Na^+ 重吸收也会减少，导致水和 NaCl 丢失
Ⅳa 型	#602522	AR	*BSND*	1p32.3	编码的 CLCNKA 和 CLCNKB 的共同 β 亚基 Barttin 蛋白失活
Ⅳb 型	#613090	两个基因共突变	*CLCNKA* 和 *CLCNKB*	1p36.13	*CLCNKA* 和 *CLCNKB* 基因的共同突变
Ⅴ型	#601198/#300971	AD/XLR	*CASR*/*MAGED2*	3q13/Xp11	编码的 CASR 蛋白突变后活性增高（激活突变），抑制 ROMK 蛋白的表达和甲状旁腺素的分泌，导致类似Ⅱ型的临床表现和低钙血症和尿钙升高，MAGED2 影响了 NKCC2 和 NCC 的表达
Gitelman 综合征	#263800	AR	*SLC12A3*	16q13	编码的噻嗪类敏感性钠-氯共转运体 NCCT 蛋白失活，导致肾远端小管重吸收 NaCl 减少

胎儿期 Bartter 综合征表现为间歇性发作的多尿，致孕 22~24 周出现羊水过多，需反复抽羊水，以阻止早产。儿童期患者最常见症状为多饮、多尿、严重的脱水倾向及生长延缓、肌乏力等。由于患儿的水钠丢失刺激肾素-血管紧张素-醛固酮系统的分泌增加，而低血钾可刺激机体产生更多的前列腺素 E_2，因此，此类患儿表现为高醛固酮血症和高前列腺素 E_2 血症。此外，患儿常有特殊外貌体征：消瘦、肌肉不发达、头大、前额突出、脸呈三角形、耳廓突出、大眼睛、口角下垂。成人期患者最常见症状为肌乏力，其次为疲劳、抽搐，较少见症状有轻瘫、感觉异常、夜间多尿等。

Ⅰ~Ⅴ型 Bartter 综合征均于婴幼儿期发病。Ⅰ型症状较为典型。Ⅱ型症状较轻。Ⅲ型症状更轻。Ⅳ型症状较重，且有肾脏钙化并伴有感音性耳聋，故又称为伴感音性耳聋的新生儿 Bartter 综合征。Ⅴ型甲状旁腺分泌受抑制，患儿伴有低钙血症和高钙尿症，故又称伴低钙血症的 Bartter 综合征。Gitelman 综合征较 Bartter 综合征的临床症状轻，患者发病年龄较大，多于青少年或成年阶段发病，往往由于间歇性肌无力或易疲劳而就诊，它的特点是低镁血症、血钙正常、尿钙正常或降低。

【诊断】

1. 临床诊断 本病由临床表现和实验室检查常能诊断。

（1）实验室检查：低钾血症（1.5~2.5mmol/L），低氯血症（可低至 62±9mmol/L），代谢性碱中毒（血浆 HCO_3^->30mmol/L），尿钾（超过 20mmol/L）及尿氯（超过 20mmol/L）增高，尿 pH 呈碱性，部分患儿尿蛋白阳性，部分有高钙尿症。肾浓缩及稀释功能降低，血肾素活性增高，血、尿醛固酮增多，前列腺素 E_2 增多，对外源加压素不敏感。

（2）病理：肾活检提示膜增生性肾小球肾炎、间质性肾炎、肾钙化等表现，肾小球旁器增生和肥大为本病的特征病理改变。

（3）基因检测：有助于本病的确诊及分型。

2. 鉴别诊断

(1)原发性醛固酮增多症:可出现低血钾和高醛固酮血症,但有高血压和低肾素血症,对血管紧张素反应敏感。

(2)假性醛固酮增多症(Liddle 综合征):也呈低血钾性代谢性碱中毒,但有高血压、低肾素血症和低醛酮血症。

(3)假性 Bartter 综合征:由于滥用利尿剂、泻剂或长期腹泻引起,丢失钾和氯化物,出现低钾血症、高肾素血症和高醛固酮血症,但停用上述药物,症状好转。

【遗传咨询、治疗和预防】

本病按表 11-1 中提示的相应遗传方式进行遗传咨询。该病主要为对症治疗,进行产前诊断可预防本病患儿的出生。

第六节　卵巢早衰

【疾病概述】

卵巢早衰(premature ovarian failure,POF)是指妇女在 40 岁以前因某种原因引起的卵巢功能衰竭,以自然闭经、不育、低雌激素及高促性腺激素为特征的一种疾病,又称为原发性卵巢功能不全(primary ovarian insufficiency,POI)。POF 的发病率在一般人群中为 1%~3%,在闭经患者中为 2%~10%,且近年来发病率呈上升趋势。POF 可能与多种因素有关,包括遗传学因素、免疫学因素、促性腺激素受体缺陷、酶缺陷、盆腔手术、放疗、化疗、感染、环境及心理因素等。5%~30%的 POF 患者有家族史,可见遗传因素是十分重要的一个方面,包括染色体和基因水平的异常,主要是 X 染色体异常,以及 X 染色体和部分常染色体上的基因突变。

【病因/分类和遗传方式】

遗传因素是 POF 的一个十分重要的方面,且存在明显的遗传异质性,涉及多条染色体及多个基因的变异,OMIM 数据库中列出了 13 个致病基因,详情见表 11-2。

表 11-2　POF 的分类及遗传方式

编号	OMIM	基因[OMIM]	定位	基因功能	遗传方式
POF1	#311360	*FMR1*[* 309550]	Xq27. 3	引起 POF 的该基因异常主要为前突变,具有家族史的 POF 患者检出率为 21%	XL
POF2A	#300511	*DIAPH2*[* 300108]	Xq21. 33	一种人类同源的果蝇透明基因,其突变可影响精子或卵子发生而导致不孕不育	—
POF2B	#300604	*POF1B*[* 300603]	Xq21. 1	仅表达于胚胎时期的卵巢,与早期卵巢的发育密切相关,决定了最终的生殖细胞数量	—
POF3	#608996	*FOXL2*[* 605597]	3q22. 3	选择性表达于胚胎时期的眼睑间质细胞和成人卵巢卵泡,该基因与卵巢发育和女性生育有密切关联	—
POF4	#300510	*BMP15*[* 300247]	Xp11. 22	在原始卵泡开始表达,排卵后消失,影响 FSH 对颗粒细胞激素分泌水平的调控,与颗粒细胞增生及 FSH 依赖性细胞分化相关,对卵泡早期增生和发育起到重要作用	—

续表

编号	OMIM	基因[OMIM]	定位	基因功能	遗传方式
POF5	#611548	*NOBOX*[*610934]	7q35	其表达从原始卵泡期至第二次减数分裂中期的卵母细胞,其异常导致出生后卵母细胞的损失,并终止了原始卵泡向生长期的转变	AD
POF6	#612310	*FIGLA*[*608697]	2p13.3	表达于原始卵泡,参与激活卵子形成及抑制精子发生的过程	—
POF7	#612964	*NR5A1*[*184757]	9q33.3	属核受体转录因子超家族,表达于女性卵巢卵泡膜细胞、颗粒细胞和黄体,主要与性分化和原始类固醇组织形成相关	AD
POF8	#615723	*STAG3*[*608489]	7q22.1	与减数分裂期的染色体配对和分离相关,其异常引起卵母细胞及卵巢卵泡的缺乏,导致严重的早期卵巢发育不全	AR
POF9	#615724	*HFM1*[*615684]	1p22.2	仅表达于卵巢和睾丸,与减数分裂期染色体的交换和联会密切相关,其突变导致卵子发生的异常	AR
POF10	#612885	*MCM8*[*608187]	20p12.3	属微小染色体维系蛋白家族成员,与细胞周期的进行有一定联系,其突变可导致早期卵巢发育畸形及卵泡缺失	AR
POF11	#616946	*ERCC6*[*609413]	10q11.23	与DNA损伤修复有关,影响RNA的转录延伸过程,有报道部分POF患者存在该基因突变	AD
POF12	#616947	*SYCE1*[*611486]	10q26.3	影响减数分裂期联会复合体的形成,动物实验中,该基因的缺失引起减数分裂阻滞于第一次减数分裂前期,且联会复合体无法形成,最终导致不孕	AR

【发病机制】

无论是遗传因素、环境因素,甚至是心理因素都与POF的发生相关。

1. **遗传学因素**　在POF的发病因素中,遗传因素约占10%,是卵巢早衰的重要致病因素之一。前期研究认为,两条X染色体上都存在与卵子发生相关的等位基因,X染色体发生畸变或缺失,相关基因异常或缺失(表11-2中POF1等)可引起卵子发生障碍,导致POF的发生。随着研究的深入,发现多条常染色体同样存在与卵泡发育及减数分裂密切相关的基因(表11-2中POF3、POF8、POF12等),这些基因的突变均与POF的发生存在一定关联,这也表明了POF存在明显的遗传异质性。

2. **免疫学因素**　是引发POF的常见原因,20%POF患者合并其他自身免疫性疾病,以桥本甲状腺炎最为常见,其次为慢性肾上腺皮质功能减退症、类风湿关节炎、系统性红斑狼疮、重症肌无力、自身免疫性溶血性贫血及特发性血小板减少性紫癜等。POF患者多存在细胞免疫反应改变、卵巢内淋巴细胞和浆细胞异常浸润及T细胞亚群失衡等。胸腺是中心免疫器官,动物实验证实胸腺缺如易发生POF,而如果女性在幼年期接受大剂量胸部放射线照射,可引起胸腺损伤,最终发生POF,说明POF与自身免疫的关系密切。目前卵巢自身免疫的机制尚无定论,有待于进一步研究。

3. **促性腺激素受体作用障碍**　促性腺激素FSH、LH及其受体(FSHR、LHR)的传导缺陷可引起

POF。部分POF患者有正常发育的卵泡,但对FSH、LH甚至高水平的FSH、LH不敏感,即卵巢抵抗综合征(resistant ovarian syndrome,ROS)。ROS是由于促性腺激素及其受体变异或受体后作用递质异常,导致促性腺激素作用障碍所致。FSH的生理作用是由其生物活性所决定的,因此POF的患者可能是由于FSH缺乏生物活性或者FSHR的异常有关。

4. 酶缺陷 17α-羟化酶及17,20-碳链裂解酶等甾体激素合成的关键酶缺乏,导致性激素的缺乏,促性腺激素反馈性增高,患者多表现为原发性闭经,少数患者有正常月经,但卵巢内卵泡闭锁速度加快,出现POF。半乳糖-1-磷酸酶尿苷转移酶缺乏可引起半乳糖血症,前期研究认为过多的半乳糖可直接损害卵母细胞,其代谢产物可对卵巢实质产生损害,且半乳糖可改变促性腺激素的活性,引起卵巢卵泡的消耗过快;最近有研究表明,半乳糖对卵巢的影响主要与循环血液中异常的FSH有关。其他卵巢酶如碳链裂解酶、类固醇激素脱氢酶以及还原酶的缺陷也可引起性腺功能低下。

5. 其他因素 放疗和化疗、手术和子宫动脉栓塞、感染及环境等因素,均可导致POF的发生。放疗可使细胞死亡,控制肿瘤的生长,若对盆腹腔放疗则会杀伤卵巢细胞,使卵泡丧失。40岁之前的妇女,在行卵巢囊肿、卵巢周围组织手术时可损伤卵巢血液供应,影响卵巢功能而致POF。子宫动脉栓塞多见于妇科良恶性疾病中,临床研究发现相当一部分经子宫动脉栓塞治疗后的患者,卵巢血管受阻会加重,可发生POF。幼女病毒性腮腺炎、严重的盆腔结核、淋菌性和化脓性盆腔炎等疾病可损害卵巢组织,破坏卵巢功能,最终可引发POF。妇女久居汞、砷、镉等重金属环境污染地区,橡胶制品、难燃物、杀虫剂、抗氧化剂等代谢产物4-乙烯环已烯可引起卵巢功能衰竭。此外,长期焦虑、忧伤、恐惧等负面情绪,不仅可以在下丘脑水平影响垂体-卵巢轴,还可以直接影响卵巢功能,最终可引发POF。

【临床表现】

1. 月经的改变 闭经是POF的主要临床表现。POF发生在青春期前表现为原发闭经,且没有第二性征发育;发生在青春期后则表现为继发闭经,40岁以前月经终止,往往有第二性征发育。POF发生前月经改变症状不一,约有50%的患者会有月经稀发或不规则子宫出血;25%的患者突然出现闭经。有染色体缺陷的患者多有先天性卵巢发育不全,卵巢储备极差,POF发生更早,甚至未能达到青春发育期,因而表现为原发闭经。多数患者卵巢功能衰退发生的过程是突然且不可逆的,少数患者这一过程会持续一段时间,类似自然绝经的过渡期。

2. 雌激素缺乏表现 由于卵巢功能衰退,POF患者除不育外,同样会出现类似绝经期一样的雌激素低下综合征,如潮热、出汗等血管舒缩症状,抑郁、焦虑、失眠、记忆力减退等神经精神症状,以及外阴瘙痒、阴道烧灼感、阴道干涩、性交痛和尿痛、尿急、尿频、排尿困难等泌尿生殖道症状。

3. 体征 患者可全身发育正常,多数患者智力正常、身高中等。染色体异常引起原发闭经的患者可有第二性征发育不全,如乳房发育不全,内生殖器未发育,阴毛、腋毛稀少甚至缺如等表现。盆腔检查可以发现阴道黏膜充血、黏膜下出血点等雌激素缺乏表现。极少数有淋巴细胞性甲状腺炎患者可触及增大的卵巢,伴或不伴压痛。

【诊断】

1. 临床诊断 对于POF的诊断,目前公认的标准是:①年龄小于40岁;②出现至少4个月闭经;③至少两次血清FSH>40IU/L(两次检查间隔14天以上);④雌激素水平低下。除此之外,患者病史、体格检查及其他辅助实验室检查有助于此病的诊断。

POF临床诊断必备的实验室辅助检查包括:

(1)性激素水平测定:检测项目包括促卵泡激素(FSH),一般血清FSH>40IU/L,相对敏感,可作为POF诊断的早期指标;雌二醇(E_2),一般E_2<73.2pmol/L;此外还有促黄体生成素(LH)、黄体酮(P)及催乳素(PRL)等的检测。

(2)超声检查:多数患者盆腔超声显示卵巢和子宫缩小,卵巢中无卵泡。但染色体核型正常者,有1/3以上盆腔超声检查可有卵泡存在,但多数患者的卵泡不具有正常功能。

(3)自身免疫指标和内分泌指标测定:对可疑自身免疫性疾病患者,应检查自身抗体、血沉、免疫球蛋白、类风湿因子等。有临床指征时,可进行甲状腺功能(甲状腺激素、促甲状腺素)、肾上腺功能(皮质醇、电解质)、甲状旁腺功能(甲状旁腺素)及血糖指标的测定。

(4)骨密度测定:POF患者可有骨质疏松症表现,其原因是低峰值骨量和骨丢失率增加。年轻妇女如果在骨峰值形成以前出现POF,其雌激素缺乏状态要比正常绝经妇女长得多,且雌激素过早缺乏引起骨吸收速度加快,骨丢失增加,更容易引起骨质疏松症。

(5)常规染色体检查及基因突变检测:X染色体异常是POF最常见的遗传因素,Xq26-q28和Xq13.3-q22等区域是比较常见异常位点;POF的发生与许多基因相关,因此应通过常见致病基因的突变检测明确诊断。

2. 鉴别诊断

(1)染色体病:Turner综合征、46,XY女性及46,XX/46,XY嵌合等染色体患者也可呈现闭经等症状,二者可以通过染色体核型分析进行鉴别。

(2)脆性X染色体综合征:是由*FMR1*基因全突变所致,患者可有卵巢功能不全。与POF不同的是,脆性X染色体综合征患者多存在智力障碍,但是最主要的鉴别手段是基因检测。

(3)其他医源性的双侧卵巢切除患者:临床表现与POF患者相似,需通过询问患者详细的病史及三维超声检查进行鉴别。

3. 产前诊断　大多数POF患者存在不孕的问题,所以不涉及产前诊断,但对少数可生育患者,在明确其致病遗传基因的前提下,根据不同的遗传方式,采取绒毛、羊水或者脐血进行染色体分析及基因检测,判断胎儿患POF的可能性。

【遗传咨询、治疗和预防】

1. 遗传咨询　POF具有较强的遗传异质性,所以在遗传咨询工作中,要以具体的遗传学病因为依据。若患者由X染色体异常所致,则患者的再发风险与异常片段大小及位置相关,患者同胞姐妹或者后代进行风险评估应在先证者的染色体核型结果基础上进行。若患者由基因突变所致,应根据不同基因的突变方式及遗传方式的差异来进行评估。若遗传方式为常染色体或者X染色体显性遗传,则后代发生率为50%;若为常染色体或X染色体隐性遗传,则其女儿至少为携带者。

2. 治疗和预防　由于POF的致病因素众多,尚无有效的治疗手段,目前主要是对症治疗,激素替代治疗是常用的治疗手段,在缓解绝经后症状的同时,可预防骨质疏松、心血管疾病等并发症,在有家族史的情况下,应尽早进行诊断,由于遗传学诊断的局限性,对于遗传学诊断结果阴性的高风险家庭成员,应尽早考虑生育问题。

第七节　Noonan综合征

【疾病概述】

Noonan综合征(Noonan syndrome,NS)是一种常见的青春期发育延迟疾病,具有遗传异质性。1962年,Jacqueline Noonan首次描述了9例相似病例,患者具有特殊面容、矮身材、胸廓畸形和肺动脉狭窄,并于1968年发表论文,正式将该病命名为Noonan综合征。1994年,Jarrfieson通过对一个丹麦Noonan综合征家族的连锁分析,首次将Noonan综合征相关基因定位于12q22-qter,并命名为NS1。Noonan综合征患者染色体核型多正常,伴有多发性畸形,主要临床特征为特殊面容、先天性心脏病、身材矮小、发育迟缓、肾脏畸形、凝血功能障碍等。目前其发病率为1/2500～1/1000。

【病因/分类和遗传方式】

Noonan综合征存在遗传异质性，一般呈常染色体显性遗传病，少数表现为常染色体隐性遗传病，根据其致病基因及遗传方式的不同，可大致分为10种（表11-3）。

表11-3 Noonan综合征的分类及基因型

病种	OMIM	致病基因	定位	遗传方式
NS1	#163950	*PTPN11*	12q24.13	AD
NS2	605275	?	?	AR?
NS3	#609942	*KRAS*	12p12.1	AD
NS4	#610733	*SOS1*	2p22.1	AD
NS5	#611553	*RAF1*	3p25.2	AD
NS6	#613224	*NRAS*	1p13.2	AD
NS7	#613706	*BRAF*	7q34	AD
NS8	#615355	*RIT1*	1q22	AD
NS9	#616559	*SOS2*	14q21.3	AD
NS10	#616564	*LZTR1*	22q11.21	AD

【发病机制】

目前认为，Noonan综合征的发病与丝裂原活化蛋白激酶信号传导通路（RAS-mitogen-activated protein kinase，RAS-MAPK）的信号上调相关。该通路存在于大多数细胞内，将生长因子、激素等细胞外信号转导至细胞内，促进细胞的增殖、分化、代谢等。当细胞膜表面受体与激素等刺激信号分子结合后，生长因子受体结合蛋白2（GRB2）募集，与鸟苷酸交换因子1（SOS1）、蛋白酪氨酸磷酸酶非受体型11（PTPN11）形成复合体，使GDP-RAS转化为具有活性的GTP-RAS，活化的RAS蛋白通过一系列的磷酸化反应引起RAF-MEK-ERK信号级联反应，最终ERK信号分子进入细胞核内调节相关基因的转录并对刺激信号作出反应。现已明确与Noonan综合征相关的基因，主要包括*PTPN11*、*SOS1*、*RAF1*、*BRAF*、*KRAS*、*NRAS*、*RIT1*、*SOS2*、*LZTR1*、*SHOC2*和*CBL*，编码产物参与RAS-MAPK信号通路的转导，而Noonan综合征发病主要与该通路信号上调相关。

【临床表现】

Noonan综合征的临床表现相对复杂，可累及多个器官及系统，详见表11-4。

表11-4 Noonan综合征的临床表现

受累部位	临床表现
特殊面容	婴幼儿期：头围大、脸小、太阳穴处缩窄、头发纤细、前额大、高额弓、眼距宽、突眼、上睑下垂、双眼外角下斜、短鼻、鼻根宽、鼻尖饱满、唇厚、上唇饱满呈噘嘴样、小下颌、短颈、后发际低
	儿童一青春期：头发卷曲、突眼减轻、倒三角脸型、头发卷曲、前额宽、颈蹼、小下颌 成人：面容特征不明显，皮肤显得薄而透明，前额发际线高，倒三角脸型，面部皱纹明显，鼻唇沟明显，仅少数成人还保留上睑下垂、眼距宽、耳位低、耳轮后旋/增厚和颈蹼 各年龄段均可伴蓝绿色或淡蓝色巩膜，耳位低，耳轮后旋或增厚
生长发育	出生时体重、身高大多正常，出生后逐渐出现衰减性生长，青春期时显著，伴骨龄落后，青春期发育延迟

续表

受累部位	临床表现
心血管系统	在合并先天性心脏病的综合征中为第二常见,仅次于21三体综合征;肺动脉狭窄PVS(常伴瓣膜发育异常,50%~60%),肥厚型心肌病HCM(20%),房间隔缺损ASD(6%~10%);心电图异常(约50%):电轴左偏,病理性Q波,左心前导联R/S比值异常
口腔	高颚弓,咬合不正,小颌畸形,发声困难
耳	听力减退(低频、高频听阈听力缺失,部分内耳结构异常)
眼	斜视、弱视、屈光不正,白内障,角膜前基质营养不良,眼球震颤,内眦赘皮等
泌尿生殖系统	泌尿系统畸形(如肾盂扩张,单一肾脏,双重泌尿系统);青春期延迟,80%的男性伴隐睾,部分存在生育障碍,女性生育能力多正常
消化系统	喂养困难,吸吮功能下降,吃奶时间长,呕吐,胃食管反流,脾大
血液系统	凝血功能异常,凝血因子Ⅺ缺乏,Ⅷ、Ⅻ活性降低,血小板减少及功能缺陷,凝血酶原时间(PT)延长等,症状多数较轻,如皮肤瘀斑、月经过多,但患者如需手术,则注意出血的风险
神经系统	脑积水,中枢神经系统异常,早期运动发育延迟,阅读、拼写障碍,智力发育落后,学习障碍、视力和听力障碍、肌力低下、反复抽搐、周围性神经病等
骨骼	鸡胸、漏斗胸,脊椎侧凸、后凸,脊椎裂,关节挛缩、外翻等,色素沉着绒毛结节性滑膜炎
皮肤组织	指甲营养不良,毛囊角化症,黑痣、雀斑、牛奶咖啡斑,毛发稀疏或卷发
肿瘤	患恶性肿瘤的风险增高,包括急性淋巴细胞白血病、急性髓性白血病和骨髓增生性疾病等

【诊断】

1. **临床诊断**　尽管近年来基因诊断水平快速发展,但目前对Noonan综合征的诊断大多数仍然依靠临床,最常用的诊断标准是荷兰学者Vander Burgt等于1994年提出的诊断标准(表11-5),在临床上确诊,需要满足以下条件:如患者呈典型特殊面容,则需达到其余特征中的1条主要指标或2条次要指标;如患者无典型特殊面容,则需达到其余特征中的2条主要指标或3条次要指标。

表11-5　Noonan综合征的诊断标准

特征	主要指标	次要指标
面容	典型的面容,如高额弓、眼距宽、突眼、上睑下垂、双眼外角下斜、短鼻、鼻根宽、鼻尖饱满、唇厚、上唇饱满呈噘嘴样、小下颌、短颈、后发际低等	不典型特殊面容
心血管	PVS、HCM、ASD、心电图异常	其他心脏异常
身高	低于3%	低于10%
胸廓	鸡胸、漏斗胸	胸廓宽
家族史	一级亲属患Noonan综合征	一级亲属疑似Noonan综合征
其他	智力落后、隐睾、淋巴管发育不良	智力落后,或隐睾,或淋巴管发育不良

在临床上,对于Noonan综合征的辅助检查手段有很多,主要有以下几种:

(1)染色体核型分析:核型多正常,排除染色体病。

(2)心电图:电轴左偏,病理性Q波,左心前导联R/S比值异常。

(3)心脏彩超:最常见的心脏异常是PVS,其次为HCM和ASD等。

(4)腹部超声:可以出现先天性肾脏发育异常,少数患者出现脾大。

(5)血常规及凝血功能检查:当Noonan综合征患者出现血液系统并发症时,血常规检查可有相应改变;PT、APTT 等项目检查凝血功能。

(6)头部 MRI:可以有Ⅰ型 Arnold-Chiari 畸形和脑积水。

(7)听力检查:患者可出现神经性或传导性耳聋。

2. 鉴别诊断

(1)Turner 综合征:早期 Noonan 综合征曾被称为男性表型的 Turner 综合征,二者临床表现有许多相似,如身材矮小、面部黑痣、颈蹼、先天性心脏病、泌尿系统异常等。Turner 综合征是最常见的女性染色体病,染色体核型为 45,X,通过染色体核型分析即可区分。

(2)CFC 综合征:二者有相似的面容、矮身材、PVS、HCM 和 ASD 等,但 CFC 综合征患者喂养更为困难,伴有毛囊角化过度、头发稀疏卷曲、眉毛稀疏、鱼鳞癣、痕性红斑,致病基因有 *BRAF*、*MEKl*、*MEK2* 和 *FRAF*。

(3)Aarskog 综合征:相似点有面容和骨骼改变,如眼距增宽、睑裂下斜、矮身材等,但 Aarskog 综合征无心血管异常,是由 *FGD1* 基因突变所致的 X 连锁隐性遗传病。

(4)LEOPARD 综合征:同样由 *PTPN11* 基因突变所致的常染色体显性遗传病,临床亦有皮肤、骨骼和心脏等多系统受累,但 LEOPARD 综合征有其特殊的突变位点,如 Y259C、T468M、A461T、G464A 和 Q510P。

(5)Costello 综合征:相似之处包括卷发、上睑下垂、睑裂下斜、PVS、HCM 和鸡胸等,但 Costello 综合征可见皮肤明显松弛,随年龄加深的皮肤色素,面部和肛周的乳头状瘤,脱发,房性心动过速,中度以上的智力落后等,本病由 *HRAS* 基因突变所致。

(6)神经纤维瘤病Ⅰ型:神经纤维瘤病Ⅰ型是由 *NF1* 基因突变所致的常染色体显性遗传病,患者典型表现为多发牛奶咖啡斑、腋下和腹股沟处雀斑样皮疹、皮肤神经纤维瘤等,少数患者可有与 Noonan 综合征相似的面容和 PVS,二者可通过基因突变分析区分。

基因突变分析是在分子水平确诊 Noonan 综合征的唯一方法,目前已知的与此病有关的基因至少有 9 个,由于此病的致病基因较多,为了节省经费和时间,可以先行高通量测序,再通过一代测序进行验证。

【遗传咨询、治疗和预防】

1. 遗传咨询　Noonan 综合征为常染色体显性遗传病,致病基因众多,在确诊突变基因的前提下,进行风险评估。对于已经通过分子诊断找到致病突变的患者,如果先证者父母不携带该突变,再次怀孕生出同样患儿的可能性很小,通常不需要进行产前诊断。

2. 治疗和预防　此病无有效的治疗方法,只能对症治疗,并建议家长带患儿定期随诊。NS 发病率并不低,临床表现复杂,可累及多个系统,早期诊断,及时予以相应对症治疗有助改善预后。

第八节　雄激素不敏感综合征

【疾病概述】

雄激素不敏感综合征(androgen insensitivity syndrome,AIS)[OMIM# 300068]又名睾丸女性化综合征,是男性假两性畸形中最常见的类型,患者染色体核型一般为 46,XY,性腺是睾丸,尿生殖窦分化为完全女性型。早在 1953 年,Morris 首次描述了 82 例表型为女性但性腺为睾丸的患者,并将其称为“睾丸女性化综合征”,即为 AIS 的前身。1982 年,Wilson 最先在家系研究中发现雄激素受体(androgen receptor,AR)结合力减弱及受体表达量减少等异常,并推测编码受体的基因位于 X 染色体上。随后 Brown 等人用 cDNA 探针在患者中检测到 *AR* 基因部分缺失,并最终确认 AIS 是 *AR* 基因突变引起。流行病学研究得出 AIS 发病率为出生男孩的 1/64 000～1/20 000。

【病因/分类和遗传方式】

根据雄激素受体敏感程度的差异，临床上主要分为完全型（complete AIS，CAIS）、部分型（partial AIS，PAIS）和轻型（mild AIS，MAIS），不同类型的 AIS 由于 AR 受损程度的不同，临床表现存在差异。AIS 为 X 连锁隐性遗传病，是由于染色体 Xq12 区域的 *AR* 基因突变所致，目前已报道的 *AR* 基因突变达到 800 多种。

【发病机制】

在正常人中，血浆中的睾酮通过被动扩散作用进入靶细胞，在细胞质中睾酮可被 5α-还原酶转化为双氢睾酮（dihydrotestosterone，DHT），DHT 和未被还原的睾酮继续进入细胞核，AR 属于配体依赖的转录因子超家族，广泛存在于靶细胞的细胞质和细胞核中，DHT 与 AR 的亲和力大于睾酮，当雄激素与 AR 结合后，AR 构象发生改变，与靶基因启动子的特异 DNA 序列结合，在辅助子的协助下调节影响男性表型基因的表达，诱发 DNA 转录，蛋白质合成，从而促使 Wolf 管的分化；如果患者的 AR 发生异常，雄激素的数量得到限制，胚胎组织对雄激素不敏感，Wolf 管及泌尿生殖窦分化为男性生殖管道受阻，但由于胚胎时期睾丸发育正常，Sertoli 细胞分泌抗米勒管抑制因子（AMH），促使米勒管退化，抑制米勒管进一步发育为输卵管、子宫及阴道的上部，从而患者表现为男性内生殖器和女性外生殖器。

【临床表现】

1. CAIS　为 AIS 一种极端表型，患者 AR 受体完全失活，外生殖器正常女性表型，常有盲管阴道，无子宫和输卵管，伴阴毛及腋毛稀少或缺如。睾丸一般位于腹腔、腹股沟管或阴唇内，其病理学检查常可见大量无生精功能的曲细精管，无附睾和输精管；在新生儿期诊断困难，婴幼儿时 CAIS 常按女性抚养，性激素检测通常提示睾丸发育及睾酮分泌，个别患者多以发现双侧腹股沟疝或阴唇肿物就诊而被发现，而青少年患者常以原发性闭经及阴道盲端而就诊。经统计发现 80%～90%的婴幼儿 CAIS 发现双侧腹股沟疝，约 1.1%在经前年龄段表现为双侧腹股沟疝。青春期后随着睾丸分泌雄激素增多，促黄体生成素可升高或正常，外周雄激素抵抗可导致转化的雌激素增高，可出现女性乳房及毛发发育，但不具有月经及生育能力，其表型变化仅表现在体毛及性毛。

2. PAIS　界定范围广泛，受 AR 受体残存功能的影响使得临床表型差异极大。外生殖器可出现完全女性表型、大阴唇融合、阴蒂肥大、间性外生殖器、尿道下裂和小阴茎等异常表现，睾丸可出现于下降路线上任意的位置。青春期后外生殖器会出现不同程度男性化，但仍为女性体型，乳房亦有一定程度的发育，体内激素检测可能会出现血清促黄体生成素、睾酮、性激素结合球蛋白及雌二醇的显著增高。

3. MAIS　为 AIS 另一极端表型，外生殖器的异常不明显，患者可能未发育成男性，或者仅表现为冠状沟型尿道下裂或阴囊中缝突出。幼年通常不影响正常生活，故儿童期鲜有报道；青春期，患者生精可正常，仅表现为不育、少精症或毛发稀疏等。成年后可普遍出现阳痿及男性乳房发育表现。

除此之外，AIS 患者通常患生殖系统肿瘤风险增加，例如精母细胞瘤、睾丸支持细胞瘤及恶性性索间质瘤等。

【诊断】

1. **临床诊断**　目前关于 AIS 的诊断尚无明确的标准。青春期前 AIS 患者的外生殖器畸形不明显或酷似女性表型，诊断率较低。凡有以下情况者应考虑本病的可能性：①有腹股沟疝或在大阴唇处有睾丸样结节的女孩，患者在阴唇阴囊或腹股沟内可触及睾丸；②外阴模糊、阴囊空虚或有尿道下裂的孩童，特别是有此疾病家系的孩童，在新生儿期应尽早尽快明确诊治，可避免性征混乱及性心理创伤，甚至可以预防癌变。青春期及成年后的诊断相对比较容易，患者多因原发性闭经、男性乳房发育或不育就诊。

在既往的研究中，大多以外阴部皮肤纤维细胞中 AR 表达及结合力缺陷作为诊断 AIS 的“金标准”，然而此方法由于有创，且准确度不足等原因，难以广泛用于临床。Wisniewski 等人曾提出 CAIS 诊断内容包括：①染色体核型为 46，XY，性腺为睾丸的个体，伴正常女性外阴表型。②未进行性腺切除术的前提下，青春期可自发女性化，但没有月经初潮，无论血清睾酮正常或增高都不会出现男性化。③青春期后明显腋毛及阴毛稀少或缺失。④*AR* 基因突变筛查是准确诊断 CAIS 的必要条件；PAIS 表型变化多样，即使青春期后临床确诊也相对困难，与其他疾病鉴别困难，容易误诊，基因诊断准确率相对不高。在临床工作中，一些实验室辅助检查对 AIS 患者的确诊起到一定作用，例如，血浆睾酮正常或升高、血浆雌激素升高、血浆黄体生成素（LH）升高及血浆卵泡刺激素（FSH）升高。

2. 鉴别诊断

（1）完全性性腺发育不全（complete gonadal dysgenesis，CGD 或 Swyer 综合征）：Swyer 综合征病因十分复杂，通常被认为与睾丸决定因子（SRY）有关，患者染色体核型虽为 46，XY，但是由于 SRY 的异常，原始性腺不能分化成睾丸，Sertoli 细胞不能分泌 AMH，最终，米勒管可发育为子宫，Swyer 综合征婴幼儿患者表现为完全女性表型，条索状性腺结构不易分辨，易与婴幼儿 CAIS 患者混淆，青春期后 Swyer 综合征患者常以原发性闭经就诊，也易与青少年 CAIS 患者相混淆。但与 CAIS 不同的是，影像学检查或性腺活检可见子宫影像或条索性腺，内分泌检查提示促激素水平明显升高，雌二醇偏低，hCG 刺激试验睾酮反应不佳及青春期后第二性征发育不全。但仅靠临床特征诊断鉴别是不够的，基因检测对二者的鉴定仍然十分重要。

（2）5α-还原酶缺乏症（5α-reductase deficiency，5α-RD）：5α-RD 是核型为 46，XY 的性发育异常疾病的又一重要病因。5α-还原酶主要表达于生殖系统，可将睾酮转化为与 AR 结合力更强的 DHT。DHT 能使尿道闭合，达到阴茎顶端，阴唇皱褶融合为阴囊及促进胎儿期阴茎的增长。当编码 5α-还原酶的 *SRD5A2* 基因发生突变后，酶活性丧失，上游的睾酮堆积，下游 DHT 缺乏，导致患者外生殖器男性化不全，以阴茎阴囊型尿道下裂为多见，严重者也可表现为女性表型。与 AIS 相似，男性内生殖系统较完好，生后表型倾向女性，青春期前切除性腺的女性患者则更不易与 CAIS 鉴别。通常诊断 5α-RD 时依据基线或 hCG 刺激后双氢睾酮或睾酮/双氢睾酮，但是临床上该比率出现临界值或假阴性的情况较常见。研究显示 5α-RD 患者 *SRD5A2* 基因突变的阳性率高达 95%～100%，故临床考虑 AIS 但 *AR* 基因阴性的患者需进行 *SRD5A2* 基因检测加以鉴别。

（3）米勒管永存综合征（persistent Müllerian duct syndrome，PMDS）[OMIM# 261550]：PMDS 是一种罕见的假两性畸形，目前公认是由于 *AMH* 基因或 AMH 受体基因（*AMHR*）突变引起的米勒管结构（即子宫、输卵管和上半部阴道）退化不全，染色体核型为 46，XY。临床表现基于内生殖器解剖分为男性型和女性型，两者睾丸功能均良好。男性型常表现为单侧腹股沟子宫疝或单侧睾丸位置异常；女性型表现为双侧隐睾，多位于盆腔内，且盆腔内有子宫和输卵管结构。PMDS 患者的子宫多呈始基子宫，儿童期 B 超等影像学检查发现困难，易与 PAIS 相混淆。血清 AMH 测定正常有助于诊断本病，尤其是婴儿期，但是由于 AMH 浓度高峰出现在两岁以前，青春期后则维持在较低水平，对于 AMHR 不敏感的患者血清 AMH 水平可同正常人，故对于该病特别是两岁以后患者还需进行基因检测加以鉴别，据报道约 85% 的患者可发现 *AMH* 或 *AMHR* 基因异常，诊断率较高。

（4）17β-羟类固醇脱氢酶缺乏症（17β-HSD）：17β-HSD 是因 *HSD17B3* 基因缺陷导致 17β-羟类固醇脱氢酶活性降低，雄烯二酮转化为睾酮障碍，为常染色体隐性遗传病。患者由于不同程度的睾酮合成障碍，导致临床表现从女性化直至男性化不足。17β-HSD 临床诊断主要依靠睾酮/雄烯二酮比值的降低以及 hCG 刺激试验，同样的 *HSD17B3* 基因诊断结果对确诊此病更为精确，因其同工酶 5 型也有一部分还原酶的能力，17β-HSD 患者体内可有一定量睾酮的合成，可出现正常的附睾、输精管、男性的声音及阴毛腋毛生长，临床上可与 CAIS 进行鉴别，然而基因检测是与 PAIS 鉴别的有效手段。

【遗传咨询、治疗和预防】

1. **遗传咨询**　AIS 核型为 46,XY,属 X 连锁隐性遗传病,先证者的父亲既不是患者也不是携带者。如果检测出母亲为携带者,则其突变遗传给后代的风险为 50%,男性后代遗传到致病突变即患病,女性后代则为携带,因此再次怀孕应对胎儿进行产前诊断,并建议对男性胎儿采取治疗性流产措施;若先证者母亲不是携带者,则先证者可能为新发突变,父母再次生育患儿的可能性较小。

2. **治疗和预防**　对于 AIS 患者的治疗应首先考虑到患者的社会性别选择,根据患者的生殖器生理及解剖特点,患者的心理、社会和环境因素给于适当治疗措施,主要包括激素替代治疗,手术治疗及心理治疗等。AIS 有明显的遗传倾向,遗传筛查和产前诊断的开展是十分必要的,主要手段包括:①加大有关婚前检查、遗传、优生优育方面的宣传和指导力度;②加强对有性发育异常的家系及其遗传携带者的检出;③妊娠早期或中期行羊水或绒毛检查,若胎儿染色体核型为 46,XY,孕中期应通过有效的影像学手段检查胎儿外生殖器的发育情况,根据性别进行判断;④随着科学技术的不断进步,无创性的基因检测手段逐渐成熟,这些都给孕妇以更多的更有效的手段进行产前诊断。

第九节　Y 连锁生精障碍

【疾病概述】

在育龄人群中有 10%~15%的夫妇患有不孕不育,其中男方因素约占 50%。生精障碍是最为常见的男性不育的原因,主要表现为无精子症或严重少精子症。Y 连锁生精障碍(Y-linked spermatogenic failure-1/2,SPGFY1/2)[OMIM# 400042,# 415000]是由于无精子症因子(azoospermia factor,AZF)微缺失所致。早在 1947 年,Del Castillo 首次描述了纯睾丸支持细胞综合征(sertoli cell-only syndrome,SCOS),即为生精障碍的前身。Tiepolo 和 Zuffardi 在 1976 对原发性生精障碍患者的研究中发现了 Y 染色体长臂的微缺失,并提出了 Y 染色体长臂存在 AZF。到 20 世纪 90 年代,通过大量的分子生物学研究证实原发性无精子症或严重的少精子症患者中有 10%~20%是由 AZF 微缺失导致。直至 1996 年,Vogt 等人提出 Yq11 区域存在 3 个精子发生相关的区域并将其指定为 AZFa、AZFb 及 AZFc 三个区域,Kent-First 等人在 1999 年报道了另外一个相关区域,位于 AZFb 和 AZFc 之间,并指定为 AZFd 区。随后 Simoni 等人在 2004 年明确提出 AZFd 区是不存在的。目前,AZF 微缺失已被公认是严重生精障碍及男性不育患者已知的最常见分子遗传学病因。

【病因/分类和遗传方式】

Y 连锁生精障碍根据表型可分为两种,一种在生精小管内无生殖细胞即 SCOS Ⅰ型;另一种为在少数生精小管内可见生殖细胞,即 SCOS Ⅱ型。

Y 连锁生精障碍的遗传异常定位于 Yq11 区域,即 AZF 区,AZF 区域的缺失有多种,主要包括:AZFa 区缺失,占 AZF 微缺失的 0.5%~4%;AZFb 区缺失,占 5%~15%;AZFc 区缺失最为常见,约占 80%;AZFb+c 区缺失,占 1%~3%;AZFa+b+c 区缺失,在临床上很少见,且患者大多可检测到核型异常,如 46,XX 的男性、双着丝粒 Y 染色体等。

虽然为 Y 染色体连锁遗传病,但是由于绝大多数患者无法在自然状态下生育后代,所以本病基本为散发病例,通常难以观察到明确的疾病家族史。

【发病机制】

Y 连锁生精障碍是由 Y 染色体微缺失所致,除了少数患者遗传自父亲外,大部分是再发现象。Y 染色体微缺失的发生频率高,是由于父亲精子形成的减数分裂或早期胚胎发育有丝分裂时,染色体间不等交叉互换造成的。目前认为与 AZF 区域存在大量发夹结构及重复序列相关,AZFa 区的近端及远端分别存在一个特异性的重复单位 HERV15yq1 和 HERV15yq2，二者的非等位基因同源重组可导致 AZFa 区的缺失；AZFb 区远端存在两个相邻的发夹结构 P4 与 P5，由于二者与 AZFc 区内另一个发夹结构 P1 分别组成一致的短重复序列，因此同源重组可产生 AZFb 区或者 AZFb+c 区的缺失；AZFc 区大部分序列由 6 种扩增子序列家族的不同重复序列串联而成，其中近端的扩增子 b2 与远端的 b4 之间发生同源重组导致缺失是最常见的缺失类型。

AZF 不同区域包含不同基因（图 11-1），而不同基因通过不同作用影响着精子的形成过程，详见表 11-6。

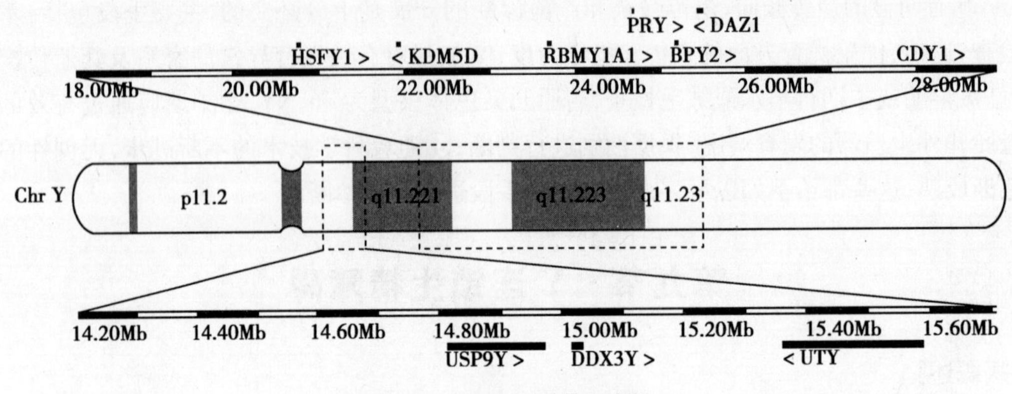

图 11-1　AZF 区域基因定位

表 11-6　AZF 区域分类

区域	基因	功能
AZFa	*USP9Y* [OMIM * 400005]	编码一种类泛素蛋白酶，具有泛素 C-末端水解酶活性，该基因的缺失可能与中等程度的生精障碍相关
	DBY /DDX3Y [OMIM * 400010]	编码 DEAD 盒蛋白，为 RNA 螺旋酶，影响 RNA 分子的结构以及 RNA 复合体的形成，其缺失是导致 SCOS 的主要原因
AZFb+c	*HSFY* [OMIM * 400029]	是热休克转录因子家族成员，在睾丸支持细胞和生精细胞中特异表达，其缺失对精母细胞的成熟造成影响
	KDM5D [OMIM * 426000]	编码男性减数分裂特异的组蛋白去甲基酶
	RBMY1A1 [OMIM * 400006]	特异性表达于睾丸组织，蛋白产物参与早期生精过程的 RNA 加工和转录调控
	BPY2/VCY2 [OMIM * 400013]	特异性表达于睾丸组织，VCY2 蛋白存在于精原细胞、精母细胞以及圆形精子，与泛素蛋白连接酶 UBE3A 的 HECT 结构相互作用而影响泛素化过程，在精子成熟异常或精子发生过少患者体内表达减少
	DAZ [OMIM * 400003]	在精原细胞中特异性表达，在生殖细胞特异性 RNA 剪接和储存过程中起到重要作用，参与减数分裂后期及单倍体配子的发育过程，与原始生殖细胞形成相关
	CDY1 [OMIM * 400016]	特异性表达于睾丸组织，编码染色质域蛋白，可能参与组蛋白到鱼精蛋白的转换
	PRY1 [OMIM * 400019]	编码蛋白类似于蛋白酪氨酸磷酸酶，可能参与精细胞或精子的凋亡

【临床表现】

Y 连锁生精障碍患者有无精症和严重少精症的表现，主要与 Y 染色体微缺失的区域相关。不同基因型的具体临床表现如下：

1. **AZFa 缺失者**　75%表现为仅有 sertoli 细胞，25%有部分精子生成受到抑制而表现严重少精。当 AZFa 区多个大片段缺失时，患者呈现同样严重的表型。病理表现为 SCOSI 型（无精原细胞）。

2. **AZFb 缺失者**　与无精或严重少精相关，病理表现通常为精子生成受阻于精母细胞阶段。

3. **AZFc 缺失者**　精子计数从无到正常，且伴精子形态异常。病理表现为 SCOSⅡ型（少量精原细胞呈现，并有少量精子生成）。

4. **AZFb+c 缺失者**　无精症或严重少精症。

基因型与表型的关系没有绝对的对应关系，尤其是 AZFc 区缺失患者，很多患者的疾病表现随时间的延续发生改变，生精细胞的减少可能随时间的发展逐步加重，最终发展成为无精症，也有报道 AZFc 缺失无精子者，曾经有过生育。

【诊断】

1. **基因诊断**　Y 连锁生精障碍患者是由 AZF 区域的微缺失导致的，所以临床上对 AZF 区域的微缺失检测是最重要的手段，具体方法为通过 AZF 不同分区内的标签序列位点（STS）进行 PCR 扩增来获取 Y 染色体微缺失信息，因此选择合适的 STSs 作为检测靶点尤为重要，目前临床上较常用的 STSs 主要有 AZFa 区内的 sY84 和 sY86、AZFb 区内的 sY127 和 sY134、AZFc 区内的 sY254 和 sY255。根据不同 STSs 缺失，可以确定缺失区域。

大部分 AZF 区候选基因都不是单拷贝的，且广泛分布于 Y 染色体的多个区域，X 染色体上也有同源拷贝，所以，临床上急需建立统一的诊断标准，同时需要一些辅助检查，从多个角度来分析患者的情况。

2. **鉴别诊断**　Y 染色体连锁生精障碍可能与其他男性不育疾病混淆，因此需要借助一些辅助检测手段进行鉴别，具体情况如下：

（1）下丘脑-垂体功能异常性疾病：例如 Kallmann 综合征、成人型遗传性低促性腺激素性腺功能减退、腺垂体激素缺乏症及选择性促性腺激素缺乏症等疾病都有不同程度的激素水平异常，而 Y 染色体连锁生精障碍患者除了无精或严重少精外一般不会出现激素水平异常，可通过性激素水平检测等进行鉴别。

（2）梗阻性无精症：包括先天性输精管缺如、双侧附睾梗阻、输精管阻塞及生殖系统肿瘤等，可通过泌尿生殖系统超声或输精管造影等影像学检查加以鉴别。

（3）染色体病：染色体异常是非梗阻性无精症最常见的遗传病之一，例如 Klinefelter 综合征、常染色体易位、45，X/46，XY 嵌合、46，XY/46，XX 嵌合以及 46，XX 男性等，可通过常规的染色体检查进行鉴别。

3. **产前诊断**　随着辅助生殖技术的不断发展，Y 连锁生精障碍患者可通过试管婴儿等手段进行体外受孕，这也是目前对部分少精患者主要的干预手段。值得注意的是，虽然患者后代出生缺陷的发病风险与其他辅助生育夫妻相似，但是 AZF 微缺失患者的 Y 染色体是否更不稳定、更容易丢失值得考虑，因此成功受孕后的产前基因诊断显得尤为重要，可采取羊水或脐血穿刺等手段对胎儿进行基因诊断，随着高通量测序技术的发展，无创产前诊断技术得到了广泛应用，避免了由于穿刺造成胎儿流产的风险。

【遗传咨询、治疗和预防】

1. **遗传咨询**　Y 连锁生精障碍患者应按照 Y 连锁遗传方式进行遗传咨询。根据患者本身的 AZF 微缺失区域及精子生成情况可判断。如果患者为 AZFb+c 缺失，则表现为无精症或严重少精症，因此该突变遗传自父亲的可能性较小，多为新发突变；若患者为其他区域的缺失，有可能有精子的生成，则该突变有可能遗传自父亲，亦有可能为新发。

2. **治疗和预防**　对于 AZF 微缺失导致的生精障碍，目前缺乏有效的治疗手段，辅助生殖技术是解决自然受孕困难的有效手段，但是 AZF 微缺失可垂直传递给男性后代，因此采用自体精子进行辅助生殖前应告知此风险，而后代的表型无法预估。对于无精症患者，在条件允许的前提下，可选择供精。

第十节　性逆转综合征

【疾病概述】

性逆转综合征(sex reversal syndrome)是一种性分化异常疾病,临床上十分罕见,患者染色体核型和性表型相反,包括46,XY性别逆转(46,XY sex reversal,SRXY,发病率为1/100 000)和46,XX性别逆转(46,XX sex reversal,SRXX,发病率为1/30 000~1/20 000)两种类型。早在1955年,Swyer首次报道了2例女性患者,表现为女性外生殖器、高挑的身材及原发性闭经,但是核型为46,XY,后被命名为Swyer综合征,又称XY性腺发育不良病,属于XY性逆转综合征的一种。直到1978年,de la Chapelle等人发现一个家系中的3例46,XX男性患者,并呈现常染色体隐性遗传方式。早期研究发现,人类Y染色体上存在睾丸发育决定基因(testis determining factor,TDF),Sinclair在1990发现了*SRY*基因(sex-determining region Y),定位于Yp11.32区域35kb内的性别决定区,是TDF的最佳候选基因,随着*SRY*基因的克隆成功,其定位于常染色体和X染色体的同源基因*SOX*(SRY-box)也陆续被发现。在2006年的两性畸形国际性共识会议上,Lee等人提出用性发育异常(disorder of sex development,DSD)代替传统的假两性畸形及性逆转的命名。

【病因/分类和遗传方式】

性逆转综合征具有遗传异质性,其致病突变涉及不同染色体上的多个基因,根据不同致病基因突变,可将性逆转综合征分为多个种类,详见表11-7。

表11-7　性逆转综合征分类

性逆转综合征	分类	OMIM	定位	基因[OMIM]	突变方式	遗传方式
46,XY性别逆转	SRXY1	[#400044]	Yp11.3	*SRY*[*480000]	点突变或缺失	-
	SRXY2	[#300018]	Xp21.2	*DAX1/NR0B1*[*300473]	重复(剂量敏感)	XL
	SRXY3	[#612965]	9q33.3	*SF1*[*184757]	点突变或缺失	AD
	SRXY4	[#154230]	9p24.3	*DMRT1*[*602424], *DMRT2*[*602425]	缺失	-
	SRXY5	[#613080]	17q25.3	*CBX2*[*602770]	点突变	AR
	SRXY6	[#613762]	5q11.2	*MAP3K1*[*600982]	点突变	AD
	SRXY7	[#233420]	12q13.12	*DHH*[*605423]	点突变	AR
	SRXY8	[#614279]	10p15.1	*AKR1C2*[*600450], *AKR1C4*[*600451]	点突变	AR
	SRXY9	[#616067]	8q23.1	*ZFPM2*[*603693]	点突变	AD
	SRXY10	[#616425]	17q24	-	*SOX9*基因上游调控区(-640至-607)缺失32.5kb	AD
46,XX性别逆转	SRXX1	[#400045]	Yp11.3	*SRY*[*480000]	易位至X染色体	-
	SRXX2	[#278850]	17q24	-	*SOX9*基因上游调控区(-584至-516)重复68kb	AD
	SRXX3	[#300833]	Xq27.1	*SOX3*[*313430]	*SOX3*基因调控区的缺失或重复	XLD

【发病机制】

性发育包括性别决定和性别分化两个阶段，是在一系列基因的作用下，性腺向睾丸或者卵巢分化的过程，如果扰乱这个过程，就会导致性发育障碍。*SRY* 基因内部无内含子，为单一外显子，可编码 204 个氨基酸，其中 79 个氨基酸组成 HMG box(high mobility group domain)，SRY 为 HMG box 家族 DNA 结合蛋白，与其他 SOX 蛋白家族成员一样，可通过 HMG box 与特定的 DNA 序列结合，调控决定男性发育相关基因的表达。在胚胎发育早期，*SRY* 基因的正常表达直接决定具有双向分化潜能的性腺原基向睾丸发育，SRY 能够协同类固醇生成因子 1(steroidogenic factor-1，SF1)提高 SOX9 的表达水平，从而促进 Sertoli 细胞的分化，促使 Wolf 管结构的分化以及米勒管的退化。

目前研究认为该病的发生有以下几种可能的机制：

1. **Yp-Xp 末端易位**　研究认为，有部分 46，XX 男性患者可能是其父亲的精子生成在减数分裂时 Xp 和 Yp 拟常染色体区发生异常交换，其交换的断裂点延伸到了性别特异性区，特别是涉及 *SRY* 基因时，性别的染色体决定基础即被破坏，转移到父源的 X 染色体上，因此在 46，XX 个体中，*SRY* 基因的存在引起了向男性的性反转。同样的原因，46，XY 女性患者父亲精子在减数分裂时，Xp 和 Yp 拟常染色体区发生异常交换，导致 Yp 的 *SRY* 基因的丢失，最终患者发生向女性的性反转。

2. **未能检出的嵌合体**　人体的不同组织来源于胚胎的不同胚层，皮肤和性腺组织来源于外胚层，骨髓来源于内胚层，而外周血来源于中胚层，因此对于仅限于外周血取样的染色体检查对于内、外、中三胚层的嵌合体一般难以检出，这种情况下同样有可能发育成性别逆转的个体，所以要完全排除嵌合体存在的可能，需要对患者其他组织的染色体进行分析。

3. **参与性别决定的基因发生突变**　*SOX* 基因家族是一类以性别决定基因 *SRY* 为代表的控制发育的基因家族，通过 HMG box 实现转录调控功能，在性别决定方面发挥重要作用。*SOX9* 基因位于 17q24.3-q25.1，和 SRY HMG box 有 60%的同源性。*SOX* 基因家族的多个成员发生突变均可引起性逆转的发生，如表 11-7 中提到的 *SRY*、*SOX9* 及 *SOX3* 等。除此之外，*SOX8* 可以弥补 *SOX9* 的不足，甚至可以替代 *SOX9* 在性别决定中发挥作用；*SOX10* 可协同 *SF1* 增强 *SOX9* 的作用，二者的突变同样与性逆转有一定关联。

除了 *SOX* 基因家族以外，许多基因(表 11-7)也可能参与性别决定的过程，这些基因主要通过改变性别决定过程中蛋白的水平或者蛋白的功能来发挥作用，例如 *SF1* 基因参与调控青春期睾丸的正常生理功能，一方面，其调节 Leydig 细胞中 *CYP11A1* 基因的转录，影响睾酮合成；另一方面，其还可调节 B 型精原细胞及细线期、偶线期和粗线期初级精母细胞内特异基因的转录，直接影响精子发生进程。

综上所述，随着对该病研究的逐渐深入，越来越多的分子机制不断被探索发现，但是在临床上，仍有大部分的 *SRXY* 和 *SRY* 基因阴性的 SRXX 患者无法在分子水平上得到解释，有待于进一步的努力不懈的研究。

【临床表现】

1. **46，XY 女性性逆转**　SRXY 患者无论是性腺构成，还是心理行为及社会角色上均表现为女性，而染色体核型为 46，XY。患者具有女性表型，睾丸发育不良，有患者呈现类似 Turner 综合征所见的条索状性腺，故临床有时称其为"XY 性腺退化征"。患者智力、精神及行为均正常，身高高于女性平均水平，常因原发性闭经就诊；生殖器的发育存在很大的异质性，部分患者具有正常女性的内外生殖器官，但无发育正常的性腺；有些患者表现为幼稚型女性外生殖器官，而内生殖器官发育不全；有的患者有正常的外生殖器官，正常的阴道和宫颈，但子宫小于正常；患者无乳房发育，阴毛及腋毛较稀疏；患者雌二醇水平低或处于正常下限值，卵巢活检可呈发育不良的条索状性腺；伴躯干发育异常的 Swyer 综合征患者可出现尿路结石,20%~30%的 Swyer 综合征患者发展为性腺肿瘤,最常见的是性腺母细胞瘤,亦可发生恶性生殖细胞瘤。

2. **46,XX 男性性逆转** SRXX 患者无论是性腺构成,还是心理行为及社会角色上均表现为男性,而染色体核型为46,XX。临床病例少,仅20%患者可能在儿童时期得到诊断,绝大部分患者因婚后不育就诊。SRY 阳性的患者,有正常的阴茎勃起和射精,生育期前不易发现。SRY 阴性的患者,出生后即可表现阴茎发育异常,常为生殖器两性畸形。患者一般行为和智力正常,泌尿系异常较多见,部分患者有隐睾、尿道下裂等异常;成年患者可有性腺发育不良,如睾丸体积小;部分患者可出现女性化乳房,阴毛呈女性分布,胡须及腋毛稀疏;阴茎发育可正常,也可发育幼稚;身材矮小也是一个重要的临床表现,并常伴骨质疏松;此外,个别患者出现线性皮肤缺损、小眼球综合征(MLS 综合征),同时合并房间隔缺损,罕见合并掌跖角皮病。

【诊断】

1. **临床诊断** 对于该病的诊断尚无明确的标准,目前主要根据患者表型,如 SRXY 患者的身高高于女性平均水平、原发性闭经、生殖器异常、乳房发育,阴毛及腋毛较稀疏等;SRXX 患者的身材矮小、泌尿生殖系统异常、性腺发育不良、女性化乳房、阴毛呈女性分布、胡须及腋毛稀疏等。此外,还需借助一些辅助检查,如血清激素水平检测、腹部及盆腔超声检查及性腺活检等。相对于以上的诊断,染色体核型分析、染色体微结构检测、基因突变筛查是最为重要的确诊手段。

2. **鉴别诊断**

(1)雄激素不敏感综合征(AIS):AIS 患者核型为46,XY,无阴毛、腋毛,体毛稀少,女性外生殖器发育差,阴道盲端,无内生殖器,性腺为睾丸,常位于腹股沟外口。耻骨结节处或腹股沟内,少数位于盆腔内,最准确的鉴别手段为基因检测找到致病基因突变。

(2)睾丸退化综合征:患者核型为46,XY,外阴双性表现,是由睾丸在胚胎时期退化所致,体内有男性或女性内生殖器,外生殖器为能充分向男性分化;青春期无第二性征发育,性激素水平显著降低,促性腺激素水平显著升高,绒毛膜促性腺激素兴奋试验血清 T 无增高反应。可通过激素水平检测及超声等检测进行鉴别。

(3)睾丸间质细胞发育不全:患者核型为46,XY,为女性表型,无青春期性征发育,性幼稚;无女性内生殖器,性腺为睾丸,位于腹股沟或腹腔内,曲细精管发育不良,无精子生成。FSH、LH 升高,T 水平低。需进行性腺探查方能鉴别。

3. **产前诊断** 性逆转综合征的产前诊断目前应用不多,但对于有疾病家族史的孕妇,超声显示生殖器官发育不良或怀疑胎儿性别不一致时,可采取绒毛活检、羊膜腔穿刺术和脐带血穿刺术来进行胎儿染色体的分析,并对靶基因进行检测。此外,在进行羊膜腔穿刺术的同时,可利用羊水进行激素检查,包括17-羟睾酮和雄烯二酮等。总之,产前诊断工作是可行且必要的。

【遗传咨询、治疗和预防】

1. **遗传咨询** 性逆转综合征具有很强的遗传异质性,致病基因众多,遗传方式多样,所以在遗传咨询工作中,要以具体的遗传学病因为依据。

在确诊了致病突变的前体下,根据不同基因的突变方式及遗传方式来进行评估。

2. **治疗** 性逆转综合征的治疗,首先考虑到患者的社会性别选择,根据患者的生殖器生理及解剖特点,患者的心理、社会和环境因素给予适当治疗措施,主要包括激素替代治疗、手术治疗及心理治疗等,手术治疗主要包括生殖器官的矫形及性腺的切除。研究表明,青春期后约8%的发育不良睾丸可发生恶变,且随着年龄增大,恶变率增高,因此对于46,XY 性逆转综合征患者,应尽早诊断并行性腺切除术以避免发生恶性转变。

第十一节 21-羟化酶缺乏症

【疾病概述】

21-羟化酶缺乏症(2l-hydroxylase deficiency,21-OHD)[OMIM# 201910]是先天性肾上腺皮质增生(congenital adrenal hyperplasia,CAH)最常见的酶缺陷类型,约占95%,在临床上新生儿外生殖器两性畸形约50%是由CAH所致。CAH是由于肾上腺皮质激素(adrenocortical hormones,AH)合成减少,促肾上腺皮质激素(adrenocorticotropic hormone,ACTH)反馈性分泌增加,作用于肾上腺皮质,使肾上腺增生肥大。21-羟化酶缺乏症是由于肾上腺皮质激素合成途径中编码21-羟化酶的*CYP21A2*(cytochrome P450、family 21、subfamily A、polypeptide 2)基因突变所致,White等人在1985年证实了位于6号染色体短臂MHC(major histocompatibility complex)Ⅲ类基因区域存在两个编码21-羟化酶的基因,并列出了该区域基因的排列结构。据统计,经典型21-羟化酶缺乏症在世界范围内总的发病率为1/15 000,该病的发病率在不同人种中存在显著差异,沙特阿拉伯地区为1/5000,欧洲和北美地区为1/16 000~1/10 000,日本为1/21 000,新西兰为1/23 000,而阿拉斯加的尤匹克因纽特人发病率最高为1/300;非经典型的21-羟化酶缺乏症相对更为常见,通过在纽约不同人种的调查估计平均发病率为1/100,此病在德系犹太人中的发病率最高为1/27,其他发病率较高的人种为西班牙语系拉美裔1/40、斯拉夫人1/50及意大利人1/300。

【病因/分类和遗传方式】

21-羟化酶缺乏症在临床上根据临床表现和轻重程度分为经典型(classic type)和非经典型/迟发性/轻型(non-classic type,NC),其中经典型又包括失盐型(salt-wasting,SW)和单纯男性化型(simple virilizing,SV),所有类型都与HLA(human leukocyte antigen)连锁紧密。

该病为常染色体隐性遗传病,大多数患者的父母为致病突变的杂合基因型,大约1%的致病突变为新发突变,即父母中的一方为携带者。如果先证者的父母均为杂合型的致病突变携带者,那么先证者的同胞患病的风险为1/4,为无症状携带者的风险为1/2,为正常无致病突变的概率为1/4。

【发病机制】

21-羟化酶缺乏症是由21-羟化酶编码基因*CYP21A2*突变所致,*CYP21A2*基因定位于6p21.33的HLA Ⅲ类基因区,长度约为3.4kb,含10个外显子,编码495个氨基酸。人体内存在着两种序列高度同源的21-羟化酶基因,分别是无活性的假基因*CYP21A1P*(cytochrome P450,family 21,subfamily A,polypeptide 1 pseudogene)和有活性的真基因*CYP21A2*,二者的外显子和内含子同源性分别达到98%和95%。21-羟化酶生物作用是将17-羟孕酮氧化为11-去氧皮质醇,后者再经11-羟化作用合成皮质醇;在盐皮质激素合成过程中,其催化孕酮转变为11-去氧皮质酮,再经11-羟化作用合成盐皮质激素。*CYP21A2*和*CYP21A1P*基因在染色体上呈串联排列,排列顺序为:C4A-CYP21A1P-XA-C4B-CYP21A2-XB,在减数分裂时会造成不平衡配对,出现重复或缺失突变概率相对增加,此外,点突变也是十分常见的突变方式。这些突变引起21-羟化酶活性降低,或完全无活性。使皮质醇和醛固酮的合成不同程度的减少,使其底物孕酮和17-羟孕酮水平增加,反馈性地使ACTH和肾素、血管紧张素水平升高,由于雄激素合成未受累,所以增生的肾上腺是使雄激素合成增加。

*CYP21A2*基因突变种类繁多(缺失、插入、点突变及剪切突变等),目前发现的*CYP21A2*基因突变超过120种,OMIM数据库详细介绍了35种,表11-8中列出其中的常见突变,详情请参考OMIM数据库[*613815]。

【临床表现】

21-羟化酶缺乏症的临床表现谱很宽,男性和女性均可患病,根据21-羟化酶的不同突变方式促使其活性受损降低的程度不同而导致临床症状的轻重差异,不同类别临床表现如下:

表 11-8 *CYP21A2* 基因突变分类

编号	突变类型	dbSNP	ClinVar	表型
.0001	Ile172Asn	rs6475	是	经典型 21-羟化酶缺乏症
.0002	Val281Leu	rs6471	是	NC 型 21-羟化酶缺乏症,分泌雄激素的肾上腺皮质腺瘤等
.0003	Arg356Trp	rs7769409	是	经典型 21-羟化酶缺乏症
.0004	Pro30Leu	rs9378251	是	NC 型 21-羟化酶缺乏症
.0006	IVS2AS,A/C-G,-13	rs6467	是	21-羟化酶缺乏症
.0011	30-kb del	-	是	SW 型 21-羟化酶缺乏症
.0015	8-bp del	rs387906510	是	SW 型 21-羟化酶缺乏症
.0016	Ile236Asn,Val237Glu,Met239Lys	rs6476	是	SW 型 21-羟化酶缺乏症
.0020	Gln318Ter	rs7755898	是	SW 型 21-羟化酶缺乏症
.0027	1-bp ins,82C	-	是	经典型 21-羟化酶缺乏症

1. **SW 型** 临床症状最为严重,发病早,表现为呕吐、腹泻、低血钠、高血钾和代谢性酸中毒等,如果诊断治疗不够及时,常危及生命。女性新生儿表现为外生殖器男性化,两性畸形,易于发现,但性腺和内生殖器是正常的;男性患儿诊断较为困难,容易误诊。

2. **SV 型** 21-羟化酶缺乏不完全,患者尚能合成少量的皮质醇和醛固酮,因此没有明显的失盐症状,主要表现为雄激素过多。女性出生即有阴蒂增大甚至肥大似阴茎,或伴轻度阴唇融合,但无睾丸;男性则表现为阴茎增大、阴囊色素沉着,儿童期可发生假性性早熟。

3. **NC 型** 21-羟化酶轻微缺乏,21-OHD 症状温和,发病年龄不一,临床表现各异。多数人出生时无明显症状,外生殖器正常。男孩仅表现为多毛、阴毛早现、性早熟、身高增长加速、骨龄超前、骨骺闭合早。女孩表现为初潮延迟、原发性闭经、多毛、不孕等。

【诊断】

1. **临床诊断** 由于 CAH 发病率较高,在美国及其他一些发达国家,CAH 已列入新生儿疾病筛查目录。早期对于 21-羟化酶缺乏症的诊断主要是通过临床症状和生化检测,出现以下症状应首先考虑此病:

(1)男性化表现:女性为阴蒂增大似阴茎、阴唇增大似阴囊;男性为阴茎增大、阴囊色素沉着。

(2)失盐症状:表现为呕吐、腹泻、脱水及体重不增等。

(3)乳晕和外阴色素沉着。

(4)其他肾上腺皮质功能不全表现,如低血糖等。

(5)肾上腺皮质激素水平异常。

21-OHD CAH 临床症状异质性大,轻型患者占绝大多数,容易发生误诊或漏诊,因此开展分子诊断已经必不可少。目前临床上主要的诊断手段主要有:

(1)血气和电解质分析:由于此病患者醛固酮合成减少,排钾保钠功能减弱,可发生失盐症状,导致血钠降低,血钾升高及代谢性酸中毒。严重的电解质紊乱可危及生命,所以临床上检测应及时。

(2)肾上腺皮质激素及中间产物检测:由于患者 21-羟化酶缺陷,合成 11-脱氧皮质醇和 11-去氧皮质酮减少,最终合成的皮质醇和醛固酮呈现不同程度的减少,反馈性地使 ACTH 和肾素、血管紧张素水平升高。21-羟化酶催化底物孕酮和 17-羟孕酮水平升高。激素检测可呈现 ACTH、肾素、血管紧张素、孕酮、17-羟孕酮水平升高,由于代偿能力的差异,皮质醇和醛固酮水平降低或正常。

(3)肾上腺影像学检查:患者由于 ACTH 水平升高,促使肾上腺增生,可通过 B 超、CT 或 MRI 检查观察到增生的肾上腺。

(4)基因诊断:*CYP21A2* 基因突变检测为确诊此病及分类的重要手段,目前临床上常用的方法有多重连接依赖式探针扩增技术(MLPA)及基因测序。

2. 鉴别诊断

(1)其他酶缺乏导致的 CAH:①11-羟化酶缺乏同样可累及皮质醇和醛固酮的合成,同时雄激素合成过多导致男性化表现。11-羟化酶催化底物 11-羟皮质酮有盐皮质激素样作用,由于酶的缺陷导致其过量蓄积,主要表现为低血钾、代谢性碱中毒和特异性的高血压表现。患者早期高血压症状不明显,常因女性男性化或男性早熟就诊,所以容易混淆。二者可通过激素、血气和血压改变进行鉴别,症状不典型者可能需要基因诊断来鉴别。②3β-羟类固醇脱氢酶缺乏可使肾上腺合成的三种主要激素都受累。男性患者女性化,可通过核型进行鉴别,但女性患者难以通过表型区分,仍需要基因诊断鉴别。

(2)性发育异常疾病(DSD):21-OHD CAH 是 46,XX DSD 中最常见的类型,与其他 DSD 可通过染色体分析和性腺 B 超检查鉴别,必要时进行基因检测。

【遗传咨询、治疗和预防】

1. 遗传咨询 21-羟化酶缺乏症为常染色体隐性遗传病,患者双亲若表型正常,则均可能是携带者,先证者同胞的患病风险为 1/4;若一方患病,则另一方为携带者,先证者同胞的患病风险为 1/2。患者后代发病风险取决于配偶的基因型,若配偶为纯合子正常表型,则后代为携带者,一般不发病;若配偶为携带者,则后代发病风险为 1/2,正常表型后代均为携带者。

2. 治疗 21-羟化酶缺乏症患者的治疗主要为激素替代治疗,包括糖皮质激素和盐皮质激素,此外,对于电解质紊乱患者要及时进行纠正。

3. 预防 如果夫妻生育患儿,再次妊娠时,应在先证者遗传学诊断明确的基础上进行产前诊断,以减少患儿的出生率。产前诊断的方法目前主要为绒毛膜取样、羊水穿刺以及脐血穿刺等有创手段,因此存在一定的并发症风险。随着高通量测序技术的广泛应用,无创单基因病产前诊断的方法正逐步面向临床。

(赵彦艳)

第十二章

内分泌系统遗传性疾病

内分泌系统疾病主要包括甲状腺、甲状旁腺、垂体、性腺以及肾上腺疾病。随着诊断学、病理生理学以及分子生物学等学科的进步，内分泌系统疾病的分子遗传学时代已经开始。人们已经认识了内分泌系统疾病的单基因突变或重要遗传成分的异常。目前，多种内分泌代谢疾病可以被准确地进行分子诊断、致病基因的鉴定和突变检测。本章仅就典型的常见的内分泌系统疾病，对其遗传基础、遗传学病因、遗传咨询等方面进行介绍。

第一节　糖　尿　病

【疾病概述】

糖尿病（diabetes mellitus，DM）是一组以慢性血糖水平升高为特征的内分泌失常的代谢性疾病，是由于胰岛素分泌或作用缺陷所引起。长期的代谢紊乱可引起眼、肾、血管等多系统损害和慢性进行性病变，病情严重时可发生急性严重代谢紊乱，如糖尿病酮症酸中毒、高血糖高渗状态等。本节重点阐述常见糖尿病的临床遗传学内容，更多类型的相关信息可以在 OMIM 查询（http://www. ncbi. nlm. nih. gov/omim）。

【病因/分类和遗传方式】

1999 年，WHO 将糖尿病分为 1 型糖尿病（diabetes mellitus type 1，T1DM）、2 型糖尿病（diabetes mellitus type 2，T2DM）、妊娠糖尿病及其他类型糖尿病。在糖尿病患者中，主要以 1 型糖尿病［OMIM# 222100］、2 型糖尿病［OMIM# 125853］为主。

1 型糖尿病多发生于青少年，因胰岛素分泌缺乏，依赖外源性胰岛素补充以维持生命，常见发病对象为儿童。1 型糖尿病是一种遗传因素和环境因素相互作用共同参与的复杂遗传病，易感基因分别定位于 7p15. 3、1pter-p36. 13、6p21. 3、Xp11. 23。与 6 号染色体上的人类白细胞组织相容性抗原（HLA）关联很强，绝大多数患者可表达 HLA-DR3 和 HLA-DR4 相容性抗原，而 HLA-DQB1 能显著降低发病的风险，另外，9 号染色体上至少 11 个位点与本病相关。迄今为止，研究者通过家系连锁分析、双生子配对分析及全基因组关联研究方式，定位了 40 余个 1 型糖尿病易感基因或易感位点，其中，人白细胞抗原（HLA）区域对 1 型糖尿病的影响较大，可以解释近 40%的遗传易感性，被定为 1 型糖尿病的主效基因，其余为次效基因。1 型糖尿病主要易感基因定位于 6p21. 3，是由于身体的免疫系统对自身作出攻击而成的。

2 型糖尿病也称成人发病型糖尿病，多在 35~40 岁之后发病，主要表现为胰岛素抵抗（insulin resistance，IR）和胰岛 B 细胞的功能减退（B-cell dysfunction）。目前认为胰岛素抵抗是 2 型糖尿病和肥胖等多种疾病发生的主要诱因之一，约 90%的 2 型糖尿病存在胰岛素抵抗。2 型糖尿病具有明显的家族性和遗传异质性，易感基因分别定位于 2q24. 1、2q31. 3、3p25. 2、3q26. 2、3q27. 2、4p16. 1、5q34-q35. 2、6p22. 3、6p21. 31、6q23. 2、7p13、7q31. 1、7q32. 1、8q24. 11、10q25. 2-q25. 3、11p15. 1、11p11. 2、11q14. 3、

12q24.31、13q12.2、13q34、15q21.3、17q12、17q25.3、19p13.2、19q13.2、20q12-q13.1、20q13.12、20q13.13。该病受多种环境因素的影响，其发病与胰岛素抵抗和胰岛素分泌的相对缺乏有关，二者均呈不均一性。

【发病机制】

1型糖尿病患者的血液中含多种自身免疫抗体，如谷氨酸脱羧酶抗体（GAD抗体）、胰岛细胞抗体（ICA抗体）等，这些异常可以损伤人体胰岛分泌胰岛素的B细胞，使之不能正常分泌胰岛素，往往起病比较急剧，体内胰岛素绝对不足，容易发生酮症酸中毒。

2型糖尿病患者的发病并非因自身免疫β细胞破坏所致，主要在基因缺陷基础上存在胰岛素抵抗和胰岛素分泌障碍两个环节。2型糖尿病有明显的遗传倾向，约60%的患者有家族史，研究提示遗传因素在2型糖尿病的发病中占有重要地位，同时肥胖、饮食成分结构不合理、热量摄入过多、体力活动不足、吸烟、衰老等环境因素与2型糖尿病的发病密切相关。胰岛素抵抗的机制十分复杂，大致分为3类：①受体前因素，*INS*基因突变，合成减少或产生异常的INS；INS降解加速；存在外源性或内源性的INS抗体；胰岛素受体（INSR）抗体形成。②受体水平，INSR合成障碍；细胞内转位障碍；亲和力下降；降解加速。③受体后缺陷，GluT4异常，细胞内葡萄糖磷酸化障碍；游离脂肪酸（FFA）增多，肝糖产生及输出增多；β_3肾上腺素受体基因（*β3-AR*）的错义突变引起内脏型肥胖，发生胰岛素抵抗。

【临床表现】

1型糖尿病起病较急，约有1/3患者于起病前有发热及上呼吸道、消化道、尿路或皮肤感染病史。多饮、多尿、多食易饥，但体重减轻，消瘦明显，疲乏无力，精神萎靡，视物模糊。1型糖尿病幼儿在自己能控制小便后又出现遗尿，常为糖尿病的早期症状。

2型糖尿病初始阶段可表现为多尿、多饮、倦怠乏力、反应迟钝等。随着机体失水量的增加，病情急剧发展，出现嗜睡、定向障碍、癫痫样抽搐，偏瘫等类似脑卒中的症状，甚至昏迷。糖尿病可并发感染、心脏病变、脑血管病变、肾衰竭、双目失明、下肢坏疽等并发症。

【诊断】

糖尿病是一种以糖紊乱为主要表型的代谢内分泌综合征，对其诊断主要包含病因诊断、功能诊断、并发症及并发症诊断。首先，将糖尿病区别于其他疾病所表现出的一过性或伴发性的糖紊乱。其次，鉴别1型糖尿病、2型糖尿病、继发性或其他特殊类型的糖尿病（包括遗传性代谢综合征和妊娠糖尿病等）。同时，明确有无急、慢性并发症，如酮症酸中毒、非酮症性高渗性昏迷、糖尿病性肾脏病变及神经病变等。

自WHO 1980—1985年的诊断和分型的提出，美国糖尿病学会（ADA）和世界卫生组织（WHO）于1996年和1997年先后提出了修改。1997年美国糖尿病协会提出了修改糖尿病诊断和分类标准的建议，取消了胰岛素依赖型和非胰岛素依赖型糖尿病的医学术语，保留1、2型糖尿病的名称。除少数患者是由于单基因突变所致外，大部分1型糖尿病及2型糖尿病患者是多基因及环境因子共同参与及相互作用引起的多因子病，中华糖尿病学会也于1999年正式采用这一新的诊断标准和分型，并于当年开始实施。《2015年ADA糖尿病医学诊疗标准》提出，血糖升高是诊断糖尿病的主要根据，应注意单纯空腹血糖正常不能排除糖尿病的可能性，应加测餐后血糖，必要时应做葡萄糖耐量试验（OGTT）。尿糖阳性是诊断糖尿病的重要线索，但尿糖不作为糖尿病诊断指标。①有糖尿病的症状，任何时间的静脉血浆葡萄糖浓度≥11.1mmol/L（200mg/dl）；②空腹静脉血浆葡萄糖浓度≥7.0mmol/L（126mg/dl）；③糖耐量试验（OGTT）口服75g葡萄糖后2小时静脉血浆葡萄糖浓度≥11.1mmol/L。以上三项标准中，只要有一项达到标准，并在随后的一天再选择上述三项中的任一项重复检查也符合标准者，即可确诊为糖尿病。

无症状的成人，如超重或肥胖（BMI≥25kg/m² 或亚裔美国人 BMI≥23kg/m²）且合并 1 种或以上糖尿病危险因素，应考虑从任何年龄开始检测评估未来糖尿病风险。对所有患者，尤其是那些超重或肥胖者，应从 45 岁开始筛查。①如果检查结果正常，至少每 3 年复查一次是合理的。②可使用 A1c、空腹血糖或 75g OGTT 2 小时血糖筛查糖尿病前期。③对糖尿病前期人群，应评估并治疗其心血管疾病（CVD）危险因素。④对超重或肥胖且合并 2 个或以上糖尿病危险因素的儿童和青少年，应考虑筛查糖尿病前期。⑤告知 1 型糖尿病患者的相关亲属筛查 1 型糖尿病风险，但仅限于在临床研究机构进行。⑥无症状的成人，如超重或肥胖（BMI≥25kg/m² 或亚裔美国人 BMI≥23kg/m²）且合并 1 个或以上糖尿病危险因素，应考虑从任何年龄开始筛查 2 型糖尿病。对所有患者，尤其是那些超重或肥胖者，应从 45 岁开始筛查。

【遗传咨询、治疗和预防】

糖尿病治疗基础为教育、营养、体力活动、劝导戒烟、心理治疗和免疫接种等。预防或延缓 2 型糖尿病可从以下几个方面考虑：对于糖耐量异常（IGT）、空腹血糖受损（IFG）或糖化血红蛋白（HbA1c）在 5.7%~6.4%之间的患者，应转诊到强化饮食和体力活动行为咨询计划单位，目标是减轻体重的 7%，中等强度的体力活动（如快步走）增加到每周至少 150 分钟。定期随访咨询非常重要。基于糖尿病预防的成本效益，这些支持计划的费用应由第三方支付。对于 IGT、IFG 或 HbA1c 在 5.7%~6.4%之间，特别是那些 BMI>35kg/m²、年龄<60 岁和有 GDM 史的妇女，可以考虑使用二甲双胍治疗预防 2 型糖尿病。糖尿病的发病因素及分类较多，其发病风险评估较为复杂，大部分以经验性评估为主。

1. **典型 1 型糖尿病的遗传咨询与发病风险评估**　1 型糖尿病占糖尿病人群的 5%~10%，是儿童期糖尿病的主要类型。经典的 1 型糖尿病预测因素包括 *HLA* 基因分型、1 型糖尿病相关自身抗体和 1 型糖尿病家族史。超过 80%的 1 型糖尿病患儿携带有高危 *HLA* 位点（DR3/4），但仅 10%携带 *HLA* 高危位点者最终会发展为 1 型糖尿病。新生儿若无 1 型糖尿病家族史，并携带保护性 *HLA* 位点，如 *HLA* DQB1 *0602，其发生 1 型糖尿病的风险<0.01%；而若具有一级亲属 1 型糖尿病家族史，且携带 *HLA* DRB1 * 0301/DRB1 * 04-DQB1 * 0302 基因型，则其发生 1 型糖尿病的风险可高达 50%。1 型糖尿病相关自身抗体包括胰岛细胞自身抗体（ICA）、胰岛素自身抗体（IAA）、谷氨酸脱羧酶自身抗体（GADA）、蛋白酪氨酸磷酸酶抗体（IA-2A）及锌转运体 8 自身抗体（ZnT8A）。若一个人的血清中出现任意 2 种 1 型糖尿病相关自身抗体的血清转换阳性，则其在儿童期或成年期发生 1 型糖尿病的风险高达 80%以上。因此建议在新生儿出生后尽快行遗传学检测，根据 1 型糖尿病家族史、*HLA* DR-DQ 基因分型及被证实有效的 SNP 位点等多个因素进行综合风险评分，根据不同风险等级对高危儿童采取饮食干预或抗原特异性免疫治疗等不同预防措施。

2. **2 型糖尿病的遗传咨询与发病风险评估**　2 型糖尿病是高度遗传异质性疾病，从遗传模式上讲可分为单基因遗传性糖尿病和多基因遗传性糖尿病。前者往往由一个作用较强的基因突变导致，发病较早，呈现孟德尔遗传模式，使得该类型糖尿病的风险可以孟德尔定律估计；后者由多个作用较弱的基因再加上环境因素共同导致疾病的发生，风险的估计更加复杂。糖尿病患病率随年龄而增长，且生活水平的提高也增加了其发病率。据研究，年龄增大、肥胖、高血压、体力劳动减少是 2 型糖尿病的主要危险因素。我国的糖尿病发病率也在逐年升高。近年的普查结果表明，发病率较 1980 年增加了 2 倍。家系调查发现 2 型糖尿病 38%的兄弟和 1/3 的后代有糖尿病或糖耐量异常。双胞胎追踪 10 年研究 2 型糖尿病发现 58%患病一致率，单卵双生的发病率可能是 70%~80%。对 2 型糖尿病的干预防治包括对肥胖、糖耐量异常（IGT）、糖尿病家族史等高危人群和糖尿病进行干预治疗，其目的是减少和延缓糖尿病的发生，预防糖尿病的慢性并发症。采取的措施有生活方式的干扰（饮食、运动）、阿卡波糖应用等。

第二节 先天性甲状腺功能减退症

【疾病概述】

先天性甲状腺功能减退症(congenital hypothyroidism,CH)是一种最常见的新生儿遗传代谢性甲状腺疾病,发病率为1/4000~1/3000,是儿童时期常见的智残性疾病。早期无明显表现,一旦出现症状则是不可逆的,又称呆小病。此病迟发现对儿童智力发育影响很大,此病可导致身材矮小,智力低下。及早发现、及时治疗、终身服药可促进智力发育达到基本正常水平。目前已证实有多种基因的遗传变异均可导致CH。与CH发病相关的基因主要分成两大类:与甲状腺发育不良有关的基因;与甲状腺激素合成障碍有关的基因。本节重点阐述常见CH的临床遗传学内容,更多类型的相关信息可以在OMIM查询(http://www.ncbi.nlm.nih.gov/omim)。

【病因/分类和遗传方式】

先天性甲状腺功能低下的主要原因是甲状腺不发育或发育不全,与体内存在抑制甲状腺细胞生长的免疫球蛋白密切相关;其次为甲状腺素合成途径中酶缺陷(为常染色体隐性遗传病);促甲状腺激素缺陷与甲状腺或靶器官反应低下所致者少见。大多数CH是散发性,涉及多种基因变异,常染色体隐性遗传约占15%。现已确定,能够影响甲状腺激素合成的基因有甲状腺过氧化物酶基因、甲状腺球蛋白基因、*SLC26A4*基因、钠/碘同向转运基因、甲状腺氧化物酶基因等。

【发病机制】

甲状腺的主要功能是合成甲状腺素(T_4)和三碘甲腺原氨酸(T_3)。甲状腺素的合成与释放受下丘脑分泌的促甲状腺素释放激素(TRH)和垂体分泌促甲状腺激素(TSH)控制,而血清中T_4可通过负反馈作用降低垂体对TRH的反应性,减少TSH的分泌。甲状腺素有机合成缺陷目前主要有5种类型:甲状腺滤泡细胞摄取碘缺陷;碘化酪氨酸合成障碍;偶合酶缺陷引起的碘酪氨酸偶合障碍;脱碘酶缺陷引起的无机碘再利用障碍;甲状腺球蛋白降解酶缺陷和甲状腺球蛋白合成异常,甲状腺合成一种无活性的碘化蛋白。已发现以上多种环节中的基因发生变异引起CH。

【临床表现】

由于上述基因突变所致的CH患儿的临床表现严重程度不一致。典型者由于大脑和骨骼的生长发育受阻,导致身材矮小、智力低下,多属于不可逆性,故称呆小病。

1. **新生儿期的症状** 多数先天性甲状腺功能减退症患儿在出生时并无症状,因为母体甲状腺素(T_4)可通过胎盘,维持胎儿出生时正常T_4浓度中的25%~75%。新生儿期该症状出现的早晚及轻重与甲状腺功能减退的强度和持续时间有关,约有1/3患儿出生时头围大、囟门及颅缝明显增宽,可有暂时性低体温、低心率、极少哭、少动、喂养困难、增长缓慢、腹大,常有脐疝、肌张力降低。额部皱纹多,面容臃肿状,鼻根平,眼距宽、唇厚、舌大,常伸出口外,重者可致呼吸困难。

2. **儿童期典型表现** 特殊面容表现为塌鼻、眼距宽、舌厚大常伸出口外、表情呆滞、面容水肿、皮肤粗糙、干燥、贫血貌。智力发育迟缓,神经反射迟钝,言语缓慢,发声不清,声音低哑,多睡多动。生长发育落后,骨龄落后,身材矮小,四肢短粗,身体上部量大于下部量,行动迟缓,行走姿态如鸭步。牙齿发育不全。性发育迟缓,青春期延迟。

【诊断】

根据典型的临床症状和甲状腺功能测定,诊断不甚困难。但在新生儿期不易确诊,应对新生儿进行群体筛查。

CH患者均有不同程度的低代谢症状,仅有实验室指标异常者为亚临床甲减。除T_3R(T_3受体)基因突变所致的 CH 患者 T_3、T_4 水平升高外，多数 CH 患者 T_3、T_4 水平下降。原发性 CH 患者 TSH 水平升高，垂体性 CH 患者 TSH 水平降低。年长儿应与先天性巨结肠、21 三体综合征、佝偻病、骨骼发育障碍的疾病鉴别。

遗传因素是 CH 的发病原因之一，尽管 CH 的遗传学机制至今尚未完全阐明，目前已证实能影响甲状腺激素合成的基因有甲状腺过氧化物酶、甲状腺球蛋白、*pds* 基因、钠碘同向转运体、甲状腺氧化物酶基因的遗传变异均可导致 CH。甲状腺滤泡细胞的 TSH 受体基因 cDNA，如发现下述突变类型有助于诊断 TSH 受体基因突变所致呆小病：Pro162Ala、Ile167Asp、Pro556Leu、Arg109Glu 及 Trp546X（X 为终止密码子）。

【遗传咨询、治疗和预防】

1. 遗传咨询 由于导致 CH 的分子病因涉及多种基因，且遗传方式为常染色体隐性遗传或常染色体显性遗传，有明显家族史的 CH 患者应接受家系调查及相关基因分析。避免近亲婚配，有家族史的孕妇及时进行产前诊断。新生儿筛查是预防 CH 的重要环节。出生后取微量血查 TSG 筛查先天性甲状腺功能减退症，现已成为产科的常规。目前多采用出生后 2~3 天的新生儿干血滴纸片检测 TSH 浓度作为初筛，结果大于 20mU/L 时，再检测血清 T_4、TSH，如 T_4 降低、TSH 明显升高即可确诊，血清 T_3 浓度可降低或正常。

2. 治疗 一旦确诊呆小病，必须立即进行治疗。治疗越早，疗效越好，理想的替代治疗应在出生后 3 周内使甲状腺功能恢复正常。

（1）胎儿 CH 的治疗：由于羊水周转快，且 T_3、T_4 很容易被胎儿吸收，故对产前检查可疑 CH 胎儿可行羊膜腔内注射 T_4 或者 T_3 进行治疗，或直接给甲减胎儿肌内注射甲状腺激素。

（2）出生后患儿 CH 的治疗：如果出生后 3 个月内开始应用甲状腺制剂治疗，预后较佳，智能绝大多数可达到正常；如果未能及早诊断，而在 6 个月后才开始治疗，虽然给予甲状腺素可以改善生长状况，但是智能仍会受到严重损害。左甲状腺素钠（L-T_4）是治疗甲减最有效药物，婴儿用量为每日 8~14μg/kg，儿童为每日 4μg/kg。干甲状腺片，开始量应从小至大，间隔 1~2 周加量一次，直至临床症状改善，血清 T_4、TSH 正常，即作为维持量使用。

第三节 垂体性侏儒症

【疾病概述】

垂体性侏儒症（pituitary dwarfism，PD）是指在青春期以前，因垂体生长因子（growth hormone，GH）缺乏或 GH 生物效应不足所致的躯体生长障碍，属于生长因子缺乏症（growth hormone deficiency，GHD）的一种。原发性 PD 占全部垂体性侏儒症的 60%~70%。根据 OMIM 统计记载，有近 30 种类型的 GH，分别来源于不同染色体上的基因突变，包括 1pter-p36.13、1q25.2、3p12.2、3p14.3、3p21.13、3p24.2、4q12、5p13-p12、5p15、5q23.3、5q25.2、7p14.3、8q22.1、9p13.3、9q34.3、11q12.1、15q26.3、17q21.2、17q23.、20q11.23、Xq27.1。更多类型的相关信息可以查询 OMIM（http://www.ncbi.nlm.nih.gov/omim）。

【病因/分类和遗传方式】

大多数患者无明显原因可查，称之为特发性 GH 缺乏症（idiopathic growth hormone deficiency，IGHD）。单独 GH 缺乏，或同时有多种腺垂体激素缺乏引起的 GH 称为特发性垂体性侏儒症；垂体或下丘脑的器质性病变，如产伤、肿瘤、感染、出血、X 线照射等而致 GH 分泌障碍称为继发性垂体性侏儒症。

有些 GH 缺乏症表现出明显的家族遗传特点，谓之遗传性或家族性 GH 缺乏症（familial growth hormone deficiency）。临床上根据 GH 遗传方式和基因缺陷种类分为多种类型，其中与垂体功能缺陷密切相关的类型包括：①遗传性 GH 缺乏ⅠA 型，由 *GH-1* 基因（或称 *GH-N* 基因）缺失所致，属于常染色体隐性遗传[OMIM# 262400];②遗传性 GH 缺乏ⅠB 型、Ⅱ型,可能是下丘脑分泌的 GHRH 或 GHRH 生物活性降低所致,ⅠB 亚型既可由 *GH-1* 基因突变引起,也可由 GHRH 受体基因突变引起,不在本节阐述;③遗传性 GH 缺乏Ⅲ型,属于性连锁遗传[OMIM# 307200],Ⅲ型的致病基因尚不清楚;④家族性全腺垂体功能减退性矮小症,分为常染色体隐性遗传[OMIM# 262600]和性连锁隐性遗传[OMIM# 300123]。

【发病机制】

多数特发性 PD 患者病因不明,也无明显家族史。如果为单独 GH 缺乏,其中与垂体功能缺陷密切相关的包括遗传性 GH 缺乏ⅠA 型,由 *GH-N* 基因缺陷所致;遗传性 GH 缺乏ⅠB 型、Ⅱ型可能是缺乏下丘脑分泌的 GHRH 或 GHRH 生物活性降低所致;遗传性 GH 缺乏Ⅲ型,病变靠近 *GH-N* 基因或垂体细胞缺陷;家族性全腺垂体功能减退性矮小症,有 GH 不足或其他 1 个以上的促激素不足。

继发性 PD 较为少见,主要因下丘脑-垂体的器质性病变所致,主要有颅咽管瘤、松果体瘤等,腺垂体或下丘脑损伤引起生长发育停滞。继发性 PD 常常来源于颅咽管瘤、视交叉或下丘脑的胶质瘤、垂体黄色瘤等,以及脑炎、结核、血吸虫病、弓浆虫病、外伤、血管坏死及 X 线损伤等。

【临床表现】

继发性垂体性侏儒症可发生于任何年龄,得病后生长发育开始减慢并伴有原发病的症状,患颅内肿瘤者可见颅内压增高和视神经受压迫的症状及体征,如头痛、呕吐,视野缺损或缩小等,甚至由于神经垂体或下丘脑也受损害而并发尿崩症。

原发性垂体性侏儒症多见于男孩,不同的发育时期具有不同的临床表现。

1. **青春期前表现**　大多数患儿出生时身高、体重正常,生长障碍大多在 1~2 岁时发现,最早可在 4 个月出现。一般认为生长速度在 3 岁以下低于 7cm/年。3 岁至青春期小于 4~5cm/年,青春期小于 5.5~6.0cm/年者为生长速度缓慢。GHD 患儿生长速度缓慢,身体各部分的比例较其年龄为幼稚,四肢略短小,骨龄落后于年龄,身高延迟比骨龄延迟更明显,但生长并不完全停顿,体态相对匀称。

2. **青春期的表现**　GHD 患者在 20 岁之前第二性征尚未发育,男性表现为睾丸和外生殖器均小,无阴毛和腋毛;女性则表现为乳腺发育差,无月经(原发性闭经),子宫和附件均小。如果伴有促性腺激素和促甲状腺激素不足,则第二性征发育更差。用人 GH 治疗后,可启动青春期发育。有的患者同时伴促性腺激素缺乏,人 GH 只能促进生长,不能促进青春期发育。智力与年龄相符,但保持幼童性格。

3. **成年期表现**　皮肤弹性减退而起皱,显得见老,但面容仍不成熟呈“老小孩”样面容。

【诊断】

1. **临床诊断**　主要根据病史及体检诊断。1~2 岁以后生长缓慢,身长低于同年龄正常小儿三个标准差,身体各部分发育比例相称,智力正常,结合实验室常规检查、糖代谢紊乱、垂体功能检查等作出诊断。垂体性侏儒症患者往往同时有垂体促甲状腺激素及促肾上腺皮质激素分泌不足,其血清胆固醇可增高,血清 T_3 及 T_4 往往降低或在边缘水平,尿内 17 羟类固醇与 17 酮类固醇排量都降低。

2. **鉴别诊断**　由于病因复杂,对垂体性侏儒症诊断时应结合各项临床症状、体征、理化检查,不仅与垂体性侏儒症非内分泌因素引起的矮小症,包括体质性矮小症、基因遗传性侏儒症、胎儿期发育不良、先天或遗传性疾病、骨与软骨发育不全等加以区别,同时鉴别其他内分泌因素引起的矮小症,包括 Laron 侏儒、俾格米(Pygmies)侏儒、分子结构异常的 GH 分泌、甲状腺功能减退症、糖皮质激素过多症、糖尿病、尿崩症等。

【遗传咨询、治疗和预防】

1. **治疗**

(1)生长激素的治疗:对 GHD 最理想的治疗是用 GH 替代治疗,早期应用可使生长发育恢复正常。rhGH 治疗剂量多按临床经验决定。增加剂量会提高生长反应,但二者不成线性关系,剂量增倍时生长反应只增加 1/3，故应根据价格-效果方程式，按体表面积或体重计算 rhGH 剂量。目前多采用每周 0.5～0.7IU/kg体重，分 2～7 次临睡前皮下或肌内注射。

（2）GH 相关激素的治疗：①GHRH 治疗：目前认为 GHRH 治疗仅应用于 GH 分泌障碍较轻的下丘脑性 GHD 患儿，但其剂量、用药途径，包括鼻吸用药及注射频率尚未确定，严重的 GHD 儿童仍用 rhGH 治疗。②IGF-1 治疗：IGF-1 静脉给药的转基因小鼠的身长及体重均增加。但在人的应用中由于不能同时提高 IGF-1 结合蛋白量，受试者的组织更多的暴露于游离升高的 IGF-1 中，其类胰岛素作用表现明显，所有受试者易发生明显的低血糖反应。③GHD 的神经递质治疗：目前试用于临床治疗 GHD 身材矮小的神经递质有多巴胺及可乐定，其主要作用可能是释放 GHRH。

（3）其他下丘脑垂体激素治疗：部分 GHD 患者可有多发性垂体激素缺乏。GH 治疗可使潜在的下丘脑性甲减病情加重。若患儿对 GH 反应不理想，或血清 T_4 水平降至正常值以下，应及时补充甲状腺素。确有肾上腺皮质功能减退者应长期补充可的松。必要时可给小剂量的促性腺激素或性激素以诱发青春发育。

2. **预防与风险评估** 定期做好围生期保健，避免围生期病变史，如难产、宫内窒息等，以免造成脑部受损。GH 缺乏症有明显的家族遗传特点，可以做染色体检查。

第四节 先天性肾上腺皮质增生症

【疾病概述】

先天性肾上腺皮质增生症（congenital adrenalcortical hyperplasia，CAH）［OMIM# 201910，OMIM# 201710，OMIM# 202010，OMIM# 201750，OMIM# 202110，OMIM# 201810］是一组由于编码皮质激素合成必需酶基因突变致肾上腺皮质类固醇类激素合成障碍所引起的疾病。其主要病因为皮质醇合成过程中，由于酶缺陷引起皮质醇合成不足，继发下丘脑 CRH 和垂体 ACTH 代偿性分泌增加，导致肾上腺皮质增生。肾上腺皮质合成 3 种激素所牵涉的酶依次为 20，22-裂解酶、17α-羟化酶（CYP17）、3β-羟类固醇脱氢酶（3β-HSD）、21-羟化酶（CYP21）、11β-羟化酶（CYP11B），其中前三种与三种肾上腺皮质激素合成有关；后两种酶与皮质醇和醛固酮合成有关。以 CYP21 缺陷症最常见，约占 90%以上；其次为 CYP11B 缺陷症，占 5%～8%；3β-HSD 缺陷症少见，而 CYP17 缺陷症与类固醇激素急性调节蛋白缺陷症罕见。更多类型的相关信息可以查询 OMIM（http://www.ncbi.nlm.nih.gov/omim）。

【病因/分类和遗传方式】

1. **CYP21 缺陷症** CYP21 缺陷症［OMIM# 201910］为常染色体隐性遗传病。人类有两个 *CYP21* 基因，包括活性 *CYP21B* 基因和无活性 *CYP21A* 假基因，二者之间有高度同源性。*CYP21B* 的基因突变，包括点突变、缺失和基因转换等，致使 21-羟化酶部分或完全缺乏，由于皮质醇合成分泌不足，雄激素合成过多，致使临床出现轻重不等的症状。可表现为单纯男性化型、失盐型、非典型三种类型。

2. **CYP11B 酶缺陷症** CYP11B 酶缺陷症［OMIM# 202010］为常染色体隐性遗传病。该型占先天性肾上腺皮质增生全部患者的 5%～8%。发病率约为新生儿的 1/10 万活婴，相应的杂合子发病率为 0.6%，中东的犹太人和阿拉伯人发病率较高。人类的 CYP11B 包括 CYP11B1 与 CYP11B2 两种同工酶，由 8q21-q22 区域的 2 个基因 *CYP11B1* 和 *CYP11B2* 编码，都有 9 个外显子和 8 个内含子，两者具有高度同源性。CYP11B1 缺陷症是由 *CYP11B1* 基因突变所致，迄今所发现的突变形式有无义突变、错义突变、变构突变和 3 个核苷酸插入，半数以上的突变发生在外显子 6～8。无义突变引起较严重的临床症状，而不均一性突变患者则临床症状较轻。

3. **3β-HSD 缺陷症** 3β-HSD 缺陷症［OMIM# 201810］亦为常染色体隐性遗传病，由 *3β-HSD* 基因突

变所致。3β-HSD 可分为Ⅰ型与Ⅱ型，分别由位于 1p13 的 2 个基因编码，均含有 4 个外显子和 3 个内含子。3β-HSD 缺陷症由Ⅱ型基因突变所致，大多数突变基因合成的 3β-HSD 酶活性丧失，表现为失盐型表型；少数有 2%～11.9%的酶活性，可合成足够的醛固酮，故表现为非失盐型表型。

4. **CYP17 缺陷症与类固醇激素急性调节蛋白缺陷症**　CYP17 缺陷症是 CAH 中极少见的一种类型，属于常染色体隐性遗传病，由 *CYP17* 基因突变所致。类固醇激素急性调节蛋白（StAR）缺陷症是 CAH 中最严重和最少见的一种，极其罕见，亦为常染色体隐性病。*StAR* 基因位于 8 号染色体上，编码 30kDa 的线粒体磷酸化蛋白，该蛋白通过加强胆固醇从线粒体膜外到膜内的转运来调节胆固醇物质应答急性反应。*StAR* 基因突变可导致糖皮质激素、盐皮质激素和性激素的合成均受阻，因而病情最严重。

【发病机制】

从胆固醇到皮质醇的生物合成需要胆固醇 20,22-裂解酶、CYP21、CYP11B、3β-HSD 和 CYP17 的参与。编码这些酶的基因中的任何一个发生突变都可导致酶活性缺陷，临床上引起不同类型的 CAH。无论是何种酶缺陷均可导致垂体 ACTH 代偿性分泌增加，使双侧肾上腺皮质增生。

【临床表现】

CYP21B 缺陷症和 3β-HSD 缺陷症有男性化和失盐表现。低血钠、高血钾、循环衰竭、失盐危象可发生于生后数周内，危及生命。根据临床表现的严重程度分为典型和非典型。典型 CYP21B 缺陷症包括失盐型、单纯男性化，反映了 CYP21B 缺陷不同程度的一般规律。

1. **失盐型**　为临床表现最重的一型。除了雄激素过多引起的男性化表现外，有明确的失盐表现。患者由于 21-羟化酶活性完全缺乏，孕酮的 21 羟化过程严重受损，导致醛固酮分泌不足。醛固酮的缺乏引起肾脏、结肠和汗腺钠丢失。21-羟化酶缺陷引起的皮质醇分泌不足又加重了醛固酮缺陷的作用，盐皮质激素和糖皮质激素同时缺陷更易引起休克和严重的低钠血症。尚无证据表明 17-羟孕酮有直接或间接抗盐皮质激素的作用。失盐的临床表现可以是一些不特异的症状，如食欲差、呕吐、嗜睡和体重增加缓慢。严重患者通常在出生后 1～4 周内出现低钠血症、高钾血症、高肾素血症和低血容量休克等肾上腺危象表现。如果不能得到正确及时的诊治，肾上腺危象会导致患者死亡。

2. **单纯男性化**　与失盐型比较，除没有严重失盐表现外，其他雄激素过多的临床表现大致相同。占经典型病例的 1/4。

3. **非经典型**　也称为迟发型 21-羟化酶缺陷症，患者只有轻度雄激素过多的临床表现。女性患者在出生时外生殖器正常或轻度阴蒂肥大，没有外生殖器两性畸形。肾上腺类固醇前体物质仅轻度升高，17-羟孕酮水平在杂合子携带者和经典型病例之间。最常见的症状为儿童阴毛提早出现，或年轻女性中表现为严重囊性痤疮、多毛症、多囊卵巢、月经稀发甚至闭经。

【诊断】

1. **临床诊断**　出现假两性畸形、失盐症群、低血压的新生儿应考虑 CYP21 缺陷型，成长过程中逐渐出现的雄激素过多所致症状与体征有助于诊断，几乎所有典型 CYP21 女性患者出生时即有女性男性化表现，生长加速，青春期提前，多毛。

同时出现高血压和雄激素过多表现的要考虑 CYP11B 缺陷症。CYP11B 缺陷症特异性激素诊断指标包括血浆中 DOC、11-去氧皮质醇基础值及 ACTH 兴奋反应，也可测血中 17-OHP、DHEA 等，还可测定 24 小时尿中 17-OHCS、17-KS 和孕三醇。

经典型 3β-HSD 缺陷型患者可有失盐综合征，无高血压，女性出生时可无或有较轻的女性男性化，可有生长加速，青春期提前，多毛，非失盐型典型患者有月经紊乱。血 DHEA、尿 17-KS 水平升高。影像学检查可见肾上腺皮质明显增生。

CYP17 缺陷型患者多无肾上腺皮质功能减退的表现。DOC 过多致钠潴留、血容量增加和高血压，伴低血钾与代谢性碱中毒。StAR 缺陷症患者出生时无异常,出生后第二周左右开始出现严重失盐和肾上腺危象,可有 Addison 病样色素沉着,极易感染。如未及时抢救,可致夭折。

2. **产前诊断** 如果家族中突变已知,或21-羟化酶的诊断明确,可以应用 CYP21 上的标记,则可在孕11周时通过绒毛膜采样进行产前诊断。如果是确定妊娠患病胎儿,则可在受精后通过母体进行类固醇治疗,以减少女婴男性化。

3. **鉴别诊断** 与先天性肾上腺发育不全,假性低醛固酮血症以及其他引起外阴性别不明的疾病鉴别。

【遗传咨询、治疗和预防】

1. **遗传咨询** 大部分 CAH 患者,无论是经典型还是非经典型,都存在大约10个已经报道的突变。CAH 为常染色体隐性遗传病,因此患病婴儿的父母再次妊娠生下患病后代的风险是 1 ∶ 4。如果 CAH 患者是由于21-羟化酶缺乏,且没有家族史,如果配偶非近亲婚配且未患病,则妊娠生下患儿的风险为 $1\times1/50\times1/2=1/100$。

在携带相同突变的亲属中,可有一些表型的差异,可能受修饰基因的影响。

对于外表正常的患者同胞,要考虑是否进行尿素、电解质和血浆17-OHP 的检测,并可能要在人工合成促肾上腺皮质激素诱导下进行重复检测。

2. **治疗和预防** 避免近亲结婚,发现高危人群,根据产前诊断结果指导孕妇地塞米松治疗,及时开始新生儿诊断与激素替代治疗,可减少本病的发生或减轻患儿的病情严重程度,减少对假两性畸形手术矫形的概率,明显改善患者预后。

第五节 尿崩症

【疾病概述】

尿崩症(diabetes insipidus,DI)广义是指多尿、低比重尿及低渗尿和继发性多饮为特征的一组临床综合征,根据病因可以分为先天性和获得性。先天性尿崩症是一组遗传异质性单基因病,包括遗传性中枢性尿崩症和遗传性肾性尿崩症。临床上先天遗传性尿崩症虽然仅占所有 DI 患者10%左右,但是在缺少充足水分供应的情况下,患者可能因严重失水,血浆渗透压与血清钠浓度明显升高而出现极度虚弱、发热、精神异常等症状,甚至死亡。任何导致抗利尿激素(antidiuretic hormone,ADH,AVP)合成、分泌与释放受损的情况都可引起本症的发生。遗传方式可为 X 连锁隐性遗传方式[OMIM 304900]、常染色体显性遗传或常染色体隐性遗传[OMIM #125800]。更多类型的相关信息可以查询 OMIM(http://www.ncbi.nlm.nih.gov/omim)。

一、遗传性中枢性尿崩症

【病因/分类和遗传方式】

遗传性尿崩症分为家族性垂体性尿崩症(familial neurohypophyseal diabetes insipidus,FNDI)、X 连锁隐性遗传性垂体性 DI(NDI Ⅰ型)、常染色体遗传性垂体性 DI(NDI Ⅱ型)。FNDI 约占所有中枢性尿崩症患者的1%,大部分表现为常染色体显性遗传。X 连锁隐性遗传性 NDI 致病基因 *AVPR2*[OMIM * 300538]定位于染色体 Xq28。女性 *AVPR2* 突变基因携带者临床表现不一,症状往往明显轻于男性及基因突变患者。常染色体遗传性 NDI 约占所有遗传 NDI 患者10%,主要致病基因是 *AQP2*,男女患病率相当。肾性尿崩症是肾脏对 AVP 产生反应的各个环节受到损害导致肾性尿崩症,病因有遗传性和继发性两种,呈 X 连锁隐性遗传方式,多为家族性。

【发病机制】

FNDI 病因是 *AVP* 基因编码的 AVP 合成或分泌障碍。*AVP* 基因定位于 20p13，编码 164 个氨基酸组成的前精氨酸加压素原。目前已经报道了 *AVP* 基因明确的致病突变 70 余种，其中错义突变 60 个，无义突变 6 个，插入突变 2 个，剪切突变 2 个。X 连锁隐性遗传性 NDI 致病基因 *AVPR2* 定位于 Xq28，编码一个含有 371 个氨基酸的 7 次跨膜受体，属于 G 蛋白家族的成员。Ellas Spanks 等总结并分析了 2008 年以前所有文献报道的至少 326 个家系中 211 种可能致病的 *AVPR2* 基因突变，共有 15 种不同的不变类型，其中错义突变约占 48.34%，以精氨酸和酪氨酸突变最为常见。常染色体遗传性 NDI，主要致病基因是 *AQP2*，定位于 12q12-q13，编码一个含有 271 个氨基酸组成的 6 个跨膜水通道蛋白。目前有报道的至少 40 种可能致病的 *AQP2* 基因突变，包括 32 种错义突变，2 种无义突变，3 种缺失突变和 3 种剪切位点突变。

【临床表现】

遗传性中枢性尿崩症常幼年起病，由于口渴中枢发育不全，可出现脱水及高钠血症，多饮、多尿症状的严重程度也因其遗传方式不同而不尽一致。患者成年后多饮、多尿症状可减轻。中枢性尿崩症可伴有腺垂体功能减退症。当患者合并肾上腺皮质功能减退时，由于增加了非渗透性 AVP 分泌及减少了肾小球滤过率，多尿症状可较轻。而患者接受糖皮质激素治疗后，多尿症状反而加重。*AVP* 基因突变患者在出生后数月至数年才出现多尿、多饮的临床表现，及在出生后的第 1~2 年内 AVP 分泌往往是正常的，在疾病初期 AVP 是部分性缺失，血、尿渗透压可因限制液量或其他异常强刺激如恶心、体位性低血压等调节而维持在正常范围内。之后，AVP 缺乏进行性加重甚至完全缺乏，病情也随之进展，限制液量不能有效维持机体正常的血尿渗透压。临床上部分男性患者在中年后有多尿、多饮等尿崩症样临床表现，可自发缓解或减轻。

【诊断】

1. **临床诊断** 诊断的第一步是确立是否有尿崩症或持续性排出低比重尿，然后再确定其发病部位和病因，必要时，可进行 AVP 细胞自身抗体检测或突变基因分析。典型的尿崩症诊断不难，凡有烦渴、多饮、多尿及低比重尿者应考虑本病。原发性中枢性尿崩症临床确定为多饮患者，先除去其他疾病后才能行限水试验及垂体加压素实验，确定为中枢性尿崩症。常有家族史，家族中男女均有发病。基因突变的检测在临床上的应用非常重要。

2. **鉴别诊断** 临床上需要与原发性多饮、原发性高钙血症、糖尿病、肾脏疾病引起的多尿症加以鉴别。

3. **产前诊断** 该病的产前诊断需建立在先证者遗传诊断明确的基础上。该家系先证者遗传学诊断明确，但母亲外周血检测未携带该致病基因突变，先证者可能为新生突变，这样母亲再生育相同疾病患儿的概率相当小，但仍不能除外母亲生殖腺嵌合可能，故先证者母亲再生育时仍建议产前诊断。

【遗传咨询、治疗和预防】

1. **遗传咨询** 根据先证者患病的种类及遗传方式，分别按常染色体显性、X 连锁隐性遗传方式进行遗传咨询。先证者本人将来生育，其后代有患病风险高，故必须进行产前诊断。

家庭成员的风险评估。

(1)先证者同胞：同胞的风险取决于先证者父母的基因情况，如果先证者父母为受累患者，则同胞的风险是 50%。父母都携带异常基因，后代 75%患病。当父母临床上无任何表现，基因未发现异常，则患病的风险很低，但需注意父母生殖腺嵌合可能。

(2)先证者后代：每个先证者孩子有 50%患病风险，故剩余时需要进行产前诊断。

(3)先证者的其他家族成员：其他家族成员的风险取决于其父母的情况。如果其父母其中之一为患者，那么他们患病风险很高。

2. **治疗**　尿崩症的治疗主要应用药物治疗。包括使用抗利尿激素制剂；加压素；尿崩灵；皮下注射神经垂体素水剂等。口服治疗尿崩症药物主要包括：氢氯噻嗪、卡马西平、吲达帕胺等。

二、遗传性肾性尿崩症

【病因/分类和遗传方式】

遗传性肾性尿崩症（hereditary nephrogenic diabetes insipidus，HNDI）是一种罕见的遗传性疾病，因肾脏缺陷使远端肾单位对精氨酸加压素（AVP）的抗利尿作用不敏感、肾单位不能正常浓缩尿液，引起严重脱水和电解质紊乱，如高钠血症和高氯血症。HNDI 是一类受体或受体后信号转导途径缺陷，使肾脏对 AVP 不敏感，从而引起以尿液浓缩功能障碍为主要特点的先天性疾病。

目前文献已经报道的遗传性 HNDI 分为 AVP 受体-2（AVPR2）基因突变所致 X 连锁隐性遗传性 NDI［OMIM#304800］，约占所有遗传性 NDI 患者的 90%。遗传性 NDI 发病率低，而散发病例报道常见。

【发病机制】

X 连锁隐性遗传性 NDI 由于肾脏突变的 V2R 对 AVP 的抵抗程度不同，患者临床表现多样。体外实验证实，大部分基因突变导致编码的受体滞留在细胞内，少数突变受体能够到达细胞表面，但不能与 AVP 结合或不能有效引发胞内的腺苷酸环化酶级联反应。无论是 V2R 数量减少还是其结构或功能的改变，都使 V2R 不能介导 AVP 的正常功能。

【临床表现】

先天性 NDI 可在出生时即有多尿多饮症状，一直持续到成人，出现低渗尿。新生儿容易出现反复易激惹、呕吐、喂养困难、体重增长缓慢、发热、便秘及脱水等相关表现，长期脱水与高血压可能造成持久的脑细胞器质性损害，使得患者出现精神异常与发育障碍。另外，泌尿系统相关并发症较为常见。本病常伴有颅内钙化，其发生率随病程延长而增高，与多尿多饮症状控制的好坏有关，可引起癫痫发作。遗传性肾性尿崩症者约 90%发生于男性。一般在生后不久即发病，最迟到 10 岁才发病，主要症状是多尿（低比重尿）、烦渴、多饮、生长发育障碍等。

【诊断】

1. **临床诊断**　遗传性 NDI 在诊断时首先需要排出其他继发性 NDI，结合患者自幼发病的病史、家系、遗传特征等因素后才能考虑诊断遗传性 NDI。NDI 的主要临床特点是尿浓缩功能障碍、对外源性 AVP 无反应，即使给予外源性 AVP 或者去氨加压素后，尿渗透压变化不明显或升高不超过原来的 50%。在某些情况下，由于 DI 显著异质性的临床表现，诊断仍存在一定困难，基因检测方可确诊。

由于该病遗传异质性较高，遗传方式较多，在没有明确家族史及家系遗传方式时，一般按发病率较高的 *AVPR2* 基因突变检测，若该基因检测未找到致病突变，则考虑行 *AQP2* 基因检测。*AVPR2* 基因［OMIM＊300538］定位与 Xq28，目前发现有 200 余种该基因突变类型导致 HNDI。

2. **产前诊断**　需要建立在先证者遗传诊断明确的基础上，根据疾病的遗传方式，以及检测到了基因突变，对胎儿进行产前诊断。

3. **鉴别诊断**　肾性尿崩症需与垂体尿崩症、神经性多饮多尿及糖尿病鉴别。

【遗传咨询、治疗和预防】

1. **遗传咨询**　该病的遗传方式不同，因此根据疾病的家系调查，选择不同的方式进行遗传咨询，发病风险的估计依据不同遗传方式进行评估。

2. **治疗**　对于新生儿患者主要采用常规低钠饮食，补充足量水分防治患者脱水的发生，定时排尿以避免泌尿系统相关并发症。治疗药物可以选择噻嗪类利尿剂、阿米洛利和前列腺合成酶抑制剂等，这些传统治疗方案仅仅在一定程度上缓解多尿、多饮的临床症状，并非是对因治疗。

第六节　多发性内分泌腺瘤综合征

【疾病概述】

多发性内分泌腺瘤病(multiple endocrine neoplasia，MEN)为一组呈常染色体显性遗传的内分泌肿瘤综合征，临床上可分为3型：1型(MEN1)、2型(MEN2)和4型(MEN4)。其中MEN2又分为2种亚型：MEN2A、MEN2B。此外，还有不能归属于MEN1或MEN2的混合型MEN。MEN1[OMIM# 131100]为两处或以上激素分泌组织的肿瘤，可为良性的激素分泌腺瘤，同时也伴有恶性肿瘤，发病率为1/30 000。MEN2[OMIM+ 164761]是一种高度遗传和完全外显的严重疾病，发病率为1/35 000，包括3种疾病：多发性内分泌肿瘤综合征2A、2B型及家族性甲状腺髓质瘤(familial medullary thyroid carcinoma，FMTC)。更多类型的相关信息可以在OMIM查询(http://www. ncbi. nlm. nih. gov/omim)。

一、多发性内分泌腺瘤综合征1型

【病因/分类和遗传方式】

MEN1为常染色体显性遗传疾病，又称Wermer综合征。30%的MEN1患者会发生腺垂体肿瘤(大多数是催乳素瘤(60%)，生长激素瘤(20%)，促肾上腺皮质激素瘤和无功能瘤(<15%))。发生在MEN1的相关肿瘤还包括：肾上腺皮质激素瘤(5%)，类癌(4%~10%)，脂肪瘤(1%)，面部血管纤维瘤(88%)和胶原瘤(72%)。导致多发性内分泌腺瘤病的基因定位于11q13区域，编码610个氨基酸的menin蛋白，为肿瘤抑制基因。已发现约有400个生殖细胞及体细胞突变，遍及*MEN1*基因。MEN1患者中约10%其基因突变属新出现的，称为散发性。

【发病机制】

多发性内分泌腺瘤综合征1型的发病与位于11号染色体长臂(11q13)上*MEN1*基因发生突变有关。这一基因含有10个外显子，属抑癌基因。MEN1在遗传方式上属常染色体显性遗传。此病多为家族性遗传，亦有新突发的散在病例。*MEN1*基因缺陷的性质多样化，并覆盖整个基因，常产生一截短并失去功能的*menin*。除了来自胚系的基因缺陷外，在MEN1肿瘤组织中发现*menin*等位基因缺失。约20%散发性甲状旁腺腺瘤及一部分散发性胰腺内分泌癌、肺类癌亦可出现*menin*基因突变。

【临床表现】

MEN1中最常见并最早出现的病变，可有骨痛、病理性骨折、血钙升高、泌尿系结石等表现。MEN1综合征以甲状旁腺功能亢进症(parathyroid)、胰腺神经内分泌瘤(pancreas)和垂体瘤(pituitary)组成为所谓的“3P”特征。甲状旁腺功能亢进至少出现在90%的患者中。无症状性高血钙系最常见表现；胰岛素细胞瘤占患者的30%~75%，其中约40%肿瘤来自β细胞，分泌胰岛素，有空腹低血糖；60%的MEN1患者有垂体肿瘤，其中约25%分泌生长激素或(和)催乳激素，受累患者有肢端肥大症。胰腺神经内分泌瘤包括：胃泌素瘤，多为恶性，易发生淋巴结和肝转移；胰岛素瘤，常为多灶性、多数良性，患者有低血糖发作；其余为胰升糖素瘤、舒血管肠肽瘤及无功能瘤。垂体瘤包括催乳素瘤，生长激素瘤、无功能瘤及ACTH瘤等。此外，MEN1还可有其他病变，包括肾上腺无功能皮质瘤、类癌(位于胰腺、十二指肠、胸腺及支气管)、甲状腺腺瘤、皮下脂肪瘤等。

【诊断】

根据临床表现、遗传史、典型检查结果诊断。

临床上患者出现三种最常见的内分泌腺瘤中的两种肿瘤，或患者的一级亲属中 1 人或 1 人以上也患有上述三种内分泌腺瘤中的一种肿瘤，可诊断为 MEN1。对患 MEN1 者的家族成员应作全面的病史采集及体检。重要的实验室检查为血离子钙浓度测定，或作血总钙测定加血浆蛋白测定作校正，从 15 岁起开始定期检查。此外，催乳素、胃泌素及空腹血糖测定也有助于诊断。*menin* 基因突变检测由于过于复杂、昂贵，只有具备条件的研究室方可施行。

【遗传咨询、治疗和预防】

现在已有基因测序方法确定遗传携带者，发现 70%的家系可检测到 *MEN1* 突变。如果父母之一是患者，同胞兄弟姊妹的患病风险也是 50%。患者的子女有 50%的患病风险。对易患病成员做基因检测，找出家族特异性的突变可有助于对后代或同胞的产前诊断。

MEN 与易感基因突变有很强的关联，在临床诊断的 MEN1 患者中，*MEN1* 基因胚系突变检出率为 70%～95%。

二、多发性内分泌腺瘤综合征 2 型

【病因/分类和遗传方式】

MEN2 是一种常染色体显性遗传、有肿瘤发生倾向的综合征，其相关的特征性肿瘤是髓质甲状腺癌和嗜铬细胞瘤。它是由于生殖细胞原癌基因 *RET* 激活突变而导致的病变。MEN2 的 3 种亚型 MEN2A、MEN2 和 FMTC（家族性髓质甲状腺癌），全都具有源于甲状腺 C-细胞（产生降钙素）的髓质甲状腺癌的高风险。MEN2A 型的髓质甲状腺癌常于成年的早期发病，MEN2B 在儿童早期发病，而家族性髓质甲状腺癌则是在中年发病。MEN2 的发病率约为 1/30 000。60%～90%的 MEN2 病例是 MEN2A 型，5%是 MEN2B，剩下 5%～35%是家族性髓质甲状腺癌。

【发病机制】

MEN2 的发病机制是原癌基因 *RET* 发生突变所致。RET 为一单链穿膜含酪氨酸激酶的蛋白，在机体的发育上起重要作用。MEN2A 患者常见 *RET* 基因错义性突变或小的 DNA 片段的缺失或插入，这些改变涉及 RET 酪氨酸激酶底物的特异性变化。*RET* 基因突变见于 98%的 MEN2 患病家族成员；*RET* 基因第 643 位半胱氨酸密码子突变见于约 85%的 MEN2A 家族成员；第 16 外显子发生 M918T 突变约见于 95%的 MEN2B 家族成员。MEN2A 先证者发现 *RET* 新发突变的概率为 5%，而 MEN2B 先证者是 50%。

【临床表现】

MEN2 型是以甲状腺髓样癌、嗜铬细胞瘤、甲状旁腺功能亢进三者并存为特点。MEN2B 患者还可有黏膜神经瘤。

1. **甲状旁腺功能亢进**（增生或腺瘤）　可表现为高钙血症。

2. **嗜铬细胞瘤**　占 50%，多呈家族性，多位于肾上腺，常为双侧，恶性少见。临床表现同散发性嗜铬细胞瘤，表现为持续或阵发性高血压，并头痛、心悸、大汗、面色改变、肢端湿冷、胸闷等症状。

3. **甲状腺髓样癌**　为最常见表现，是起源于甲状腺 C 细胞的肿瘤。临床上除甲状腺肿大外，还可因分泌降钙素及多种异源性激素（ACTH、VIP、5-HT 等）而引起多种临床综合征：皮肤潮红、腹泻、消化性溃疡、高血压，但血清钙并不低甚而偏高；测定血降钙素升高。

4. **多发性黏膜神经瘤**　发生于口腔黏膜、舌、唇、眼睑及胃肠道等部位，表现为口唇粗厚、凹凸不平，舌增厚、表面不平，弥漫性或结节性眼睑外翻，胃肠黏膜神经瘤表现为腹泻或便秘。

【诊断】

本综合征的主症是甲状腺髓样癌及嗜铬细胞瘤，对于临床上首先出现的任何病征，都应按 MEN 的可能存在进行检查。由于 *RET* 基因突变的部位有限，对患 MEN2 者的家族成员应争取做基因检测，远

较以往测定降钙素的筛查方法可靠。

MEN2A 型多发性内分泌腺瘤病须与 MEN1、MEN2B 型鉴别：MEN1 型多以甲状腺、垂体、腺体肿瘤为主；MEN2B 型以多发性神经瘤伴甲状腺髓样癌及（或）肾上腺嗜铬细胞瘤为主；而 MEN2A 型是以甲状腺髓样癌、嗜铬细胞瘤、甲状旁腺功能亢进三者并存为特点。

【遗传咨询、治疗和预防】

多发性内分泌腺瘤综合征 2 型病因未明，是有明显家族倾向的显性遗传性疾病。常表现为常染色体显性遗传规律，多数患者是由于其从父亲或者母亲遗传了一个易感基因的突变，其传递给后代的概率是 50%。因此可参考遗传性疾病预防措施。部分患者是由于致病基因的新发突变，临床表现为散发性。

预防措施从孕前贯穿至生产。一旦出现异常结果，需要明确是否要终止妊娠；胎儿在宫内的安危；出生后是否存在后遗症，是否可治疗，预后如何等。采取切实可行的诊治措施。

三、其他需要考虑的疾病

1. **家族性髓质甲状腺癌**（familial medullary thyroid carcinoma，FMTC）　FMTC 是一种常染色体显性遗传疾病，是 MEN2 的亚型，特征性表现为髓质甲状腺癌而无其他 MEN2 的临床症状，通常在中年时被诊断出。由原癌基因 *RET* 突变引起。

2. **家族性孤立性甲状旁腺功能亢进**（familial isolated hyperparathyroidism，FIHP）　FIHP 是常染色体显性遗传疾病，表现为甲状旁腺单个或多个腺体的肿瘤，而且不出其他形式的内分泌肿瘤。近来在一些家族中发现了 *MEN1* 基因突变，FIHP 是 MEN1 中明显的等位基因变异

3. **甲状旁腺功能亢进-颌骨肿瘤综合征**（hyperparathyroidism-jaw tumour syndrome，HPT-JT）　HPT-JT 是由 *HRPT2*（parafibromin）基因突变引起的，属常染色体显性遗传疾病，表现为甲状旁腺肿瘤和颌骨（包括上下颌）的纤维—骨瘤。一些 HPT-JT 患者也可能出现各种各样的囊性和肿瘤性肾脏异常，包括 Wilms 肿瘤、错构瘤和多囊肾等。HPT-JT 患者的多个甲状旁腺肿瘤是非同步发生的，尽管大部分是良性瘤，但是这些患者生恶性甲状旁腺癌的风险明显增大。

4. **甲状腺癌**（thyroid cancer，TC）　TC 约占所有新发恶性肿瘤的 1%。其中约 94%是分化良好的甲状腺癌，另有 5%是髓质甲状腺癌，源于甲状腺神经内分泌的生降钙素，还有 1%是未分化癌。约 80%的散发髓质甲状腺在 50 多岁或 60 多岁时发病，20%的髓质甲状腺癌出现在具有肿瘤发生倾向的综合征中，如 MEN2A、MEN2B 或 FMTC。

5. **Carney 综合征**（carney complex，CNC）　CNC 是一种罕见的多生性肿瘤综合征，包括内分泌瘤（甲状腺、垂体、肾上腺皮质和性腺），非内分泌瘤（黏液瘤，特别是心房黏液瘤）和神经瘤（神经髓鞘瘤）。典型表现是皮肤色素性病损（多发性蓝痣）。原发性色素结节状肾上腺皮质病（PPNAD）是 CNC 最常见的内分泌表现。CNC 是由于 *PRAK1A* 基因（cAMP 信号转导途径的重要部分）突变或另一个基因 *CNC2*（位于 2p16）突变引起的。

6. **散发的甲状旁腺癌**（sporadic parathyroid cancer，SPC）　Shattuck 等（2003）在对 15 例散发的甲状旁腺癌患者（无家族史，无 HPT-JT 和 MEN1 等症状）的研究中发现，3 例患者有生殖细胞 *HRPT2* 基因（HPT-JT 中的基因）突变。这说明某些表面上看起来是散发的甲状旁腺患者很可能是 HPT-JT 综合征的患者或是有些变异者。

（樊　红）

第十三章 神经精神系统遗传性疾病

神经系统遗传病是以神经系统症状体征为主要临床表现的遗传病，种类繁多，在目前报道的7000余种单基因病中，具有神经系统异常表型的超过1000种，而且神经系统遗传病具有广泛的临床异质性和遗传异质性，由于动态突变而引起的遗传早现在神经系统遗传病较常见。而遗传性精神病是由于遗传或遗传与环境因素共同作用而引起的认知、情感、意志和行为等精神异常，发病率高，病因复杂。本章仅选择较为典型或分子机制明确的部分疾病予以介绍。

第一节 亨廷顿舞蹈病

【疾病概述】

亨廷顿舞蹈病(Huntington disease，HD)[OMIM# 143100]又称为遗传性舞蹈病或慢性进行性舞蹈病，1872年由一名英国外科医生George Huntington首次描述，此病为一种晚发的神经退行性遗传病，发病年龄一般为30~50岁，发病后15~20年死亡。该病主要侵害基底节和大脑皮质，具有高度的区域选择性。基底节运动通路受损引发运动过度，即亨廷顿舞蹈症的主要临床症状——舞蹈样动作；大脑皮质受损导致患者认知功能障碍，晚期亨廷顿舞蹈症多见痴呆。该病目前缺乏有效的治疗方法。发病率与人种有关，欧美白种人发病率最高(5/100 000~10/100 000)，而亚非人群发病率最低。

【病因/分类和遗传方式】

HD为常染色体显性遗传病，其致病基因定位于4p16.3。1993年，亨廷顿病研究协作组利用定位候选克隆策略分离到该病的致病基因*IT15*(interesting transcript 15)，编码的蛋白Huntingtin(HTT)由3144个氨基酸组成，因此，该基因又称为*HTT*。HTT在全身各个器官包括中枢神经系统广泛表达，其正常功能尚未完全明确，可能与神经系统发育、细胞内吞和分泌及抑制细胞凋亡有关。绝大多数HD患者是由于*HTT*基因动态突变所致，即*HTT*基因的第一外显子含有CAG重复序列，所编码的蛋白质从氨基末端第17位氨基酸残基开始有一段重复的谷氨酰胺序列。正常人群中CAG重复次数为9~35，而在患者CAG的重复次数会出现异常增加，CAG重复多于35次的个体会患病。CAG重复次数影响疾病外显率，重复次数为36~40个，表现为不完全外显，而CAG重复次数超过40时表现为完全外显。CAG重复次数也影响发病年龄，重复次数越多，患者发病年龄越早。

CAG重复次数大于或等于28时在减数分裂过程中易发生扩增，因此在家系中可以看到下代重复次数多于上代、发病年龄提前即早现现象；而且这种不稳定的扩增现象在精子发生过程中更常见。

【发病机制】

亨廷顿病的分子发病机制即CAG重复序列异常扩增突变导致谷氨酰胺异常扩展，但其损伤神经元的具体机制目前尚不清楚，有如下假说：

1. **毒性功能获得机制** 谷氨酰胺异常扩展使HTT蛋白产生毒性，从而对神经元产生一系列的损害。①影响基因转录：突变的 HTT 在细胞核内可与某些转录因子形成复合物，从而干扰转录因子与 DNA 的相互作用。②激活细胞凋亡机制：HTT 有数个蛋白酶酶切位点，可被 caspase、钙蛋白酶和天冬氨酸内肽酶类等蛋白酶酶切，正常的 HTT 可抑制蛋白酶激活，突变的 HTT 却可激活蛋白酶，酶切产生含多聚谷氨酰胺序列的氨基末端片段。这些 HTT 氨基末端片段一方面可以在细胞质或细胞核中发挥各种毒性作用，另一方面又可以激活 caspase-8 和 caspase-9 而诱导细胞凋亡。③与多种蛋白质的相互作用：突变的 HTT 可与亨廷顿蛋白相关蛋白 1（HAP1）、亨廷顿蛋白相互作用蛋白 1（HIP1）和亨廷顿蛋白相互作用蛋白 2（HIP2）、磷酸甘油醛脱氢酶（GAPDH）以及钙调蛋白等相互作用而致线粒体功能障碍和氧化应激反应等，从而影响神经元的正常功能。④神经损伤作用：在亨廷顿病患者脑组织中对纹状体神经元存活具有重要作用的脑源性神经营养因子（BDNF）表达水平显著下降，一些神经营养因子受体如 TrkB 和 $p75^{NTR}$ 的表达水平也相应下降。此外，泛素-蛋白酶体系统（UPS）对突触的功能和可塑性有重要作用，突变的 HTT 可降低其活性，从而影响神经元的正常功能。

2. HTT 的异常聚集 1997 年，Davies 等和 DiFiglia 等分别在亨廷顿病转基因动物和亨廷顿病患者脑组织病变区域的神经元细胞核内发现 HTT 异常聚集，而且聚集程度与 CAG 重复次数相关。但目前尚不清楚患者神经元内含有异常 HTT 蛋白的包涵体（NIIs）在疾病发生中的作用机制，尽管 NIIs 被认为是亨廷顿病的标志性病理学特征。

【临床表现】

该病好发于 25~50 岁，10%左右的患者发病于儿童和青少年，10%在老年人发病，早至 5 岁，晚至 70 岁都可发病。绝大多数患者有阳性家族史。该病起病隐匿，缓慢进行性加重，主要症状为舞蹈-手足徐动样不自主运动、精神症状和进行性痴呆。神经和精神症状两者可同时发生于患者身上，但也可先后发生。精神障碍：半数以上患者情感障碍很明显，常先有自我烦恼，过分自信，也有猜疑、激动、自控能力差、时而高兴、时而悲观失望至极点。可有记忆力下降、注意力减退，逐渐不能胜任工作或家务，严重和晚期时可成痴呆。病程缓慢，呈进行性加重。神经系统症状：早期可有站立不稳、书写时字迹变坏、精细工作有困难，以后逐渐出现舞蹈动作。可以一侧肢体比另一侧肢体严重，其中面部和手部更明显，典型表现为手指弹钢琴样动作和面部怪异表情。晚期则全身累及，肌力无变化，肌张力一般不高。偶尔患者伴有其他不自主运动，如肌张力障碍、肌阵挛，甚至少动-强直症状。尤其疾病晚期，舞蹈动作减少，而呈少动-强直状态，这在 20 岁以前发病的早发病患者中常见。在中年或青春期发病患者（15~40 岁），病情较晚发者严重，情感障碍出现早而明显，如果有舞蹈症状也极明显，智能损害在几年后也明显，癫痫的发生多见。在晚发者（55 岁以后），主要以舞蹈症状出现较突出，痴呆很轻或无。患者的其他神经系统表现为四肢腱反射亢进，但 Babinski 征很少出现。精神障碍和舞蹈症状之间无一定关系。最常见的是情感障碍和精神障碍伴发舞蹈症状，是诊断本病的依据。

【诊断】

1. 临床诊断 根据特征性的舞蹈动作、行为人格改变与痴呆三联征，结合家族史可诊断。无家族史者确诊有一定困难。脑电图可有弥漫性异常，无特异性。脑 CT 及 MRI 可见大脑皮质萎缩，尾状核萎缩变小。侧脑室和尾状核区形成特征性“蝴蝶征”。PET 显示尾状核葡萄糖代谢明显下降。基因检测发现 CAG 重复序列拷贝数增加可以明确诊断。

2. 鉴别诊断 亨廷顿病的舞蹈样不自主运动需与小舞蹈病、良性家族性舞蹈病、先天性舞蹈病、棘红细胞增多症、抽动秽语综合征以及其他神经系统先天遗传性疾病相鉴别。以智能衰退和人格行为改变为突出表现时需与老年性痴呆病、额颞痴呆等痴呆综合征鉴别。精神症状突出的患者需与各种精神疾病相鉴别。

【遗传咨询、治疗和预防】

1. 遗传咨询 本病为常染色体显性遗传，可按常染色体显性遗传方式进行遗传咨询。由于绝大多

数患者是由于 *HTT* 基因动态突变所致,检测 *HTT* 基因 CAG 重复次数可用于症状前和产前诊断。当 CAG 重复次数大于或等于 40 时,完全外显;CAG 重复次数在 36~39 时,外显率降低、发病年龄较晚;当重复次数在 28~35 时,尽管携带者不出现临床症状,但由于在减数分裂过程中易发生扩增,可能会产生患病子代。因此,遗传咨询时应特别关注 CAG 重复次数在 28~35 个体的子代。

2. **治疗**　目前对亨廷顿病尚无特异性治疗措施。对症治疗措施包括:①对有抑郁障碍者可给予抗抑郁治疗;②对有精神症状者,应给予抗精神病药物(氯氮平等)治疗;③对舞蹈症状可应用多巴胺受体拮抗剂如氟哌啶醇、氯丙嗪、奋乃静、硫必利、利血平、毒扁豆碱、异烟肼、丙戊酸钠、丁苯那嗪等药物;④对运动迟缓、运动不能-强直综合征可试用抗帕金森药物如左旋多巴、金刚烷胺与抗胆碱能药物治疗,但疗效不佳;⑤一般支持治疗,加强看护和护理。

第二节　遗传性共济失调

遗传性共济失调(hereditary ataxia,HA)是一大类具有高度临床和遗传异质性、病死率和病残率较高的遗传性神经系统退行性疾病,占神经系统遗传性疾病的 10%~15%,其中最常见的是脊髓小脑性共济失调(spinocerebellar ataxia,SCA)和弗里德赖希共济失调(Friedreich ataxia,FRDA)。

一、脊髓小脑性共济失调

【疾病概述】

脊髓小脑性共济失调(SCA)又称常染色体显性遗传性小脑共济失调,是遗传性共济失调的主要类型,具有高度的临床异质性和遗传异质性,病变主要累及脑干、小脑、脊髓。

目前常见的亚型是 SCAl、SCA2、SCA3、SCA6、SCA7、SCA12、SCA17、DRPLA。现已确定致病基因的 SCA 达到 40 种,其中中国人群中 SCA3 最常见。

【病因/分类、遗传方式和发病机制】

SCA 呈进行性病程,遗传早现现象常见。根据发病机制可将 SCA 的各种亚型分为 3 类:

1. **第一类**　最为常见,包括 SCA1[OMIM# 164400]、SCA2[OMIM# 183090]、SCA3[OMIM# 109150]、SCA6[OMIM# 183086]、SCA7[OMIM# 164500]、SCA17[OMIM# 607136]和 DRPLA[OMIM# 125370],主要因三核苷酸(CAG)重复扩增使其基因编码的多聚谷氨酰胺链不断扩展,多聚谷氨酰胺产生的异常蛋白质与神经元内正常蛋白质相互作用并在神经细胞内沉积而产生细胞毒性,这种毒性作用可能干扰蛋白质的聚集和消融,泛素-蛋白酶系统失调和干扰钙离子的平衡而产生神经系统损害症状。

2. **第二类**　包括 SCA8[OMIM# 608768]、SCA10[OMIM# 603516]、SCA12[OMIM# 604326]、SCA31[OMIM# 117210]、SCA36[OMIM# 614153],这些亚型的发病与致病基因非编码区的三核苷酸(CTG)和五核苷酸(ATTCT)扩增有关。

3. **第三类**　包括 SCA5[OMIM# 600224]、SCA11[OMIM# 604432]、SCA13[OMIM# 605259]、SCA14[OMIM# 605361]、SCA19[OMIM# 607346]、SCA23[OMIM# 610245]、SCA26[OMIM# 609306]、SCA27[OMIM# 609307]、SCA28[OMIM# 610246]、SCA29[OMIM# 117360]和 SCA35[OMIM# 613908],其发病主要是相应基因位点上的特定基因缺失、错义突变和无义突变而引起的神经退行性病变,其中 SCA15[OMIM# 606658]和 SCA20[OMIM# 608687]主要是大片段的缺失和重复。

【临床表现】

SCA 的临床表现主要有下列特征:①进展较慢。②进行性加重的对称性共济失调症状:典型病例表现为进行性步行困难,伴笨拙、语言障碍或视觉障碍。眼震、吟诗样语言、辨距不良、震颤和共济失调步态等是主要的临床症状，并常伴痴呆、锥体束征及脊髓、周围神经体征。③有家族遗传病史。SCA 大多数为常染色体显性，少数为隐性遗传，也有少数散发病例。④血液常规、脑脊液常规、生化、细胞学检查均基本正常，仅少数患者脑脊液蛋白定量轻度增高；CT 扫描、MRI 检查无特异性，但小脑、脑干萎缩性改变有辅助诊断意义。有学者认为小脑、脑干的萎缩程度与临床症状、体征呈平行关系，且 MRI 扫描异常率与病程有关。病程越长，异常率越高，但也有个别患者病程长、病情重，但 MRI 扫描正常。⑤病理检查可见脑和脊髓的病理性改变，主要表现为小脑浦肯野细胞消失、轴索变性、髓鞘坏死变性、小脑皮质和白质对称性萎缩，且同时累及脑干、脊髓和视神经等。

【诊断】

1. 临床诊断

(1)缓慢发生、进展性、对称性共济失调。

(2)遗传家族史：典型的遗传家族史是确诊的重要依据，对于家族史不详的病例（如上一代去世早），需要排除 AD 模式；大部分隐性遗传的 SCA 可能没有近亲婚配及同胞患病，可根据发病年龄和病程特点判断。

(3)辅助检查（血清学检测、神经电生理学检查、影像学检查等）的支持证据。

2. 鉴别诊断　应与其他遗传性及非遗传性因素所致的共济失调鉴别。在其他遗传性因素所致的共济失调中，需要通过基因诊断与遗传性痉挛性截瘫（hereditary spastic paraplegia，HSP）复杂型鉴别。非遗传性共济失调包括非遗传性神经退行性共济失调及其他获得性共济失调，前者主要包括多系统萎缩（multiple system atrophy，MSA）、散发性成年起病型共济失调（sporadic adult-onset ataxia，SAOA），其中 MSA-C 型以往称为橄榄体-脑桥-小脑萎缩（olivopontocerebellar atrophy），是鉴别的重点；后者主要包括中毒性共济失调（乙醇、药物、重金属等所致）、免疫介导性共济失调（多发性硬化、副肿瘤综合征等）、感染/感染后疾病（小脑脓肿、小脑炎等）、颅脑创伤、新生性疾病（小脑肿瘤、转移性肿瘤等）、内分泌代谢异常（甲状腺功能减退等）等。

3. 基因诊断　基因检测的选择首先考虑遗传方式，其次考虑伴随的症状。如为常染色体显性遗传，首选分析 SCA，按发病率高低首先筛查 SCA3、SCA2、SCA1，再次筛查 SCA6、SCA7、SCA8、SCA36、SCA35，如伴有视网膜色素变性的则首先分析 SCA7，再分析其他亚型。另外，可按不同的伴随症状选择检测的基因。

【遗传咨询、治疗和预防】

目前尚无能够完全阻止病情进展的方案，尚无有效的病因治疗，临床上仍以对症和支持治疗为主，许多药物治疗尚缺乏循证医学的证据，以临床经验治疗为主，主要目标是减轻症状、延缓病情进展，改善日常生活自理能力。对于表型严重的早发的家族性 SCA，可根据其阳性家族史，提供必要的产前咨询和产前诊断，以预防严重表型的患儿出现。

二、弗里德赖希共济失调

【疾病概述】

弗里德赖希共济失调（Friedreich ataxia，FRDA）[OMIM# 229300] 由 Friedreich（1863）首先报道。1996 年，FRDA 的疾病基因 *FXN* 基因被克隆，Friedreich 共济失调是最常见的常染色体隐性遗传性共济失调。

【病因/分类、遗传方式和发病机制】

FRDA 是一种三核苷酸异常扩增导致的疾病，致病基因为 *FXN*，编码 frataxin 蛋白。大多数 FRDA 是由于 *FXN* 基因第一内含子中不稳定的（GAA）n 三核苷酸重复扩展所致，正常重复数是 6~34 次，而患者超过 67 次，可高达 1700 次，常见为 800~1000 次。4%~6%的患者是由于点突变引起。

frataxin 是一种泛素线粒体蛋白，位于线粒体膜内层，调节铁离子进入线粒体内。*FXN* 基因突变，使其表观水平发生异染色质现象，抑制或阻碍转录的起始和延伸，从而造成 frataxin 蛋白减少。frataxin 蛋白是线粒体内重要的铁伴侣分子，与铁硫簇的合成相关，铁硫簇参与细胞内多种酶的合成及活化。frataxin 蛋白表达量减少使细胞线粒体内铁积累，引起氧化应激和线粒体功能障碍，最终引起 FRDA 患者神经元死亡。

【临床表现】

FRDA 发病年龄 2~25 岁，平均 13 岁，男女患病率大致相等。首发症状大多为缓慢进行的共济失调，表现意向性震颤，步态蹒跚，站立摇晃，奔跑困难等，膝、踝反射消失。晚期逐渐出现构音障碍、震动觉及关节位置觉明显减退（80%）和以下肢为主的无力；锥体束症状少见，为伸性跖反射和肢体痉挛；2/3 患者有脊柱侧凸和弓形足等骨骼畸形；少数患者出现远端肌萎缩、视神经萎缩、白内障、蓝巩膜、眼球震颤（20%）及眩晕；可有自主神经受损引起的吞咽困难、呼吸异常、唾液分泌、肢端出汗异常或括约肌功能障碍等；10%~19%的患者可伴发糖尿病（一般发病 10 年后出现）。肥厚型心肌病几乎见于所有患者，但早期常不表现，有心慌、气短、心绞痛、充血性心功能不全、心脏杂音、心律不齐、心房颤动等，是未成年患者死亡的主要原因。

【诊断】

1. **诊断**　本病的诊断标准：①青春期发病，一般多在 20 岁前起病；②进行性躯干及四肢共济失调；③膝踝反射消失；④晚期逐渐出现构音障碍、锥体束征、动觉及关节位置觉明显减退和四肢无力；⑤2/3 患者出现脊柱侧凸和弓形足等骨骼畸形，以及肥厚型心肌病；⑥少数患者出现远端肌萎缩、视神经萎缩、白内障和眼震等；⑦10%的患者可伴发糖尿病。其中，④为必要诊断条件，⑤~⑦为次要诊断条件。对 *FXN* 基因进行基因检测可确诊。

2. **鉴别诊断**　FRAD 的临床表现复杂，早期表现不典型，尤其一些散发的病例，极易与类似疾病混淆，临床须注意区别。

【遗传咨询、治疗和预防】

1. **治疗**　迄今无特效治疗，主要是针对心功能不全和代谢障碍的治疗。有文献报道，艾地苯醌可治疗 Friedreich 共济失调患者，尤其是改善了心肌病症状。亦有文献证明大剂量艾地苯醌能改善神经功能损害，但艾地苯醌必须长期应用才能发挥作用，短期疗程无法体现疗效。

2. **预防**　该病的预防重点在于遗传咨询，产前诊断或胚胎植入前诊断是目前减少该病患者出生的有效手段。

第三节　遗传性痉挛性截瘫

【疾病概述】

遗传性痉挛性截瘫（hereditary spastic paraplegia，简称为 HSP）是一组常见的具有高度临床和遗传异质性的神经系统遗传病，发病率为 3/100 000~10/100 000。遗传性痉挛性截瘫属于神经系统退行性变性疾病，临床表现主要为进行性加重的痉挛步态和双下肢无力，主要病理性改变为双侧皮质脊髓束的轴索变性和脱髓鞘。

【病因/分类、遗传方式和发病机制】

HSP 可根据临床表现分为单纯型和复杂型。单纯型仅表现以上临床症状体征，复杂型除上述临床表现外，还可合并精神发育迟滞、小脑性共济失调、癫痫、视神经萎缩、视网膜色素变性、白内障、神经性耳聋、周围神经病等其他神经系统或神经系统外的表现。HSP 的遗传方式包括常染色体显性遗传、常染色体隐性遗传、X 连锁遗传和线粒体遗传,其中以常染色体显性遗传和常染色体隐性遗传最为常见。目前发现的导致 HSP 的致病基因超过 70 个,其中呈常染色体显性遗传的 HSP 位点一共 20 个,呈常染色体隐性遗传的 HSP 位点共有 48 个,呈 X 连锁遗传的位点有 5 个,线粒体遗传的 4 个。在已经发现的导致 HSP 的致病基因中,最常见的突变基因是 SPG4 的致病基因 *SPASTIN*,占常染色体显性遗传性痉挛截瘫的 40%~50%;其次是 SPG3A 的致病基因 *ATLASTIN-1*,占常染色体显性遗传性痉挛截瘫的 10%;然后是 SPG31 的致病基因 *REEP1*,占常染色体显性遗传性痉挛截瘫的 3%~8%。

遗传性痉挛性截瘫的典型的病理改变以轴索变性和脱髓鞘为主,主要累及脊髓内长的上、下行纤维束(皮质脊髓束及背束),特别是这些纤维束的远端,受累最严重的为传导至下肢的皮质脊髓束。而脊髓中前角和后角细胞和周围神经一般不受累。目前所分离得到的致病基因大多数属于广谱表达基因而且功能各不相同,但它们导致遗传性痉挛性截瘫发病的原因大体可以归纳为以下 5 类:①导致轴浆运输异常。目前发现至少有 4 个导致 HSP 的基因突变是通过影响轴浆运输而导致 HSP 发生。这些基因分别是 SPG4(*SPASTIN* 基因)[OMIM# 182601]、SPG10(*KIF5A* 基因)[OMIM# 604187]、SPG30(*KIF1A* 基因)[OMIM# 610357]和 SPG58(*KIF1C* 基因)[OMIM# 611302]等。②导致线粒体功能异常。这类基因目前发现的包括 SPG7(*PARAPLEGIN* 基因)[OMIM# 607259]、SPG31(*REEP1* 基因)[OMIM# 610250]、SPG20(*SPARTIN* 基因)[OMIM# 275900]等。③导致发育障碍和髓鞘形成异常:目前发现的基因包括 SPG1(*L1CAM* 基因)[OMIM# 303350]、SPG2(*PLP1* 基因)[OMIM# 312920]等。④脂质代谢异常:目前发现的基因包括 SPG39(*PNPLA6* 基因)[OMIM# 612020]、SPG5A(*CYP7B1* 基因)[OMIM# 270800]、SPG26(*B4GALNT1* 基因)[OMIM# 609195]、SPG28(*DDHD1* 基因)[OMIM# 609340]、SPG35(*FA2H* 基因)[OMIM# 612319]等。⑤膜转运和胞体的形成:SPG3A(*ATL1* 基因)[OMIM# 182600]、SPG6(*NIPA1* 基因)[OMIM# 600363]、SPG11(*SPATACSIN* 基因)[OMIM# 604360]、SPG15(*ZFYVE26* 基因)[OMIM# 270700]、SPG18(*ERLIN2* 基因)[OMIM# 611225]、SPG48(*KIAA0415* 基因)[OMIM# 613647]等。

【临床表现】

遗传性痉挛性截瘫起病时间变异很大,可以从儿童期起病,也可以到老年才发病。患者起病的初始症状往往是双下肢无力,走路易跌倒,上楼困难等,随着病情的进展,出现下肢肌张力增高,腱反射亢进,弓形足等典型的痉挛截瘫表现。遗传性痉挛性截瘫病情轻重变异程度很大,即使在同一个家系当中,患者和患者之间病情的轻重程度和起病时间等也存在较大差异,这就给遗传性痉挛性截瘫的诊断带来了困难。对于有家族史,且同时出现典型症状的患者,遗传性痉挛性截瘫的诊断相对容易,但是对于散发患者,或者刚刚起病症状轻微的患者,诊断十分困难。

【诊断】

HSP 的诊断主要基于患者的临床症状、体征及阳性家族史,并需排除其他疾病。然而,由于该病具有明显的遗传异质性。不同患者的遗传方式、发病年龄、病程进展、病情严重程度、预后都可能不同,临床表现变化多样,且往往与遗传性共济失调、脊髓疾病、运动神经元病等存在重叠的表型。特别是临床特征不典型及没有相同疾病家族史的患者。随着对 HSP 研究的深入,不断有新的致病基因被发现,基因诊断已成为可能。可根据患者的临床特点及遗传方式选择合适候选基因进行检测,因为该病异质性较强,必要时可考虑采用二代测序技术进行高通量测序。

【遗传咨询、治疗和预防】

1. **治疗** 目前遗传性痉挛性截瘫尚无有效的治疗方法,药物治疗多以缓解痉挛状态等。物理治疗,如按摩、理疗等能够暂时缓解症状。无论是药物治疗还是物理治疗,都不是有效的治疗方法,而且也无法阻止病情发展。临床文献报道的有效药物有:①巴氯芬,能抑制脊椎水平处单突触和多突触的反射，消除非随意性屈肌及伸肌痉挛，不良反应为白天嗜睡、眩晕，偶见恶心、呕吐、腹泻、头痛和低血压；②乙哌立松，该药为中枢性肌肉松弛药，可改善痉挛性麻痹症状，不良反应为恶心、呕吐、腹痛、腹泻，头晕、失眠、乏力等。

2. **预防**　遗传性痉挛性截瘫是危害严重的致残性的遗传病，鉴于越来越多的致病基因已被克隆，可考虑生育咨询及产前诊断以预防患儿的出生。

第四节　腓骨肌萎缩症

【疾病概述】

腓骨肌萎缩症（Charcot-Marie-Tooth disease，CMT）又称遗传性运动感觉神经病（hereditary motor and sensory neuropathy，HMSN），是一组最常见的具有高度临床和遗传异质性的周围神经单基因遗传病，在群体中的发病率约为1/2500。

【病因/分类、遗传方式和发病机制】

CMT根据电生理检查和神经活检结果分为脱髓鞘型（CMT1）和轴索型（CMT2），CMT1型为脱髓鞘型，周围神经传导速度减慢明显（正中神经MCV<38m/s），神经活体组织检查的主要特征为广泛的节段性脱髓鞘和施万细胞增生形成的"洋葱头"样改变；CMT2型为轴索型，神经传导速度轻度减慢或正常（正中神经MCV>38m/s），且神经传导速度减慢的程度和临床表现的严重程度并不平行，病理上则是以轴索变性为主，极少数也可存在继发性脱髓鞘改变。除了以上两种常见的临床类型之外，近年来，临床发现部分患者兼具有两型的特点，提出了中间型CMT的概念，其诊断标准为运动神经传导速度为25～45m/s。中间型CMT常见于X连锁遗传的CMT，与之相关的是*GJB1*基因。

CMT亚型主要为常染色体显性遗传，也有常染色体隐性和X连锁遗传。因此，CMT又可以根据遗传方式及致病基因进一步分成不同亚类，常见类型如表13-1。1991年，Lupski等首次报道了*PMP22*［OMIM *601097］基因重复突变导致CMT1A，标志着CMT的研究进入了分子遗传学的时代。在随后的2年内先后发现了CMT另外2个常见的致病基因*MPZ*［OMIM *159440］和*GJB1*［OMIM *304040］。随着二代高通量测序技术（next generation sequencing，NGS）的成熟以及检测成本的降低，越来越多的CMT致病基因被分离。到目前为止，在广义的CMT中共发现了70余个致病基因，其中30多个是2009年以后发现的。*PMP22*基因在内的1.5Mb同向串联重复突变导致的CMT1A为CMT最常见的突变类型，占

表13-1　CMT常见类型及相关致病基因

遗传方式	临床类型	相关致病基因
常染色体显性遗传	脱髓鞘型	*PMP22，MPZ，LITAF/SIMPLE，EGR2，NEFL，FBLN5*
	轴索型	*KIF1B，MFN2，RAB7，TRPV4，GARS，NEFL，HSPB1，MPZ，GDAP1，HSPB8，DNM2，AARS，DYNC1H1，LRSAM1，DHTKD1，DNAJB2，HARS，MARS，MT-ATP6，TFG*
	中间型	*DNM2，YARS，MPZ，IFN2，GNB4*
常染色体隐性遗传	脱髓鞘型	*GDAP1，MTMR2，MTMR13（SBF2），SBF1，SH3TC2，NDRG1，EGR2，PRX，HK1，FGD4，FiG4，SURF1*
	轴索型	*LMNA，MED25，GDAP1，MFN2，NEFL，HINT1，TRIM2，IGHMBP2，GAN*
	中间型	*GDAP1，KARS，PLEKHG5，COX6A1*
X连锁遗传	中间型或轴索型	*GJB1，AIFM1，PRPS1，PDK3*

CMT 总数的 40%~50%。绝大多数 X 连锁 CMT 为 *GJB1* 基因突变导致的 CMTX1，为第二种常见的 CMT 突变，占 CMT 总数的 7%~12%。3%~5% 的 CMT1 患者为 *MPZ* 基因点突变导致的 CMT1B。*MFN2*［OMIM＊608507］基因是最常见的 CMT2 型的致病基因。*PMP22*、*GJB1*、*MPZ* 和 *MFN2* 这 4 个基因突变占所有 CMT 患者 90%以上。

CMT1A 患者主要是 *PMP22* 基因的重复突变导致 PMP22 蛋白过度表达所致。PMP22 蛋白是髓鞘结构的重要组分，在外周神经的髓鞘形成和髓鞘维护中必不可少。PMP22 蛋白的过度表达可诱导微管依赖的泛素化 PMP22 聚集，影响细胞内蛋白质（包括 PMP22）的降解过程，从而产生了异常蛋白质的聚集。此外，变异的 PMP22 还可能导致其他蛋白生物合成和加工异常。这些相互交织的异常过程可能最终引起了疾病的发生。*GJB1* 基因编码周围神经的一种连接蛋白，连接蛋白的作用是在周围神经髓鞘的膜性结构上形成缝隙连接通道，使一些小分子容易通过。这些通道不仅能促进营养物质的运输，还能通过一些具有信号传导功能的小分子物质参与施万细胞与轴突之间的信息沟通。由于 *GJB1* 基因突变使细胞膜不能形成缝隙连接，上述通道便失去了正常功能，施万细胞与神经元之间的信号传导也受到了干扰。*MPZ* 基因编码的 P0 蛋白是单通道跨膜蛋白，主要表达于周围神经的施万细胞，约占全部外周髓鞘蛋白的 50%。P0 蛋白充当黏连蛋白连接相邻髓鞘片层，其突变会影响髓鞘的形成，从而导致严重的早发型神经病变。此外，突变的 P0 蛋白会影响施万细胞和神经元的相互作用，导致轴突破坏和迟发性神经病变。线粒体是高度动态变化的细胞器，它在细胞内不断分裂、融合，这一过程由多种蛋白质进行精确调控。MFN2 蛋白诱导线粒体的融合，GDAP1 蛋白诱导线粒体的分裂，两者均定位于线粒体外膜。*MFN2* 和 *GDAP1* 基因突变可分别导致 CMT2A 和 CMT4A 两个临床表型，表明线粒体正常的新陈代谢是保证外周神经正常功能的一个关键因素。CMT 致病基因功能各不相同，最终都引起了极为相似的周围神经病理改变，推测不同致病基因可能通过一条共同的终末通路，最终引起了周围神经的脱髓鞘或轴索变性。

【临床表现】

CMT 多为儿童和青少年期起病，表现为进行性对称性肢体远端肌无力和肌萎缩，由下肢开始逐渐发展到上肢。大腿下 1/3 以下肌肉无力和萎缩，形成“鹤腿”或倒置的酒瓶样畸形，行走和跑步困难，行走时表现为跨阈步态。手部骨间肌和大小鱼际肌无力和萎缩，出现爪型手或猿手畸形，肌萎缩一般不超过肘关节以上，手的精细动作不能。可伴有末梢型感觉障碍，通常痛觉、温觉和振动觉均减退。腱反射减弱或消失，可伴自主神经功能障碍和营养障碍体征。常伴高弓足、脊柱侧弯等骨骼畸形。其他常见症状和体征包括肌肉痛性痉挛（多发生在足部和腿部）、双足发冷、发绀和过度角质化等。发病极早的病例可导致肌张力低下，运动发育迟缓，踮脚走路。发病年龄也可晚至成年后期，家系中有类似病例通常可为诊断提供线索。

【诊断】

对于有明确家族史的 CMT 患者来说，正确诊断并不困难，但是对于隐性遗传或者散发患者来说，明确诊断以及鉴别诊断有时相当困难。由于 CMT 具有高度的临床异质性，诊断时应排除一些症状相似的其他疾病。首先，要排除其他遗传性周围神经病，如遗传性感觉自主神经病、遗传性压迫易感性周围神经病、遗传性复发性臂丛神经病等。其次，要与伴发周围神经病变的其他神经系统疾病进行鉴别，如 Friedreich 共济失调与共济失调伴维生素 E 缺乏症，该病与 CMT 不同的是神经活体组织检查显示有髓纤维明显减少，残存纤维的轴索萎缩。还有其他一些脊髓小脑变性疾病也可伴有周围神经病，而神经活体组织检查以大径神经纤维轴索变性为主，与 CMT 不同。CMT 需与其他获得性周围神经病，如糖尿病性周围神经病，慢性乙醇中毒，桥本脑病及小血管炎，农药、杀虫剂及重金属慢性中毒性周围神经损害，大多具有明确的病史以及临床和病理特征，通过仔细询问病史并进行相应的辅助检查可与 CMT 进行鉴别。此外，有些 CMT 患者可出现类似慢性炎症性脱髓鞘性多发性神经炎（chronic inflammatory demyelinating polyneuritis，CIDP）样发作，激素治疗有一定疗效，需与感染后或免疫介导的周围神经病进行鉴别，同时也提示 CMT 发病过程可能有免疫机制的参与。

CMT 诊断的"金标准"是基因诊断，对 CMT 患者进行基因检测时，通常是根据临床及电生理特点、遗传方式等对 *PMP22*、*GJB1*、*MPZ* 和 *MFN2* 等常见基因进行检测，可以涵盖 90%以上的 CMT 患者。其中 *PMP22* 基因主要是采用多重连接探针扩增技术检测重复突变，其余 3 个基因则主要采用 Sanger 测序的方法检测基因内的突变。对于高度怀疑该病的患者，也可以直接采用二代测序技术进行高通量测序的方法进行基因检测。

【遗传咨询、治疗和预防】

目前没有有效的治疗方法。由于 CMT 致残性及其严重程度不可预知，所以进行产前诊断以预防 CMT 患者的出生是十分必要的。在产前诊断技术中可根据胎儿父母基因型情况选择不同的方式进行检测胎儿基因型，如采用 MLPA 技术检测 CMT1A 中 *PMP22* 基因的重复突变。

在临床实践过程中，对于那些未能经分子病理确诊为 CMT 的慢性周围神经病患者，如果不能完全排除 CIDP 的可能，应先经验性使用免疫抑制治疗，以避免延误可治疗性疾病的治疗时机。此外，一些 CMT 的致病基因可能通过改变线粒体的分裂、融合、转运以及结构完整性而影响线粒体的能量代谢，因此尽管尚无循证医学证据支持，但一些线粒体保护剂，如辅酶 Q_{10}、B 族维生素可能对部分 CMT 患者具有一定的治疗作用。

第五节 帕金森病

【疾病概述】

帕金森病（Parkinson disease，PD）[OMIM# 168600]是一种常见的中老年神经系统退行性疾病，主要以黑质多巴胺能神经元进行性退变和路易小体形成的病理变化，纹状体区多巴胺递质降低、多巴胺与乙酰胆碱递质失平衡的生化改变，震颤、肌强直、动作迟缓、姿势平衡障碍的运动症状和嗅觉减退、便秘、睡眠行为异常和抑郁等非运动症状的临床表现为显著特征。65 岁以上人群中约 1%的人患帕金森病。PD 以散发性（sporadic PD，sPD）为主，10%～15%呈现家族性（familial PD，fPD）。近年来，随着分子遗传学的发展及对遗传性 PD 的深入研究，越来越多的 PD 致病基因被发现。

【病因/分类和遗传方式】

尽管目前对 PD 的病因尚不明确，但遗传因素在帕金森病病因与发病机制中的作用日益受到重视。大多数 PD 患者是散发的，由于遗传因素和环境因素共同作用所致；5%～10%的 PD 按孟德尔方式遗传，有些表现为常染色体显性遗传，有些为常染色体隐性遗传。

通过对家族性 PD 相关基因的研究，迄今已发现 15 个基因、21 个基因位点与 PD 的发病相关，分别被命名为 PARK1～21。在已知的 15 个基因中，*SNCA* 基因（PARK1/PARK4）[OMIM * 163890]、*UCHL1* 基因（PARK5）[OMIM * 191342]、*LRRK2* 基因（PARK8）[OMIM * 609007]、*GIGYF2* 基因（PARK11）[OMIM * 612003]、*HTRA2* 基因（PARK13）[OMIM * 606441]、*VPS35* 基因（PARK17）[OMIM * 601501]、*EIF4G1* 基因（PARK18）[OMIM * 600495]和 *DNAJC13* 基因（PARK21）[OMIM * 614334]为常染色体显性遗传性帕金森病致病基因；*PARKIN* 基因（PARK2）[OMIM * 602544]、*PINK1* 基因（PARK6）[OMIM * 608309]、*DJ1* 基因（PARK7）[OMIM * 602533]、*ATP13A2* 基因（PARK9）[OMIM * 610513]、*PLA2G6* 基因（PARK14）[OMIM * 603604]、*FBXO7* 基因（PARK15）[OMIM * 605648]、*DNAJC6* 基因（PARK19）[OMIM * 608375]和 *SYNJ1* 基因（PARK20）[OMIM * 604297]为常染色体隐性遗传性帕金森病致病

基因。

【发病机制】

PD 最主要的病理改变是中脑黑质多巴胺能神经元的变性死亡,遗传因素、环境因素、氧化应激等均可能参与 PD 发生。目前研究较深入的是以下 6 个基因:

1. SNCA **基因**[OMIM＊163890] *SNCA* 是发现的第一个 PD 致病基因,编码 α-突触核蛋白(α-synuclein),该蛋白在许多脑区中含量丰富,多集中于神经元突触前末梢。目前发现的致病突变包括错义突变(如 A53T、A30P、E46K、G51D、H50Q)和导致该基因拷贝数增加的重排(如重复)。*SNCA* 突变导致 α-突触核蛋白异常沉积,最终形成路易小体。尽管 α-synuclein 基因突变仅出现在小部分家族性帕金森病患者中,但由于该基因所表达的蛋白质是路易小体的主要组成成分,提示它在 PD 发病过程中起重要作用。

2. LRRK2 **基因**[OMIM＊609007] *LRRK2* 基因位于 12q12,编码富亮氨酸重复序列激酶 2(LRRK2)。该基因是目前在 PD 患者中突变频率最高的致病基因,在家族性 PD 和散发性 PD 中均有报道,具有显著的地域、人种差异性,其中 *LRRK2* 基因 G2019S 突变在南非及北欧帕金森病患者中的突变频率为 30%~40%,而 *LRRK2* 基因 G2385R 突变在亚洲人群中多见。

3. VPS35 **基因**[OMIM＊601501] *VPS35* 基因位于 16q11,编码 Retromer 复合体亚单位,参与蛋白转运。该基因的 D620N 突变导致迟发型家族性常染色体显性 PD,突变频率在不同群体中存在差异。

4. PARKIN **基因**[OMIM＊602544] *PARKIN* 基因位于 6q25-q27,编码的 PARKIN 蛋白在正常大脑组织中尤其是黑质区表达丰富,具有泛素连接酶功能,在泛素蛋白水解酶复合体通路中发挥重要作用。*PARKIN* 基因突变常导致 PARKIN 蛋白功能障碍,酶活性减弱或消失,造成细胞内异常蛋白质沉积,最终导致多巴胺能神经元变性。PARKIN 与另外两个常染色体隐性遗传型 PD 致病基因编码的蛋白 PINK1 和 DJ1 相互作用共同发挥泛素连接酶复合物作用。*PARKIN* 基因突变是早发型常染色体隐性家族性 PD 的主要病因之一。

5. PINK1 **基因**[OMIM＊608309] *PINK1* 基因位于 1p36,最早在 3 个欧洲帕金森病家系中发现,该基因突变分布广泛,在北美、亚洲均有报道;PINK1 可以与 PARKIN 和 DJ1 共同组成泛素连接酶复合物而发挥作用。

6. DJ1 **基因**[OMIM＊602533] *DJ1* 基因位于 1p36.2,编码的 DJ-1 蛋白是氢过氧化物反应蛋白,参与机体氧化应激。*DJ1* 基因突变后 DJ1 蛋白功能受损,增加氧化应激反应对神经元的损害。*DJ1* 基因突变也是导致早发型常染色体隐性 PD 的病因。

【临床表现】

帕金森病具有进行性、多发性和起病隐匿等特点,主要临床表现为行动迟缓、肌强直、静止性震颤和姿势不稳。PD 的主要病理学特征是在黑质中多巴胺能神经元细胞死亡,黑质纹状体通路退化。此外,在残存的多巴胺能神经元胞质内存在路易小体。脑内产生多巴胺的细胞逐渐丧失影响神经系统的功能,使患者控制肌肉的能力越来越受到限制。PD 的早期症状对药物治疗有反应,晚期对药物治疗抵抗增加,需要不断加大剂量以维持疗效。临床描述的 PD 还包括几种非运动性症状,包括感觉障碍、自主神经功能障碍、睡眠障碍、行为和神经精神方面的改变等。

【诊断】

目前 PD 的诊断主要基于临床特征的观察,确定诊断需要解剖学依据。诊断帕金森病基于 3 个核心运动症状,即必备运动迟缓和至少存在静止性震颤或肌强直 2 项症状的 1 项,上述症状必须是显而易见的,且与其他干扰因素无关。同时该病的诊断标准中还存在绝对排除标准(absolute exclusion criteria)、支持标准(supportive criteria)、警示征象(red flags)等,需要综合判定。对于家族性帕金森病患者来说，可进行相关的基因检测，有助于该病的诊断。但是目前已知的家族性帕金森病致病基因较多，可考虑利用高通量测序的手段进行检测。

【遗传咨询、治疗和预防】

PD 是一种进行性、无法治愈的神经系统疾病，且尚未发现有延缓或停止疾病进展的确切疗法。目前 PD 治疗的目标是控制运动性和非运动性症状，减少功能残疾，改善患者症状。治疗选项可分为药物治疗和非药物治疗。在药物治疗领域已有极大进展。非药物治疗包括手术、教育和运动康复等策略，有助于维持功能，增强信心。同时治疗其合并症也同样重要。

对于表型严重的早发的家族性 PD，可根据其阳性家族史，结合基因检测的结果，提供必要的产前咨询和产前诊断，以预防严重表型的患儿出现。

第六节　自闭症谱系障碍

【疾病概述】

自闭症（autism，autistic disorder）又称孤独症，是一种具有生物基础的发育障碍类疾病，包括一系列复杂的神经发育障碍。最新版的美国《精神疾病诊断与统计手册》第 5 版（*Diagnostic and Statistical Manual of Mental Disorders*-Ⅴ，DSM-Ⅴ）已将自闭症的核心症状归结为社交障碍，沟通困难和有限的、重复和刻板的行为。自闭症谱系障碍（autism spectrum disorder，ASD）是这类疾病的总称，较严重的状况称为自闭症或经典自闭症谱系障碍，其他的类型有阿斯伯格综合征（Asperger syndrome）、儿童期分裂障碍（childhood disintegrative disorder）和非特异的广泛性发育障碍（pervasive developmental disorder not otherwise specified，PDD-NOS）等。虽然 ASD 的特征和严重程度各异，但在各种族和经济阶层中都会出现，并对任何年龄段人群都可能造成影响。

ASD 的患病率在不同地区间有差异，并且呈逐年增加趋势。美国疾病防治中心报道的患病率为 1.47%，韩国为 2.64%，中国还没有官方的 ASD 患病率数据，但综合已发表的研究数据估算患病率约为 0.25%。ASD 男性患者更多见，男女比例约 4∶1，但在重度患者中比例约为 1∶1。

【病因/分类、遗传方式和发病机制】

已有的病因学研究表明遗传因素和环境因素均参与 ASD 的发生，且遗传因素起主要作用，同卵双胞胎共同患病率为 60%～80%，而异卵双胞胎为 3%～10%。目前只有少部分综合征型 ASD 患者具有明确的致病原因，如脆性 X 综合征患者为 *FMR1* 基因突变、Rett 综合征患者为 *MECP2* 基因突变等；但符合孟德尔遗传规律的单基因突变造成的综合征型 ASD 患者（如 *MECP2*、*FMR1* 和 *UBE3A* 等）仅占总病例约 5%。罕见染色体异常、拷贝数变异、罕见单核苷酸变异和小的缺失/插入变异均被认为是 ASD 的遗传病因。

【临床表现】

ASD 的病征一般在 3 岁前逐渐开始出现。被诊断为 ASD 的患儿，其在技能及行为方面可以有很大的差异，ASD 常见的临床特征为：

1. **社会交往障碍**　社会交往障碍是最典型、最核心的临床表现。ASD 患儿在社会交往方面存在质的缺陷，他们不同程度地缺乏与人交往的兴趣，也缺乏正常的交往方式和技巧。

2. **缺乏学习与模仿的能力**　“模仿”是孩子学习的最重要的工具，孩子就是通过模仿学习说话，学习运用无声的身体语言、手势和表情进行沟通的，但是孤独症患儿不懂得模仿。

3. **语言障碍突出**　大多数患儿言语很少，严重者甚至终身不语。即便有的患儿会说话，也宁愿用手势来代替语言，或者只会机械地模仿别人的语言，并且常常分不清你我。

4. **兴趣狭窄和刻板重复的行为方式** 患儿兴趣较少，感兴趣的事物常与众不同。通常他们对玩具、动画片等正常儿童感兴趣的事物不感兴趣，却迷恋于看电视广告、天气预报、旋转物品或排列物品，听某段音乐或某种单调重复的声音等。

5. **大多智力发育落后或不均衡** 70%的患儿智力落后，但在某些方面可能有比较特殊的能力；20%的患儿智力在正常范围，约10%的患儿智力超常，表现为对音乐、美术等十分敏感或者记忆力超常等。但是令人费解的是，即便患儿能毫不费力地阅读或背诵，但他仍然无法用他掌握的语言与人正常交流。

6. **多数患儿存在感觉异常的问题** 患儿表现为感知觉强度过弱、过强或异常，有的患儿对疼痛刺激反应迟钝，对注射或自残没有反应或反应迟钝。

【诊断】

诊断要点为：①幼年发病(3岁前)；②全面地对别人缺乏反应，建立不起情感联系，极度孤独；③有明显的言语和非言语交往障碍，缺乏想象力；④如果患儿能说话，可表现某些特殊的言语形式，例如即刻地或延迟地模仿言语，意义不清的表达方式，代、名词使用倒错等；⑤对周围环境某些方面的奇怪反应，例如不愿变更环境，对某些东西的特殊依恋等；⑥没有精神分裂症的妄想、幻觉，联想松弛和言语不连贯等症状。另外，少数患者的临床表现不典型，只能部分满足自闭症谱系障碍的症状标准，或在3岁后才出现症状。可将这些患者诊断为非典型自闭症谱系障碍。应当对这类患者继续观察随访，最终作出正确诊断。

常用的筛查量表有：自闭症行为量表、克氏自闭症行为量表、自闭症诊断观察量表第2版和自闭症诊断访谈量表修订版是目前国际上广泛使用的诊断量表。诊断量表的评定结果，仅作为儿童自闭症诊断的参考依据，不能替代临床医师综合病史、精神检查并依据诊断标准作出的诊断。在鉴别诊断方面，要排除耳聋、智力发育障碍、脑损害、儿童精神分裂症以及明显的社会心理因素所引起的类似症状。

【遗传咨询、治疗和预防】

自闭症谱系障碍(ASD)目前没有特效的治疗方法，主要采用教育训练为主，心理治疗和药物治疗为辅的综合治疗方法。

ASD患者的遗传学诊断建议采用染色体核型分析或拷贝数变异分析，提示特定基因变异的患者建议进行基因突变分析，如临床症状提示脆性X综合征的男性患者检测 *FMR1* 突变，提示Rett综合征的患者检测 *MECP2* 基因突变，有畸形巨头症状的患者检测 *PTEN* 突变。对于遗传学病因明确的患者可以根据先证者的遗传变异类型采用相应的技术进行产前诊断。

第七节 精神分裂症

【疾病概述】

精神分裂症(schizophrenia)是一种慢性、严重性、致残性脑病。它以思维过程和情感反应的解体为特征，最常见的表现为幻听、偏执、奇特的妄想或语言和思维紊乱，伴随明显的社会或职业功能障碍，通常典型症状出现在成年早期。遗传、早年成长环境、神经生物学、心理和社会影响都是其发生的重要影响因素。世界卫生组织(WHO)对全球10个中心的协作研究结果进行分析后指出，精神分裂症的发病率在不同地区、不同国家都是近似的，全球精神分裂症的终身患病率为3.8‰~8.4‰。精神病专科医院中，精神分裂症占门诊患者的60%以上，约占住院患者的2/3。据估算，我国的精神分裂症患者人数近1000万人。

【病因/分类、遗传方式和发病机制】

早在Rudin(1916)的研究中就发现精神分裂症虽然具有家族聚集性，但其遗传模式不符合任何一种单基因遗传模式。在精神分裂症家系研究中同卵双生子或双亲为患者的易患率上升至40%~50%，遗传度为80%~85%。此后大量的家系研究也支持了这一点，研究发现精神分裂症的遗传模式是多基因遗传，即疾病的遗传易感性是多个基因的变异的累积效应，每个基因的效应相对较小。环境因素在多基因疾病中也起着重要的作用。利用候选基因关联分析、全基因组关联分析以及二代测序分析等分析策略，目前已经发现了超过100个精神分裂症易感基因，常见的易感基因有多巴胺受体基因、5-羟色胺受体基因、谷氨酸受体基因、儿茶酚氧位甲基转移酶(*COMT*)基因、单胺氧化酶基因、胆囊收缩素受体基因等。

【临床表现】

精神分裂症的临床症状复杂多样，可涉及感知觉、思维、情感、意志行为及认知功能等方面，个体之间症状差异很大，即使同一患者在不同阶段或病期也可能表现出不同症状。许多患者在精神症状明朗化之前会有各种各样的非特异性症状，这些症状不具有特异性，青少年中并不少见，但更多见于发病前，称为前驱期症状。前驱期症状之后会出现明显的精神病性症状，出现急性精神病发作和典型的临床表现。精神分裂症的临床核心症状群可以简单分为阳性症状、阴性症状、情感症状、认知症状和行为症状5个方面。

1. **阳性症状**　阳性症状的特点是正常功能的过度发挥或扭曲。通常指的是精神分裂症患者表现出的幻觉、妄想、兴奋打闹、怪异行为，以及明显的思维联想异常、思维逻辑倒错等。

2. **阴性症状**　阴性症状的特点是正常功能的缩减或丧失。通常指的是精神分裂症患者表现出的语言贫乏、快感缺乏以及不合群等。

3. **情感症状**　情感异常在精神分裂症患者中普遍存在。通常指的是精神分裂症患者表现出的情感持续异常、情感迟钝以及情感不协调等。

4. **认知缺陷症状**　认知功能下降在精神分裂症患者中常常出现。通常指的是精神分裂症患者表现出的注意力、抽象思维以及解决问题等能力受损。

5. **行为症状**　指紧张症状群，以及幼稚、愚蠢行为等。

【诊断】

1993年，在参考ICD-10及DSM-Ⅳ草案后，我国中华医学会神经精神科分会归纳了国内各地修订意见，形成了CCMD-2-R，我国精神分裂症的诊断标准逐渐向国际诊断标准靠拢。目前使用的CCMD-3(2001)基本类同于ICD-10的诊断要点，强调了类同于ICD-10的9项症状至少存在2项，稍严于ICD-10的症状诊断标准，除此之外，病程严重程度和排除标准与ICD-10完全相同。

CCMD-3中精神分裂症的诊断标准：

1. **症状标准**　至少有下列2项，并非继发于意识障碍、智能障碍、情感高涨或低落，单纯型分裂症另规定。

(1)反复出现的言语性幻听。

(2)明显的思维松弛、思维破裂、言语不连贯、思维贫乏或思维内容贫乏。

(3)思维被插入、被撤走、被播散，思维中断或强制性思维。

(4)被动、被控制或被洞悉体验。

(5)原发性妄想(包括妄想知觉、妄想心境)或其他荒谬的妄想。

(6)思维逻辑倒错，病理性、象征性思维或语词新作。

(7)情感倒错或明显的情感淡漠。

(8)紧张综合征、怪异行为或愚蠢行为。

(9)明显的意志减退或缺乏。

2. **严重标准**　自知力障碍，并伴有社会功能严重受损或无法进行有效交谈。

3. **病程标准**　①符合症状标准和严重标准至少已持续1个月，单纯型另有规定；②若同时符合分裂症和情感性精神障碍的症状标准，当情感症状减轻到不能满足情感精神障碍症状标准时，分裂症状需继续满足分裂症的症状标准至少2周以上，方可诊断为分裂症。

4. **排除标准**　排除器质性精神障碍及精神活性物质和非成瘾性物质所致精神障碍。尚未缓解的分裂症患者，若又罹患本项中前述两类疾病，应并列诊断。

对于诊断标准需要有正确的理解和态度，使用时应注意：①精神分裂的诊断标准，如ICD-10、DSM-Ⅳ和CCMD-3，目前基本日趋国际化、标准化，便于国际交流；②灵活机动应用不同诊断标准，目前国内临床工作推荐使用CCMD系统，但国际交流和科研工作建议使用DSM和ICD诊断系统；③诊断必须结合临床实际，综合分析病例，合理应用标准，不要死搬标准、硬下诊断；④特殊病例应特殊对待。

诊断标准的应用原则：必须在有丰富专科经验的精神科临床医师的指导下应用：①在全面掌握患者的异常精神活动状态后，再结合标准进行分析；②对阴性症状的判定应从严掌握；③必须符合所有诊断标准项目，不能仅符合一部分；④不能确诊的病例，应纵行追踪观察，待以后更正诊断。

【遗传咨询、治疗和预防】

由于精神分裂症病临床症状多变，并且有明显的复发倾向；对精神分裂症治疗的目的不仅是控制症状，而是让患者能够保持稳定和良好的精神健康状态，使患者有可能融入社会并提高生活质量。因此，精神分裂症的治疗过程应该是长期和完整的，需要有药物治疗、心理和社会康复相结合的综合措施才能达到上述目的。

精神分裂症符合多基因遗传，但个别家系中表现出不完全显性的遗传方式。环境因素如精神、营养等在发病中也有一定的影响。精神分裂症患者的子女患病率可达10%～15%，如果夫妇双方同为患者，则子女的患病风险会增加一倍以上。如果患者有多个一级亲属发病，该发病风险率会成倍增加。随着亲缘级别的降低，发病风险明显降低。遗憾的是，目前还没有明确的致病基因，所以还无法开展基因诊断及产前诊断。

（龚瑶琴　林鹏飞）

第十四章

颜面及五官遗传性疾病

人类从外界获取的信息中30%来自听觉，听力损害无疑严重影响人类的生存质量，并且伴随人的一生。人类的听觉器官为深藏于颞骨中的耳蜗，耳蜗中的科蒂器（organ of Corti）包含两种可将声信号转变为电信号的感觉细胞：外毛细胞和内毛细胞，并通过螺旋神经节细胞将这些电信号传递到大脑的听觉通路。遗传缺陷导致的内外毛细胞和螺旋神经节细胞功能障碍，是遗传性耳聋发生的主要机制。

第一节　遗传性耳聋

【疾病概述】

人类从外界获取的信息中30%来自听觉，听力丧失无疑严重影响人类的生存质量，并且伴随人的一生。耳聋（deafness）是最常见的遗传病之一，平均每1000个新生儿中就有1名先天性耳聋患者，其中的约半数病例属孟德尔遗传，并以常染色体隐性遗传多见，以耳聋为唯一症状的非综合征型耳聋（nonsyndromic deafness）占所有遗传性耳聋的70%，除耳聋外还合并其他系统病变的综合征型耳聋（syndromic deafness）占30%。降低耳聋发病率最有效的策略就是控制耳聋患儿的出生。耳聋是遗传异质性非常高的一类遗传病，准确可靠的产前基因诊断和遗传咨询依赖对耳聋致病基因和发病机制的准确而全面的认识，这就要求我们首先要尽可能多地了解与遗传性耳聋有关的致病基因信息。

【遗传方式、病因及发病机制】

耳聋具有高度的遗传异质性，引起耳聋的突变基因估计有几百个。大部分的非综合征型耳聋为孟德尔单基因遗传病，按遗传方式分为常染色体显性遗传（DFNA）、常染色体隐性遗传（DFNB）、X连锁（DFNX）、Y连锁（DFNY）和线粒体遗传，分别占遗传性耳聋的20%、80%、1%、<1%。截至2016年6月，已定位的非综合征型遗传性耳聋基因座位156个，其中常染色体显性遗传非综合征型耳聋（DFNA）基因座位60个，常染色体隐性遗传非综合征型耳聋（DFNB）基因座位89个，X连锁遗传非综合征型耳聋（DFNX）基因座位6个，Y连锁遗传非综合征型耳聋（DFNY）基因座位1个。已明确了105个非综合征型耳聋致病基因，其中35个为DFNA基因，64个为DFNB基因，4个DFNX基因，2个线粒体遗传基因。这些基因编码的蛋白质包括离子通道蛋白、膜蛋白、转录因子和结构蛋白等。表14-1汇总了非综合征型耳聋的分型及其已克隆的相关基因。

表14-1　非综合征型耳聋基因及功能

耳聋命名	染色体定位	遗传方式	相关基因	编码蛋白质的功能	MIM编号
DFNA1	5q31.3	AD	*DIAPH1*	内耳毛细胞骨架的主要成分，调节肌动蛋白的聚合作用	602121
DFNA2A	1p34.2	AD	*KCNQ4*	钾通道蛋白，只存在于外毛细胞	606537

续表

耳聋命名	染色体定位	遗传方式	相关基因	编码蛋白质的功能	MIM 编号
DFNA2B	1p34. 3	AD	*GJB3*	编码缝隙连接蛋白，在细胞间交流起重要作用	603324
DFNA3A	13q12. 11	AD	*GJB2*	编码缝隙连接蛋白，在细胞间交流起重要作用	121011
DFNA3B	13q12. 11	AD	*GJB6*	编码缝隙连接蛋白，在细胞间交流起重要作用	604418
DFNA4A	19q13. 33	AD	*MYH14*	ATP 依赖的分子马达的非肌性肌球蛋白Ⅱ家族的一员，表达于耳蜗感觉上皮	608568
DFNA4B	19q13. 31-q13. 32	AD	*CEACAM16*	黏附蛋白与 TECTA 相互作用，连接纤毛顶端及盖膜	614591
DFNA5	7p15. 3	AD	*GSDME*	功能未知	608798
DFNA6/14/38	4p16. 1	AD	*WFS1*	跨膜蛋白，在耳蜗内的功能未知	606201
DFNA8/12	11q23. 3	AD	*TECTA*	与 β-tectorin 相互作用共同形成耳蜗盖膜非胶原基质	602574
DFNA9	14q12	AD	*COCH*	细胞外基质蛋白，在耳蜗内的功能未知	603196
DFNA10	6q23. 2	AD	*EYA4*	转录激活因子	603550
DFNA11	11q13. 5	AD	*MYO7A*	移动肌动蛋白肌丝，保持纤毛的直立，存在于内外毛细胞中	276903
DFNA13	6p21. 32	AD	*COL11A2*	编码Ⅱ型胶原的 α 链多肽亚单位，在耳蜗内的功能未知	120290
DFNA15	5q32	AD	*POU4F3*	决定细胞表型的发育调节因子，只表达于毛细胞内	602460
DFNA17	22q12. 3	AD	*MYH9*	保持前庭膜和螺旋韧带的细胞架构	160775
DFNA20/26	17q25. 3	AD	*ACTG1*	与肌动蛋白聚合引起的 ATP 水解释放自由能有关	102560
DFNA22	6q14. 1	AD	*MYO6*	在毛细胞静纤毛基底部聚集，向肌动蛋白肌丝负极移动的运动分子	600970
DFNA23	14q23. 1	AD	*SIX1*	转录因子，通过 Pax-Six-Eya-Dach、生长因子家族、转录因子家族、影响细胞周期及凋亡途径调控耳的发育、分化	601205
DFNA25	12q23. 1	AD	*SLC17A8*	内毛细胞突触前膜谷氨酸盐转运蛋白	607557
DFNA28	8q22. 3	AD	*GRHL2*	一种转录因子，功能未知，可表达于耳蜗管	608576
DFNA36	9q21. 13	AD	*TMC1*	跨膜蛋白，在耳蜗内的功能不明	606706
DFNA39	4q22. 1	AD	*DSPP*	牙本质非胶原蛋白主要成分，在耳蜗内的功能不明	125485
DFNA40	16p12. 2	AD	*CRYM*	编码 NADPH 调控的甲状腺激素结合蛋白（THBP），功能不详，可能与钾离子循环有关	123740
DFNA41	12q24. 33	AD	*P2RX2*	形成配体门控离子通道，介导感觉神经元兴奋性突触后反应	600844
DFNA44	3q28	AD	*CCDC50*	功能未知，在内耳发育过程中呈复杂的时空表达模式，与分裂细胞中微管共表达	611051

续表

耳聋命名	染色体定位	遗传方式	相关基因	编码蛋白质的功能	MIM 编号
DFNA48	12q13.3	AD	*MYO1A*	与肌动蛋白肌丝相互作用，利用 ATP 供能为细胞提供运动力	601478
DFNA50	7q32.2	AD	*MIR96*	microRNA，表达于耳蜗内、外毛细胞及前庭终器（壶腹嵴、椭圆囊、球囊）的毛细胞	611606
DFNA51	9q21.11	AD	*TJP2*	细胞间紧密连接蛋白，连接毛细胞与支持细胞	607709
DFNA56	9q33.1	AD	*TNC*	细胞外基质蛋白，与耳蜗发育及损伤修复有关	187380
DFNA64	12q24.31	AD	*SMAC/DIABLO*	细胞凋亡促进因子	605219
DFNA65	16p13.3	AD	*TBC1D24*	编码含 TBC 结构域和 TLDc 结构域的蛋白质，可能与保护神经元细胞抵抗氧化应激有关	613577
DFNA66	6q21	AD	*CD164*	Ⅰ型整合膜唾液酸黏蛋白，为黏附受体	603356
DFNA67	20q13.33	AD	*OSBPL2*	细胞内脂质受体，在耳蜗内广泛表达：血管纹、螺旋神经节、螺旋韧带及内外毛细胞的纤毛	606731
DFNA68	15q25.2	AD	*HOMER2*	脚手架蛋白，表达于内耳毛细胞的纤毛，参与细胞内钙稳态	604799
DFNA69	12q21.32	AD	*KITLG*	c-kit 跨膜酪氨酸激酶受体	184745
DFNA70	3q21.3	AD	*MCM2*	核蛋白，在细胞周期中起重要作用	116945
DFNB1A	13q12.11	AR	*GJB2*	同 DFNA3A	121011
DFNB1B	13q12.11	AR	*GJB6*	同 DFNA3B	604418
DFNB2	11q13.5	AR	*MYO7A*	同 DFNA11	276903
DFNB3	17p11.2	AR	*MYO15A*	毛细胞肌动蛋白组织结构的必要成分	602666
DFNB4	7q22.3	AR	*SLC26A4*	氯离子转运蛋白	605646
DFNB6	3p21.31	AR	*TMIE*	跨膜蛋白，在耳蜗内的功能未知	607237
DFNB7/11	9q21.13	AR	*TMC1*	同 DFNA36	606706
DFNB8/10	21q22.3	AR	*TMPRSS3*	跨膜丝氨酸蛋白酶，在耳蜗内的功能未知	605511
DFNB9	2p23.3	AR	*OTOF*	介入钙离子激发的突触囊膜融合过程	603681
DFNB12	10q22.1	AR	*CDH23*	保持静纤毛的直立	605516
DFNB15/72/95	19p13.3	AR	*GIPC3*	在小鼠内耳感觉毛细胞和螺旋神经节中表达，对于小鼠产后毛细胞束的成熟、毛细胞和耳蜗螺旋神经节的持久存活是必需的	608792
DFNB16	15q15.3	AR	*STRC*	位于内耳毛细胞纤毛部位的一种细胞外结构蛋白，保持纤毛顶端的正确黏附和位置	606440
DFNB18A	11p15.1	AR	*USH1C*	含 PDZ 结构域，静纤毛通道复合物中的载运蛋白	605242
DFNB18B	11p15.1	AR	*OTOG*	N-糖基化蛋白，组成盖膜	604487
DFNB21	11q23.3	AR	*TECTA*	同 DFNA8/12	602574
DFNB22	16p12.2	AR	*OTOA*	使内耳非细胞胶质附着在非感觉细胞的顶部表面上	607038

续表

耳聋命名	染色体定位	遗传方式	相关基因	编码蛋白质的功能	MIM 编号
DFNB23	10q21.1	AR	*PCDH15*	钙黏蛋白	605514
DFNB24	11q22.3	AR	*RDX*	细胞骨架蛋白	179410
DFNB25	4p13	AR	*GRXCR1*	功能未知	613283
DFNB28	22q13.1	AR	*TRIOBP*	调节肌动蛋白细胞骨架结构及细胞的生长和迁移	609761
DFNB29	21q22.13	AR	*CLDN14*	细胞间紧密连接的组成成分	605608
DFNB30	10p12.1	AR	*MYO3A*	特异性表达于内耳和眼部,与肌动蛋白肌丝和PDZ 结构域相互作用	606808
DFNB31	9q32	AR	*WHRN*	与 Cask(突触上的膜相关蛋白,是一种鸟嘌呤核苷酸激酶)相互作用,共同参与神经元树突的信号传导	607928
DFNB32/82	1p13.3	AR	*GPSM2*	G 蛋白活性调节因子,在耳蜗的功能未知	609245
DFNB35	14q24.3	AR	*ESRRB*	雌激素受体	602167
DFNB36	1p36.31	AR	*ESPN*	功能未知	606351
DFNB37	6q14.1	AR	*MYO6*	同 DFNA22	600970
DFNB39	7q21.11	AR	*HGF*	旁分泌中介	142409
DFNB42	3q13.33	AR	*ILDR1*	跨膜受体	609739
DFNB44	7p12.3	AR	*ADCY1*	腺苷酸环化酶	103072
DFNB48	15q25.1	AR	*CIB2*	钙调蛋白	605564
DFNB49	5q13.2	AR	*MARVELD2 BDP1*	定位于 Corti 器以及前庭末端器官的感觉上皮与非感觉上皮之间的紧密连接处	610572 607012
DFNB53	6p21.32	AR	*COL11A2*	细胞外基质	120290
DFNB59	2q31.2	AR	*PJVK*	含有核定位信号及锌指结构,推测影响动作电位的传导和细胞内的物质交换	610219
DFNB60	5q31.1	AR	*SLC22A4*	编码有机阳离子转运器,表达于血管纹上皮	604190
DFNB61	7q22.1	AR	*SLC26A5*	动力蛋白	604943
DFNB63	11q13.4	AR	*LRTOMT/COMT2*	与儿茶酚胺分解代谢有关,在耳蜗及前庭的内、外毛细胞有表达	612414
DFNB66	6p22.3	AR	*DCDC2*	微管相关蛋白结构域蛋白家族,与微管形成及稳定有关,推测与毛细胞动纤毛长度调节有关	605755
DFNB67	6p21.31	AR	*LHFPL5*	跨膜蛋白,表达于感觉毛细胞,与静纤毛功能相关	609427
DFNB68	19p13.2	AR	*S1PR2*	鞘氨醇 1-磷酸受体 2,G 蛋白偶联受体家族成员	605111
DFNB73	1p32.3	AR	*BSND*	离子通道亚基,影响离子通道开放,耳蜗内功能未知	606412
DFNB74	12q14.3	AR	*MSRB3*	修复氧化损伤蛋白,在耳蜗的功能未知	613719
DFNB76	19q13.12	AR	*SYNE4*	表达于内、外毛细胞,与核定位有关	615535

续表

耳聋命名	染色体定位	遗传方式	相关基因	编码蛋白质的功能	MIM 编号
DFNB77	18q21.1	AR	*LOXHD1*	脂氧合酶同源结构域 1,小鼠耳蜗和前庭毛细胞中特异表达,基因变异影响毛细胞功能	613072
DFNB79	9q34.3	AR	*TPRN*	感官上皮蛋白,在静纤毛表达	613354
DFNB84A	12q21.31	AR	*PTPRQ*	形成和维持毛细胞纤毛束形态	603317
DFNB84B	12q21.31	AR	*OTOGL*	定位于内耳中的盖膜,与毛细胞的静纤毛束直接连接,为感觉细胞提供声音的物理刺激	614925
DFNB86	16p13.3	AR	*TBC1D24*	GTP 酶激活蛋白	613577
DFNB88	2p11.2	AR	*ELMOD3*	GTP 酶激活蛋白	615427
DFNB89	16q23.1	AR	*KARS*	调控转录	601421
DFNB91	6p25.2	AR	*SERPINB6*	防止溶酶体内容物泄漏	173321
DFNB93	11q13.2	AR	*CABP2*	钙结合蛋白	607314
DFNB94	11q14.1	AR	*NARS2*	线粒体天冬氨酰-tRNA 合成酶,表达于耳蜗 Corti 器、螺旋神经节	612803
DFNB97	7q31.2	AR	*MET*	酪氨酸激酶活性,耳蜗内功能未知	164860
DFNB98	21q22.3	AR	*TSPEAR*	表达于耳蜗感觉细胞纤毛束表面,功能未知	612920
DFNB99	17q12	AR	*TMEM132E*	跨膜蛋白 132E,内耳毛细胞内表达,耳蜗内功能未知	616178
DFNB101	5q32	AR	*GRXCR2*	可能与纤毛束的发育有关	615762
DFNB102	12p12.3	AR	*EPS8*	耳蜗毛细胞纤毛的 actin 结合蛋白	600206
DFNB103	6p21.1	AR	*CLIC5*	连接蛋白(胞膜和胞质),耳蜗内功能未知	607293
DFNB105	1p21.2	AR	*CDC14A*	蛋白磷酸酶,参与毛细胞再生	603504
DFNX1(DFN2)	Xq22.3	XL	*PRPS1*	磷酸核糖焦磷酸合成酶,参与在 PRPP 合成与利用代谢通路	311850
DFNX2(DFN3)	Xq21.1	XLR	*POU3F4*	转录因子	300039
DFNX4(DFN6)	Xp22.12	XLD	*SMPX*	编码小肌肉蛋白,耳蜗内功能未知	300226
DFNX6	Xp22.3	XLR	*COL4A6*	编码基膜胶原蛋白,与内耳发育及功能有关	303631

注:AD:常染色体显性遗传; AR:常染色体隐性遗传;XL:X 连锁;XLR:X 连锁隐性遗传;XLD:X 连锁显性遗传

GJB2 是第一个被克隆的位于常染色体上的非综合征型耳聋的致病核基因,该基因突变可引起 DFNB1 和 DFNA3。*GJB2* 基因编码的蛋白质以六聚体的形式在细胞缝隙连接处形成跨膜通道,利于大于 1kDa 的胞质分子在相邻的细胞间相互交通。免疫组化研究提示 *GJB2* 基因表达于内耳血管纹、基底膜和螺旋缘。*GJB2* 基因突变与一半的先天性遗传性中重度耳聋相关。在美国和北欧的许多国家,最常见的 *GJB2* 基因突变为 35delG,在美国的中西部人群中该突变的携带率为 2.5%;在德系犹太人中最常见的突变为 167delT;在日本和中国等亚裔人群中,最常见的突变为 235delC。同一基因的不同突变位点可引起不同遗传方式或不同表型的耳聋,如 *GJB2* 基因突变可引起 DFNB1 和 DFNA3,*MYO7A* 基因突变可引起 DFNB2 和 DFNA11,*CDH23* 基因突变可引起 DFNB12 和 USH1D。

第一个报道的与遗传性非综合征型耳聋相关的线粒体基因突变为 12S rRNA 基因 A1555G 点突变。在一个有 55 个成员的阿拉伯-以色列大家系中,许多家族成员有母系遗传的先天性单纯性耳聋,分离分析提示疾病表型由均质性线粒体基因突变和常染色体隐性遗传基因突变同时引起。线粒体 DNA 全序列分析发现有均质性 A1555G 点突变,常染色体隐性遗传基因突变位点尚未定位。

线粒体 DNA 第 7445 位 A→G 点突变可引起不同程度的感音神经性听力损失,该突变使 mtDNA 重链上 $tRNA^{Ser(UCN)}$ 基因发生改变,影响了线粒体翻译系统的准确性,同时也使 mtDNA 轻链上细胞色素氧化酶(COI)基因终止密码子最后一个核苷酸发生改变,影响了 mRNA 的质量。线粒体 DNA A7445G 点突变为胞质异质性突变,突变分子频率与耳聋是否发生及严重程度无相关性,提示可能有核基因突变或环境因子的协同作用。

【临床表现】

1. 非综合征型耳聋 临床上仅表现为听觉系统异常,不伴有其他器官或系统异常。

(1)常染色体显性遗传:多为语后感音神经性聋(DFNA3、DFNA8、DFNA12 和 DFNA19 例外),在家系中呈垂直遗传,每代均有患病个体,发病年龄可从几岁至五十几岁,大多数病例听力下降从高频开始,进行性加重并累及多个频率,多不伴眩晕,同一家系不同患者间起病时间和症状可能有差异。少数病例为低频或中频感音神经性耳聋,一般病程进行缓慢,患者常能保持言语能力,往往并不自知发病,到噪声暴露或年龄因素导致高频听力下降时才发现听力问题,因此发病年龄不易确定。

(2)常染色隐性遗传:多为先天性语前感音神经性聋(DFNB8 例外,为发展迅速的语后聋),耳聋程度多为重度或全聋;也可为迟发性,与 DFNB4 关系密切的大前庭水管综合征(enlarged vestibular aqueduct syndrome,EVAS)是一种内耳发育畸形,即联系前庭和颅腔的管道异常扩大,轻度的头部碰撞如坠床、激烈的体育活动等就能引起患儿听力下降,出现多次此类事件可以导致患儿出现波动性进行性听力下降至不可逆的重度耳聋。可同时伴或不伴头痛、耳鸣、眩晕,少数患者可有耳周围沉重感、麻木感。在家系中隔代遗传,在中国由于受“计划生育”政策的影响,大多数家庭表现为散发病例,由于无其他系统的异常及耳聋家族史,耳聋往往在不被察觉的情况下出现。

(3)X 连锁:可为语前聋或语后聋。其中,DFN3 表现为镫骨固定的混合性聋,内听道和前庭异常扩大,小耳蜗,其感音神经性聋可呈进行性下降,CT 示蜗轴异常,蛛网膜下腔与外淋巴腔直接相通,镫骨底板切除或前庭窗开窗后可发生外淋巴液“镫井喷”。

(4)线粒体遗传:携带线粒体 12S rRNA 基因 A1555G 或 C1494T 点突变的个体对氨基糖苷类抗生素高度敏感,小剂量应用即可造成重度听力损失,这就是生活中常见的“一针致聋”现象,耳聋的发生与用药直接相关。线粒体 $tRNA^{Ser(UCN)}$ 基因 A7445G 点突变引起非综合征型耳聋,其特点为出生时听力正常,随着年龄的增长逐渐下降,十几岁时发展为重度耳聋,无前庭症状。

2. 综合征型耳聋 耳聋患者伴有其他器官或系统的异常,如:皮肤异常角化、色素异常缺失或过度沉着;眼睛视网膜的色素沉着、高度近视、斜视、夜盲等;发育畸形,如颅面部畸形、脊柱四肢、手指、足趾的异常;患者或其家族中有人表现心脏的异常,泌尿系统的异常,或甲状腺的异常肿大等。表 14-2 总结了临床上较为常见的综合征型耳聋。

表 14-2 常见的遗传性耳聋综合征

其他受损系统	综合征名称	主要临床表现(除听力损害外)	耳聋表型	遗传方式	已知的致病基因
心脏	Jervell-Lange-Nielson 综合征(心-耳综合征,贾兰综合征)	Q-T 间期延长,短暂晕厥,猝死	先天性极重度感音神经性耳聋	AR	*KCNQ1*、*KCNE1*
肾脏	耳聋伴遗传性肾炎(Alport 综合征)	进行性肾炎伴尿毒症	进行性感音神经性耳聋	XLD,AR,AD	*COL4A5*、*COL4A3*、*COL4A4*

续表

其他受损系统	综合征名称	主要临床表现（除听力损害外）	耳聋表型	遗传方式	已知的致病基因
	鳃-耳-肾（BOR）综合征	鳃裂瘘管和囊肿，外、中、内耳发育畸形，肾脏畸形（肾发育不良、多囊肾）	感音神经性、传导性或混合性，可能为进行性的	AD	*EYA1*、*SIX5*、*SZX1*
视觉	耳聋伴视网膜色素变性综合征（Usher综合征）	视网膜色素变性	感音神经性耳聋	AR	*USH2A*、*CLRN1*、*ADGRV1*、*HARS*、*WHRN*、*USH1K*、*PCDH15*、*PDZD7*、*USH1C*、*MYO7A*、*USH1H*、*CIB2*、*SANS*、*USH1E*
	Alstrom综合征	中心缺失的非典型色素性视网膜病、成人糖尿病、婴幼儿肥胖	感音神经性耳聋	AR	*ALMS1*
	Norrie病	视网膜发育不良所致的眼盲，视网膜假性神经胶质瘤和眼球萎缩，智力低下等		XLR	*NDP*
内分泌	甲状腺肿耳聋综合征（Pendred综合征）	甲状腺肿大	重度-极重度感音神经性耳聋	AR	*SLC26A4*（*PDS*）
皮肤	耳聋-眼病-白额发综合征（Warrdenburg综合征）	内眦侧向移位，毛发、皮肤和虹膜色素异常	不同程度的感音神经性耳聋	AD或AR	*PAX3*、*MITF*、*SOX10*、*EDNRB*、*EDN3*、*SNAI2*（*SLUG*）
代谢	Hurler综合征	身材矮小，肝脾大，雾状角膜	传导性耳聋伴或不伴感音神经性耳聋成分	AR	*IDUA*
	Hunter综合征	视力减退，夜盲，视野缩小，视网膜色素变性，身材矮小，肝脾大等		XLR	*IDS*
	植烷酸病（Refsum病）	视网膜色素沉着、周围性神经病、小脑性共济失调等，血浆植烷酸积聚	进行性感音神经性耳聋	AR	*PHYH*
神经	腓骨肌萎缩症（Charcot-Marie-Tooth病）合并耳聋	进行性腓肠神经肌肉萎缩	感音神经性耳聋，听神经病表型	AD	*PMP22*

续表

其他受损系统	综合征名称	主要临床表现（除听力损害外）	耳聋表型	遗传方式	已知的致病基因
	Mohr-Tranebjaerg 综合征	视神经萎缩，肌张力障碍，骨折，精神发育迟滞	迅速进行性加重为极重度感音神经性耳聋，听神经病表型	XLR	*TIMM8A*
骨骼	尖头并指综合征Ⅰ型（Apert 综合征）	颅缝早闭，中面部发育不良，并指（趾）	轻度感音神经性耳聋	AD	*FGFR2*
	Klippel-Feil 综合征	先天性颈椎融合，短颈，颅后低发际，颈部运动受限，脑脊液耳漏，耳部畸形	双侧感音神经性聋最常见，其次为混合性聋，传导性聋最少见	AD、AR	*GDF6*、*GDF3*、*MEOX1*、*MYO18B*
	Treacher-Collins 综合征	下颌面骨发育不全，下眼睑缺损，小下颌，小耳，腭裂	传导性耳聋	AD、AR	*TCOF1*、*PLOR1D*、*PLOR1C*
	Van der Hoeve 综合征（成骨不全综合征、脆骨-蓝色巩膜-耳聋综合征）	骨质脆弱，反复发生的骨折，蓝色巩膜	耳硬化症，传导性耳聋	AD	*COL1A1*
	颅面-躯干-皮肤发育不良（Pfeiffer 综合征）	颅缝早闭，尖头畸形，眼球突出，面中部发育不良，粗大倾斜的拇指及䠀趾	偶有传导性耳聋	AD 或散发	*FGFR1*、*FGFR2*
结缔组织	遗传性进行性关节-眼病（Stickler 综合征）	近视，白内障，视网膜脱离，腭裂，骨关节炎	60%的 1 型患者有渐进性感音神经性高频听力下降。2 型患者有 90%	AD	*COL2A1*、*COL11A1*

（1）常染色体显性遗传

1）Waardenburg 综合征（先天性耳聋-眼病-白额发综合征，WS）：是先天性耳聋中较常见的一种，占所有先天性耳聋的 2%～5%，主要为常染色体显性遗传，表现程度各异。临床特征为前额白发，鼻根增宽，内眦外移，虹膜异色和感音神经性耳聋。听力损害可单侧或双侧，程度不一。在 WS 主要临床表型特征的基础上，依据不同的伴随症状将其分为 4 型，分别是：①Ⅰ型 WS（WS1）：合并内眦异位；②Ⅱ型 WS（WS2）：无内眦异位；③Ⅲ型 WS（WS3）：合并肌肉骨骼异常；④Ⅳ型 WS（WS4）：伴有先天性巨结肠或胃肠道闭锁。绝大多数 WS1 和 WS3 由 *PAX3* 基因突变引起，WS2 主要由 *MITF* 或 *SOX10* 基因突变引起，而 WS4 与 *EDNRB*、*EDN3*、*SOX10* 基因突变相关。

2）Treacher-Collins 综合征（颌面骨发育不全及耳聋综合征，TCS）：是常见的下颌面骨发育不全综合征（mandibulofacial dysostosis，MFD），也称为 Franceschetti-Klein 综合征，由第一、二鳃弓发育不全引起。多数 TCS 患者属于常染色体显性遗传方式，致病基因为 *TCOF1*（78%～93%）和 *POLR1C* 或 *POLR1D*（8%），少数病例（1%）为常染色体隐性遗传，由 *POLR1C* 突变引起。近 60%的病例可由新发（*de novo*）

突变引起，临床上可呈散发状。TCS 的临床表现程度不一，症状主要涉及颅面部畸形，典型特征为眼睑下斜，颧骨、下颌骨发育不全和小耳畸形等。通过对大样本量 TCS 患者临床特征分析发现，TCS 非常常见的特征是睑裂下斜、颧骨发育不全、传导性听力下降和下颌骨发育不全；常见的特征是外耳道闭锁、小耳畸形、下眼睑缺损、面部不对称和发际过低；少见特征是呼吸困难、喂食困难、腭裂、后鼻孔狭窄/闭锁、心脏畸形；罕见特征为脊柱畸形、肾畸形、小头畸形、智力低下和四肢畸形。

(2)常染色隐性遗传

1)Usher 综合征(耳聋伴视网膜色素变性综合征，USH)：大多数患者在出生时即有感音神经性耳聋，出生后至 20 岁之前出现视网膜色素变性或色素性视网膜炎。由色素性视网膜炎引起的视觉损害在 10 岁前常不明显，检眼镜检查难以发现，视网膜电图可以发现小至 2~4 岁儿童的感光系统功能的微小异常。Usher 综合征根据临床表现分为 3 个亚型：Ⅰ型表现为先天性重度或极重度感音神经性耳聋，伴有前庭功能障碍，运动功能的发育(坐立及行走)晚于正常儿童，色素性视网膜炎发生于 10 岁前；Ⅱ型表现为先天性中重度耳聋，前庭功能正常，色素性视网膜炎可发生于 10~20 岁。Ⅰ、Ⅱ型之间在眼科方面的临床表现区别不大，但Ⅰ型患者夜盲的出现比Ⅱ型的要早。Ⅲ型常表现为进行性听力损害和前庭功能障碍，变异较大。Ⅰ和Ⅱ型 Usher 综合征比较常见，各占 40%~45%；Ⅲ型则较少见，占 5%~15%。

2)Pendred 综合征(先天性甲状腺肿耳聋综合征，PDS)：以家族性甲状腺肿、先天性耳聋、碘有机化障碍为特征。耳聋的程度可存在差别，比较典型的为先天性双耳重度感音神经性耳聋，伴有言语障碍，部分患者表现为听力缓慢进行性下降，一般出现在儿童后期，由感冒、头部外伤等诱发。典型听力曲线为双侧高频重度感音神经性聋，低频有残余听力，且低频呈传导性聋。大多数患者颞骨 CT 扫描可以发现前庭导水管扩大，几乎所有的患者 MRI 扫描可以发现内淋巴囊和内淋巴管扩大。约 75%患者有甲状腺肿，多在耳聋之后发现，常在少年儿童期出现，亦有在青春期后才显著。初期甲状腺肿常表现为弥漫性，逐渐发展成多发结节性甲状腺肿。甲状腺肿为碘代谢异常所致，高氯酸盐释放试验阳性，甲状腺功能正常和低下者各占 50%。Pendred 综合征致病基因为 *SLC26A4*，含有 21 个外显子，编码 pendrin 蛋白，是一种高度疏水性的跨膜碘/氯转运蛋白。除 *PDS* 基因外，研究发现 *FOXI1* 基因的突变也与本病密切相关，作为转录因子参与 *PDS* 基因的表达，但仅处于研究阶段，尚未应用于指导临床。

3)Jervell-Lange-Nielsen 综合征(心-耳综合征、贾兰综合征、JLNS)：是一种罕见的心脏-听觉异常综合征，为长 QT 综合征的隐性遗传模式。临床表现以先天性双侧极重度感音神经性耳聋、心电图 QT 间期延长为特征，可伴有缺铁性贫血、高胃泌素血症，部分患者可有癫痫发作。该病最常见的描述为聋儿在压力情况下、运动或打斗中突然晕厥发作。此外，该病也可由声音刺激、发热、麻醉甚至静脉取血所诱发。*KCNQ1* 或 *KCNE1* 的纯合突变或复合杂合突变可引起 JLNS，两者编码的蛋白质共同组成跨膜离子通道，介导延迟整流性钾离子通道 *Iks*，约有 90%的 JLNS 病例由 *KCNQ1* 基因突变引起。

【诊断和鉴别诊断】

耳聋的诊断和鉴别诊断主要依赖于全面系统的病史收集、全身系统查体、耳部检查、听力和前庭功能检查、影像学检查(颞骨高分辨 CT，内耳、颅脑 MRI)和耳聋基因检测。

1. **病史**　包括现病史、既往史、用药史、家族史、妊娠史。通过病史的收集，可使医生对耳聋的发生有一个初步的判断，如根据耳聋发生时间初步确定先天性或迟发性，根据用药情况初步确定耳聋发生与用药的关系，根据家族史初步确定耳聋是否为遗传性及其遗传方式等。

2. **全身系统查体和耳部检查**　全身系统查体可判断是否为综合征型耳聋，特征性的器官及系统异常表现可协助最后的诊断；耳部检查可发现外耳畸形、外耳道闭锁、分泌性中耳炎和慢性中耳炎等中外耳异常。

3. **听力学检查**　包括纯音测听（婴幼儿采用多频稳态 ASSR）、声导抗、听性脑干反应（ABR）、40Hz 听觉相关电位（40Hz AERP）和耳声发射（OAE）。通过听力学检查，可确定耳聋的性质（传导性、感音神经性、混合性）、听觉通路损失的部位（中耳、内耳、听觉中枢）以及听力损失的程度（是否有残余听力）。如传导性耳聋一般由先天性中耳畸形（常伴有外耳不同程度的畸形）、耳硬化症或各型中耳炎导致；听神经病表现为 ABR 无法引出而 OAE 正常或轻度异常；遗传性耳聋多为双耳对称性感音神经性耳聋，临床上常见的 EVAS 多具有特征性的纯音听力（低频气骨导差）和特异性的 ABR 波形（声诱发短潜伏期负反应，acoustically evoked short latency negative response，ASNR），对于低频和中频感音神经性听力损害也应高度怀疑为遗传性。

4. **前庭功能检查**　临床常见的梅尼埃病即表现为听力下降并伴有前庭功能异常。DFNA9 是目前发现的唯一明确伴发前庭功能障碍的 DFNA 位点，而且 *COCH* 基因可能就是梅尼埃病的一个遗传因素，DFNA11（致病基因为 *MYO7A*）仅表现为轻微的前庭功能障碍。

5. **影像学检查**　包括颞骨高分辨 CT 和内耳、颅脑 MRI，必要时行内耳三维重建。可提示各种中耳及内耳的发育畸形，听神经是否发育，桥小脑角占位等情况。例如，EVAS 的颞骨 CT 检查可见前庭水管扩大，直径>1.5mm，具有特征性的 MRI 表现——扩大的内淋巴囊。常见的桥小脑角占位性病变——听神经瘤可导致突发性耳聋及前庭功能障碍。

6. **耳聋基因检测**　为病因学检测，大约 40%的儿童期耳聋患者可得到分子水平的明确诊断。

【遗传咨询】

1. **常染色体显性遗传非综合征型耳聋**　先证者的父母也是患者的概率较大。先证者同胞的发病风险依赖于先证者父母的遗传状况，如果先证者的父母之一有突变等位基因，则其发病的风险为 50%，如双亲均为杂合子患者，则其发病的风险为 75%；先证者的后代发病风险为 50%，男女患病机会均等。

2. **常染色体隐性遗传非综合征型耳聋**　先证者的父母多为拥有正常听力的耳聋致病基因突变的携带者，再次生育其后代 25%为耳聋患者。先证者的每个同胞有 25%的概率为耳聋患者，50%的概率是有正常听力的携带者，有 25%为正常人。但如果已确认该同胞有正常的听力，则有 2/3 的概率为携带者。先证者与正常人婚配的后代 100%为携带者，先证者与正常听力的携带者的后代 50%为耳聋患者，先证者与携带相同致聋基因的耳聋患者结合的后代 100%为耳聋患者，男女患病机会均等。

3. **X 连锁隐性遗传非综合征型耳聋**　如父亲正常，母亲为携带者时，后代中儿子有 1/2 机会患病，女儿无患病风险，但有 1/2 机会为携带者；如父亲患病，母亲正常时，后代中儿子无患病风险，女儿全部为携带者。

4. **X 连锁显性遗传非综合征型耳聋**　如父亲正常，母亲患病时，如母亲为杂合子，后代中儿女均有 1/2 机会患病，如母亲为纯合子，后代中儿女均有全部患病；如父亲患病，母亲正常时，后代中儿子无患病风险，女儿全部患病。

5. **线粒体基因突变导致的耳聋**　其再发风险的估计比较复杂，带有突变线粒体 DNA（mtDNA）的个体是否发病受许多因素影响，与突变的性质和严重程度、突变 mtDNA 所占比例、核基因产物的调节以及不同组织细胞的能量阈值均有一定关系。均质性的 A1555G、C1494T 突变，符合经典的母系遗传方式，mtDNA 的突变可通过母亲传给后代，后代男女均可发病，但只有女性可将突变的 mtDNA 继续传给下一代，而男性则不再下传。先证者所有的母系亲属均携带线粒体 A1555G、C1494T 突变，属高危人群。母系亲属中男性亲属的后代均不携带线粒体 A1555G、C1494T 突变，不会发病。对于异质性的线粒体 DNA

A7445G 点突变，其母体卵细胞突变型 mtDNA 与野生型 mtDNA 并存，mtDNA 在细胞的复制分裂过程中发生遗传漂变，导致子细胞出现 3 种基因型：均质性的突变体 mtDNA、均质性的正常 mtDNA 及异质性的 mtDNA，得到较多突变型 mtDNA 的后代易患病，而得到较多野生型 mtDNA 的后代则不易患病，类似多基因病的非孟德尔遗传方式，其后代疾病再发风险很难准确预测。

病因不明的耳聋患者遗传风险见表 14-3。

表 14-3 病因不明的耳聋患者遗传风险

先证者状况	遗传风险
一位子女患病，排除环境因素影响的存在	1/10
一位子女患病，近亲结婚	1/4
两位子女患病	1/4
父或母患病，一位子女也患病	1/2
只有父或母患病	1/20
父或母患病，父或母的同胞也患病	1/100
只有父或母的同胞患病，而父或母都正常	<1/100

【治疗处理和预后】

感音神经性耳聋的治疗原则：力争早期发现，早期治疗，早期训练，尽可能恢复或部分恢复已丧失的听力，尽可能保存和利用残余听力。具体方法如下：

1. **新生儿听力筛查** 目前广泛开展的新生儿听力筛查的目的是为了尽早发现有听力障碍的婴幼儿，其目标是使这些儿童在最佳时机得到听力和语言的训练，使听力和语言的康复训练达到最佳效果。对于语前聋病例，在婴幼儿期早期发现耳聋并进行康复训练，对其语言能力的发育和建立至关重要。在 6 月龄前发现有听力障碍并进行及时训练，儿童的语言交流能力会明显优于较晚发现听力障碍的儿童。由于有些遗传性耳聋表现为迟发性，因此目前建议在新生儿听力筛查之后，还要定期复查听力，一直到儿童成长至 6 岁。

2. **药物治疗** 对于 EVAS 的耳聋患者，尽早选用可扩张内耳血管的药物、维生素 B 族药物及能量制剂等，必要时还可应用抗细菌、抗病毒及类固醇激素类药物。需要注意的是，虽然听力突然下降时及时的药物治疗对改善听力可能暂时有效，但此类患者最终听力会越来越差，直至全聋。当药物治疗无效时就需要选配助听器。

3. **助听器** 是一种帮助聋人听取声音的扩音装置。它主要由微型传音器、放大器、耳机、耳模和电源等组成。助听器种类很多，就个体应用讲，就有气导和骨导、盒式与耳机式（眼镜式、耳背式和耳内式）、单耳与双耳交联等。一般需要经过耳科医生或听力学家详细检查后才能正确选用。语频平均听力损失 35~80dB 者均可使用；听力损失 60dB 左右效果好。单侧耳聋一般不需配用助听器。双侧耳聋者，若两耳损失程度大体相同，可用双耳助听器或将单耳助听器轮换戴在左、右耳；若两耳听力损失程度差别较大，但都未超过 50dB 者，宜给听力较差耳配用；若有一耳听力损失超过 50dB，则应给听力较好耳佩戴。此外，还应考虑听力损害的特点，例如助听器应该优先用于言语识别率较高、听力曲线较平坦、气骨导间距较大或动态听力范围较宽之耳。传导性耳聋患者气导、骨导助听器均可用。外耳道狭窄或长期有炎症者宜用骨导助听器。感音神经性耳聋伴有重振者需采用具备自动增益控制的助听器。合并屈光不正者可用眼镜式助听器。耳背式或耳内式助听器要根据患者的要求和耳聋的情况选用。初用助听器者要经调试和适应过程，否则难获满意效果。

4. **人工耳蜗**　人工耳蜗是基于感音性耳聋患者的耳蜗螺旋神经纤维与节细胞大部分仍存活的事实，将连接到体外的声电换能器上的微电极经圆窗或圆窗前下开窗插入耳蜗底鼓阶内或贴附于耳蜗外面骨壁上，直接刺激螺旋神经节细胞，将模拟的听觉信息传向中枢，以期使耳聋患者重新感知声响。当语前/语后聋的儿童（最佳年龄6岁以下）和语后聋的成人（70岁以下），为重度或极重度听力损失，无法借助助听器获益时，应尽早接受人工耳蜗植入。植入前还要确定耳内无活动性病变，影像学检查证明内耳结构是否异常，耳蜗电图检不出而鼓岬或蜗窗电刺激却可诱发出脑干反应。人工耳蜗由耳内和耳外两部分组成，耳内部分需要通过手术植入到耳蜗及头部的肌肉和颅骨之间。手术时间通常需要2~3小时。术后伤口愈合的时间需要7~10天。术后伤口愈合1个月后接受外部设备的安装和调试。专业医师及听力学专家们会启动语言处理器内的电脑程序，根据患者对声音的适应程度进行言语处理器中的程序调试，使患者听到的声音更舒适。由于人工耳蜗是利用电刺激产生的听觉，因此植入者听到的不是自然声，而是一种畸变的声音（如同听机器人说话），所以需要有一段适应的过程，定期进行言语处理器的调试，经过言语训练才能理解别人讲话。对于语后聋的患者，训练通常需要几个月的时间，而对于语前聋患者则需2~3年的康复训练才能达到较为理想的效果。

5. **听觉和言语训练**　前者是借助听器利用患者的残余听力或者人工耳蜗植入后获得的听力，通过一定时期有计划的声响刺激，逐步培养其聆听习惯，提高听觉察觉、听觉注意、听觉定位及识别、记忆等方面的能力。言语训练是依据听觉、视觉与触觉等的互补功能，借助适当的仪器（音频指示器、言语仪等），以科学的教学法训练聋儿发声、读唇、进而理解并积累词汇，掌握语法规则，灵活准确表达思想感情。发声训练包括呼吸方法、唇舌运动、嗓音运用，以及音素、音调、语调等项目的训练。听觉和言语训练相互补充，相互促进，不能偏废，应尽早开始，穿插施行。若家属与教员能密切配合，持之以恒，定能达到聋而不哑的治疗目的。

【预防】

1. 新生儿听力筛查实现了耳聋的早期发现与诊断，使患者在最佳时机得到听觉和言语训练，达到最佳效果。

2. 新生儿耳聋基因诊断可指导聋儿治疗、预测疗效，先于听力检查发现遗传性耳聋，以及预防药物敏感性的婴儿发生耳聋。*GJB2* 基因突变导致的耳聋患儿是人工耳蜗的良好植入者，在早期植入人工耳蜗可获得最佳语言康复效果；*SLC26A4* 基因突变导致的 EVAS，患儿出生时可表现为听力正常而"逃过"新生儿听力筛查，在其成长过程中要避免头部碰撞以及感冒等影响颅压的情况，防止听力下降或残余听力丧失；携带线粒体基因突变的婴儿，要终生绝对禁止使用氨基糖苷类抗生素，从而预防耳聋的发生。

3. 耳聋基因诊断结合产前诊断，对于通过耳聋基因诊断找到明确致病基因而确诊为遗传性耳聋的家庭，可在家庭生育时通过产前诊断提供遗传咨询与指导，防止患儿的出生。

4. 建立和健全首次孕前或孕期针对育龄夫妇进行耳聋基因筛查的体系，从根本上预防遗传性耳聋发生。

第二节　听觉神经通路疾病

一、听神经病谱系障碍

【疾病概述】

听神经病（auditory neuropathy，AN）的命名于1996年由Starr首次提出，它不同于一般的感音神经性聋的听功能障碍，是一种外毛细胞功能正常，而内毛细胞和听神经突触和（或）听神经本身功能不良导致的听功能障碍性疾病。由于对病损部位观点不一，对“听神经病”的命名一直存在很多争议，曾有过“中枢性低频听力减退”“听觉Ⅰ型神经元病”“听神经病”“听神经同步异常”“耳蜗神经病”等多种命名。2008年6月，意大利科莫国际新生儿听力筛查会议将听神经病统一定名为“听神经病谱系障碍(auditory neuropathy spectrum disorder，ANSD)”。

【遗传方式、病因及发病机制】

ANSD病因目前并不明确，可能的致病原因包括环境因素(高胆红素血症、温度敏感性、内耳自身免疫、缺氧和机械通气)和遗传因素(遗传性非综合征型性听神经病、腓骨肌萎缩症、Friedreich运动共济失调和植烷酸病等)。ANSD可能的损伤部位包括内毛细胞、内毛细胞带状突触、听神经干。这些部位的损伤可能导致两种主要的神经生理学后果：①由于听神经脱髓鞘病变导致神经冲动发放不同步或内毛细胞与听神经之间的突触传递障碍；②由于受体或者轴突的缺失导致神经冲动发放数目减少。近年已经揭示了5个非综合征型ANSD致病基因(表14-4)：*OTOF*、*PJVK*、*DIAPH3*(AUNA1)、线粒体12S rRNA(T1095C)、*AIFM1*。

表14-4　非综合征型ASND相关基因及其编码蛋白质功能

基因名称	染色体定位	遗传方式	蛋白质功能
OTOF	2p23.3	AR	otoferlin为含有钙离子结合区域的跨膜蛋白，在内毛细胞带状突触处触发膜融合，在突触囊泡的胞吐过程中发挥重要作用
PJVK	2q31.2	AR	pejvakin蛋白主要表达于听觉传导通路，影响动作电位的传导及细胞内物质交换，而内毛细胞的功能不受影响
DIAPH3	13q21.2	AD	突触生长的重要调控因子
12S rRNA		线粒体遗传	参与线粒体蛋白质合成的起始过程
AIFM1	Xq26.1	XLR	具有氧化还原酶活性的黄素蛋白

*OTOF*是第一个被揭示的常染色体隐性遗传ANSD致病基因，包含48个外显子，编码1997个氨基酸的蛋白质——耳畸蛋白(otoferlin)。研究表明，耳畸蛋白在成年小鼠耳蜗中仅在内毛细胞中表达，并且集中表达于内毛细胞基底外侧部，是内毛细胞突触前结构的组成部分；耳畸蛋白作为钙离子感应器在内毛细胞带状突触处触发膜融合，在内毛细胞突触囊泡的胞吐过程中发挥重要作用。*OTOF*基因突变的个体，其ANSD以突触及突触前型为主。

*PJVK*是第二个被揭示的常染色体隐性遗传ANSD致病基因，含有7个外显子，编码352个氨基酸组成的蛋白质pejvakin。研究表明，该蛋白在耳蜗Corti器、螺旋神经节细胞及耳蜗核、上橄榄复合体、下丘的神经元细胞中表达。*PJVK*基因突变可导致听觉通路神经元功能受损。*PJVK*基因突变所致的ANSD的病变部位主要位于听觉传导通路，影响动作电位的传导及细胞内物质交换，而内毛细胞的功能不受影响。

*DIAPH3*是第一个被发现的染色体显性遗传ANSD致病基因，又名*AUNA1*基因、*DRF3*基因，含有29个外显子，编码含有1193个氨基酸的蛋白质，该蛋白质属于Diaphanous相关蛋白家族，是突触生长的重要调控因子。因*DIAPH3*转录调控区域的基因突变(c.-172G>A)上调*DIAPH3*基因的表达，致使听神经纤维末梢树突形态发生改变，影响螺旋神经节树突棘的功能，产生迟发性的毛细胞功能损伤，最终导致ANSD。*DIAPH3*转基因小鼠出现内毛细胞形态和功能的异常。

线粒体12S rRNA基因与氨基糖苷类抗生素导致的非综合征型耳聋相关。T1095C突变曾在一个意大利有ANSD、氨基糖苷类抗生素耳聋、帕金森病的家系和另外一个意大利的母系遗传性耳聋的家系中被发现。2005年，在一例中国ANSD患者中也检测到该突变。线粒体1095位点位于12S rRNA的第25个螺旋上，该RNA的P位在许多物种中高度保守，在线粒体蛋白质合成的过程中很关键。1095位点T

到C的转换明显地改变了该保守区域的二级结构，进而影响了线粒体的蛋白质合成功能，因此导致线粒体功能障碍，影响呼吸链功能而致病。

AIFM1 基因是第一个被报道的X连锁隐性遗传的ANSD致病基因，定位于 *AUNX1* 基因座，又称 *AIF*、*PDCD8*、*COXPD6* 等，于1999年首次克隆并命名。该基因包含16个外显子，编码全长613个氨基酸的蛋白质，是定位于线粒体内膜间隙的黄素蛋白，具有氧化还原酶活性。该基因在小鼠内外毛细胞、螺旋神经节、血管纹及壶腹嵴均有广泛表达。该型听神经病伴有周围感觉神经病，部分 *AIFM1* 基因突变患者具有双侧听神经纤细的MRI表现。

【临床表现】

大部分ANSD单独发病，主要表现为双耳缓慢渐进性听力下降，起病隐匿，辨不清说话声，尤其在嘈杂环境中。青少年多见（约占半数以上），起病多见于幼儿，少数也可见于婴儿。一般无性别差异，但亦有报道女性多发。部分患者可伴耳鸣、头晕。ANSD亦可同时并发其他系统的疾病，如视神经、前庭神经、下肢周围性神经病或神经系统遗传性疾病等。王锦玲等报道了286例ANSD病例，单发性148例（51.8%）；并发神经系统疾病138例（48.2%），其中并发前庭神经病124例（89.9%），并发其他神经系统疾病32例（23.2%），包括下肢周围神经损害、腓神经麻痹、Friedreich共济失调、植烷酸病、慢性脱髓鞘性神经根疾病、视神经萎缩、多发性硬化、吉兰-巴雷综合征等，部分病例并发两种或两种以上神经系统疾病。

ANSD临床特征包括：①双耳听力下降，呈缓慢进行性，病程一般数年，青少年或婴幼儿开始发病。可伴有耳鸣，少数以耳鸣为主。最大特点有辨音不清，尤其在嘈杂的环境中，无噪声和耳毒性药物接触史，少数有家族史。②听力损失多为轻度到重度，少数为极重度。纯音听力图大多为低频下降型的感音神经性听力损失，表现为上升型，有的为平坦型或鞍型，少数为高频听力下降型。言语识别率不成比例地明显差于纯音听阈，声导抗一般为A型声导抗图，镫骨肌声反射引不出。听性脑干反应（ABR）引不出或异常。耳蜗微音电位（CM）和耳声发射（OAE）正常或加大，耳声发射对侧抑制消失。ANSD患者虽前庭功能检查（ENG和VEMP）多有障碍，但临床表现并无眩晕发作，可能由于其病变为双侧性，且发展缓慢，前庭功能障碍逐渐由各种代偿机制补偿所致。

【诊断】

本病的诊断主要依靠具有特征的听力学表现。听力学及电生理学测试主要包括纯音听阈测试、声导抗测试、言语测听、ABR、CM、EOAE及其畸变产物耳声发射（DPOAE）、瞬态声诱发性耳声发射（TEOAE）对侧声抑制等。对一些听力学检查出现主、客观结果矛盾的感音神经性聋患者，如纯音听阈与言语听力极不一致，应行ABR、EOAE或CM、声导抗测试等全面的听力学检查及分析，以免漏诊。此外，需注意CM引出而EOAE引不出的特殊情况。如听神经病合并中耳炎、内耳病变，均可影响EOAE的引出，故对ABR异常的婴幼儿，EOAE未引出时，最好同时行声导抗测试，排除中耳病变。

【遗传咨询、治疗和预防】

由于ANSD病因及发病机制尚不清楚，目前缺乏有效的预防措施，治疗上亦无肯定的疗效。对听神经病并发的疾病可针对不同的病因及并发疾病进行相关的治疗。还可应用营养神经、扩张血管及激素等药物，以延缓病情发展。

ANSD药物治疗的效果有待长期的临床观察研究。目前普遍认为助听器无效，可能由于其听神经时间编码的异常引起言语识别率严重下降，虽扩大音量并不能增进听力。ANSD病例人工耳蜗植入也应采取审慎态度，突触后病变导致的ANSD人工耳蜗植入应无效。因耳畸蛋白在内耳表达于内毛细胞基底外侧部，是内毛细胞突触前结构的组成部分，*OTOF* 基因突变导致的ANSD病例，人工耳蜗植入效果良好。*DIAPH3* 在内耳的表达部位不明，但临床上已观察到 *DIAPH3* 基因突变导致的 ANSD 病例人工耳蜗植入有肯定的听力改善效果。*OTOF* 和 *DIAPH3* 基因突变检测应用于临床，将有助于预测 ANSD 病例良好的人工耳蜗植入效果。*PJVK* 基因突变导致的 ANSD 病例，人工耳蜗植入效果目前还没有临床观察，但从其病变部位推测，这类病例人工耳蜗植入效果应该不佳。ANSD 的定位诊断尚不明确，因此人工耳蜗的预期效果仍存在很大不确定性。需要在患者临床特征与特征性检测指标之间建立相关性，提升 ANSD 患者植入人工耳蜗的预后效果。目前临床上比较明确的是，涉及外周神经病变及影像学证明听神经发育异常或缺失的 ANSD 患者植入效果不佳。

二、听神经瘤

双侧听神经瘤（acoustic Schwannomas，bilateral）[OMIM# 101000]是临床上最常见的Ⅱ型神经纤维瘤病（NF2），以双侧听神经鞘膜细胞瘤（施万细胞瘤）为其特征，属于中枢型神经纤维瘤病。

【临床表现】

听神经瘤显著的特点是双侧听神经的神经鞘瘤、脑膜瘤和脊神经背根的神经鞘瘤。很少有皮肤改变。临床症状为耳鸣、耳聋及平衡功能障碍，可合并其他脑神经或周围神经的神经膜细胞瘤、脑膜瘤及青少年期发病的后囊或皮质性白内障，少数病例有视网膜错构瘤或眼球运动受限。耳聋常发生于 18~24 岁，伴随着前庭神经鞘膜细胞瘤的生长，可为单侧渐进性，也可以是双侧突发性。

【遗传方式、病因及发病机制】

NF2 是常染色体显性遗传性疾病，近年来研究发现听神经瘤是由肿瘤抑制基因 *NF2* 基因失活所致，对诊断为 NF2 的患者可进行 *NF2* 基因（染色体定位 22q12.2）突变检测，65%的双侧 NF2 病例可检测出 *NF2* 基因的突变。*NF2* 基因突变的肿瘤生长指数和增殖指数高于无缺失或突变者，NF2 蛋白表达水平下降，发生移码突变和反义突变的肿瘤生长指数显著高于剪接位点和无义突变者。

【遗传咨询、治疗和预防】

听神经瘤耳蜗的逆向损害常可通过听力学检测来诊断，确诊则需颅脑增强 MRI 检查。当家族中一个成员诊断为 NF2，其他成员必须早期和广泛筛选。对症状前的高危家庭成员进行 *NF2* 基因突变检测，将有助于 NF2 的早期诊断和治疗。NF2 的产前诊断已应用于临床。听神经瘤的治疗方法应个体化，包括观察、立体定向放射和手术。听力好、肿瘤相对较小（小于 2.5cm）可选择外科手术以全切除肿瘤又保留听力。对同样大小的肿瘤有轻度听力下降者，应试图保存听力。若双耳听力相等，应设法保留肿瘤较大侧的听力，若一侧听力保留，对侧的听神经瘤应在第一次手术后 6 个月以上进行治疗，如有听力丧失，对侧应选择观察或减压。

第三节　耳硬化症

【疾病概述】

耳硬化症（otosclerosis，OTSC）是一种由遗传因素主导，遗传和环境因素共同作用引起的可导致成年人传导性耳聋的复杂性疾病。平均发病年龄 30 岁，女性发病率约为男性的 2.5 倍。耳硬化症的发病率有明显的种族差异。白种人耳硬化症的发生率高达 10%，日本人 5%，黑种人 1%，南美印第安人只有 0.04%。

【临床表现】

临床表现为双耳不对称、缓慢进行性传导性聋或混合性聋，部分进展较快，多病灶者可发展为全频重度感音神经性聋。耳聋多在一侧开始，多伴有耳鸣，常于妊娠期加重，可有韦氏误听（paracusis

Willisi)，即患者在闹处听话反比静处清楚，这是对话者受噪声干扰无意中提高语声，而患者则不受或少受噪声干扰所致。耳镜检查鼓膜一般正常，也可变薄，透明度增加，以致可透过鼓膜见到鼓室内的砧骨长突。约有 1/5 患者有鼓膜透红征（Schwartze sign），此乃鼓岬硬化造成的黏膜血管扩张，红色透过鼓膜所致。由于病灶部位不同，病变发展快慢有别，临床表现各异。病灶接近前庭窗，侵犯环韧带及镫骨足板者，表现为传导性聋，称为镫骨性耳硬化症（stapedial otosclerosis）；病灶侵犯耳蜗区或甚至侵袭内听道，引起耳蜗损害或听神经变性，表现为感音神经性聋或混合性聋，侵犯半规管及前庭，可出现持续性或发作性头晕，称耳蜗性耳硬化症（cochlear otosclerosis）。病情发展一般较慢，可侵犯单侧或双侧，双侧可同时发病或先后发病。有临床表现者，统称临床耳硬化症（clinical otosclerosis）。病灶未涉及上述功能区者，无临床症状，称为组织学耳硬化症（histological otosclerosis），在常规颞骨病理切片中可以发现。耳硬化症患者纯音测听早期听力曲线以低频听力下降为主，中期听力曲线平坦，均为传导性耳聋，骨导曲线以 2kHz 听力减退最明显，呈现谷形切迹。晚期则高频听力损失较著，故呈混合性聋。Gelle 试验、Rinne 试验均阴性，Schwabach 试验示骨导增强，Weber 试验偏患侧或听力较差侧。声阻抗显示声顺降低，镫骨肌反射消失。

【遗传方式、病因及发病机制】

耳硬化症是由内耳骨迷路致密板层骨局灶性地被富含细胞和血管的海绵状新骨代替，使耳蜗骨迷路全层硬化，累及前庭窗使镫骨足板固定，影响镫骨运动而产生的传导性听力障碍。耳硬化症的发病原因和机制至今尚未阐明，遗传、内分泌、免疫和环境因素在发病中都起一定作用。1960 和 1962 年，Larsson 分析了 262 例耳硬化症先证者及家系资料，发现 80%患者有家族史，其遗传方式为常染色体显性遗传。该病具有不完全外显的特征，外显率为 25%～40%，目前对于影响其外显率方面的研究较少，影响基因表达的因素也不确定。Larsson 还提出耳硬化症可有隐性遗传，但是至今未发现其隐性遗传方面的研究报道。对耳硬化症相关基因的研究自 1998 年已定位了 8 个 OTSC 基因座位（表 14-5），发现 *HLA*、*COL1A1*、*COL1A2*、*GJB2*、*NOG*、*PTHR1* 和 *SLC26A2* 等可能与耳硬化症相关，但至今还未发现一个耳硬化症的明确致病基因。

表 14-5　已定位的 8 个耳硬化症相关基因座位

座位编号	OMIM	染色体定位	致病基因
OTSC1	%166800	15q26. 1-qter	未知
OTSC2	%605727	7q34-q36	未知
OTSC3	%608244	6p22. 3-p21. 3	未知
OTSC4	%611571	16q21-q23. 2	未知
OTSC5	%608787	3q22-q24	未知
OTSC7	%611572	6q13-q16. 1	未知
OTSC8	%612096	9p13. 1-q21. 11	未知
OTSC10	%615589	1q41-q44	未知

耳硬化症的诊断主要依据临床听力学检测，纯音测听为传导性耳聋而声阻抗检查鼓室压、声顺值、鼓室图正常、镫骨肌声反射消失者应高度怀疑耳硬化症，颞骨 CT 检查有助于排除中耳炎。

【治疗和预防】

耳硬化症是一种局部骨组织代谢异常的疾病，氟化钠可有效地抑制其代谢过程中相关的酶类，二磷酸盐类药物作用于破骨细胞可降低破骨细胞的活性，有研究认为它们对耳硬化症有一定治疗的效果，但因耳硬化症确切的发病机制不明，目前尚无有效药物能阻止耳硬化症病灶的发展。镫骨足板开窗手术是目前提高听力最好的治疗方法。伴重度听力损失的晚期耳硬化症患者不宜行镫骨手术，建议佩戴助听器或行人工耳蜗植入来提高听力。此外，在耳硬化症患者行镫骨足板造孔术的同时配合植入式助听器（如骨锚式助听器、振动声桥），不仅可以减小骨气导差，还能使骨导声音得到更高的增益，可以帮助耳硬化症患者达到一定的实用听力，便于进行日常交流。

（袁慧军）

第十五章 皮肤遗传性疾病

遗传性皮肤病(genodermatosis)是一组由于遗传物质改变而导致的皮肤黏膜病变。已报道的遗传性皮肤病有300多种。

传统上,根据临床表型、发病机制可将遗传性皮肤病分为角化性、大疱性、色素性、结缔组织性[外胚层和(或)中胚层发育不良]、肿瘤相关性、代谢性、血管性、光敏性、真皮发育异常性皮肤遗传病及遗传性毛发疾病等。根据受累基因的功能可将遗传性皮肤病分为:角蛋白相关、钙泵相关、胶原相关、代谢酶异常相关遗传性皮肤病等。本章重点介绍几种精选的遗传性皮肤病,对其遗传缺陷、发病分子机制、遗传学诊断和防治等方面进行阐述。

第一节 鱼 鳞 病

【疾病概述】

遗传性鱼鳞病(ichthyosis)是一组由于遗传缺陷而引起的以全身性皮肤干燥、粗糙并伴片状鱼鳞样固着性鳞屑为主要特征的角化障碍性皮肤病。OMIM记载的遗传性鱼鳞病有20多种。本节介绍相对常见的几种鱼鳞病。

【病因/分类和遗传方式】

根据遗传机制、临床表现及组织病理学的差异,遗传性鱼鳞病主要分为4型:

1. **常染色体显性遗传寻常型鱼鳞病**(ichthyosis vulgaris,IV)[OMIM# 146700] 又称单纯型鱼鳞病,由位于1q21.3的编码聚丝蛋白(filaggrin,FLG)的基因突变导致。OMIM记载的引起IV发生的*FLG*基因变异体有3种错义突变和2种缺失突变。IV属于不规则显性遗传病,外显率约为90%。Arg501Ter纯合子表现为中度鱼鳞病,Arg501Ter/4-bp del,2282CAGT杂合子2次突变具有典型的严重鱼鳞病表现。

2. **X连锁遗传鱼鳞病**(X-linked ichthyosis,XLI)[OMIM# 308100] 由位于Xp22.32的编码类固醇硫酸酯酶(steroid sulfatase,STS)的基因缺乏导致,表现为X连锁隐性遗传。85%~90%的XLI患者由*STS*基因的完全缺失引起的,其余由*STS*基因的部分缺失和点突变引起,这些突变引起了STS的失活。OMIM记载的引起XLI的*FLG*基因变异体有5种错义突变和1种剪接点突变。

3. **常染色体显性遗传先天性大疱性鱼鳞病样红皮病**(bullous congenital ichthyosiform erythroderma,BCIE)[OMIM# 113800] 由位于12q13的角蛋白1(*KRT1*)基因和位于17q21-q22的角蛋白10(*KRT10*)基因突变导致。OMIM记载的引起BCIE的*KRT1*基因变异体有9种错义突变、2种缺失突变、1种插入突变和2种内含子剪接点突变。引起BCIE的*KRT10*基因变异体有13种错义突变、2种无义突变、2种插入突变,1种缺失突变,3种内含子剪接点突变。

4. **常染色体隐性遗传先天性非大疱性鱼鳞病样红皮病**(nonbullous congenital ichthyosiform erythroderma,NCIE)**与板层状鱼鳞病**(lamellar ichthyosis,LI) 这两类鱼鳞病统称为常染色体隐性遗传先天性鱼鳞病（autosomal recessive congenital ichthyosis，ARCI）。OMIM 记载的 ARCI 有 12 种类型，其中的 ARCI 1［OMIM# 242300］、ARCI 3［OMIM# 606545］、ARCI 4A［OMIM# 601277］、ARCI 5［OMIM# 604777］和 ARCI 8［OMIM# 613943］又称板层状鱼鳞病 1～5，ARCI 1 和 ARCI 3 也称火棉胶婴儿（collodion baby）。常见的 ARCI 有 ARCI 1、ARCI 2［OMIM# 242100］和 ARCI 3 三种，分别由转谷氨酰胺酶 1 基因（*TGM1*）、12R 脂氧化酶基因（*ALOX12B*）和脂氧化酶 3 基因（*ALOXE3*）突变引起，具有遗传异质性。

（1）*TGM1* 基因：定位于 14q11.2，OMIM 记载的 *TGM1* 基因变异体有 39 种可导致 ARCI 1 的发生，包括 29 种错义、2 种无义、5 种缺失、1 种插入突变、1 种内含子剪接点突变和 1 种基因 5′端上游的核苷酸改变。

（2）*ALOX12B* 和 *ALOXE3* 基因：这两个基因皆定位在 17p13.1。OMIM 记载的导致 ARCI 2 发生的 *ALOX12B* 基因变异体有 10 种错义、1 种无义突变、1 种缺失和 1 种内含子剪接点突变。导致 ARCI 3 型发生的 *ALOXE3* 基因变异体有 8 种错义突变。*ALOXE3* 和 *ALOX12B* 基因的任何一个突变都能导致相同的表型。

【发病机制】

1. *FLG* 基因编码的聚丝蛋白作为一个具有限制酶切位点的酶，可以对寻常型鱼鳞病的发病进行监控。*FLG* 基因突变导致聚丝蛋白原 mRNA 在角质形成细胞中不稳定，该蛋白的异常表达可使角质形成细胞增殖失去调控，透明角质颗粒减少，继而产生角化过度等症状。携带致病基因的女性可在停经前有轻度鱼鳞病表现。

2. 导致 X 连锁鱼鳞病的主要原因是患者皮肤成纤维细胞缺乏类固醇硫酸酯酶（STS）。STS 对维护正常皮肤脱屑有着重要的作用，*STS* 基因突变导致 STS 缺乏使胆固醇硫酸盐（CSO4）聚集于外表皮层的角质层和血浆中，游离胆固醇含量减少，进而使角质形成细胞紧密结合，影响正常的表皮脱落，激发了典型的鳞屑表现和渗透屏障功能障碍。

3. 先天性大疱性鱼鳞病样红皮病患者的基因突变大多位于 *KRT1* 和 *KRT10* 基因 1 A 和 1 B 区的 A 螺旋末端序列。这一区域是与角蛋白（keratin）丝聚集相关的高度保守区域，在维持细胞的完整性上有重要作用。*KRT10* 基因的 Arg156His 突变对中间丝的聚集是致命的，使 K1/K10 不能形成正常异二聚体，导致严重 BCIE。在轻型或不典型患者中发现的突变常位于角蛋白杆状区域保守的羧基末端、非头段和尾段或连接子区域，对中间丝网络的形成影响较小。*KRT1* 和 *KRT10* 基因突变导致角质形成细胞内的张力丝排列异常与功能改变，使角蛋白聚集成块，细胞内水肿，导致角化异常和表皮松解。

4. 先天性非大疱性鱼鳞病样红皮病与板层状鱼鳞病的发病与表皮最终分化过程中角质细胞膜蛋白异位肽键形成异常，或与表皮脂质屏障的形成障碍有关。*TGM1* 基因编码转谷氨酰胺酶 1 在催化角质蛋白与细胞膜前体蛋白间赖氨酸交联的形成中起重要作用，具有防止皮肤水分的丢失功能和抵御病原体感染的机械屏障。*TGM1* 异常必然导致角质细胞屏障的形成障碍。*ALOX12B* 和 *ALOXE3* 基因突变，导致的脂氧化酶异常与加速经皮肤水分的丢失和表皮细胞有丝分裂有关，可引起非大疱性先天性鱼鳞病样红皮病。

【临床表现】

4 种常见的鱼鳞病的发病年龄及主要临床特征见表 15-1。

【诊断】

根据特征性的皮损分布、皮损形态结合组织病理学所见，诊断比较容易。根据背、四肢伸侧的褐色鱼鳞状鳞屑，夏轻冬重，青春期减轻等症状，可作出寻常型鱼鳞病的诊断。根据鱼鳞状脱屑较大和累及部位，随年龄增长不减轻，结合病理学所见，可作出 X 连锁鱼鳞病的诊断。婴儿期先天性大疱性鱼鳞病样红皮病要与大疱性表皮松解症、大疱性脓疱疮相鉴别，并要与非大疱性鱼鳞病样红皮病相鉴别。

表 15-1　4 种常见的鱼鳞病的主要临床特征

分类	遗传方式	发病年龄	分布部位	鳞屑类型	伴有特征
寻常型鱼鳞病	AD	1~4 岁	四肢伸侧及背部,屈侧及皱褶处很少累及,幼儿期可累及前额及面颊	白色、半透明纤细鳞屑	毛周角化,肘、膝、胫和踝部局限性角化过度。掌跖角化,遗传性过敏性皮炎
X 连锁鱼鳞病	XL	出生至 4 岁	面部两侧、颈和头皮受累最重,躯干腹侧亦累及,幼儿期肘和腋下较普遍;成人期腘窝较易累及	棕褐色,厚且大的鳞屑,有"肮脏"感	仅男性受累,精神抑郁,骨骼异常,毛发粗糙干燥,有时伴有斑秃,性腺功能减退
先天性大疱性鱼鳞病样红皮病	AD	出生	泛发性,以四肢屈侧为重	广泛性、厚的棕色的疣状鳞屑	弥漫性红斑,婴幼儿期大水疱。呈"豪猪"样外观
先天性非大疱性鱼鳞病样红皮病	AR	出生	泛发,出生时全身皮肤紧张、潮红	灰棕色较大鳞屑,四边形,中央黏着,边缘游离	弥漫性红斑,连续发生板层样皮脱落,1/3 眼睑外翻。常伴有掌跖角化

基因诊断是鉴别诊断和产前诊断的可靠方法。基于相关基因的携带者检出和产前基因诊断必将逐步成为鱼鳞病最为有效的优生与预防措施。

【遗传咨询、治疗和预防】

1. **遗传咨询**　寻常型鱼鳞病和先天性大疱性鱼鳞病样红皮病按常染色体显性遗传方式进行遗传咨询。先天性非大疱性鱼鳞病样红皮病按常染色体隐性遗传方式进行遗传咨询。

2. **治疗**　尚缺乏有效疗法,以对症治疗为主,可外用药物治疗,以温和、保湿和轻度剥脱为原则。病情较重及严重类型可口服异维 A 酸或阿维 A 酯,可缓解症状。外用 10%胆固醇霜对 X 连锁隐性遗传鱼鳞病有较好疗效。0.1%的维 A 酸软膏对先天性非大疱性鱼鳞病样红皮病疗效佳,也可口服维 A 酸类制剂。

3. **预防**　根据阳性家族史,提供产前咨询和产前诊断,以预防有严重表型的患儿出现。

第二节　大疱性皮肤病

遗传性大疱性皮肤病主要包括大疱性表皮松解症、家族性良性慢性天疱疮和肠病性指端皮炎。

一、遗传性大疱性表皮松解症

【疾病概述】

遗传性大疱性表皮松解症(epidermolysis bullosa,EB)是一组罕见的皮肤遗传病,由于皮肤脆弱得像蝴蝶的翅膀,该病的患者形象的称谓"蝴蝶儿童"。根据大疱位置不同分为 3 大类:单纯型大疱性表皮松解症(epidermolysis bullosa simplex,EBS)、交界型大疱性表皮松解症(junctional epidermolysis bullosa,JEB)和营养不良型大疱性表皮松解症(dystrophic epidermolysis bullosa,DEB)。OMIM 记载的遗传性大疱性表皮松解症超过 30 种亚型。该病的发病率约为十万分之几。

【病因/分类和遗传方式】

EB 是一组以水疱和皮肤机械脆性增加为共同特征的疾病。每一型及亚型根据临床表现、遗传方式及基因型(突变蛋白)来分类(表 15-2)。

表 15-2　遗传性 EB 常见类型和亚型现行分类及病因

EB 主要分类	主要亚型	遗传方式	突变蛋白	水疱位置
单纯型 EB(EBS)	EBS-WC	大多数为 AD	K5,K14	水疱位于表皮,WC 型为局限性,K 型为全身性
	EBS-K		K5,K14	
	EBS-DM		K5,K14	
	EBS-MD		网格蛋白	
交界型 EB(JEB)	JEB-H	AR	层黏连蛋白-332	水疱位于表-真皮交界处的透明板
	JEB-nH		层粘连蛋白-332,XⅦ型胶原	
	JEB-PA		整合素 α6β4	
营养不良型 EB(DEB)	DDEB	AD	Ⅶ型胶原	水疱位于真皮乳头的最上方,紧挨着表-真皮交界处
	RDEB-HS	AR	Ⅶ型胶原	
	RDEB-nHS	AR	Ⅶ型胶原	
	胫前区 DEB	AD/AR	Ⅶ型胶原	

1. **单纯型** BS　是一组主要由编码角蛋白 5、角蛋白 14、网格蛋白(plectin)等的 *KRT5*、*KRT14*、*PLEC1* 基因突变导致的一类大疱性皮肤病。角蛋白基因突变一般以显性方式遗传。*KRT5* 和 *KRT14* 突变位点与临床表现密切相关。

(1)*KRT5* 基因:位于 12q13.13,该基因突变可导致 Dowling-Meara 亚型(EBS-DM)[OMIM# 131760]、Weber-Cockayne 亚型(EBS-WC)[OMIM# 131800]、Koebner(K)亚型[OMIM# 131900]、伴肌营养不良亚型(MD-EBS)[OMIM# 226670]、斑点状色素沉着亚型[OMIM# 131960]和迁徙环状红斑亚型[OMIM# 609352]的发生。OMIM 记载的 *KRT5* 基因变异体有 21 种,除一个重复和一个无义突变导致 EBS-DM 外,其他 19 种突变可导致单纯型 BS 的其他亚型,其中错义突变 14 种,无义突变 2 种,缺失 2 种,剪接点突变 1 种。

(2)*KRT14* 基因:位于 17q12-q21,该基因突变可导致 DM 亚型、WC 亚型、K 亚型、常染色体隐性遗传亚型[OMIM# 601001]的发生。OMIM 记载的 *KRT14* 基因变异体有 18 种,其中有 13 种错义突变,缺失 4 种,剪接点突变 1 种。约 60%突变是 Arg125His/Cys 的替换。

(3)*PLEC1* 基因:位于 8q24,编码一种细胞骨架连接蛋白。该基因突变可导致 Ogna 型 EBS[OMIM# 131950]、伴幽门闭锁 EBS[OMIM# 612138]、伴肌营养不良型 EBS 的发生。

(4)其他基因:整合素 *α6*、*β4* 基因(*ITGA6*、*ITGB4*)突变也可导致伴幽门闭锁 EBS,桥粒芯蛋白基因突变可导致致死性棘层松解症,斑菲素蛋白-1 基因突变可导致斑菲素蛋白缺乏症。

2. **交界型** EB　由编码层黏连蛋白或Ⅶ型胶原的 *COL17A1* 基因发生突变所致。均为常染色体隐性遗传。

(1)Herlitz 型 JEB(JEB-H)[OMIM# 226700]:由编码层粘连蛋白 5(laminin 5)上 3 个亚基的 *LAMA3*、*LAMB3* 和 *LAMC2* 基因(分别定位于 18q11.2、1q32.2 和 1q25.3)发生突变引起。基因突变方式有无义、插入/缺失等多种突变,但都产生提前终止密码子(PTC)。

(2)非 Herlitz 型 JEB(JEB-nH)[OMIM# 226650]:大部分 JEB-nH 由位于 10q24.3 的编码半桥粒外斑的成分之一的 BP180 分子的 *COL17A1* 基因突变引起,突变多为 PTC 突变,少数为错义突变。OMIM 记载的 *COL17A1* 基因变异体有 16 种,其中 4 种 PTC 突变、5 种缺失、2 种剪接点突变、1 种插入和 2 种错义突变可引起 JEB-nH。少部分 JEB-nHS 由 *LAMB3*、*LAMA3*、*ITGB4* 和 *LAMC2* 基因突变引起。

(3)幽门闭锁型 JEB(JEB-PA)[OMIM# 226730]:由定位于 2q31.1 和 17q25 的编码 α6β4 整合素 2

个亚基的*ITGA6*基因(1-bp del 791C)和*ITGB4*基因发生突变,PTC突变多引起致死型JEB-PA,错义突变可引起轻重不等的JEB-PA。OMIM记载的*ITGB4*基因变异体有16种,其中错义突变9种,缺失4种,剪接点突变2种,插入1种。

3. **营养不良型EB**　主要分为显性遗传型DEB(DDEB)[OMIM# 131750]、隐性遗传DEB(RDEB)[OMIM# 226600]和既可表现为显性也可表现为隐性的胫前区DEB[OMIM# 131850]三种亚型,RDEB又分为病情较重的RDEB-HS型和病情较轻的RDEB-nHS型。本病由定位于3p21.3编码Ⅶ型胶原的*COL7A1*基因发生突变所致。OMIM记载的*COL7A1*基因变异体有45种,多数为错义突变,PTC突变3种,缺失5种,剪接点突变6种,插入1种。Ⅶ型蛋白结构与其基因的复杂性是DEB分子病变的遗传异质性和表型多样性的基础。

【发病机制】

1. EBS是一组主要由基因突变导致表皮细胞角蛋白中间丝和网蛋白结构与功能的改变而引起的一类大疱性皮肤病。角蛋白多肽的基因突变位点与EBS的病情严重程度之间有密切关系。网蛋白对皮肤和肌肉抵抗机械力有重要作用,网蛋白缺乏时,皮肤角蛋白丝不能通过半桥粒与细胞膜相连,导致皮肤细胞连接出现异常。

2. JEBJEB发病有关的分子有层粘连蛋白、整合素α6β4和大疱性类天疱疮抗原2(BPAG2)。层粘连蛋白5与基底膜其他生物大分子有机地构成一个整体,对皮肤真表皮结构的完整性起重要作用。基因突变与基底膜带半桥粒功能障碍有关。

3. DEB由编码Ⅶ型胶原的*COL7A1*基因突变引起。突变的Ⅶ型胶原分子易被蛋白水解酶降解,使维持真表皮连接稳定性的锚原纤维变细或数量减少。导致真表皮连接不稳定,使皮肤在机械创伤或摩擦时,可发生真表皮的分离。

【临床表现】

1. EBS　表现为大小不等的水疱和大疱,大疱常发生在出生后的第一年,生后儿星期内出现较罕见,也可延长到成人期发病。暴露部位和关节面等为水疱好发部位。皮损多在受压或机械损伤后出现,摩擦、温暖等往往使发病增多并加重。

EBS按水疱分布和病情的严重程度分为3个常见亚型:①WC亚型,水疱仅仅局限于手足;②K亚型,水疱分布较广泛,在手足、肘膝关节及其他反复受摩擦部位出现小水疱、大疱和粟丘疹;③DM亚型,为重型,水疱广泛分布,排列成疱疹样环状,血疱也常见,新生儿患者常常致死。

2. JEB　根据临床表现可分为以下亚型:①Herlitz型JEB:在出生时即有严重的广泛分布的大疱和大面积的剥脱。口周和鼻周皮损可糜烂多年形成增生性肉芽肿。牙齿发育不良多见,甲母质和甲床受累后可引起甲脱落。本病常为进行性,喉黏膜及支气管黏膜病变可导致呼吸困难,于出生后数日或数周内死亡。②幽门闭锁型JEB:出生时皮肤和黏膜脆性严重增加和胃出口梗阻,可死于严重皮损。③非Herlitz型JEB:出生时泛发性水疱,累及黏膜,皮损愈后皮肤萎缩,甲可变厚、营养不良或缺失;乳牙和恒牙的牙釉质发育不良和萎缩性脱发。④局限型JEB:皮损仅累及肢端部位。

3. DEB　本病通常在出生时就出现水疱和大疱,一般发生在四肢伸侧,尤以肘、膝、踝部等易受压部位好发。愈合后留有萎缩性瘢痕为特征。①DDEB:多见下肢肢端,始于婴儿或儿童早期,愈合后因增生而形成瘢痕和粟粒疹。②RDEB:不严重的局限损害称为Mitis型,常累及肢端,伴关节表面萎缩性瘢痕和甲营养不良。RDEB-HS型出生时表现广泛的水疱,婴儿期继续扩展导致明显的瘢痕形成,获得性并指常导致手足部出现"拳击手套"样畸形。瘢痕进而累及整个肢体,形成弯曲挛缩。多数黏膜表面持续累及,导致食管狭窄、尿道和肛门狭窄。

【诊断】

根据临床表现,结合电镜下或免疫组化(免疫荧光)检查皮肤中裂隙的位置,可对3种主要类型的

EB 进行诊断和区分,也可以进一步区分亚型。

对少部分 EB 患者亚型的诊断需要基因分析才能确诊。诊断首先要询问详细的家族史,明确患者或家系的突变位点和方式时,可进行产前诊断。对不明的突变位点,寻找特定基因或与疾病紧密连锁的基因的产前诊断精确率可达 98%。还可进行植入前产前基因诊断。

【遗传咨询、治疗和预防】

尚无有效疗法,主要是对症处理,预防感染。针对 EBS,主要是避免外伤、过热;针对 DEB,可应用皮质激素挽救其生命和预防畸形,口服维生素 E 和苯妥英钠;全反式维 A 酸和胶原酶的抑制剂有一定的效果。如因瘢痕影响手功能可考虑外科手术。

有人用自体或异体的皮肤移植来治疗 RDEB 的难治性溃疡。有人将 *COL7A1* 基因整合入 RDEB 患者初级表皮祖细胞的基因组内,用这些细胞形成再生的表皮组织能产生大量正常的锚原纤维,起到 RDEB 的治疗作用。最有用的防治是产前咨询和预防。

二、家族性良性慢性天疱疮

【疾病概述】

家族性良性慢性天疱疮(benign chronic pemphigus,BCPM)[OMIM# 169600]又称为 Hailey-Hailey 病,本病少见,可由于摩擦、阳光照射、损伤及细菌感染而激发。

【病因/分类和遗传方式】

本病为一种显性遗传性皮肤病,外显率高。由定位于 3q22.1 的编码高尔基体内的 Ca^{2+}/Mn^{2+}-ATP 酶蛋白 1 的 *ATP2C1* 基因突变引起角化不良致本病发生。OMIM 记载的 *ATP2C1* 基因变异体有 9 种(错义 4 种,缺失 3 种,剪接点突变 2 种)。

【发病机制】

基因突变导致 Ca^{2+}/Mn^{2+}-ATP 酶蛋白 1(SPCA1)异常,张力微丝和桥粒复合体改变或细胞间物质形成障碍,这种潜在的基因缺陷加上外界的刺激如摩擦、热、损伤、冷及细菌和真菌特别是念珠菌感染,可诱发家族性良性慢性天疱疮。

【临床表现】

本病一般在青春期发生,好发于易摩擦的部位,初起皮损为成群的水疱,疱液早期清亮很快混浊,破裂后留下糜烂或结成厚痂。损害可圆形、椭圆形或多环形,有的类似湿疹,但周缘往往有松弛性水疱为本病的特征。病变可局限或泛发。本病有的病例有斑丘疹、疣状丘疹、角化性丘疹、乳头瘤样增殖病变。摩擦、热、出汗和继发感染可加重皮损。

【诊断】

根据临床上水疱糜烂、渗出、结痂性损害发生于皮肤皱褶部位,有家族史,结合组织病理学诊断较易作出。基因诊断是症状前诊断和产前诊断的可靠方法。

【遗传咨询、治疗和预防】

原则上避免加重因素,防止继发感染。局部或全身使用抗生素以控制皮损。局部放射治疗有一定效果。中等剂量的泼尼松对重症病例有一定疗效,可控制病情。也可用手术切除后植皮等治疗。基于 *ATP2C1* 基因的携带者检出和产前基因诊断为 BCPM 最为有效的优生与预防措施。

三、肠病性指端皮炎

【疾病概述】

肠病性指端皮炎(acrodermatitis enteropathica)[OMIM# 201100]是一种罕见的遗传性锌缺乏症,表

现为“肢端皮炎、脱发、腹泻”三联征。

【病因/分类和遗传方式】

本病为常染色体隐性遗传，由定位于 8q24.3 的编码锌转运体（ZIP4）的 *SLC39A4* 基因突变引起。OMIM 记载的可导致肠病性指端皮炎的 *SLC39A4* 基因变异体有 12 种（错义突变 7 种，缺失 4 种，剪接点突变 1 种）。

【发病机制】

由于 *SLC39A4* 基因突变，锌转运体（ZIP4）异常或缺乏，导致肠道对锌的吸收功能障碍而引起表型改变。患者血锌水平明显降低，影响免疫功能、抗氧化、调节细胞增殖、分化、凋亡等生理功能，导致出现水疱、糜烂等症状。给予补锌治疗后，临床症状能明显改善是此病的一个明显特点。

【临床表现】

发病年龄最早在出生后数天，尤其在断奶前后发病率最高。起病隐匿，病情随年龄增长而变化，青春期后可自行缓解，妊娠期症状加重。

临床表现主要有 3 方面：①皮肤损害：皮疹发生较早，具有特征性，好发于腔口周围和四肢末端。皮损表现为红斑、斑块上继发鳞屑、结痂和糜烂，甚至水疱、脓疱和大疱。②胃肠道异常表现：90%的患者表现为厌食、呕吐、腹胀、腹泻，大便为水样或泡沫样。③毛发和甲损害：头发、眉毛、睫毛弥漫性稀少、变细，片状或全部脱落。指甲改变包括化脓性甲沟炎、甲营养不良。

【诊断】

主要根据皮炎、间歇性腹泻、脱发三联征，结合实验室检查及补锌治疗有效即可确诊。应与大疱性表皮松解症、银屑病、泛发性念珠菌病等鉴别。

【遗传咨询、治疗和预防】

大多数病例口服硫酸锌或葡萄糖酸锌可迅速得到临床康复，需终生补锌并监测血清锌水平。根据皮损性质选择合适的外用药物和剂型，预防和治疗继发感染等。

第三节　先天性外胚层发育不良

先天性外胚层发育不良（ectodermal dysplasia，ED）是一组由于外胚层发育不正常，影响多器官系统功能的先天性疾病。可累及皮肤及其附属结构，如牙、眼和指（趾）甲或波及中枢神经系统，有时可伴有其他异常。已发现 100 多种单基因病包含了 2 个或多个外胚叶结构异常，OMIM 记载的由基因突变导致的 ED 超过 40 种。本节仅介绍少（无）汗性 ED 和有汗性 ED。

一、少（无）汗性外胚层发育不良

【疾病概述】

少/无汗性外胚层发育不良（hypohidrotic/anhidrotic ectodermal dysplasia）是一组以少汗或无汗为主要特征，毛发、牙齿、甲和汗腺等外胚层发育不良的遗传病，1848 年，Thurnam 首次描述该病。该病发病率为 1/100 000。OMIM 记载的至少有 5 种类型。

【病因/分类和遗传方式】

本病在遗传学上有异质性，至少有以下 5 种类型。

1. **X 连锁少汗型** ED（X-linked hypohidrotic ectodermal dysplasia-1，XHED）［OMIM# 305100］　由定位于 Xq13.1 的编码外异蛋白 A（ectodysplasin A）的 *EDA* 基因突变引起。OMIM 记载的能导致 XHED 的 *EDA* 基因变异体有 17 种（多为错义突变，2 个无义突变，2 个缺失，2 个插入突变）。

2. **常染色体显性少汗型 ED**　该病的 10A 型［OMIM# 129490］和 11A 型［OMIM# 614940］分别由定位于 2q13 的 *EDAR* 基因和定位于 1q42-q43 的 *EDARADD* 基因突变引起。OMIM 记载的可导致少汗型 ED 的 *EDAR* 基因变异体有 12 种，其中的 4 种错义突变导致常染色体显性遗传的少汗型 ED。OMIM 记载的 *EDARADD* 基因变异体有 4 种，2 种错义突变导致常染色体显性少汗型 ED。

3. **常染色体隐性少汗型 ED**　该病的 10B 型［OMIM# 224900］和 11B 型［OMIM# 614941］也是分别由 *EDAR* 基因和 *EDARADD* 基因突变引起。导致常染色体隐性遗传的少汗型 ED 的 *EDAR* 基因变异体有 8 种（错义 3 种，缺失 3 种，剪接点突变 2 种）；*EDARADD* 基因的 Glu142Lys 突变可引起常染色体隐性少汗型 ED。

4. **常染色体显性无汗型 ED 伴免疫功能缺陷**［OMIM# 612132］　由定位于 14q13.2 的 *NFKBIA* 基因突变引起。OMIM 记载的可导致该病的 *NFKBIA* 基因变异体有 2 种无义和 1 种错义突变。

5. **X 连锁少/无汗型 ED 伴免疫功能缺陷**［OMIM# 300291］　由定位于 Xq28 的 *IKBKG* 基因突变引起。OMIM 记载的 *IKBKG* 基因变异体有 12 种，其中 Ter420Try 和 Ala288Gly 突变导致无汗型 ED，其他 10 种突变（4 种错义、2 种无义、1 种重复、1 种缺失、1 种插入、1 种剪接点突变）导致伴免疫功能缺陷 X 连锁少汗型 ED。

【发病机制】

依据致病的分子基础，可将 ED 分为两类。①相应基因突变使发育调节障碍和上皮-间充质交互作用障碍，以涉及较多的外胚叶衍生物、骨骼、内分泌、免疫缺陷和中枢神经系统功能异常为特征。如 XHED 主要涉及骨骼和内分泌障碍，多为基因表达的调节异常引起。②基因突变使结构蛋白缺陷，表现为少汗性 ED 的过度角化；出现皮肤角化病或过度角化是由于连接蛋白、桥粒斑点和蛋白质的异常；ED 伴发耳聋和（或）角膜异常可能由连接蛋白异常引起。

【临床表现】

ED 有 200 多种不同的病理损害，以少汗型 ED（HED）最为常见。HED 主要特征为少汗或无汗、毛发稀疏或细黄、全口无牙畸形或部分无牙畸形等三联征。不同的亚型除具有一般的外胚层发育不良的体征（如毛发、牙齿、甲和汗腺发育不良等）外，同时伴有一项或数项特殊的外胚层体征，因而获得不同的命名。半数患儿有指（趾）甲缺陷或发育不良，有的有特殊面容，身高偏矮，智力低下。患儿容易发热、中暑。

【诊断】

本病诊断主要根据临床表现及皮肤活检，患者真皮萎缩变薄，汗管和汗腺缺如，毛囊和皮脂腺减少，胶原纤维和血管等正常。出汗试验可证实汗腺功能异常。患者同时合并痛觉缺失及发育落后，此病临床发病有异质性，应与先天性无痛症鉴别。

基因诊断是鉴别诊断和产前诊断的可靠方法。基于 ED 相关基因的携带者检出和产前基因诊断必将逐步成为最为有效的优生与预防措施。

【遗传咨询、治疗和预防】

尚无特效疗法，戴假发、配义齿和种牙等手段可改善缺陷；做好防暑降温。对无汗型 ED 婴幼儿夏季给予凉爽环境，要预防高热惊厥、传染病和呼吸道感染等。应尽量避免不良刺激与外伤，并注意预防感染。

提供优生优育咨询，预防或减少缺陷患儿的出生是有价值的工作。已有学者根据遗传基因的测序、定位等技术在预防该病患儿的出生上取得了一定成果。

二、有汗性外胚层发育不良

【疾病概述】

常染色体显性遗传有汗性外胚层发育不良（hidrotic ectodermal dysplasia，HED）也称 Clouston 综合征

(Clouston syndrome)[OMIM# 129500],男女发病概率基本相同。

【病因/分类和遗传方式】

本病为常染色体显性遗传,由定位于13q12.11的*GJB6*基因突变引起。OMIM记载的*GJB6*基因的Gly11Arg、Ala88Val和Val37Glu突变可导致HED。HED在不同种族人群间存在较明显的遗传异质性,如*GJB2*基因的2个错义突变也可导致HED的发生。

【发病机制】

*GJB6*基因编码产物是间隙连接蛋白30(connexin 30,cx30),cx30是构成间隙连接蛋白家族中最主要的成员之一,可使基质多肽间不能形成二硫键。*GJB6*基因错义突变导致间隙连接通道的形成、通道的开关及间隙连接通信的调控方面异常,导致有汗性ED相应症状的出现。

【临床表现】

与少/无汗性ED相比,有汗性ED的临床表现特点有:①严重的指(趾)甲发育不全是本病的主要特征,如甲增厚,有条纹,变色、生长缓慢;②汗腺和皮脂腺功能正常;③毛发(头发、眉毛、睫毛、腋毛)稀少,纤细,或完全缺失,毳毛阴毛;④关节处皮肤色素沉着,可有掌跖角化;⑤可有斜视、并指。

【诊断】

根据严重的指(趾)甲发育不全及汗腺正常,以及掌跖角化过度(或牙齿发育不全),毛发稀少等可作出该病的诊断。如考虑遗传异质性,可进行相应的基因诊断。

【遗传咨询、治疗和预防】

尚无特殊疗法,主要对症治疗,如治疗皮肤角化可外用角质脱落剂。本病患者的同胞或子女约有1/2为患者,可通过遗传优生咨询和产前基因诊断,预防或减少缺陷患儿的出生。

第四节　先天性皮肤异色病

【疾病概述】

先天性皮肤异色病(poikiloderma)包括Rothmund-Thomson综合征(RTS)[OMIM# 268400]、Kindler综合征[OMIM# 173650]、皮肤异色病伴中性粒细胞减少症[OMIM# 604173]和遗传性硬化性皮肤异色病伴肌腱挛缩-肌病-肺纤维化(POIKTMP)[OMIM# 615704]等。

【病因/分类和遗传方式】

Rothmund-Thomson综合征又称为萎缩性皮肤异色病伴白内障,由定位于8q24.3的编码DNA解旋酶的*RECQ4*基因突变引起。OMIM记载的引起该病的*RECQ4*基因有9种(剪接点突变和缺失各4种、无义突变1种)。Rothmund型为AR遗传,Thomson型为AD遗传。

Kindler综合征又称为遗传性肢端角化性皮肤异色病,该病属于AR遗传,由定位于20p12.3的编码铁蛋白同源家族1基因(*FERMT1/KIND1*)突变引起。OMIM记载的引起该病的*FERMT1*基因突变有6种(错义突变和缺失各2种、无义和剪接点突变各1种)。

皮肤异色病伴中性粒细胞减少症由定位于16q21的编码一个可读框的*C16ORF57*基因突变引起。OMIM记载可引起该病的*C16ORF57*基因突变有4种(2种缺失、1种剪接点突变和1种外显子502A-G)。

遗传性硬化性皮肤异色病伴肌腱挛缩-肌病-肺纤维化(POIKTMP)由定位于11q12.1的编码一种多聚泛素C相互作用蛋白的*FAM111B*基因突变引起。OMIM记载*FAM111B*基因的3种错义突变可引起POIKTMP。

【发病机制】

*RECQ4*基因编码的解旋酶在DNA复制和修复中发挥重要作用,RECQ4蛋白是一个多功能共聚蛋

白，对皮肤和骨骼等组织的发育进行调节。*RECQ4* 基因突变导致出现中外胚层发育不全和先天性萎缩性皮肤异色等症状。

FERMT1 基因编码的 FFH1 蛋白通过黏着斑，把肌动蛋白细胞骨架系统-细胞外基质联系起来，在细胞的定向迁移、黏附、生长、分化、信号转导及形态发生中有重要作用。FFH1 蛋白缺陷导致表皮角质形成细胞随机迁移且迁移速度变慢，延长了对划痕损伤修复的时间，*FERMT1* 基因的纯合子突变导致 Kindler 综合征的发生。

C16ORF57 基因编码 ORF57 启动子的应答元件，在 RTA 激活和 IRF-7 抑制基因表达中起作用，RTA 可通过与靶基因启动子上的 RTA 应答元件直接结合而激活下游基因的转录，*C16ORF57* 基因突变引起皮肤异色病伴中性粒细胞减少症。

FAM111B 基因突变和差异甲基化使 Wnt 等多条信号通路及细胞运动、细胞黏附和血管形成异常导致遗传性硬化性皮肤异色病伴肌腱挛缩-肌病-肺纤维化病的发生。

【临床表现】

1. **Rothmund-Thomson 综合征**　出生后 3～6 个月内开始发病，在面颊、耳前后以及臀部两侧，四肢伸侧发生红色水肿性斑片，继而出现毛细血管扩张，点状或网状色素沉着，其间杂有皮肤萎缩、脱色斑等皮肤异色变化。Rothmund 型表现为皮肤异色症、外胚层发育不良、青少年白内障；Thomson 型表现为皮肤异色症、先天性骨发育缺陷以及高风险性骨肉瘤倾向。

2. **Kindler 综合征**　全身反复发生水疱、色素异常伴皮肤萎缩、手足角化性斑块。面部及手部皮损日晒后加重，无明显自觉症状。患者出生和幼年时无类似皮损发生。

3. **遗传性硬化性皮肤异色病**　好发于腋窝、肘窝等皱褶部位。皮损表现为全身性皮肤异色症，伴好发部位皮肤过度角化及硬化带。

【诊断】

根据病史和临床表现，诊断一般不难。但在某些病例，需与其他表型相近的疾病进行鉴别诊断。如考虑遗传异质性，可进行相应的基因诊断。

【遗传咨询、治疗和预防】

尚无特殊治疗方法。患者应避强光曝晒和皮肤保护，搽防光剂及滑润剂，治疗白内障和矫正畸形。一般预后较好。老年人应注意皮肤癌变，应及早外科切除。

第五节　银　屑　病

【疾病概述】

银屑病（psoriasis）是一组表皮过度增殖的慢性炎症性皮肤病，又称牛皮癣。银屑病是一种多基因遗传病，已有 15 个银屑病易感基因位点（PSORS1～PSORS15）被 OMIM 收录。我国银屑病发病率为 0.1423%，欧洲人群中发病率高达 2%，发病年龄一般在 15～30 岁之间。

【病因/分类和遗传方式】

银屑病的发生不仅涉及多个基因间的相互作用，而且存在遗传与环境因素的交互作用。根据银屑病的临床特征，一般可分为寻常型银屑病、脓疱型银屑病、关节病型银屑病和红皮病型银屑病 4 型，以寻常型银屑病多见，占 90%以上。

大约 20%的银屑病有家族史，父母一方有银屑病时，其子女约有 16%患银屑病，而父母均为银屑病时，其子女约有 50%患银屑病。已有 15 个银屑病易感基因位点定位于不同的染色体上，其中 PSORS1［OMIM# 177900］的易感基因为定位于 6p21.33 的 *HLA-C* 基因的 HLA-CW6 变异位点；PSORS2

[OMIM# 602723]由定位于17q25.3的*CARD14*基因的4个错义突变和1个剪接点突变引起；PSORS13[OMIM# 614070]由定位于6q21的*TRAF3IP2*基因的Aap19Asn突变导致易感性；PSORS14[OMIM# 614204]为常染色体隐性遗传，由定位于2q14.1的*IL36RN*基因的6个错义突变、1个剪接点突变和1个无义突变引起；PSORS15[OMIM# 616106]由定位于2q36.1的*AT1S3*基因的Arg33Trp和Phe4Cys突变导致易感性。

随着全基因组关联分析(GWAS)等技术的应用，张学军教授等多个研究团队先后发现了60多个银屑病易感基因，包括*PTPN2*、*IL23R*、*IL28RA*、*LOR*、*FLG*基因等。

【发病机制】

银屑病是一种由多基因遗传决定的、多环境因素刺激诱导的免疫异常性慢性炎症性增生性皮肤病。*CDSN*基因在银屑病患者的表皮中过度表达和选择性的分化。CC*HCR1*基因在银屑病皮损的角质形成细胞中过度表达。其他候选易感基因产物包括银屑病素、游走移动因子相关蛋白及微小富含脯氨酸蛋白等，在银屑病皮损中高表达，提示这些参与上皮分化的基因对银屑病的易感性起作用。

信号传导及转录激活蛋白3可能是参与银屑病表型的产生的重要调节剂。长期将VEGF转基因至皮肤可导致复杂的炎症状态，具有增生、表皮增厚、角质形成细胞分化异常、特征性炎症细胞浸润等银屑病的细胞与分子特点。

T细胞功能的改变是银屑病的潜在病因。T细胞活化引起的INF-γ释放，又反过来刺激细胞增殖，而IL-2和一些淋巴因子又可进一步通过细胞因子连锁使T细胞、抗原提呈细胞、内皮细胞和(或)角质形成细胞活化。

【临床表现】

银屑病的数种皮损类型及各系统受累的情况不一。寻常型银屑病(psoriasis vulgaris)表现为：①初发为粟粒大到扁豆大小的炎性丘疹，逐渐增大，或相互融合成斑块状，边缘清楚，红色，表面覆以多层银白色鳞屑；②剥除鳞屑，可见一层淡红色发亮的薄膜，如再剥除薄膜，则出现一些小血点；③皮损可对称发生于全身各处，但以头面和四肢伸侧、肘、膝关节为主要好发部位；④春冬季节复发或加重，而夏秋季节多缓解。

【诊断】

银屑病临床特点比较典型，一般不难诊断。某些诊断不清的银屑病可做组织病理学或易感基因检查，以便确诊或区别寻常型银屑病、红皮病型银屑病和脓疱型银屑病。

【遗传咨询、治疗和预防】

本病治疗只能达到近期疗效，不能防止复发。应针对不同病因、类型、病期给予相应的外用药物、全身治疗、物理和中医治疗。避免上呼吸道感染、劳累、精神紧张等诱发或加重因素。

目前几乎所有抗银屑病的药物都以引起免疫抑制(抑制T细胞活化)和抗炎为主要目的，这种阻断剂多数还处于开发阶段，部分已用于临床。利用有效的VEGF抑制剂治疗K14-VEGF转基因鼠，其银屑病表型明显好转。

第六节　癌前基因突变引起的皮肤病

癌前基因突变引起的皮肤病包括着色性干皮病、白化病、基底细胞痣综合征等。

一、着色性干皮病

【疾病概述】

着色性干皮病(xeroderma pigmentosum, XP)是一组由DNA损伤修复缺陷引起的光敏感性疾病。

OMIM 记载的 XP 包括 7 个不同的遗传互补组（XPA～XPG）和一个变异组（XPV）。发病率约 1/250 000。

【病因/分类和遗传方式】

XP 的 7 个互补组是由于核苷酸切除修复（nucleotide excision repair，NER）酶基因突变引起，APV 为 DNA 聚合酶 η 基因突变引起。XP 多为 AR 遗传，也有 X 连锁遗传。

1. XPA　XPA[OMIM# 278700]由定位于 9q22.3 的 *XPA* 基因突变引起，*XPA* 基因编码核内疏水性蛋白，其锌指结构可与 DNA 直接作用。OMIM 记载的 *XPA* 基因变异体有 3 种无义突变、2 种剪接点突变、1 种缺失和 1 种错义突变等 7 种。

2. XPB　XPB[OMIM# 610651]由定位于 2q21 的 *ERCC3* 基因突变引起，*ERCC3* 基因编码的蛋白具有 3′→5′解链酶活性。OMIM 记载的 *ERCC3* 基因变异体有 2 种无义突变、2 种剪接点突变、2 种错义突变、1 种缺失和 1 种插入等 8 种。

3. XPC　XPC[OMIM# 278720]由定位于 3p25.1 的 *XPC* 基因突变导致，*XPC* 基因参与核苷酸切除修复的启动。OMIM 记载的 *XPC* 基因变异体有 3 种剪接点突变、3 种缺失、1 种无义突变、1 种错义突变、1 种插入、1 种插入并发错义突变等 10 种。

4. XPD　XPD[OMIM# 278730]由定位于 19q13.32 的 *ERCC2* 基因突变引起，*ERCC2* 基因编码转录因子 TFⅡH 的两个亚单位之一，该蛋白具有 5′→3′解链酶活性。OMIM 记载的 *ERCC2* 基因变异体有 15 种（11 种错义突变、1 种无义突变、2 种缺失、1 种缺失并发插入），导致 XPD 的有 9 种。

5. XPE　XPE[OMIM# 278740]由定位于 11p11.2 的编码一种 DNA 损伤结合蛋白 2 的 *DDB2* 基因突变引起。OMIM 记载的 *DDB2* 基因变异体有 Lys244Glu、Arg273His、Arg313Ter 和 Asp307Tyr 等 4 种。

6. XPF　XPF[OMIM# 278760]由定位于 16p13.12 的编码一种切除修复交叉互补蛋白的 *ERCC4* 基因突变引起。OMIM 记载的 *ERCC4* 基因变异体有 10 种，导致 XPF 的有 4-bp del，2281TCTC；Arg788Trp；1-bp ins；1730A；Cys236Arg；Arg589Trp 等 5 种。

7. XPG　XPG[OMIM# 278780]由定位于 13q33.1 的编码一种具有 3′核酸内切酶活性的蛋白的 *ERCC5* 基因突变引起。OMIM 记载的 *ERCC5* 基因变异体有 16 种，导致 XPG 的有 10 种（5 种错义突变、2 种无义突变和 3 种缺失）。

8. XPV　XPV[OMIM# 278750]由定位于 6p21.1 的编码 DNA 聚合酶 η 的 *POLH* 基因突变引起。与互补组 XPA～XPG 不同的是 XPV 细胞无 NER 缺陷，但存在跨损伤合成缺陷。OMIM 记载的 *POLH* 基因变异体有 6 种缺失、4 种无义、2 种错义突变等 12 种。

【发病机制】

XP 患者的细胞中存在 NER 缺陷或跨损伤合成缺陷。由于机体细胞先天性部分或完全缺乏 DNA 损伤有关的修复酶，使细胞受紫外线照射损伤的 DNA 不能得到修复，从而引起损伤积累，直至导致肿瘤的发生。

【临床表现】

患者皮肤对日光过度敏感，暴露部位的皮肤易发生色素沉着、萎缩、角化过度和癌变等。不同组间临床特征有所差异。患者通常 1～2 岁即开始出现皮肤症状，临床主要表现有：①患者暴露于日光部位的皮肤出现急性晒斑或持久性红斑，继而皮肤干燥，出现淡红色到深褐色斑，针头大小到直径 1cm 的雀斑样损害。②初发时冬季可以消退，很快即成持久性。③病情逐渐进展，除雀斑损害外，出现毛细血管扩张、血管瘤，覆盖细薄鳞屑，常杂以疣状丘疹和小结节。很快在原有皮损部位出现小圆形或不规则白色萎缩性斑点。④发病数年后，在疣状丘疹和小结节基础上溃破，恶变形成癌。⑤患者牙齿生长不全，生长发育差，智力发育迟缓。⑥80%的患者有眼部症状，如畏光、流泪、角膜炎、睑外翻、角膜浑浊、角膜溃疡;眼睑部位的基底细胞癌和鳞状细胞癌也比较常见。

【诊断】

患者暴露于日光部位的皮肤出现急性晒斑或持久性红斑,继而皮肤干燥,出现淡红色到深褐色斑。据此可作出初步诊断。发病数年后,在疣状丘疹和小结节基础上溃破,恶变形成癌。患者牙齿生长不全,生长发育差,智力发育迟缓。

各类体细胞,尤其是成纤维细胞的染色体 DNA 紫外线损伤后修复率测定,是一个重要检测手段;也可进行基因诊断。羊水细胞 DNA 损伤修复率的检测及相关致病基因的检测可用于产前诊断,对有 XP 遗传病患者或杂合子的家族更有意义。

【遗传咨询、治疗和预防】

避免接触阳光,对症治疗。大剂量维生素 A 可延缓皮肤肿瘤的发生,但具明显副作用。细菌 DNA 修复酶和皮肤移植也有一定疗效。已有 XP 患儿的家系,再次怀孕时一定要做产前诊断。患者血缘亲属应仔细检查,以便及早发现轻症患者,进行保护和预防。

二、白化病

【疾病概述】

白化病(albinism)是一组表现为皮肤、眼睛、毛发等的色素缺乏的遗传性皮肤病,涉及不同基因及临床表现。群体发病率为 5/100 000~10/100 000。OMIM 记载的白化病至少有 20 种(表 15-3)。

【病因/分类和遗传方式】

白化病是一组与色素合成有关的基因突变导致黑色素缺乏的单基因遗传病。根据临床表现和涉及的基因不同,可分为非综合征型白化病和综合征型白化病两大类。非综合征型白化病包括眼皮肤白化病(oculocutaneous albinism,OCA)和眼白化病(ocular albinism,OA)两类。超过 90% 的白化病患者为 OCA。极少数的白化病亚型会伴发系统症状,包括 Hermansky-Pudlak 综合征(HPS)、Chediak-Higashi 综合征(Chediak-Higashi syndrome,CHS)和 Griscelli 综合征(GS)。至少 19 个基因与白化病有关(表 15-3)。除 OA 为 X 连锁隐性遗传,其他类型的白化病皆为常染色体隐性遗传。

表 15-3 人类白化病基因

基因	基因定位(OMIM 号)	亚型(OMIM 号)	编码产物	功能
TYR	14q14. 3(606933)	OCA1A(203100) OCA1B(606952)	酪氨酸酶	黑色素生物合成酶
OCA2	15q11-q13(611409)	OCA2(203200)	黑素小体膜蛋白(P 蛋白)	参与黑色素合成
TYRP1	9p23(115501)	OCA3(203290)	酪氨酸酶相关蛋白-1	黑色素生物合成酶稳定因子
SLC45A2	5p13. 3(606202)	OCA4(606574)	黑素小体膜转运蛋白 45	参与黑色素合成
SLC24A5	15q21. 1(609802)	OCA6(113750)	黑素小体膜转运蛋白 24	参与黑色素合成
GPR143	Xp22. 2(300808)	OA1(300500)	G 蛋白偶联受体 143	参与黑色素合成
HPS1	10q24. 2(604982)	HPS1(203300)	HPS1(一种跨膜蛋白)	BLOC-3 亚基
HPS2/AP3B1	5q14. 1(603401)	HPS2(608233)	衔接蛋白相关蛋白 3	AP-3 亚基
HPS3	3q24(606118)	HPS3(614072)	HPS3	BLOC-2 亚基
HPS4	22q12. 1(606682)	HPS4(614073)	HPS4	BLOC-3 亚基
HPS5	11p14(607521)	HPS5(614074)	HPS5	BLOC-2 亚基
HPS6	10q24. 32(607522)	HPS6(614075)	HPS6	BLOC-2 亚基

续表

基因	基因定位(OMIM 号)	亚型(OMIM 号)	编码产物	功能
HPS7/DTNBP1	6p22.3(607145)	HPS7(614076)	小肌营养蛋白结合蛋白 1	BLOC-1 亚基
HPS8/BLOC1S3	19q13.32(609762)	HPS8(614077)	BLOC1S3	BLOC-1 亚基
HPS9/BLOC1S6	15q21.1(604310)	HPS9(614171)	BLOC1S6/pallidin	BLOC-1 亚基
CHS1/LYTS	1q42.3(606897)	CHS(214500)	溶酶体转运调节蛋白	囊泡融合
GS1/MYO5A	15q21.2(160777)	GS1/ES(214450)	肌球蛋白Ⅴa	囊泡运输
GS2/RAB27A	15q21.3(603868)	GS2/HS(607624)	Ras 偶联蛋白 Rab27a	囊泡运输
GS3/MLPH	2q37.3(606526)	GS3(609227)	黑素亲和素	囊泡运输

注:ES:Elejalde 综合征;HS:噬血细胞综合征;BLOC:溶酶体相关细胞器生物发生复合体

OCA1A 和 OCA1B(黄色型)是由 *TYR* 基因突变导致酪氨酸酶功能低下或缺乏引起。OMIM 记载的 *TYR* 基因变异体共有 38 种(29 种错义突变、2 种无义突变、4 种插入、2 种缺失和 1 种颠换导致的多态性)。929insC 可能是中国大陆人群 *TYR* 基因最常见的突变方式。OMIM 记载的 *OCA2* 基因的 12 种突变可导致 OCA2,*TYRP1* 基因的 6 种突变可导致 OCA3,*SLC45A2* 基因的 7 种突变可导致 OCA4,*SLC24A4* 基因的 2 种突变可导致 OCA6,*GPR143* 基因的 13 种突变可导致 OA1,导致 HSP1~9 的相应基因突变有 7、8、7、9、1、8、2、1、1 种,*LYTS* 基因的 10 种突变可导致 CHS,导致 GS1~3 的相应基因突变有 3、10、1 种。

【发病机制】

OCA1 发病不仅是由于 *TYR* 基因突变致酪氨酸酶活性降低,同时也是由于内质网滞留机制所导致的。基因突变使酪氨酸酶异常折叠,内质网质量监控机制则将异常折叠的酪氨酸酶多肽滞留于内质网内,进而将其降解,故形成的酪氨酸酶并未转运至黑素小体中参与黑色素的生物合成过程,导致白化。

白化病患者有黑素细胞但酪氨酸酶缺乏,致使黑色素不能形成而表现为白化。由于色素形成是很多基因参与的一个复杂的过程,其中任何一个基因的异常都有可能导致色素缺失。HPS1 蛋白、CHS 蛋白、OCA2 蛋白和 OA1 蛋白等可能参与黑素小体的生物合成与功能。因上述基因突变后,黑色素颗粒形成和黑色素细胞特异蛋白转运发生缺陷,导致白化病的发生。

【临床表现】

OCA 又可分为 3 种亚型:①OCA1:是 OCA 中最常见的白化病类型之一,也是表型最严重的类型,又可分为 OCA1A 和 OCA1B 等 4 个亚型,OCA1A 最严重,患者出生时头发和皮肤呈白色或粉红色,虹膜颜色变淡(透明),脉络膜也失去色素,瞳孔发红和畏光。患者终身缺乏黑色素,皮肤不能晒黑,对光高度敏感,日晒后极易发生皮炎。酪氨酸酶活性完全缺乏时,将持续一生。OCA1B 患者酪氨酸酶活性明显下降,但没有缺失。随年龄增长皮肤和眼睛可含有中等程度的色素,可被晒黑。②OCA2:患者出生时头发有色素但皮肤灰白。③OCA3:即红褐色 OCA,皮肤和头发呈微红色,是一种较少见的类型,主要见于黑种人。

眼白化病(OA)有多种类型,仅累及眼睛,也有皮肤黑色素细胞受累,可视作另一类 OCA。HPS 同时具有 OCA 症状、出血倾向、组织中胶质样物质积聚,导致脑、肺和肾脏等损害的三联征。CHS 的特征是包括 OCA 症状,免疫功能受损及溶酶体肿大是 CHS 与 HPS 相鉴别的重要特征。

【诊断】

白化病的诊断主要依据眼部的症状与体征及实验室检查。如 HPS 患者电镜下观察到血小板致密体消失或减少。基于相关致病基因的携带者检出和产前基因诊断是 OCA 最为有效的优生与预防措施。分子诊断是鉴别诊断和产前诊断的可靠方法。

【遗传咨询、治疗和预防】

尚无有效疗法，主要是对症治疗，避光或应用防光剂。定期检查，以防癌变发生。皮肤移植是常用方法。HPS 患者常于中年病逝，且有出血倾向，应采取相应的预防措施，避免服用含阿司匹林药物。

基因诊断是检出 OCA 携带者和产前诊断的最可靠方法，也是开展遗传咨询的需要。产前诊断很重要，特别是对 HPS 和 CHS。发病风险评估可结合 AR（OA1 为 XR 遗传）遗传的规律和分子诊断进行。

三、基底细胞痣综合征

【疾病概述】

基底细胞痣综合征（basal cell nevus syndrome，BCNS）［OMIM# 109400］又称 Gorlin 综合征，是一种罕见的 AR 遗传病。

【病因/分类和遗传方式】

BCNS 由定位于 9q22.3 的编码一种跨膜糖蛋白的 *PTCH1* 基因突变引起。OMIM 记载的 *PTCH1* 基因变异体共有 17 种，其中有 10 种突变（4 种插入、3 种缺失、2 种无义突变和 1 种碱基置换）可导致 BCNS。新突变为 14%~81%。*PTCH2* 基因（定位于 1p34.1）的 Arg719Gln 突变也可导致 BCNS。

【发病机制】

BCNS 可能为 *PTCH1* 基因的二次突变所致，*PTCH1* 的一个等位基因发生单独的点突变可导致该综合征的某些畸形，*PTCH1* 的 2 个等位基因同时失活则导致肿瘤和囊肿的形成。即患者由生殖细胞继承了“一次”打击，第二打击因素作用下发生另一个等位基因缺失，多为杂合性缺失，从而发生肿瘤和囊肿，第二因素包括如日光照晒或 X 射线辐射。PTCH1 对 Hedgehog 信号通路有负向调节作用，hedgehog 信号通路在胚胎早期发育过程中出现功能紊乱，可能造成过度生长、面部异常等缺陷。

【临床表现】

BCNS 表现复杂，可累及多种组织或器官，其症状群主要包括：①多发性基底细胞癌（basal cell carcinoma，BCC）：BCC 最为常见，好发于世界上光照较多的地区居民及白种人。患者皮肤表现为珍珠样、半透明、毛细血管扩张的丘疹样皮损。②65%~100%的患者有颌骨囊肿。③头部异常增大，肋骨分叉和脊椎骨异常等；④额部及颞顶部隆起，眶距过宽和轻度下颌前凸。⑤患者易于早期发生良性肿瘤。

【诊断】

其主要诊断依据有皮肤多发痣、掌跖小凹、颌骨多发性囊肿、脊柱肋骨畸形和颅内钙化。应注意与基底细胞癌（BCC）的鉴别诊断。X 射线、CT 等影像学检查在本病诊断上有重要价值，遗传学检查可作为诊断的重要参考。

【遗传咨询、治疗和预防】

长期处于静止状态下无症状的痣，无需处理，避免阳光曝晒。如突然增大、局部溃疡等侵袭现象应及时就诊，可用手术切除、冷冻和激光等疗法。维 A 酸和 5-氟尿嘧啶软膏可延缓肿瘤生长。BCNS 患者的颌骨囊肿具有多发性和复发倾向较大的特点，定期复查尤为重要。本病有延迟表现，必须开展遗传咨询，对有家族史的应进行症状前遗传学诊断，尽量在儿童期予以早期诊断，采取相应措施。

第七节 其他常见皮肤病

一、色素失禁症

【疾病概述】

色素失禁症（incontinentia pigmenti，IP）［OMIM# 308300］又称为 Bloch-Sulzberger 综合征，主要见于

女性，男性 IP 患者一般都会死于宫内，不能存活至出生时，但也有一些男性 IP 患者幸存的报道。

【病因/分类和遗传方式】

色素失禁症是 X 连锁显性遗传病，致病基因为定位于 Xq28 的 *IKBKG* 基因[OMIM＊300248]，色素失禁症为染色体重排导致基因失活所致，90%为缺失。OMIM 记载的 *IKBKG* 基因变异体有 23 种，其中导致 IP 的变异体有 exon 4-10 del；10-bp ins，nt127；1-bp ins，1110C；Met407Val；Pro62Ter 和 13-bp dup，nt1166 等 6 种。

【发病机制】

编码核因子 NF-κB 调节因子（IKBKG）的基因发生突变是产生 IP 的原因。突变的 B 细胞内的 γ 激酶（IKBKG）的不完整造成 NF-κB 信号转导通路受损，抑制肿瘤坏死因子诱导的细胞凋亡作用，导致 IP 的发生。*IKBKG* 基因轻微突变、异常核型（47，XXY）和体细胞嵌合现象是男性 IP 患者不发生宫内死亡而存活下来的原因。IP 家系中的女性患者有 98%表现 X 染色体完全非随机失活，在新突变家庭中 X 染色体非随机失活的比率为 85%。

【临床表现】

本症的主要表现为先天性色素性病变，可分 4 个阶段：一期为红斑、斑疹、小结节、水疱和脓疱；二期为赘疣状或苔藓状皮疹；三期为色素沉着；四期为色素自然消退。但这四期次序不规则，期限易变且可重叠。

发病始于出生时或生后 2 周内，突然四肢出现清澈紧张的大疱，成行排列，持续数天或 1～2 个月。四肢和（或）躯干伴有光滑的红色结节或斑块，斑块有时破溃。有时指趾背部出现疣状损害，可持续 2 个月左右。然后发生广泛播散的不规则泼溅样或涡轮状的色素沉着。有时色素是该病仅有的异常表现，色素可持续多年，缓慢消退。

【诊断】

诊断主要依据临床表现，女婴有大疱和线状结节，或大疱和疣状损害合并出现，即可作出诊断。如有特征性的色素沉着斑点出现则更容易诊断。应与大疱性表皮松解症和儿童期大疱性类天疱疮相鉴别。

【遗传咨询、治疗和预防】

本病多无需治疗，常在 2 岁开始逐渐消退，到成年期除有一些原有的并发症外，几乎无任何不适。IP 发病机制在基因水平上的阐明，为 IP 患者的产前诊断和治疗提供了可靠的理论依据。

二、结节性硬化

【疾病概述】

结节性硬化（tuberous sclerosis，TSC）是以全身多器官错构瘤病变为特征的常染色体显性遗传病。OMIM 记载的有 TSC1[OMIM# 191100]和 TSC2 型[OMIM# 613254]2 种类型。患病率约 1/100 000，男女患病比例 2∶1。

【病因/分类和遗传方式】

TSC 的基因有很高的自发突变频率，且外显率不一，大约 60%患者属于散发性。*TSC2* 基因突变（80%～85%）是 *TSC1* 基因（15%～20%）的 5 倍。其基因突变多为新生突变，有 10%～25%的 TSC 患者的基因突变性质未明。

TSC1 基因定位于 9q34.13，编码产物为错构瘤蛋白（hamartin）。OMIM 记载的 *TSC1* 基因变异体有 9 种，其中 6 种突变（2 种缺失、1 种重复、2 种错义突变和 1 种无义突变）可导致 TSC 的发生。

TSC2 基因定位于 16p13.3，编码由 1784 个氨基酸残基组成的结节蛋白（tuberin）。OMIM 记载的可

导致 TSC2 发生的 *TSC2* 基因变异体有 16 种(4 种缺失、1 种插入、4 种无义突变和 7 种错义突变)。

【发病机制】

TSC1 基因和 *TSC2* 基因是肿瘤抑制基因,*TSCs* 基因突变导致错构瘤蛋白或结节蛋白的缺失或功能障碍,最终引起神经系统畸形发育。特定的体细胞中一旦发生该基因正常拷贝的第二次突变,则有可能导致细胞生长的异常调控和肿瘤的形成。

TSC1 和 TSC2 蛋白结合形成复合物参与细胞骨架的信号转导,引起细胞黏附、细胞生长和细胞迁移;这些功能的破坏可能和皮质结节等发育异常的过程有关。

【临床表现】

面部皮脂腺瘤(鲨革样斑)、癫痫、智能障碍是结节性硬化症的三大典型临床特征,有的还伴有眼部视网膜等处的病变、骨骼损害。并可累及脑、皮肤、肾、心、眼、骨等全身多个脏器组织,表现为错构瘤,故又称为结节性硬化复合体。

【诊断】

正常组织检测发现 *TSC1* 或 *TSC2* 基因致病性突变即可确诊 TCS。临床上 TSC 的确诊为 2 个主要症状或一个主要症状+2 个次要症状。

1. **主要症状** ①面部血管纤维瘤(≥3)或前额的斑块;②甲周纤维瘤(≥2);③色素脱失斑(≥3,直径>5mm);④鲨革斑;⑤皮层发育不良;⑥室管膜下结节;⑦室管膜下星形细胞瘤;⑧多发性视网膜错构瘤;⑨心脏横纹肌瘤,单发或多发;⑩淋巴管平滑肌瘤病;⑪血管肌脂肪瘤(≥2)。

2. **次要症状** ①多发性肾囊肿;②非肾性错构瘤;③“斑驳样”皮肤损害;④视网膜色素脱失斑;⑤牙釉质多发性凹陷;⑥口腔内纤维瘤。

【遗传咨询、治疗和预防】

尚无有效疗法,主要是对症处理。开展遗传咨询主要针对有家族史者,可针对致病基因进行产前诊断。

(杨保胜)

第十六章 表观遗传病

表观遗传主要由 DNA 修饰(主要为甲基化和羟甲基化等)、非编码 RNA(主要为微小 RNA、长链非编码 RNA、环形 RNA 等)和组蛋白修饰(甲基化、乙酰化、磷酸化、泛素化等)构成。表观遗传异常导致的疾病,称为表观遗传病。任何一种表观遗传病,均有相应的靶基因发生表达变化,或表达过高,或表达过低甚至沉默。表观遗传病临床变化多端,易于漏诊。如果早期确诊,部分表观遗传病可以通过干预而缓解。表观遗传疾病是一种新的疾病分类,可以涉及人体的各个器官,疾病数量随着研究的深入在不断增多。本章主要针对病因明确的表观遗传病进行介绍。

第一节 DNMT1 变异与疾病

一、遗传性感觉神经病 1E 型

【疾病概述】

遗传性感觉神经病 1E 型(neuropathy, hereditary sensory, type 1E, HSN1E)[OMIM# 614116]也称为 1E 型遗传性感觉和自主神经病伴发痴呆和听力损失(hereditary sensory and autonomic neuropathy type 1 with dementia and hearing loss, HSAN1E),成年发病,表现为进行性外周感觉丧失,常伴发进行性听力损失和早发性痴呆。该病较为罕见。

【病因/分类和遗传方式】

HSN1E 是由染色体 19p13 上的基因 *DNMT1*(DNA methyltransferase 1)中的杂合突变引起的常染色体显性神经退行性疾病,以常染色体显性方式遗传。

目前已经发现的 *DNMT1* 基因上的致病突变有:20 号外显子上的三种不同的杂合突变 c. 1484A>G (p. Tyr495Cys)、c. 1470-1472TCC>ATA(p. Asp490Glu-Pro491Tyr)和 c. 1483T>C(p. Tyr495His);21 号外显子中的错义突变 c. 1706A>G(p. His569Arg)。

【发病机制】

DNMT1 在有丝分裂后的神经元和成人中枢神经系统中高度表达,与多个重要的细胞周期调节蛋白相互作用,参与神经元分化、迁移及神经连接。*DNMT1* 基因突变的主要后果有:①影响所编码蛋白 DNMT1的正确折叠,发生过早降解;②降低甲基转移酶活性,与异染色质结合减少,导致基因组总体低甲基化和位点特异性高甲基化。DNMT1 缺陷所致的 DNA 甲基化异常可以导致中枢和周围神经系统发生退行性病变。

【临床表现】

HSN1E 是以感觉障碍、汗腺功能丧失、痴呆和感音神经性耳聋为特征的中枢和外周神经系统退行性疾病。呈隐袭起病,通常在青年或中年出现症状。

感觉障碍从感觉丧失导致的无痛肢体损伤开始，主要影响远端下肢。自主功能障碍主要表现为远端上肢和下肢的出汗功能丧失。由足部感觉丧失导致的步态共济失调比较常见，小脑共济失调较为少见。

患者通常在 20 岁左右出现中度至重度的感觉神经性听力损失（4000Hz 时 70～80dB 听力丧失）。30～40 岁时出现痴呆，表现为进行性认知和执行功能衰退。患者还可有记忆丧失、冷漠、注意力不集中、嗜睡、易怒和妄想。

【诊断】

临床诊断主要依据患者的表现及有关检测：①感觉损失：主要是脚和腿的本体感觉、触觉、疼痛和温度觉丧失，手部感觉损失较少。②自主功能障碍。可用倾斜表测试是否存在体位性低血压，应用定量泌汗运动神经轴突反射测试（QSART）和体温应力测试（TST）检测神经节后泌汗异常。③痴呆的首要表现是认知和行为能力进行性下降。可用 Wechsler 成人智力和记忆力量表和简易精神状态评价量表（MMSE）鉴别弥漫性皮质性痴呆。脑成像检测是否存在无实质内信号变化的全脑萎缩。④20 岁左右出现中度至重度的感觉神经性听力损失（即在 4000Hz 下 70～80dB 听力丧失）。

电生理测试显示长度依赖性感觉轴突损失，包括小纤维损失（drC 和 Aσ）和大纤维本体感受性 Aβ 损失，感觉神经动作电位与正常运动神经传导速度缺乏或减少。PET 和 SPECT 成像显示患者内侧额叶和丘脑代谢减退。

基因诊断：*DNMT1* 是唯一已知的 HSN1E 致病基因。测序是发现该基因突变的主要方法。

对无症状成人家系成员的风险预测可检测是否存在 *DNMT1* 致病突变。

【遗传咨询、治疗和预防】

HSN1E 可按常染色体显性遗传方式进行遗传咨询。由新生致病突变引起的 HSN1E 比例未知。双亲之一具有 HSN1E 的子女有 50%的机会发病。如果已经在易感者中鉴定出致病突变，则可对怀孕风险进行评估。

目前尚缺乏对 HSN1E 的有效疗法，只能对症治疗。主要是帮助父母和患者了解疾病表现，预防损伤。避免接触锋利的物体和热水，避免损伤皮肤。使用助听器或辅助通信方法缓解听力损失。使用镇静或抗精神病药物减轻焦虑不安以及与痴呆相关的妄想和幻觉等症状。

预防主要以提供有效的产前咨询为主，可根据家系易感者已经鉴定的致病突变，提供必要的产前咨询和产前诊断，以预防有严重表型的患儿出现。

二、小脑共济失调、耳聋和嗜睡发作综合征

【疾病概述】

小脑共济失调、耳聋和嗜睡发作综合征（autosomal dominant cerebellar ataxia, deafness, and narcolepsy, ADCADN）[OMIM# 604121]属常染色体显性遗传，发作于成人，其特征为进行性小脑共济失调、发作性嗜睡/猝倒、感觉神经性耳聋和痴呆。还可出现视神经萎缩、感觉神经病变、精神病和抑郁症。属于罕见病。

【病因/分类和遗传方式】

ADCADN 是由染色体 19p13 上的 *DNMT1* 基因的杂合突变引起的常染色体显性神经疾病，以常染色体显性方式遗传。

目前已经发现的 *DNMT1* 基因上的致病突变有：①21 号外显子上的四种不同的杂合突变 c. 1709G>A（p. Ala570Val）、c. 1816C>A（p. Val606Phe）、c. 1709G>A（p. Ala570Val）以及 c. 1786T>C（p. Cys596Arg）；②20号外显子中框内缺失杂合突变（c. 1635_1637delCAA p, Asn545del）。

【发病机制】

DNMT1 的功能是在 DNA 复制和修复期间维持核基因组甲基化状态从而调节基因表达。ADCADN 的 *DNMT1* 致病突变影响 DNMT1 与染色质结合的靶向序列结构域。ADCADN 患者基因组总甲基化水平下降，但某些特殊基因、位点和 CpG 岛中的甲基化出现增加，表明 DNMT1 功能障碍导致了基因组 DNA 甲基化状态异常。

DNMT1 突变也可能直接影响线粒体 DNA(mtDNA)甲基化，从而线粒体功能异常，表现为视神经萎缩、周围神经病变和耳聋。

【临床表现】

ADCADN 主要表现为小脑综合征、听力损失和具有猝倒(NC)症状的发作性睡眠，即具有睡眠发作快速眼动期(SOREMP)的日间嗜睡。随着疾病发展，患者还出现视神经萎缩、精神异常、痴呆、锥体外系/锥体/自主神经病征、多发性神经病、糖尿病、心肌病、下肢淋巴水肿和癫痫。常于 40 岁后出现。

脑成像显示大脑和脑干萎缩，第三脑室明显扩大，橄榄状肿胀丧失以及皮质-白质分化消失。尸检结果显示基底神经节和丘脑中的铁含量增加，脑干和小脑中的神经元丢失。肌肉活检的生化检查表明线粒体功能障碍及 ATP 产生减少。

【诊断】

ADCADN 与 HSN1E 都是由 *DNMT1* 基因突变引起，两种疾病存在很大重叠，发作性睡病伴发或不伴发猝倒症、视神经病、耳聋、多发性神经病变和下肢水肿是这两种疾病的共同特征。两种疾病都出现痴呆，但在 HSN1E 中更为显著。最近的研究认为，这两种疾病可能是同一种疾病，只是临床表现存在差异。

基因诊断同 HSN1E。

【遗传咨询、治疗和预防】

同 HSN1E。

(马 端 宋洋柳)

第二节 DNMT3 变异与疾病

一、Tatton-Brown-Rahman 综合征

【疾病概述】

Tatton-Brown-Rahman 综合征(Tatton-Brown-Rahman syndrome,TBRS)[OMIM# 615879]又名高身材-智障-特殊面容综合征(tall stature-intellectual disability-facial dysmorphismsyndrome)或 DNMT3a 相关过度生长综合征(DNMT3a-related overgrowth syndrome)，发病率小于 1/1 000 000。主要以高身材、特殊的面部外观为特征，常伴随智力障碍。Tatton 和 Brown 等在 2014 年首先报道了此病。

【病因/分类和遗传方式】

DNA 胞嘧啶甲基转移酶 3A(DNA methyltransferase 3 alpha)基因(*DNMT3A*)突变是该病的病因，多为新发突变。*DNMT3A* 位于 2p23. 3。属常染色体显性遗传。

【发病机制】

DNMT3A 的功能是将 DNA 从头甲基化。DNMT3A 与编码组蛋白甲基转移酶相关的 zeste2 多梳蛋白抑制复合体 2 亚基的增强子 *EZH2*(enhancer of zeste 2 polycomb repressive complex 2)存在功能性相关，而后者是过度生长疾病——Weaver 综合征的致病基因。在致病基因分别为核受体结合 SET 域蛋白

1(nuclear receptor binding SET domain protein 1,*NSD1*)和磷酸酶-张力蛋白复合物同系物(phosphatase and tensin homolog,*PTEN*)的过度生长疾病中,也存在 *DNMT3A* 基因的突变。

目前已经发现 *DNMT3A* 基因可以发生新发的杂合突变,包括非同义突变、移码突变、插入和缺失,这些突变可能会干扰 DNMT3A 结构域之间的相互作用和与组蛋白的结合,从而破坏从头甲基化。另外有研究表明,*DNMT3A* 的单倍体不足也是导致过度生长及智力障碍的发病机制之一。

【临床表现】

TBRS 主要表现为身材高大、头围大、肌张力减退,圆形脸、浓重眉毛、睑裂狭小和高腭穹。有不同等级的智力残疾,大多数为中度智力残疾,少数为轻度智力残疾。较少见的临床表现包括房间隔缺损、癫痫发作、脐疝和脊柱侧凸。

【诊断】

1. **临床诊断** 主要根据临床表现和基因检测进行诊断。

2. **鉴别诊断** 主要与外貌异常且有智障的其他疾病进行鉴别,鉴别主要依靠基因诊断。

3. **基因诊断** 基因测序、MLPA。

4. **产前诊断** 应对先证者进行基因检测,确定突变类型。检测父母的基因型,如果发现异常,则可进行下一胎的产前诊断。

【遗传咨询、治疗和预防】

TBRS 在主流观点中被认为是散发病例,即是 *DNMT3A* 新生突变导致的结果。但最新研究表明本病存在家族遗传的可能性。在已诊断的一个遗传性 TBRS 家系中,两名患者均携带相同的家族性遗传突变,其突变基因来自于存在性腺嵌合体的未患病的正常父亲。目前认为,性腺嵌合体似乎可以作为一种亲本正常而子代致病的合理解释。

该病没有有效的治疗方法,因此预防是 *DNMT3A* 突变的胎儿出生可选的方法之一。

二、免疫缺陷-着丝粒不稳定-面部异常综合征

【疾病概述】

免疫缺陷-着丝粒的不稳定-面部异常综合征(immunodeficiency-centromeric instability-facial anomalies syndrome,ICF)是一种罕见的常染色体隐性遗传疾病,发病率小于 1/1 000 000,其特征是同时具有免疫缺陷、着丝点存在不稳定性以及面部异常,多于成年之前死于感染。

【病因/分类和遗传方式】

根据致病基因的不同,ICF 分为 4 型,其中 ICF-1[OMIM# 242860]是 DNA 甲基转移酶 3B(DNA methyltransferase 3 beta)基因(*DNMT3B*)突变所致。*DNMT3B* 位于 20q11.2,目前发现的主要为纯合或复杂杂合突变。

【发病机制】

CpG 甲基化是重要的表观遗传修饰,在胚胎发育、基因印迹和 X 染色体失活中起到重要的作用。DNMT3B 同 DNMT3A 一样,具有从头甲基化功能。在所有 ICF 患者中,60%的患者存在 *DNMT3B* 基因的突变,即患有Ⅰ型 ICF 综合征。在 ICF-1 患者细胞中,组成型异染色质呈低甲基化和非浓缩状态,而中期染色体则发生重排(主要涉及着丝粒旁的区域),并且存在超过 700 个基因的表达异常。

突变的 DNMT3B 可能通过间接作用干扰正常淋巴细胞信号,即干扰与其成熟和迁移相关的基因(如 LIM 同源盒 2,LIM homeobox 2,*LHX2*)表达,从而引起淋巴生成相关的基因表达异常。这些变化与组蛋白修饰,特别是 H3K27 的三甲基化,以及 H3K9 乙酰化和 H3K4 三甲基的获得有关。

【临床表现】

ICF 最常见的症状主要包括面部异常、智力低下,不断复发或长期持续的呼吸道、皮肤和消化系统

感染，以及伴随 IgA 持续减少的免疫缺陷。具体表现为：生长发育迟缓、脸部扁平、内眦赘皮、眼距过宽、低耳廓、鼻梁平坦、鼻部小且上翻（small unturned nose）、小颌畸形、巨舌和舌突起（tongue protrusion）。呼吸系统疾病主要为鼻窦炎、慢性支气管炎、支气管扩张和肺炎。消化系统疾病主要为腹泻和吸收障碍等。常伴有中枢神经系统疾病，包括神经退行性疾病和轻微的智力障碍。免疫系统方面表现为 T 细胞和自然杀伤细胞数量减少。

实验室检查 IgA 低于正常，IgM 高于正常。染色体 1、9 和 16 出现着丝粒不稳定性，伴随体细胞重组增加。

【诊断】

1. **临床诊断** 主要以疾病特征性的面部体征、先天性慢性疾病史以及相应的实验室检查指标（免疫学诊断）为主，确诊需要依靠基因诊断。

2. **基因诊断** 主要通过基因测序检测 *DMNT3B* 是否发生突变。

3. **产前诊断** 应对先证者进行基因检测，确定突变类型。检测父母的基因型，如果发现异常，则可进行下一胎的产前诊断。

【遗传咨询、治疗和预防】

该病可按常染色体隐性遗传方式进行遗传咨询。

ICF-1 的早期诊断非常重要。诊断明确后，可使用免疫球蛋白作为该疾病的一种治疗方案，效果较好。同种异体干细胞移植可作为严重感染患者的治疗方案之一。

（马 端 崔人婕）

第三节 Rett 综合征

【疾病概述】

Rett 综合征（Rett syndrome，RTT）［OMIM# 312750］是一种严重影响儿童精神运动发育的神经遗传病，为女性智力低下最常见的病因之一，1966 年由 Andreas Rett 首先描述。发病率为 1/15 000～1/10 000。临床上以女孩发病为主，且多为散发病例，家族性病例罕见，不到 1%。

【病因/分类和遗传方式】

RTT 呈 X 连锁显性遗传，*MECP2*（methyl-CpG binding protein 2，Xq28）是最主要的致病基因。细胞周期蛋白依赖激酶样 5（cyclin-dependent kinase-like 5，*CDKL5*，Xp22.13）基因和 *FOXG1*（forkhead box protein G1，14q12）基因也可见到突变。

【发病机制】

MECP2 编码的甲基化 CpG 结合蛋白-2 是一种高丰度的染色质结合蛋白，能特异性地结合 DNA 序列中甲基化 CpG 二核苷酸，在转录水平发挥调控基因表达的作用。MECP2 蛋白广泛存在，主要表达于神经系统，且大多出现在成熟神经元中，神经胶质细胞基本不表达。MeCP2 有 3 个主要的功能域：CpG 结合域（methyl-CpG-binding domain，MBD）、转录抑制域（transcription repression domain，TRD）和 C-末端域（C-terminal domain，CTD），其中 MBD 能够识别甲基化 DNA 并特异性地与之结合，TRD 则募集多种转录抑制因子。如果 MECP2 功能丧失，特别是处于有丝分裂后期的神经元，则可能导致其靶基因的过度表达，导致中枢神经系统成熟障碍，引起 RTT。

我国 RTT 患儿中 86.9%是由 *MECP2* 基因突变所致，其中典型 RTT 患儿 *MECP2* 基因突变筛出率为 89.5%，非典型 RTT 患儿中的检出率为 72.1%（44/61），有 8 个热点突变，依次为 p.R168X、p.T158M、p.R270X、p.R255X、p.R306C、p.R294X、p.R133C 及 p.R106W，占突变基因的 67%。点突变多位于转

录抑制区及核定位信号区。MECP2 大片段缺失占 5.9%，主要位于第 3 和第 4 外显子。

我国 RTT 患儿中 *CDKL5* 基因突变占早发惊厥型 RTT 患儿的 20%，其中 1 例无义突变 c.1375C>T (p.Q459X)，2 例突变位于第 6 及 13 内含子剪接位点，分别为 ISV6+1G>A 和 ISVl3+1G>A。

【临床表现】

RTT 主要分为典型和不典型两大类。

1. **典型 RTT**　病程分为 4 个期。

(1) 发育停滞期：6~18 个月发病，持续数月。表现为发育停滞、头部生长迟缓和肌张力低下，对玩耍及周围的环境无兴趣。

(2) 快速倒退期：1~3 岁，持续数周至数月。表现为发育迅速倒退伴激惹现象、孤独症、手的失用与刻板动作、惊厥、语言丧失、失眠和自虐。

(3) 假性静止期：2~10 岁，持续数月至数年，表现为严重的智力倒退或明显的智力低下，孤独症表现改善。肢体僵硬，反射增强，食欲好但体重下降，睡觉时呼吸暂停，早期的脊柱侧弯，咬牙，惊厥，典型的手刻板动作，明显的共济失调，躯体失用。

(4) 运动恶化期：10 岁以上，持续数年，表现为上、下运动神经元受累的体征，生长迟缓，不能理解和运用语言，眼对眼的交流恢复，进行性脊柱侧弯，肌肉失用，肌体僵硬，双足萎缩，失去独立行走的能力，惊厥频率下降。

2. **不典型 RTT**　含早发惊厥型、保留语言型、先天性型等。

(1) 早发惊厥型：早期出现惊厥发作，5 月龄之前出现婴儿痉挛或顽固性肌阵挛癫痫。

(2) 保留语言型：语言功能倒退后可再恢复，平均恢复年龄为 5 岁，较好地保留了手功能。

(3) 先天性型：出生后即有显著发育异常，严重精神运动发育迟滞，不能行走，4 月龄内出现严重小头畸形。

【诊断】

1. **临床诊断**　出生后头围增长减慢应考虑疑诊 RTT。2010 年国际 RTT 临床研究协会提出新的修订版诊断标准。

主要标准：①部分或完全丧失已获得的手部技能；②部分或完全丧失已获得的语言功能；③步态异常：运动功能障碍（肌张力障碍性）；④手的刻板运动：如绞手、挤手、拍手、拍打、咬手、洗手、搓手等自发性动作。

典型 RTT 排除标准：①围生期或生后获得性脑损伤，神经代谢性疾病或者严重感染导致的获得性神经病变；②出生后前 6 个月有严重的精神运动发育异常。

不典型 RTT 支持标准：①清醒期呼吸异常；②清醒期磨牙；③睡眠节律紊乱；④肌张力异常；⑤周围血管舒缩障碍；⑥脊柱侧凸或脊柱后凸；⑦生长发育迟缓；⑧手足厥冷、细小；⑨不合时宜的发笑或尖叫发作；⑩痛觉敏感性降低；⑪眼神交流强烈（眼暗示）。

2. **鉴别诊断**　主要应与儿童孤独症进行鉴别。

3. **基因诊断**　应用测序和 MLPA 检测 *MECP2*，阴性时检测 *CDKL5* 基因和 *FOXG1* 基因。

4. **产前诊断**　由于该病的致病基因以新发突变为主，难以以父母的基因检测结果指导产前诊断。直接检测胎儿的 *MECP2*、*CDKL5* 和 *FOXG1*，有助于甄别 RTT 患儿。

【遗传咨询、治疗和预防】

1. **遗传咨询**　RTT 属 X 染色体显性遗传，发病以女孩为主，原因在于父源 X 染色体上的基因易于发生突变且只传给女儿。RTT 的另一独特的遗传现象为新发突变为主，家族性病例罕见。由于携带 *MECP2* 突变的 X 染色体易失活，使携带突变的女性无症状或症状较轻。如果失活的这条染色体传递至子代且不发生失活，则女性子代发病，男性子代可发生胚胎致死或出生后病情严重。目前发现中国 RTT 再发风险较低。

2. **治疗**　目前无有效治疗方法，主要以对症支持治疗为主。

左旋肉碱治疗可改善部分患儿的手功能、睡眠和过度通气，用药后流涎和刻板动作减少，理解力与交往能力提高。可手术治疗脊柱弯曲。理疗可增强患儿运动能力，缓解关节和肌肉的变形和挛缩。音乐互动性游戏可增强患儿的注意力及交往能力。惊厥者应使用抗惊厥治疗。

3. **预防**　主要以提供有效的遗传咨询为主，尽可能阻止有严重表型的患儿出生。

（马　端　王惠惠）

第四节　基因组印记异常疾病

一、Prader-Willi 综合征

【疾病概述】

Prader-Willi 综合征（Prader-Willi syndrome，PWS）［OMIM# 176270］是一种典型基因印记异常遗传病，由父源染色体 15q11.2-q13 上 PWS 区域表达缺失导致。主要表现为神经行为异常并影响多种器官的发育。PWS 的特征包括胎动低、肥胖、肌张力减退、智力低下、性功能减退和小手小脚等。发病率为 1/50 000～1/25 000。该病在 1956 年由 Andrea Prader、Heinrich Willi 和 Alexis Labhart 描述并命名。更早的报道可追溯到 1887 年 John Langdon Down 对肥胖多脂（polysarcia）的描述。

【病因/分类和遗传方式】

PWS 的遗传病因是父源染色体 15q11.2-q13 位置上的基因表达丧失，既可由于基因组突变，也可因表观遗传变化导致。其中 65%～75%的患者属于父源染色体 15q11.2-q13 缺失，母源基因不表达。20%～30%患者 15 号染色体两个拷贝正常，但都来自于母亲，即母源单亲二体（uniparental disomy，UPD），但母亲此区域基因处于高度甲基化而关闭。另外 1%～3%患者虽然从双亲各遗传了 1 条 15 号染色体，但是父源 15q11.2-q13 区域发生了突变，从而无法正确表达或表达产物异常。还有很少部分患者在 *SNURF-SNRPN* 位置断点处发生平衡易位或者在 *SNORD116* 上发生缺失。

PWS 区域包括几个编码基因和多个非编码 RNAs，其中大多数为父源特异表达，如 *SNURF-SNRPN*、snoRNAs、*NDN*、*MKRN3*、*NPAP1*、*MAGEL2* 和 *IPW* 等。部分基因被证明可以调节可变剪接，另外非编码 RNA 在脑中高表达并可修饰核糖体 RNAs，其他大部分基因的功能还有待研究。

PWS 属于基因组印记异常遗传病，外显率 100%，大部分呈散发，不符合孟德尔遗传现象。

【发病机制】

PWS 区域位于差异化印记区域，母源等位基因因高度甲基化而失活，因此该区域基因表达主要依赖父源基因。父源拷贝缺失或丧失表达将导致该区域基因的功能无法实现。

父源等位基因微缺失可分为两类，见表 16-1。其他患者具有双亲遗传，但是母源特异性甲基化区域并没有发现印记中心微缺失，这些患者被认为是由于表观突变导致的印记缺陷。

表 16-1　2 种 PWS 父源等位基因微缺失

缺失	区域位置
15q11-q13，class 1（type 1）	GRCh37/hg19 chr15：22876632～28557186
15q11-q13，class 2（type 2）	GRCh37/hg19 chr15：23758390～28557186

PWS 的部分发病机制如下：

1. *NECDIN*(*NDN*) 该基因编码一种 DNA 结合蛋白，在早期神经发育过程中发挥抗凋亡或维持生存的作用。*Ndn* 敲除小鼠模型证明 NDN 可参与神经突生长的胞内活动，缺失 *Ndn* 将影响轴突生长。*Ndn* 敲除的小鼠具有和 PWS 患者相似的缺陷。

2. *MKRN3*(makorin ring finger protein 3, *ZNF127*) 编码一种锌指蛋白，仅在父源染色体上表达，丧失功能的变异可以导致家族中枢性性早熟。

3. *MAGEL2* 只有父源等位基因被转录且主要在大脑中表达，截短突变的患者临床表型与 PWS 有部分重叠——自闭症、智力缺陷、肥胖和缺乏饱足感。*Magel2* 敲除小鼠模型表现为生长迟缓、断奶后体重快速增加、成年后代谢异常性肥胖等 PWS 典型表型。

4. *SNORD116*(snoRNA HBII-85) 为 snoRNA 集群，包括 29 个基因拷贝。平衡易位可使 *SNORD116* 集群与其启动子分离从而导致 PWS。*SNORD116* 微缺失的患者具有许多 PWS 症状，虽然也带有非典型 PWS 特征。

【临床表现】

PWS 患者在婴儿早期表现为严重的肌张力减退、喂养困难和生长缓慢。婴儿晚期或幼儿期会因过度饮食而导致体重快速增加并发展为病态性肥胖。主要症状还包括运动和语言发育延迟、认知障碍和明显的行为特征（脾气暴躁、固执、操纵以及强迫行为）；男女患者都可见性腺和生殖器发育不良、不育和矮小；典型的面部特征（窄面、前额窄、长头、杏仁眼、斜视、嘴角下垂等）以及脊柱侧凸。

【诊断】

1. **临床诊断** 如果患者具有表 16-2 的临床特征，可以推测其患有 PWS。

表 16-2 PWS 临床诊断依据

患者年龄	临床表型
出生~2 岁	张力减退和吮吸贫乏
2~6 岁	张力减退和有吮吸贫乏史
	全面的发育延迟
6~12 岁	有张力减退和吮吸贫乏史
	全面的发育延迟
	过度饮食，不加控制会有中心性肥胖
13 岁~成年	认知障碍，通常会有一定智力残疾
	过度饮食，不加控制会有中心性肥胖
	下丘脑型性腺功能减退和（或）典型行为问题

2. **鉴别诊断** 许多疾病与 PWS 症状部分相似。①颅咽管瘤：由于破坏了下丘脑，与 PWS 有许多相似特征，可以通过 DNA 甲基化检测将两者区分；②Angelman 综合征：表现为严重发育延迟、智力语言障碍等典型 PWS 特征，但是婴儿期只具有张力减退表型，并且患者没有吮吸障碍、性腺功能减退和独特面容等 PWS 表型；③脆性 X 综合征：在中度智力障碍、行为异常、贪食和肥胖方面与 PWS 相似，但是婴儿期只具有张力减退表型，并且患者没有吮吸障碍、性腺功能减退和独特面容等 PWS 表型。

3. **基因诊断** 基因诊断是产前诊断和遗传咨询的基础，如果及早发现及早干预，可以减缓病情发展。对于已有 PWS 患者的家庭，需要尽早进行基因诊断。

4. **产前诊断** 有过 PWS 孩子的家庭需要进行产前诊断。对于孩子因发生缺失或 UPD 而患有 PWS，但自身染色体正常的父母，胎儿再患病的可能性不大；对于孩子有 IC 缺失，而父亲也是携带者，则后代患病率较高,可借助DNA甲基化分析对该情况检测。另外,后代有可遗传易位引起缺失的概率理论上为50%。需要注意的是,在进行DNA甲基化分析时一般用羊水细胞而不是绒毛膜细胞,因为已知的低甲基化组织来源于胎盘。

另外,目前无创产前诊断(noninvasive prenatal tests,NIPT)已经可以利用胎儿游离DNA进行主要的三体及PWS微缺失检测。如果再联合CMA分析,可以获得15q11.2缺失情况。但是NIPT无法对PWS缺失进行区分,且不能分析UPD和ID。

【遗传咨询、治疗和预防】

1. **遗传咨询** 了解详细的遗传学病因对遗传咨询十分重要,再发风险估计也依赖于PWS遗传缺陷类型(表16-3)。对大多数家庭来说再发风险都小于1%,但一些情况也可高达50%甚至100%。对于先证者后代来说,除个别女性患者,PWS患者一般无法生育。如果先证者为PWS区域缺失且为男性,后代50%概率患PWS;如果先证者有UPD,后代可不受影响;如果患者有染色体易位,后代患PWS概率理论上呈上升趋势,取决于患者性别。对于再发风险高者,医生应做到详细告知并提出合理的建议,通过引产避免患儿出生,或者早期干预以减轻患儿的症状。

表16-3 先证者同胞再发风险估计

分子分类中所占比例	遗传机制	同胞再发风险
65%~75%	中间缺失5Mb~6Mb 15q11.2-q13缺失	<1%
<1%	不平衡染色体重排	可能高达50%
20%~30%	母源UPD	<1%
<1%	母源UPD和(或)诱发父源易位或标记染色体	增加;<1%到100%不等
<0.5%	ID和(或)IC缺失	如果父亲也有IC缺失可高达50%
2%	表观突变:ID含/不含IC缺失	<1%

注:IC:印记中心

2. **治疗** 婴儿期时特别奶嘴和肠内管饲可以保证足够的营养供给;物理治疗可提高肌肉力量;隐睾可采用激素和手术治疗。儿童期对每日饮食严格控制可避免过度肥胖并提高身体功能;生长激素替代疗法可使身高正常化、增长瘦体重及降脂;对睡眠障碍进行评估和治疗,其中莫达非尼对治疗小儿失眠很有效;制订针对性的教育计划和语言训练;约束行为问题;N-乙酰半胱氨酸或托吡酯可以帮助降低皮肤搔抓症;羟色胺再摄取抑制剂对于大多数成人及儿童患者都有效;服用性激素促进第二性征发育。对于成人患者,成立PWS患者团体之家可以改善行为问题;体重管理避免病理性肥胖;生长激素有利于维持肌肉体积。

3. **预防** 肥胖可以通过饮食、运动和监管来预防。早期诊断可以使临床医生根据PWS自然病程和营养阶段制订先期辅导,告知家属肥胖风险并在患儿18~36个月时加强体重监管和卡路里摄入。如果饮食控制和生长激素治疗开始早,可以有效延缓肥胖和高血脂发生,同时可以防止特殊面容、促进运动技能形成。控制体重,避免2型糖尿病发生发展;补充钙和维生素D防止骨质疏松。婴儿应筛查斜视;对身高、体重和BMI进行常规检测以确保设立合理的饮食和锻炼计划;每年检测甲状腺功能。

二、Angelman综合征

【疾病概述】

Angelman综合征(Angelman syndrome,AS)[OMIM# 105830]是一种罕见的神经发育疾病,发病率为1/52 000~1/22 000。该病以严重的智力和发育缺陷、睡眠障碍、癫痫和痉挛等为特征。由于患者常带快乐的面容特征,因此也被称为快乐木偶综合征或天使综合征。Angelman 综合征最早是由英国儿科医生 Harry Angelman 于 1965 年报道并命名。

【病因/分类和遗传方式】

与 PWS 一样,AS 也属于基因印记异常疾病,主要由泛素蛋白连接酶 E3A(ubiquitin-protein ligase E3A)的母源等位基因(*UBE3A*)表达缺陷或编码蛋白功能异常导致。许多原因可以导致 *UBE3A* 功能的丧失:

1. **母源染色体 15q11. 2-q13 区域缺失**(65%~75%) 缺失长度 5Mb~7Mb,断裂位点区域往往富含 *HERC2* 基因来源的低拷贝重复序列。一些含有基因组异常但表型正常的个体,其生殖细胞系更容易含有 15q11. 2-q13 缺失,这些人的后代很可能患有 AS。

2. **父亲 15 号染色体 UPD**(3%~7%) PWS 中母源 UPD 起源于减数分裂期,而绝大多数 AS 中父源 UPD 主要起源于合子后期。

3. **基因印记缺陷**(imprinting defect,ID)(3%) 含有印记中心(imprinting center,IC)缺陷的 AS 患者,其配子形成时期正常印记重塑过程被干扰。虽然这些患者含有父母双方的 15 号染色体,但母源 15q11. 2-q13 区域却像父源区域一样被印记,从而导致只有母源可表达的基因表达不足或完全不表达。

4. ***UBE3A* 突变**(5%~11%) 目前已报道 150 多个致病突变,其中 60%~70%属于微缺失及重复引发的移码突变。另外大约 25%涉及错义及无义突变,它们往往在蛋白表达过程中引起剪接缺陷、大片段缺失和复杂重排等问题。大多数致病突变会破坏 HECT 连接酶结构域。

AS 属于基因组印记异常,不遵循孟德尔遗传现象。可能具有一定的显性突变特征,在有家族史病例中可呈常染色体显性遗传。

【发病机制】

UBE3A 编码一种含有 865 个氨基酸的 E6 相关蛋白(E6AP)。E6AP 促进活化的泛素转移并共价连接到靶蛋白上。之后多泛素化的蛋白被识别并经 26S 蛋白酶体途径降解。E6AP 属于 HECT E3 蛋白家族成员,含有 40kDa 保守的 COOH 末端催化结构域。E6AP 的 HECT 结构域是双 lobe 结构,两 lobe 连接处为催化缝隙。该结构域由 *UBE3A* 外显子 9~16 编码,其中第 9 外显子编码 E6 结合位点,第 16 外显子编码用来接受泛素的半胱氨酸活化位点。*UBE3A* 的致病变异主要集中在 HECT 结构域的催化缝隙,从而阻碍泛素-硫酯键的形成。

泛素-蛋白酶系统可促使蛋白质降解和更换,进而维持神经系统正常功能。此外,泛素-蛋白酶系统还参与了信号传导、细胞周期调控、DNA 修复和转录调节等过程。E6AP 异常可以影响这些功能。

E6AP 有多个靶蛋白,其中鸟嘌呤交换蛋白 ephexin-5 可以调节 EphB 受体信号,影响树突状细胞生长。Eph 受体在突触中表达丰富并可以调节树突棘密度。E6AP 另一靶蛋白 Arc 能够调节突触的功能和可塑性,E6AP 可以与泛素化 Arc 结合使其降解。

【临床表现】

AS 的特点是严重的发育延迟、智力低下、严重语言障碍、共济失调和(或)四肢震颤;患者带有独特但不正常的快乐面容(频繁大笑、微笑和兴奋);小头和癫痫症状普遍。患儿大约 6 个月开始出现发育障碍,但是 AS 的特征性症状直到 1 岁之后才会比较明显,要做到明确的临床诊断往往要等多年。

【诊断】

1. **临床诊断** AS 新生儿通常表现正常,之后病情随年龄增加而逐渐显著。普遍特征如下:①产前及出生时表现正常(正常头围、无严重出生缺陷、正常化验指标等),MRI 和 CT 大多显示正常脑结构,有时会发现轻微皮质萎缩及髓鞘形成障碍;6~12 个月时出现发育延迟、语言能力受损、运动和平衡障碍[运动失调和(或)四肢震颤]、阵发性发笑以及多动等。②80%具有的特征:头围增长缓慢或不成比例,通常会导致小头；癫痫，一般 3 岁之前开始发病；脑电图（electroencephalogram，EEG）异常，表现为长的成串高波幅等。③其他症状：有枕骨沟、伸舌不正常（延伸的舌）、吮吸/吞咽困难、婴儿期肌张力减退、凸颚、嘴巴大、齿稀、斜视、眼部皮肤白化病、脉络膜色素发育不良、热敏感、膝腱反射活跃、睡眠障碍、肥胖、脊柱侧凸及便秘等。

2. **鉴别诊断**

（1）Rett 综合征：患有癫痫、小头畸形及严重语言障碍的女婴 AS 患者往往与 Rett 综合征女孩患者有相似的表型。但患有 Rett 综合征的女孩不具有阵发性发笑的特征，而 AS 患者则不具有神经退行性特征。

（2）有时具有喂养困难或肌张力减退的 AS 婴儿会被误诊为 PWS。两者的病因中都包含 15q11. 2-q13 缺失，但断裂位点不同。可以通过染色体分析或 FISH 辨别。

（3）Mowat-Wilson 综合征具有阵发性发笑、癫痫、下颌突出、语言退化、小头畸形、便秘等 AS 相似表型。有的患者也会出现胼胝体发育不全和先天性心脏病。Mowat-Wilson 综合征是由于 *ZEB2* 显性致病突变或缺失导致，可通过基因检测区分。

3. **基因诊断** 流程如下：①DNA 甲基化分析：可以对母源染色体 15q11. 2-q13 区域发生的缺失、UPD、部分 ID 患者进行检测，一般可以诊断 80%的 AS 患者。可通过细胞遗传学方法（FISH、染色体分析、CMA 等）对分子病因进行区分。②如果 DNA 甲基化分析正常，则采用 *UBE3A* 测序。如果没有发现 *UBE3A* 突变，则考虑靶基因缺失/重复分析。③如果上述检测仍正常，可以采用更全面的基因检测，如全外显子测序或全基因组测序等。

4. **产前诊断** 对高危产妇进行产前诊断及胚胎植入前诊断（preimplantation genetic diagnosis，PGD）前，需要优先明确家族患者的致病机制，之后通过绒毛膜取样（10～12 孕周）或羊膜穿刺术（15～18 孕周）获得胎儿细胞进行 DNA 甲基化检测、染色体分析及 FISH 等检测。

染色体正常的父母，理论上胎儿患病的可能性不大。家族中已有 *UBE3A* 致病突变的 AS 患儿，即使母亲没有发现致病突变仍然需要进行产前诊断，因为母亲很可能为生殖腺嵌合体。对于 15 号染色体发生可遗传易位，有必要采用 FISH 分析、DNA 甲基化和多态性分析进行产前诊断。

如果先证者已被证明带有 UBE3A 致病突变或 IC 缺失，可以通过 PGD 进行产前诊断。

目前 NIPT 已经可以利用胎儿游离 DNA 进行主要的三体及 AS 微缺失检测。如果再联合 CMA 分析，可以获得 15q11. 2 缺失情况。但是 NIPT 无法对 AS 缺失进行区分，也不能分析 UPD 和 ID。

【遗传咨询、治疗和预防】

1. **遗传咨询** 同 PWS 一样，AS 的遗传咨询需要根据先证者的基因诊断确定。先证者的父母一般不受影响，是否接受及接受哪种遗传诊断取决于先证者分子病因（详见“产前诊断”）。先证者同胞再发风险也因先证者病因而异，再发风险估计见表 16-4。AS 患者一般生育力较低，后代患病风险以遗传咨询为准。

表 16-4 先证者同胞再发风险估计

分子分类中所占比例	遗传机制	同胞再发风险
65%～75%	5Mb～7Mb 缺失	<1%
<1%	染色体不平衡易位或遗传性小片段中间缺失	可能高于 50%
3%～7%	父亲 UPD	<1%
<1%	父亲 UPD 合并诱发父源染色体易位	如果父亲为 15;15 罗宾逊重排可达 100%
0. 5%	IC 缺失	如果母亲也带有 IC 缺失可高达 50%
2. 5%	ID（不含 IC 缺失）	<1%
11%	UBE3A 致病突变	如果母亲也携带致病突变可高达 50%
10%～15%	其他未识别的分子异常	未知

如果先证者母亲带有 *UBE3A* 致病突变或 IC 缺失，则母亲的姊妹也有可能携带这些变异，她们的孩子有 50%可能患 AS。对于再发风险高的情况，医生应做到详细告知并提出合理的建议，通过引产避免患儿的出生，或者做到早期干预减轻患儿的症状。

2. **治疗** 有喂养困难的新生儿需要特别奶嘴和肠内管饲；胃食管反流可通过直立及活性药物等治疗改善，有时需要行胃底折叠术；抗癫痫药物可用来治疗 AS 患者的癫痫和痉挛；多动行为一般会抵抗行为治疗，需要家庭提供安全的环境及行为矫正；对运动失衡及不能走动的患者应进行物理治疗；着重言语治疗，可使用图卡或交流板作为沟通辅助措施；为患儿安排安全但约束性的卧室以帮助睡眠，睡前一小时服用褪黑激素会有一定效果；手术矫正斜视；跟腱紧张及踝关节半脱位等骨科问题可通过矫形支撑及手术纠正。

3. **预防** 主要是避免患儿的出生，主要包括产前筛查和产前诊断。产前诊断须建立在先证者遗传诊断明确的基础上。

三、Beckwith-Wiedemann 综合征

【疾病概述】

Beckwith-Wiedemann 综合征（Beckwith-Wiedemann sydrome，BWS）[OMIM# 130650]又称脐膨出-巨舌-巨体综合征，20 世纪 60 年代被首次报道。BWS 以脐膨出、巨大舌和生长过度为三大主要特征，发病率为 1/15 000～1/10 000，位于新生儿早期死亡病因的第 3 位，仅次于先天畸形和早产。BWS 患者中散发占 85%，家族遗传占 15%，其发病与基因组印记有关，且可能是多个基因共同作用的结果。

【病因/分类和遗传方式】

BWS 是一种源于印迹基因表达紊乱从而导致生长调节及肿瘤发生的多基因遗传病。目前发现辅助生殖技术可能是 BWS 诱因之一，采用辅助生殖技术怀孕的母亲后代发生 BWS 的概率是 4.6%，而正常怀孕产出 BWS 患儿的概率则是 0.8%。70%～80% 的 BWS 是因为 11 号染色体短臂 15.5 区域（11p15.5）母源或父源性印记基因有表达缺陷。印记基因是指仅一方亲本来源的同源基因表达，而来自另一亲本的不表达，最具特征的标志是 DNA 获得甲基化和去甲基化。印记基因与 BWS 相关的染色体印迹区域有 2 个：IC1（*IGF2/H19*）和 IC2（*CDKN1C/KCNQ1OT1*）。BWS 相关 11p15.5 印迹基因簇异常主要包括：①母源性 IC2 去甲基化，见于 50% 的 BWS；②母源性 IC1 获得性甲基化，约见于 5% 的 BWS；③其他形式为父源性单亲二聚体（UPD）、11p15.5 重复、倒置、移位、微缺失和微重复等改变。

BWS 多为散发病例，仅少数病例有家族遗传史。

【发病机制】

在已发现的 BWS 病例中，50%可见母源性 IC2 去甲基化，该甲基化异常会引起 *KCNQ1QT* 过度表达，从而导致 *KCNQ1* 和受其调节的 *CDKN1C* 基因表达下降。*CDKN1C* 是一种生长抑制基因，表达下降会导致临床出现过度生长和器官增大，进而引起 BWS。其他基因异常的发病机制尚不清楚。

【临床表现】

BWS 是一种生长障碍，常见临床表现包括：巨舌症、巨大儿、面中部发育不良，腹壁缺损，内脏（肝、脾、胰、肾、肾上腺等）肥大，耳皱褶及切迹，新生儿低血糖，鲜红斑痣，偏身肥大（身体的一个或多个部分不对称），胚胎类肿瘤。心脏肥大、肾脏髓质发育不良、胎盘增大、脐带过长、羊水过多、骨龄提前等亦可见到。

BWS 患儿基因型与其表型有一定的相关性，如 *H19* IC1 高甲基化和父源 UPD 嵌合体的 BWS 患儿，其肾母细胞瘤和肝母细胞瘤发生率明显高于其他基因变异；*CDKN1C* 和 IC2 基因变异则易导致患儿腹壁缺损；IC1/IC2 基因变异和父源 UPD 嵌合体基因变异与偏身肥大有关等。

【诊断】

1. **临床诊断** 本病产前诊断容易漏诊,主要原因如下:①BWS属罕见病,相关医师对本病缺乏足够认识;②BWS个体妊娠早期缺乏特征性表现;③孕妇没有严格按照产前筛查规范进行筛查;④病因复杂。鉴于此,有学者建议具备主要标准中2个(腹壁缺损、巨舌、巨大儿)或一个主要标准加2个次要标准(巨肾或肾脏畸形、肾上腺细胞肥大、基因或染色体异常、羊水过多等)可诊断。但目前还未能达成一致意见。

2. **鉴别诊断** BWS需与其他具有过度生长表现的疾病相鉴别,包括Simpson-Golabi-Behmel综合征、Perlman综合征和Sotos综合征。

3. **基因诊断** 类似于PWS和AS,检测区域和基因为IC1(*IGF2/H19*)和IC2(*CDKN1C/KCNQ1OT1*)。

4. **产前诊断** 对于采用辅助生殖技术和有BWS阳性家族史的孕妇,应进行产前诊断,内容包括AFP和hCG的生化检测、超声和基因检测等。规范超声筛查,早孕期注意NT测量;中孕期评价生长参数,注意腹壁缺损、内脏巨大、肾异常、心脏异常和巨舌等;晚孕期注意胎儿畸形。BWS散发占85%,即使阴性家族史者,也应定期产检。如发现典型畸形表现或血生化异常,应建议行细胞遗传学检查,如存在高度怀疑BWS的线索,则应做基因检测以确诊。如用甲基化特异性多重连接依赖式探针扩增技术(methylation-specific multiplex ligation-dependent probe amplification,MS-MLPA)、测序或甲基化测序等检测IC1和或IC2基因印迹微缺失、DNA甲基化、和*CDKN1C*。如果检测到异常,即使临床达不到诊断标准,也可诊断BWS。

【遗传咨询、治疗和预防】

1. **遗传咨询** 大多数BWS患者并无患此病的父母,遗传咨询应根据发病原因的不同区别对待。①阴性家族史(约占85%),染色体核型正常的BWS患儿,如基因检测提示IC2低或高甲基化且无基因序列异常,或父源11p15UPD,其同胞和子代患BWS的风险较低。如患儿父母一方为*CDKN1C*基因变异,父亲变异则其同胞和子代患BWS的风险<50%,母亲变异则在50%左右。②阳性家族史(10%~15%),染色体核型正常的BWS患儿,父亲基因变异则其同胞及子代患BWS的风险<50%,母亲基因变异则在50%左右。③单卵双生双胞胎(约占1%)如果出现BWS,其同胞和子代患BWS的风险较低。

2. **治疗** 手术纠正畸形。需注意防止并发症,做好肿瘤监测。

3. **预防** 主要是避免患儿的出生。规范产检流程,对高危孕妇严密随访,必要时进行产前基因检测,从而及时发现患儿,评估胎儿存活能力,减少畸形胎儿出生。

四、Silver-Russell综合征

【疾病概述】

Silver-Russell综合征(Silver-Russell sydrome,SRS)[OMIM# 180860]又称不对称身材-矮小-性发育异常综合征,是一组遗传异质性疾病,通常无家族史,最早在1953年及1954年分别由Russell和Silver报道。SRS主要表现为胎儿严重宫内及出生后生长发育迟缓、喂养困难、特殊面容、不对称身材等,在西方国家的发生率为1/10 000~1/3000,无性别差异。国内尚无发病率统计。

【病因/分类和遗传方式】

SRS是一组临床及基因异质性疾病,近年在临床诊断的SRS患儿中约有一半可发现基因异常。广为接受的看法是将SRS归类为印记障碍性疾病。SRS通常没有家族史,有以下几种遗传模式:①两条第7对染色体均来自于母亲,即所谓的母源单亲二倍体,5%~10%的案例属于这种遗传模式,绝大多数为散发;②常染色体显性遗传,非常罕见;③常染色体隐性遗传,非常罕见。其他类型则是多重原因造成。

【发病机制】

目前能够确定的SRS发病机制有3种:①母源单亲二倍体低甲基化,即患儿的两条7号染色体均来自于母亲且过度表达。②在约60%的SRS患儿中发现11p15 ICR1低甲基化。11p15 ICR(ICR1,ICR2)控制胎儿的生长,其中ICR1控制*H19*及*IGF2*的表达,ICR1低甲基化可导致*IGF2*低表达,从而可导致宫内生长发育迟缓。但也有报道ICR1低甲基化患儿的*IGF2*血清水平正常而在组织中表达低下。③1%的患者存在7p12.1的*GRB10*基因突变。GRB10称为生长因子受体结合蛋白10(growth factor receptor bound protein 10),能够与胰岛素受体和胰岛素样生长因子1-受体结合,抑制酪氨酸激酶的活性,从而影响了胰岛素和胰岛素样生长因子1和胰岛素样生长因子2的活性。

【临床表现】

最主要的临床表现为生长发育迟缓,绝大部分的患儿存在宫内生长发育迟缓,出生体重/身长低于平均值的2个标准差,巨颅、三角脸、前额突出、口角下斜(鲨鱼嘴)、耳位低下、下颌畸形,躯干、颜面及四肢不对称。其他不典型症状包括喂养困难、多汗、低血糖、认知发育迟缓、发声障碍、先天畸形、肌阵挛-肌张力障碍等。

与BWS相似,不同基因型的患儿,有着不同的表型。基因型为mUDP7的SRS患儿,其平均出生身长较ICR1低甲基化者或同龄儿童无明显差异,但其在出生后生长发育迟缓,最终导致成年身高偏矮。基因型为mUDP7者常呈三角脸,而ICR1低甲基化者巨颅和前额突出明显。ICR1低甲基化者中双下肢不对称发病率高。

【诊断】

1. 临床诊断

(1)主要诊断标准:①宫内发育迟缓,低于胎龄第10个百分位数;②出生后体重/身高比例低于第3个百分位数;③正常头围;④肢体、躯干和(或)面部不对称。

(2)次要诊断标准:①上肢短但比例正常;②小指弯曲;③三角脸;④前额突出。

(3)辅助标准:①咖啡牛奶色素斑或皮肤色素变化;②泌尿生殖道异常(隐睾,尿道下裂);③运动、语言和(或)认知迟缓;④喂食异常;⑤低血糖。

如果符合3项主要诊断标准,或2项主要诊断标准及2项次要诊断标准,结合基因检测,即可作出诊断。

2. 鉴别诊断 任何病因引起的宫内生长发育迟缓和短身材的现象都应与SRS相鉴别,如3-M综合征、Fanconi贫血、Nijmegen综合征和Bloom综合征等。

3. 基因诊断 检测方法见表16-5。

表16-5 SRS基因检测

RSS类型	遗传机制	检测方法	变异方式	比例
11p15.5-相关SRS	父源IC1甲基化缺失	甲基化分析	父源IC1低甲基化	35%~50%
	父源11p15.5扩增	缺失扩增分析:qPCR,长链PCR,MLPA,染色体微阵列芯片(CMA)	11p15.5扩增	未明
7-相关SRS	母源UPD	SNP分析,MS-MLPA(需同时检测父亲)	7号染色体母源单亲二倍体	7%~10%
	缺失/扩增	缺失/扩增分析/细胞遗传学分析	7号染色体异常	罕见

4. 产前诊断 SRS多为散发,目前产前诊断具有局限性。有先证者或怀疑胎儿有可能是SRS,可获

取胎儿细胞进行上述的基因检测。

【遗传咨询、治疗和预防】

1. **遗传咨询**　SRS 有多种病因,异常方式主要有 3 种,即母源单亲二倍体(mUPD7)、常染色体显性遗传和常染色体隐性遗传。需对先证者和父母进行遗传学检测,明确病因后根据遗传方式进行相应的遗传咨询。

2. **治疗**　重组人生长激素(GH)替代治疗已得到公认,可以改善小于胎龄儿及矮小患儿的身高。外科治疗可以纠正畸形,特殊教育可以纠正认知发展迟缓等。长期随访及临床监测至关重要,因为 SRS 患者糖尿病、高血压、高胆固醇血症、心脏病等发病率较高。对于一些身体不对称及特殊面容等特征的 SRS 患者,症状可随年龄增长而减轻,无特殊治疗,寿命一般正常。

3. **预防**　明确胎儿的病因,阻止严重 SRS 患儿出生。

(马　端　郝丽丽　高德俊)

第五节　组蛋白修饰异常与疾病

一、Rubinstein-Taybi 综合征

【疾病概述】

Rubinstein-Taybi 综合征(Rubinstein-Taybi sydrome,RTS)[OMIM# 180849、OMIM# 613684]又称为宽指(趾)综合征或 Rubinstein 综合征。临床表现为短粗拇指(踇趾)、精神发育障碍、高口盖等特异面貌等,还可伴有其他畸形。易患良性或恶性肿瘤,白血病和淋巴瘤的风险都会增加。Rubinstein 和 Taybi 于 1963 年首次报道该病。发病率为 1/125 000~1/100 000。

【病因/分类和遗传方式】

RTS 为常染色体显性遗传模式。16 号染色体短臂 13.3 片段微缺失、*CREBBP* 或 *EP300* 基因突变都会导致发病。*CREBBP* 突变占 RTS 的 50%~60%,已发现致病突变超过了 150 个,包括移码突变、剪接位点突变和错义突变。*EP300* 基因突变占 RTS 的 3%~8%,突变包括缺失、重复和单核苷酸变异。尚有 30%左右的患者发病原因未明确。

【发病机制】

CREBBP 蛋白是一种广泛表达的蛋白,能与多个转录因子结合从而激活基因的转录。CREBBP 还具有组蛋白乙酰转移酶活性,可以作为一种支架蛋白,通过影响染色质重塑,加强转录复合物中蛋白质的相互作用。CREBBP 还是多个信号通路中的中介因子,抑制细胞从 G_1 期进入 S 期。因此,CREBBP 在细胞增殖、分裂和胚胎发育过程中都发挥重要作用。*CREBBP* 基因单拷贝缺失或者突变,会导致出生前后发育异常。

EP300 编码的蛋白是 p300 转录共激活蛋白,与 CREBBP 氨基酸同源性达 63%。EP300 同样作为一种组蛋白乙酰转移酶,能够通过影响染色质重塑从而调节基因转录,在细胞增殖和分化过程中发挥重要作用。*EP300* 基因突变会导致细胞中该基因单拷贝缺失,导致 p300 蛋白减少。部分突变会导致截短突变体蛋白产生。这些突变都可能使发育异常的原因。

【临床表现】

RTS 的临床特征有:特异面貌,短粗拇指(踇趾),身材矮小,轻度或者中度智力缺陷。面部特征为:不同程度的高眉弓,睑裂低斜,上睑下垂,偶有内睑赘皮,眼球突出,斜视,鼻梁宽,鼻隔长,上颌发育不全,耳的大小、形状、位置异常,腭高弓状等。

RTS在出生前发育一般正常，但在出生后的几个月内，身高、体重、头围的百分数都急剧下降。在幼儿期和青春期，患者可能出现肥胖，IQ范围为25~79，平均IQ值为36~51。还可能出现椎骨、胸骨和肋骨异常，先天性心脏畸形，泌尿系统异常等。

【诊断】

1. **临床诊断** Rubinstein-Taybi综合征的诊断主要基于临床特征。从面部特征、生长发育和智力水平等方面进行诊断。

2. **鉴别诊断** 主要与FGFR相关的颅缝早闭综合征进行鉴别，包括Pfeiffer综合征、Apert综合征、Crouzon综合征、Beare-Stevenson综合征、*FGFR2*相关的分离的冠状骨融合、Jackson-Weiss综合征、Crouzon综合征合并黑棘皮病和Muenke综合征等。

3. **基因诊断** 主要检测*CREBBP*和*EP300*基因是否异常，一般采取测序和缺失/重复分析。

4. **产前诊断** 在明确先证者和父母基因型的基础上进行产前诊断。

【遗传咨询、治疗和预防】

1. **遗传咨询** 按照常染色体显性遗传模式进行遗传咨询。

2. **治疗** 主要是对症治疗。

3. **预防** 如果能够做到产前诊断，则建议终止妊娠。

二、Genitopatellar综合征

【疾病概述】

Genitopatellar综合征（Genitopatellar syndrome）［OMIM# 606170］是一种与组蛋白乙酰化修饰遗传相关的罕见病，以生殖器畸形、膝盖骨发育不全、智力障碍和多部位发育异常为特征。1998年由Goldblatt等首次报道，发病率<1/1 000 000。

【病因/分类和遗传方式】

*KAT6B*基因的突变是导致Genitopatellar综合征的原因。该病常染色体显性遗传。*KAT6B*基因位于10q22.2。已发现的突变都位于18号外显子，突变形式有插入、缺失和点突变，均会导致KAT6B蛋白截短。这些突变外显率很高，先证者家族中所有携带致病突变的成员都会有发病，但目前报道的绝大部分致病突变都是新发突变。

【发病机制】

KAT6B是一个广泛表达的组蛋白乙酰转移酶，能够调节多个基因的表达，而且能够使组蛋白H3的14位赖氨酸乙酰化。KAT6B能够与RUNX2、BRPF1、ING5、PPAR-alpha和atrophin-1相互作用。*KAT6B*基因的单倍剂量不足、功能丧失突变或功能获得突变都会导致Genitopatellar综合征发生。

【临床表现】

Genitopatellar综合征主要有以下临床表现：①骨骼病变：大多数患者髌骨缺失或者发育不良，少数患者髌骨脱白。臀部和膝盖屈曲挛缩，脊柱、肋骨和骨盆畸形，骨质疏松，桡骨关节脱位。②发育迟缓和智力障碍。③部分患者在出生时会出现肌张力下降导致呼吸和进食困难，需要进行介入性治疗。④大多数患者有小头畸形。⑤肛门异常：肛门闭锁或狭窄，直肠双层等。⑥生殖器异常：大多数女性患者阴蒂增大或者阴唇发育不全，男性患者常有隐睾症和阴囊发育不全。⑦肾脏畸形：常见肾盂积水，少数患者有多发性肾囊肿，多会导致晚期肾病。⑧50%的患者有先天性心脏病，常见室间隔缺损、房室间隔缺损和卵圆孔未闭。⑨面部特征：脸颊突出，眼睛突出，颌后缩、小颌畸形、下颌前突、两颞颧骨狭窄。

【诊断】

1. **临床诊断** 标准尚未统一。有人提出具有以下特征者需要进行*KAT6B*基因检测：具有两个主要

临床特征或者一个主要临床特征和两个次要临床特征。主要特征:生殖器畸形,膝盖骨缺失或者发育不良,臀部和膝盖屈曲挛缩,骈胝体发育不全的小头畸形,肾盂积水或者多发性肾囊肿。次要特征:先天性心脏病,牙齿畸形,耳聋,甲状腺畸形,肛门畸形,肌张力减退。

2. **鉴别诊断** 需要与 Nail-Patella 综合征、小髌骨综合征、Rapadilino 综合征和 Meier-Gorlin 综合征相鉴别。

3. **基因诊断** 为了确认先证者的诊断,可以对患者的 *KAT6B* 基因进行检测。由于目前报道的致病突变都出现在 18 号外显子,所以应着重关注 18 号外显子的序列变化。若无致病突变,可对该基因的其他外显子进行测序。如果仍无发现,则需要进行细胞遗传学分析。

4. **产前诊断** 当家族成员中有 *KAT6B* 基因致病突变的携带者,可进行产前基因诊断。

【遗传咨询、治疗和预防】

1. **遗传咨询** Genitopatellar 综合征是常染色体显性的遗传模式。已发病的大多数患者都是 *KAT6B* 基因致病突变的携带者。先证者亲属患病的概率取决于先证者双亲的基因状态,如果先证者的双亲不携带致病突变,亲属的患病率低但会比普通人群高。如果先证者的双亲有生殖细胞嵌合的现象,携带有 *KAT6B* 的致病突变,亲属的患病率可高达 50%。

2. **治疗** 从婴儿开始进行教育干预和言语治疗。根据需要进行矫形治疗和对症治疗。

3. **预防** 主要是根据产前诊断的结果,避免患儿的出生。

三、短指智力低下综合征

【疾病概述】

短指智力低下综合征(brachydactyly-mental retardation syndrome)[OMIM# 600430]又称 2q37 微缺失综合征(2q37 deletion syndrome),是一种涉及组蛋白修饰异常的罕见病。主要表现为发育迟缓或智力障碍,孤独症、肥胖、特异面部特征、惊厥、先天性心脏病、腹股沟疝、胃肠畸形和肾脏畸形等。1995 年由 Wilson 等首次报道。发病率<1/1 000 000。

【病因/分类和遗传方式】

该病主要是由于 2q37 缺失或者重排引起的,此区域含组蛋白去乙酰化酶 4 基因(histone deacetylase 4,*HDAC4*,2q37.3)。*HDAC4* 突变也可以导致该病。染色体缺失或者重复分析的检出率高达>99%,其余则为 *HDAC4* 基因突变。

【发病机制】

2q37.3 区域约 2Mb 的范围内有 *HDAC4*、*GPC1* 和 *STK25* 三个基因。*HDAC4* 含 27 个外显子,编码 1084 个氨基酸,是一种组蛋白去乙酰化酶,能够使核小体上的组蛋白(H2A、H2B、H3、H4)去乙酰化,从而影响多个基因的表达。

【临床表现】

患者多有特殊面容:柳叶眉、眼凹陷、鼻孔发育不全、鼻尖突出等。大部分有轻至中度发育迟缓和综合征型孤独症,部分患者出现短指、肥胖、张力减退、进食困难、膝外翻、扁平足、癫痫、湿疹、胃食管反流、肾母细胞瘤、唇腭裂、先天性耳聋和先天性心脏病等。

【诊断】

1. **临床诊断** 根据临床表现作出初步诊断。

2. **鉴别诊断** 主要与遗传性骨营养不良症、Smith-Magenis 综合征、Kabuki 综合征、CHARGE 综合征和 E 型短指畸形相鉴别。

3. **基因诊断** 染色体分析可以诊断 80%~85%的患者。染色体分析阴性者,可对 *HDAC4* 进行测序。

4. **产前诊断** 大多为新发缺失和突变。必要时对胎儿细胞进行染色体分析和基因测序。

【遗传咨询、治疗和预防】

1. **遗传咨询** 大多数2q37缺失综合征患者为原发的染色体缺失，患者父母的核型往往正常。只有在报道的5%的病例中，先证者的双亲是平衡易位的携带者，患儿从双亲遗传了染色体缺失。先征者亲属患病的概率取决于先证者双亲染色体的情况：如果双亲之一有平衡的结构染色体重排，亲属患病的风险会增加，而且取决于特定的染色体重排情况。目前没有报道该综合征患者有生育能力，但理论上轻度表型的患者应该可以生育，故应进行胎儿的产前诊断。*HDAC4* 基因的缺失或突变符合常染色显性遗传模式，但目前报道均为新发突变。

2. **治疗** 主要是对症治疗。

3. **预防** 主要是根据产前诊断的结果，避免患儿的出生。

（马 端 肖德勇）

第六节 非编码 RNA 与疾病

一、软骨毛发发育不良综合征

【疾病概述】

软骨毛发发育不良综合征（cartilage-hair hypoplasia，CHH）［OMIM# 250250］是一种短肢侏儒症，又称 Gatti-Lux 综合征、短肢侏儒免疫缺陷症（immunodeficiency with short-limbed dwarfism）、McKusick 干骺端软骨发育不良等，由 McKusick 等于1965年首次报道。CHH 主要是由于骨发育不良引起，特征是身材矮小（侏儒）、骨骼异常、毛发细且稀疏、免疫缺陷和反复感染。CHH 在 Old Order Amish 人群高发，新生儿中的发病率约为1/1300；在芬兰人后裔中，发病率约为1/20 000。在其他人群中该病罕见。

【病因/分类和遗传方式】

CHH 属常染色体隐性遗传病，基因 *RMRP*（RNA component of mitochondrial RNA processing endoribonuclease，9p13）突变是 CHH 的致病原因。*RMRP* 基因的转录产物为一非编码 RNA，突变为 g. 70A>G，在西方人群患者中高发，在 Old Order Amish 患者中出现率为100%，芬兰人患者中出现的频率为92%，在其他人群患者中出现率约为48%。在日本患者中，可见 g. 218G>A 突变，另外还发现+3 处 17bp 的核苷酸复制插入突变。CHH 具有纯合子外显不全的特点，外显率约70%。

【发病机制】

RMRP 是一种长链非编码 RNA（long non-coding RNA，lncRNA），可与蛋白结合形成核糖核蛋白复合物 MRP，具有 RNA 核糖内切酶的活性，在不同细胞器中发挥不同的分子功能：①在线粒体中负责在 DNA 复制的引发位点切割引物 RNA；②在细胞核中负责 rRNA 的加工剪切修饰，切割 18S rRNA 和 5. 8S rRNA 间的链接 RNA。研究表明，突变 g. 70A>G 直接影响核糖核蛋白复合物 MRP 的 RNA 内切酶活性，减少成熟 5. 8S rRNA 的生成。另外，有些突变会影响 *RMRP* 与 Rpp20 和 Rpp25 蛋白的结合，从而抑制其复合物活性体的形成。

【临床表现】

1. **骨骼系统** 不成比例的短肢矮小身材（存在于100%的患者个体中，产前发生率为76%~93%）；短手指和脚趾，指甲畸形；弓状股骨和胫骨（存在于77%患者中）；韧带松弛（87%）；肘伸展受限（83%）；腰椎前弯或侧凸、胸畸形（约50%）；牙齿畸形也在部分患者中被发现。

2. **皮肤与毛发**　皮肤色素减少，毛发稀疏、细软、色浅(89%~93%)。

3. **免疫功能**　淋巴细胞增殖和T淋巴细胞功能受损(88%)，易发生感染和联合免疫缺陷；部分患者出现自身免疫性疾病或严重的过敏反应，可伴随皮肤和内脏炎性肉芽肿结节。

4. **贫血**　80%患者有大红细胞贫血。

5. **恶性肿瘤**　大约11%的CHH患者39年后发展为恶性肿瘤；65岁时，癌症发病率可达41%。最常见的是非霍奇金淋巴瘤，其他恶性肿瘤则为鳞状细胞癌、白血病、霍奇金淋巴瘤和非侵袭性基底细胞癌。

6. **婴幼儿和儿童期可发生消化道问题**　7%~8%的患者在新生儿期可发生Hirschsprung病，结肠粘连；也可发生肠道吸收不良伴腹泻、肛门狭窄、食管和肠梗阻。

【诊断】

1. **临床诊断**　CHH的诊断基于临床发现和特征性骨骼射线成像结果。免疫功能障碍、大细胞性贫血和(或)胃肠道问题也可作为参考依据。

(1)X线骨片成像：短而粗的长骨，短和子弹形的掌骨和趾骨，锥形骨骺；骨端发育不良，膝盖最突出；骨质疏松，股骨头缺失或轻度椎体；腰椎前突或侧凸。

(2)血液检查：大红细胞性贫血和免疫缺陷。

2. **鉴别诊断**　应与其他骨端软骨发育不良疾病进行鉴别，包括Schmid发育不良症(突变基因为*COL10A1*)、Jansen发育不良症(突变基因为*PTH/PTHrP*受体)，Shwachman-Diamond综合征(突变基因为*SBDS*)。

3. **基因诊断**　*RMRP*是目前发现的CHH唯一致病基因。可对*RMRP*基因及启动子区进行测序。

4. **产前诊断**　高风险孕妇(孕妇本人或其配偶为CHH患者或*FMRP*基因突变携带者)需进行产前诊断。对于低风险孕妇(胎儿出现四肢短小)，可通过螺旋CT检测是否存在骨骼异常，并取胎儿DNA进行基因分析。

【遗传咨询、治疗和预防】

1. **遗传咨询**　CHH为是常染色体隐性遗传病，但*RMRP*纯合突变或复合杂合突变外显不全，外显率约70%，所以在进行产前诊断时应考虑该因素，检测出*RMRP*纯合突变并不意味着将来的个体肯定患病。

2. **治疗**　CHH无有效的治疗方法，仅能进行对症和支持治疗。

(1)骨骼发育不良：对于严重的下肢弓形CHH患者，可推荐在儿童或青少年时期进行截肢手术；在婴儿期可通过手术融合颈椎矫正或预防脊柱后侧凸，手术时应注意骨密度低的问题。

(2)免疫缺陷和感染：对于水痘感染，可给予高剂量的阿昔洛韦静脉注射；对于淋巴细胞减少患者，可给予抗生素预防治疗，对于免疫球蛋白减少的患者可考虑输入免疫球蛋白；对于支气管扩张患者，可考虑长期吸入抗生素或口服大环内酯药。反复感染或严重免疫缺陷患者，可考虑骨髓移植或造血干细胞移植；抗TNFa疗法可有效减少皮肤和内脏肉芽肿产生。

(3)贫血：输注红细胞、骨髓移植或造血干细胞移植。

3. **预防**　主要是根据产前诊断的结果，避免患儿的出生。

二、常染色体显性50耳聋

【疾病概述】

常染色体显性50耳聋(autosomal dominant 50 deafness，DFNA50)[OMIM# 613074]是一种非综合征性耳聋，其致病基因是一个微小RNA编码基因，可转录生成MIR96。2009年，Lewis等报道ENU诱导的

Mir96 种子区突变可导致小鼠进行性耳聋;Mencia 等则通过研究一西班牙耳聋家系发现,*MIR96* 成熟体种子区突变可在人类中导致进行性耳聋。

【病因/分类和遗传方式】

此类耳聋由 *MIR96* 突变引起,呈常染色体显性遗传。突变主要发生在种子区 *MIR96*(+14 C>A),非种子区突变也相继被鉴定出来,包括 *MIR96*(+36T>C)、*MIR96*(+42C>T)和 *MIR96*(+57T>C)。

【发病机制】

MIR96 为一非编码小 RNA 分子,通过与靶基因 mRNA 结合诱导靶 mRNA 降解或抑制靶 mRNA 的翻译。MIR96 为一感觉器官中特异表达的 miRNA,在耳蜗发育过程中特异表达,参与耳蜗内耳和外耳毛细胞的分化。小鼠中研究结果表明,*Mir96* 杂合和纯合突变会导致内耳耳蜗毛细胞的退化,*Mir96* 种子区的突变会干扰其与靶 mRNA 的结合,直接抑制其功能;而前体区的突变会影响 Mir96 成熟体的形成。Mir96 可抑制内耳基因 *AQP5*、*CELSR2*、*MYRIP*、*ODF2* 和 *RYK* 的表达。而 *Mir96* 的突变会引起这些基因的异常表达,从而影响内耳毛细胞的发育成熟。

【临床表现】

患者主要表现为进行性的双侧感音神经性耳聋,一般在 12~25 岁时开始表现出较温和听力损伤,影响各音频的听力。而后缓慢发展,至 45 岁时出现严重的耳聋。

【诊断】

对于临床中出现的进行性听力损伤病例,可进行 *MIR96* 基因测序进行确认。

【遗传咨询、治疗和预防】

1. **遗传咨询** *MIR96* 引起的进行性听力损伤为常染色体显性遗传,杂合突变者即可患病,纯合突变可能会出现更严重的临床表型。患者父母的一方或双方 *MIR96* 基因是杂合型,也可出现进行性听力损伤。

2. **治疗** 目前无有效的治疗方法,可进行对症和支持治疗,以延缓病程。

(马 端 张 进)

第十七章

遗传性家族性肿瘤综合征

部分人类恶性肿瘤的发生具有家族聚集性，即一个家族内有多个成员患有同一种或几种肿瘤，这又称为遗传性家族性肿瘤综合征。进入21世纪，随着人类肿瘤分子遗传学的研究进展，人们对遗传性家族性肿瘤综合征发生的分子机制有了更深刻认识。目前认为各种癌基因、肿瘤抑制基因、细胞生长相关基因、细胞周期调控基因、信号转导基因和细胞凋亡相关基因等的变异均是遗传性家族性肿瘤发生的遗传学基础，他们构成了个体对肿瘤的遗传易感性。这种对肿瘤的遗传易感性可以从亲代传递到子代，使子代更易患肿瘤，并对环境致癌因素更加敏感。遗传性家族性肿瘤综合征在人群中具有发病早、恶性程度高和多发性等特点，符合孟德尔遗传规律。

第一节　家族性视网膜母细胞瘤

【疾病概述】

视网膜母细胞瘤(retinoblastoma，RB)[OMIM# 180200]是一种起源于胚胎视网膜细胞的眼内恶性肿瘤，发病率为1/30 000~1/15 000。该病多发生于儿童早期，常见于3岁以下儿童，发病无种族、性别和地域差异，具有家族遗传倾向，可单眼、双眼先后或同时罹患，是婴幼儿最常见的眼内恶性肿瘤，成人中罕见。

1597年，荷兰人 Petras Pawius 首次对视网膜母细胞瘤进行了病理描述。1767年，英国人 Hayes 报道了第1例双眼视网膜母细胞瘤病例。1809年，苏格兰医生 James Wardrop 开创了手术治疗视网膜母细胞瘤的先河。1884年，德国眼科医生 von Graefe 率先提出切除视神经的长度是手术治疗成功的关键。1921年，美国医生 Verhoeff 开创了放射治疗视网膜母细胞瘤的成功先例。1926年，美国眼科学会将本病正式命名为视网膜母细胞瘤。在我国，眼科先驱毕华德教授于1921年首次报道了视网膜母细胞瘤病例。

【病因/分类和遗传方式】

视网膜母细胞瘤由位于人类染色体13q14.2上的视网膜母细胞瘤基因(*RB1*)的突变导致。*RB1* 基因突变类型包括大片段缺失，缺失断裂点可出现在整个 *RB1* 基因范围内；碱基插入或缺失，位于基因编码序列中，引起可读框移位；点突变，包括错义突变和无义突变。截至2016年12月7日，OMIM上已报道导致 RB 的 *RB1* 基因突变位点有 1-bp del，2657G；IVS19，T-C，+2；Arg445Ter；Ser567Leu；Arg787Ter；1-bp del，2381G；IVS10，G-T，+1；Arg358Ter；IVS12，G-A，+1；5-bp del，ex8；55-bp dup，ex10；10-bp del，ex18；9-bp del，ex19；ex22del；189G-T，启动子突变；198G-A，启动子突变；Arg661Trp；Gln675Ter；IVS21，G-A，-1；Arg556Ter；RB1，3-bp del；Cys712Arg；IVS6，G-T，+1；Tyr606Ter；23-bp dup，nt43；IVS23AS，A-G，-1398。

视网膜母细胞瘤可分为遗传型和非遗传型两大类，具体表现为三种情况。

1. **遗传型视网膜母细胞瘤** 约占40%。其中约85%为双眼发病,15%为单眼发病,外显率约为90%。遗传型视网膜母细胞瘤患者发病早,多在1岁半以内发病,通常有家族史,有多个病灶,易发生第二肿瘤。该病是由患病或携带致病基因的父母遗传,或正常父母生殖细胞的突变所致。遗传方式符合常染色体显性遗传。临床上将双眼视网膜母细胞瘤、有家族史的单眼视网膜母细胞瘤或多病灶的单眼视网膜母细胞瘤归入遗传型。

2. **非遗传型视网膜母细胞瘤** 约占60%。一般为单眼发病,发病较迟,多在2岁以后发病,通常无家族史,单个病灶,不易发生第二肿瘤。该病是由患者视网膜母细胞发生基因突变所致,其后代视网膜母细胞瘤的发生率与一般人群无显著差异。

3. **遗传型视网膜母细胞瘤中约有5%为体细胞染色体畸变所致** 这类患者除视网膜母细胞瘤外,根据染色体缺失片段大小的不同,常伴有轻重不等的全身异常。主要表现为智力低下和发育迟滞,还可出现小头畸形、多指畸形及先天性心脏病。外周血淋巴细胞出现13号染色体长臂中间缺失。尽管不同病例缺失片段长短不同,但均累及13q14区域,最小缺失片段为13q14.2。

【发病机制】

关于视网膜母细胞瘤的发病机制,存在多种学说,例如二次突变学说(two-hit model)、隐性基因突变学说和复等位基因学说等。目前,Knudson提出的二次突变学说为学术界多数学者所接受。在遗传型视网膜母细胞瘤中,第一次突变发生于亲代生殖细胞中的一个*RB1*等位基因,由此发育形成的子代中所有细胞均带有一个突变的*RB1*等位基因;第二次突变发生于子代体细胞中的另一个*RB1*等位基因;二次突变相加可使正常细胞变成肿瘤细胞。而在非遗传型视网膜母细胞瘤中,二次突变均发生在体细胞中,而且是在同一个细胞中发生两个*RB1*等位基因的先后失活。

*RB1*基因有28个外显子,编码含有928个氨基酸残基、分子量为105kDa的RB1蛋白。RB1蛋白作为转录因子参与细胞周期调控,在正常情况下对细胞生长起负调控作用。在大多数视网膜母细胞瘤中,*RB1*基因的双等位基因突变或失活会导致RB1蛋白的表达降低或缺失。一旦这种蛋白质失去活性,细胞会出现生长失控,导致肿瘤发生。

【临床表现】

视网膜母细胞瘤的临床表现为早期眼底出现灰白色肿块,此时肿瘤仅在眼内生长,对眼睛外观无影响,且多无自觉症状,很难被家长发现。随着肿瘤进一步增长,突入到玻璃体或接近晶体,使瞳孔呈黄白色光反射,表现为称作"猫眼"的白瞳症。此时常因视力障碍而瞳孔散大、白瞳症或斜视而被家长发现,也有病例以青光眼、白内障或前房出血为首发症状。严重的病例会表现为肿块突出眼外的"牛眼"外观。染色体13q14中间缺失的视网膜母细胞瘤病例均呈现典型的面貌特征:前额突出、鼻根低且宽、鼻短呈球状、嘴大、上唇薄、人中长及耳垂突出。

【诊断】

1. **临床诊断** 视网膜母细胞瘤患者常以眼部症状就诊,对可疑病例应详细询问病史;在扩瞳条件下利用裂隙灯和间接检眼镜检查双侧眼底情况,根据检查结果进行初步诊断;眼部B超、头颅CT或MRI扫描等技术可作为辅助检查手段;该病的确诊需要经过细胞病理学检查,即患儿眼球摘除手术前行细针抽吸细胞涂片或手术样本快速冷冻切片。

2. **鉴别诊断** 视网膜母细胞瘤很容易与其他眼部疾病鉴别。①转移性眼内炎:当小儿发生高热急性传染病后,会因病原体(细菌和病毒等)引起视网膜血管阻塞,当发展到一定阶段后,会导致玻璃体脓肿,在瞳孔检查时呈现黄色反射,易与视网膜母细胞瘤混淆。应结合病史、超声、X线及前房穿刺细胞学检查予以鉴别。②Coats病:该病多见于6岁以上男性儿童,病程较长,病变范围较为广泛,发展较慢;主要表现为视网膜血管扩张,伴有血管瘤和视网膜灰白色渗出物;虽为局限性增殖,也可继发视网膜脱离,但超声检查无实质性肿块回波。除此之外，还需与早产儿视网膜病变（Terry 综合征）、原始玻璃体增生症、视网膜发育不全、先天性视网膜皱襞、先天性脉络膜缺损和先天性视网膜有髓神经纤维等先天性眼底异常及幼线虫肉芽肿相鉴别。

3. **产前诊断**　目前针对胎儿羊水或绒毛细胞的 *RB1* 基因突变检测已成功应用于产前诊断。对于遗传型视网膜母细胞瘤家族的胎儿适宜在妊娠 16 周左右进行羊膜穿刺术，若存在该家族的 *RB1* 基因突变，应及时终止妊娠；若胎儿父母不愿终止妊娠，可于孕 33～35 周行经阴道 B 超，每周 1～2 次，以观察胎儿是否出现眼内肿瘤；若肿瘤已生成可在孕 35 周进行引产，同时立即进行激光治疗。有报道显示孕 35 周引产后激光治疗的视网膜母细胞瘤患儿不仅保留了眼球，也保存了视力。

【遗传咨询、治疗和预防】

1. **遗传咨询**　视网膜母细胞瘤可按常染色体显性遗传方式进行遗传咨询。

遗传咨询是预测视网膜母细胞瘤患者后代或双亲再育子女罹患的风险，减少该病患儿出生及指导随访的一个重要手段。目前可以在两个水平上开展视网膜母细胞瘤的遗传咨询。

（1）以家系为基础的遗传咨询：可利用 Warburg 法对视网膜母细胞瘤发病风险进行遗传咨询，其中外显率按 80%～90%计算（表 17-1）。

表 17-1　RB 亲属发病风险的评估（Warburg 法）

咨询对象	双侧病例		单侧病例	
	家族性（%）	散发性（%）	家族性（%）	散发性（%）
患者子女	40～45	40～45	40～45	8*
患者同胞	40～45	5.7*	40～45	0.6*
患者未发病同胞子女	6.7	很低	6～7	1～1.7*

注：*经验值

（2）通过检测 *RB1* 基因突变的遗传咨询：DNA 样本可取自外周血淋巴细胞和视网膜母细胞瘤组织。如果在肿瘤组织中发现两个突变（相同或不同），同时在外周血淋巴细胞中也发现其中的一个突变可初步判定为遗传型视网膜母细胞瘤；在外周血淋巴细胞中未检测到该突变可初步判断为非遗传型视网膜母细胞瘤。遗传型视网膜母细胞瘤患者的亲属可通过检测确认其是否具有相同的 *RB1* 基因突变，若有此突变则其本人及子女有 90%的患病风险，若无则患病风险较低。

2. **治疗**　对于已经明确诊断的视网膜母细胞瘤患儿，应根据肿瘤大小、位置、范围、肿瘤发展阶段和临床病期选择个体化的临床治疗方案，包括手术治疗、外部放射治疗、冷凝术治疗、药物治疗（静脉化疗、眼动脉介入化疗）及基因治疗等，以保留和挽救患儿生命为首要原则，同时最大限度保存视力，提高患儿的生活质量。

3. **预防**　目前，本病尚无有效的预防措施。但对经治疗的患者及有高风险的家庭定期随访观察是一种积极的预防措施。视网膜母细胞瘤患者在接受治疗后，医生应根据其临床、病理特征及 *RB1* 基因的突变特点（遗传型或非遗传型）为其制订随访计划。对高危家庭出生的每一个婴儿也应定期进行全身麻醉下的眼底检查。同时，开展遗传咨询和产前诊断也是目前减少患儿出生的有效方法。早期发现，开展新生儿早期眼底筛查，早期诊断及早期治疗是提高治愈率、降低死亡率的关键。

（于景翠　徐丽丹）

第二节 家族性腺瘤性息肉综合征

内容详见第十章第五节。

第三节 遗传性非息肉性结直肠癌

【疾病概述】

遗传性非息肉性结直肠癌(hereditary nonpolyposis colorectal cancer,HNPCC)又称 Lynch 综合征(Lynch syndrome)[OMIM 120435],1966 年由美国医生 Henry Lynch 首次报道,是一种较为常见的常染色体显性遗传病,约占所有结直肠癌的 2%~5%,人群发病率为 1/1000~1/200。遗传性非息肉性结直肠癌最为明显的临床特征是家族性聚集,发病年龄较早,多见于右半结肠,伴同时性或异时性的肠外恶性肿瘤,特别是子宫内膜癌、胃癌和卵巢癌等。其临床特征明显区别于家族性腺瘤性息肉病转化的结直肠癌,发病时结直肠内没有大量的息肉病变,且致病基因也不同。

【病因/分类和遗传方式】

DNA 错配修复(mismatch repair,MMR)基因突变是 HNPCC 发病的主要原因。这些错配修复基因变异主要包括 *MLH1*、*MSH2*、*MSH6* 及 *PMS2* 基因突变,前两者较多见。除此之外,*BRAF* 突变和 *EPCAM*(上皮细胞黏附分子)缺失也可导致 HNPCC 发生。

根据有无肠外肿瘤可分为Ⅰ型(无肠外肿瘤)和Ⅱ型(有肠外肿瘤)。Ⅰ型仅表现为结直肠癌;Ⅱ型除结直肠癌外,还表现为多样性肠外肿瘤,常见有子宫内膜癌和卵巢癌等。HNPCC 属常染色体显性遗传病,发病率无性别差异,男女发病机会均等,外显率为 70%~80%。

【发病机制】

人类 *MMR* 基因包含 *MSH2*、*MLH1*、*PMS2*、*MSH6*、*TGFBR2* 和 *MLH3* 等,其编码参与 DNA 错配修复的核酸水解酶,这类酶通过识别、黏合、剪切和复制等生物学过程修复 DNA 复制中出现的错误,从而保障 DNA 精确复制。*MMR* 基因突变形成杂合子,影响 DNA 错配修复功能,增加 DNA 复制错误率,导致恶性肿瘤的易感性增高,其中 *MLH1* 和 *MSH2* 基因突变最为常见,*MSH6* 和 *PMS2* 基因次之。截至 2016 年 11 月 30 日,OMIM 记载引起 HNPCC1 的 *MSH2* 基因变异体主要有 25 种,引起 HNPCC2 的 *MLH1* 基因变异体主要有 34 种,引起 HNPCC4 的 *PMS2* 基因变异体主要有 19 种,引起 HNPCC5 的 *MSH6* 基因变异体主要有 16 种,引起 HNPCC6 的 *TGFBR2* 基因变异体主要有 19 种,引起 HNPCC7 的 *MLH3* 基因变异体主要有 8 种。

绝大部分 HNPCC 患者能够检测到微卫星不稳定(microsatellite instability,MSI)现象。人类基因组含有短串联的 2、3 或 4 核苷酸的简单 DNA 重复序列称为微卫星。MSI 是指短串联重复序列,在 DNA 复制过程中容易发生滑动,从而使遗传信息发生错误传递。正常情况下,这些错误可以通过 DNA 的 MMR 系统进行校正。当 *MMR* 基因发生突变后,基因不表达或者表达提前终止,造成其相应的错配修复酶(蛋白)的不表达或者表达量下降,影响 DNA 错配修复功能,导致 MSI 现象的发生。在超过 90%患者的肿瘤细胞呈现 MSI 的特征,因此 MSI 是 HNPCC 的一个重要分子标志物。此外,当 MSI 发生在基因编码区会导致部分肿瘤抑制基因和细胞生长调控基因突变,从而使细胞具有恶变可能性,最终导致肿瘤发生。

除突变外,部分基因亦存在表观遗传变异并导致转录基因功能丧失。如 *MLH1* 基因 5′-端 CpG 岛高甲基化(hypermethylation)同样导致基因失活,进一步引起 MSI,导致 HNPCC 发生。

【临床表现】

HNPCC 发病年龄普遍较早,平均年龄 40~45 岁,低于正常人群发生结直肠癌的平均年龄。HNPCC

患者结直肠癌多发生在右半结肠，肠息肉发生率与正常人无显著差异。常伴发结直肠外肿瘤，包括子宫内膜癌、胃癌、卵巢癌、尿道肿瘤、肝胆肿瘤、胰腺癌和小肠癌等。五年生存率明显高于正常人群发生的结直肠癌患者。女性 HNPCC 患者最常见的肠外肿瘤为子宫内膜癌。

【诊断】

由于 HNPCC 患者没有特征性的临床表现和病理特征，临床诊断较为困难，既往都是依赖于家族史。为了规范和统一世界范围内 HNPCC 的诊断，国际 HNPCC 协会先后于 1991 年和 1999 年制定了阿姆斯特丹Ⅰ和阿姆斯特丹Ⅱ标准。阿姆斯特丹Ⅱ标准是在阿姆斯特丹Ⅰ标准之上增加了与 HNPCC 相关的肠外肿瘤诊断标准，其主要内容包括：①家族中至少有 3 例结直肠癌患者；②家族中至少有 3 例 HNPCC 相关的肿瘤患者，包括结直肠癌、子宫内膜癌、小肠癌、输尿管癌及肾盂肾癌；③必须有至少两代人发生结直肠癌；④家族中患者至少有 1 例发病年龄低于 50 岁；⑤排除家族性遗传性息肉病及其他遗传性结直肠癌；⑥肿瘤需经组织病理学证实。同时符合上述 6 条即可诊断为 HNPCC，但按此标准仍有部分 HNPCC 患者遗漏。

我国也于 2003 年制定了中国人 HNPCC 诊断标准：家族中至少有 2 例结直肠癌患者，且被病理证实，其中 2 例关系为父母与子女或同胞兄弟姐妹，并且符合以下任意 1 项：①至少 1 例为多原发性结直肠腺瘤或者结直肠癌患者；②至少 1 例结直肠癌发病年龄大于 50 岁；③家族中至少 1 例患结直肠外恶性肿瘤（包括子宫内膜癌、胃癌、小肠癌、输尿管或肾盂癌、卵巢癌和肝胆系统癌），且与 HNPCC 相关。

HNPCC 最终确诊依赖于 *MMR* 基因突变检测，也是诊断 HNPCC 的"金标准"。根据 2015 年美国临床肿瘤学会（ASCO）遗传性结直肠癌综合征临床实践指南中规定，小于 70 岁的结直肠癌患者或符合 Bethesda 标准的家系均应进行 MMR 蛋白（MLH1、MSH2、MSH6、PMS2 和 EPCAM）的免疫组织化学检测和 MSI 分析。我国制定 HNPCC 的筛选策略为：在条件允许的情况下，符合中国人 HNPCC 筛检标准的家系均应进行 *MLH1* 和 *MSH2* 基因的免疫组织化学及 MSI 检测。二者有 1 项为阳性者，则需进行 *MLH1* 和 *MSH2* 基因种系突变的检测分析；二者均为阴性者，则无需进行突变检测分析。

【遗传咨询、治疗和预防】

1. 遗传咨询　HNPCC 患者通常以结直肠肿瘤为常见症状就诊，因此问诊时应详细询问先证者的病史及其家族中其他成员的患癌症情况，包括发病（死亡）年龄、肿瘤类型、病灶位置及数量等，并通过结直肠镜检查、组织活检和细胞病理学检查等临床指标对患者进行评估，对于疑似 HNPCC 患者做进一步的分子诊断。确定相关基因变异后，在所有家族成员中验证。HNPCC 属于常染色体显性遗传病，确诊后应给予支持性遗传咨询。

2. 预防　美国国家综合癌症网络（The National Comprehensive Cancer Network，NCCN）认为，HNPCC 患者应从 20~25 岁开始每 1~2 年做一次肠镜（如家族中最年轻患者诊断时小于 25 岁，则从最小年龄前 2~5 年开始）。除加强结肠癌的监测之外，必要时还要检测肠外肿瘤，特别对子宫内膜癌、胃癌和肾癌进行监测。HNPCC 的预防性治疗主要包括预防性靶器官切除和药物预防，但即使已行预防性手术，肠镜随访仍是必需的。对于 HNPCC 家系中检测出不携带该突变基因的成员，可以减轻其心理负担，同时也避免不必要的医疗支出。

3. 治疗　HNPCC 患者总体治疗原则与散发性结直肠癌相似，非Ⅳ期患者应以手术治疗为主，Ⅳ期患者则以全身治疗为主。但 HNPCC 患者患原发结直肠癌或肠外恶性肿瘤的概率很高，原发肿瘤切除 10 年内再发结肠癌的概率为 16%，20 年内再发结肠癌的概率为 41%，30 年内再发结肠癌的概率为 62%。因此，已经确诊的 HNPCC 患者，若手术为大肠局段切除，需要定期进行结肠镜检查，发现有腺瘤癌变倾向时及早进行根治性手术。也可为了降低癌变再发风险，根据癌灶位置的不同，手术进行全结肠/直肠切除及区域淋巴结清扫。但是全结肠切除，尤其是全大肠切除，必然引起患者术后生活质量的下降。因此,临床医生应向患者充分交代手术风险,可以根据患者的具体情况采取个性化手术方案。

(于景翠 贾学渊)

第四节 Wilms 瘤

【疾病概述】

Wilms 瘤(Wilms tumor,WT)[OMIM# 194070]又称肾母细胞瘤(nephroblastoma),1899 年由德国医生 Max Wilms 首次报道,是婴幼儿泌尿系统最常见的恶性肿瘤,占全部儿科肿瘤的 5%~6%,其发病率约为 1/10 000,75%的 Wilms 瘤发病在 1~5 岁之间,平均发病年龄 3.5 岁。

Wilms 瘤是来源于肾胚细胞的恶性肿瘤。通常认为 Wilms 瘤起源于后肾胚基,由于未能分化为肾小球及肾小管而呈异常增殖,发展为肾母细胞瘤。典型的病理改变由胚芽细胞、发育不良的肾小管及基质细胞三部分组成,但对具体肿瘤来说,各个成分所占比例以及分化程度不同,可相差较大。典型的组织学特征是肿瘤中可见胚胎组织细胞、上皮细胞和间质细胞,甚至包含分化程度较高的成分,如骨骼肌和脂肪,甚至毛发等。

【病因/分类和遗传方式】

Wilms 瘤的发生具有遗传异质性,致病基因包括 *WT1*(11p13)、*WT2*(11p15)、*WT3*(16q)、*WT4*(17q12-q21)、*WT5*(7p)和 *WT6*(4q12)。Wilms 瘤可分为遗传型和散发型,二者所占比例分别约为 38%和 62%。

Wilms 瘤可分为单侧和双侧发病,双侧性 Wilms 瘤无论是散发性或家族性,均被认为是遗传型的;而单侧性患者约 10%是遗传型的,其余为散发型。家族性 Wilms 瘤的遗传方式是具有不同外显率和表现度的常染色体显性遗传。

【发病机制】

Wilms 瘤发生机制有二次突变学说和肾源性剩余(nephrogenic rest)学说。通过对 Wilms 瘤患者中单侧和双侧肿瘤始发年龄进行统计学分析后发现“二次突变”学说也适用于 Wilms 瘤,具体机制详见视网膜母细胞瘤部分。“肾源性剩余”学说是指某些个体肾脏组织中存在胚胎期肾组织,并认为其是 Wilms 瘤的瘤前病变。

WT1 基因[OMIM * 607102]突变(缺失)是 Wilms 瘤的重要发病机制之一。*WT1* 位于 11p13,大小为 50kb,含 11 个外显子,产生 4 个不同的 mRNA,编码与肾脏发育相关的蛋白(WT1 蛋白)。截至 2016 年 11 月 30 日,OMIM 记载的 *WT1* 基因变异体主要有 17-bp del,ex4;1-bp del,ex6;Arg394Trp;Arg366His;Asp396Gly;Asp396Asn;Arg394Pro;Cys330Tyr;IVS9DS,G-A,+5;Arg390Ter;His377Tyr;Cys360Gly;Arg362Ter;His373Gln;Ser273Gly;IVS9DS,C-T,+4;IVS9DS,A-T,+6;IVS9DS,G-A,+5;Phe383Leu;Arg390Ter;Phe392Leu;Arg366Cys;Tyr109Ter 等 23 种。*WT1* 基因属于肿瘤抑制基因,编码一种转录抑制因子,基因产物为含有锌指结构的蛋白质。WT1 蛋白与诱导性生长因子基因结合,调节转录速度,从而调控细胞生长。这些靶基因包括早期生长反应因子-1 基因(*EGR1*)、类胰岛素生长因子Ⅱ(*IGF-2*)、血小板衍生生长因子 A 链(*PDGF-A*)和转化生长因子 β1 基因(*FDFβ1*)等细胞生长因子基因。

Wilms 瘤的发生与其他人类肿瘤一样也是涉及多基因的复杂过程,除 *WT1* 基因之外,还包括多个基因及其发生的不同类型突变。*WT2* 基因[OMIM# 194071]位于 11p15,Wilms 瘤患者在该区域存在染色体的杂合子缺失,并存在基因印迹现象。*WT3* 基因[OMIM% 194090]位于 16q,一些患者在该区域也存在杂合子缺失以及基因印迹现象。*WT4* 基因[OMIM% 601363]位于 17q12-q21,该区域 *FWT1* 基因和 *FWT2* 基因与 Wilms 瘤家族易感性相关。*WT5* 基因[OMIM# 601583]位于 7p14.1,该区域 *POU6F2* 基因上携带的突变(Gln184His;C-G,exon 1c,5-prime UTR)以及拷贝数变化与 Wilms 瘤易感性有关。*WT6* 基因[OMIM# 616806]位于4q12，该区域*REST*基因上携带的突变（2-bp del，831AT；4-bp del，772GTGA；His322Arg）与Wilms瘤易感性相关。

【临床表现】

Wilms瘤早期无症状，其显著的临床表现为“婴幼儿虚弱伴上腹季肋部肿块”。多数患者在5岁前发病，偶见于成年人。肿块多呈圆形或椭圆形，橡胶样硬，表面光滑或呈轻度分叶状，边缘整齐，无压痛，部分患儿有腹痛、血尿、高血压、贫血和发热等症状。尿路造影可见肾盂和肾盏变形和移位，肾功能严重损害时则肾盂及肾盏不显影。Wilms瘤恶性度较高，生长速度快，发生转移时间早，常可转移至肺、肝、胸膜、主动脉旁及肾门淋巴结等。

遗传型Wilms瘤常与某些临床综合征相关联。Wilms瘤患者伴发无虹膜、泌尿生殖道畸形和智力发育不全形成一组综合征，称之为WAGR综合征（Wilms tumor，aniridia，genitourinary abnormally-ties and mental retardation syndrome，WAGR syndrome）[OMIM# 194072]。当患者仅有泌尿生殖道畸形和Wilms瘤肾脏病变，称为Denys-Drash综合征（Denys-Drash syndrome，DDS）[OMIM# 194080]。当患者表现为各器官过度生长和易患胚胎性肿瘤，以及Wilms瘤相关特征时，称Beckwith-Wiedemann综合征（Beckwith-Wiedemann syndrome，BWS）[OMIM# 130650]。除此之外，Frasier综合征（Frasier syndrome）[OMIM# 136680]也与Wilms瘤有相关性，其主要临床表现为XY型性腺发育不全、性腺胚细胞瘤和迟发性肾衰竭。

【诊断】

大多数Wilms瘤患儿因腹胀或腹部包块就诊，可伴有腹痛、肉眼血尿或发热等不适症状。上述患者同时表现出无虹膜和假两性畸形等特点时，应高度考虑WAGR综合征。产前诊断可依靠影像学检查、染色体核型分析和基因检测。

影像学检查包括超声、CT及静脉肾盂造影。超声表现为肾脏实性中低回声为主的肿块，内部常见坏死囊性变；彩色多普勒超声显示肿块血供丰富。CT可见起源于肾脏的非均质包块，可有细小散在钙化灶，可明确肿瘤起源、肿瘤范围及与周围组织器官的关系。

染色体核型分析和荧光原位杂交技术主要检测致病基因的缺失，如del（11）（p13）。对一些发生突变的致病基因，可以通过测定基因突变点进行辅助诊断。

【遗传咨询、治疗和预防】

1. **遗传咨询**　对于呈家族性遗传倾向的Wilms瘤患者，通常建议患者进行染色体核型或DNA序列分析，确定治病基因及其突变类型。确认为遗传型的病例，其再发风险为50%，根据常染色体显性遗传病的遗传特征给予支持性遗传咨询。同时根据患者及其家属的意见，在患者家族中做进一步筛查。

2. **预防**　绝大多数的Wilms瘤都属散发型，通常是发病呈单侧性，对于这种单侧非遗传型Wilms瘤不需要额外的生育指导。若在散发的Wilms瘤患者家族里出现合并有与Wilms瘤有关的先天畸形，则应将其作为密切随访对象，并定期通过影像学检查肾脏。

3. **治疗**　手术治疗是Wilms瘤的主要治疗手段，单侧性Wilms瘤一旦确诊应尽早手术切除。双侧性或孤立肾Wilms瘤的患者，手术需要保存肾实质即部分肾切除术。对于晚期肿瘤不宜过分强调完全切除，术后化疗和放疗可清除残余瘤组织。目前国际公认联合化疗可使Wilms瘤患者生存率大为提高。此外，Wilms瘤对放疗十分敏感，放疗是综合治疗中重要的一环。

（于景翠　贾学渊）

第五节　家族性乳腺癌

【疾病概述】

乳腺癌具有明显的家族遗传倾向。早在1866年，Broca通过调查他妻子家族五代中38个成员的死因发表了乳腺癌具有家族遗传现象的报告。随后，Jacobsen 发现有乳腺癌家族史的女性亲属其乳腺癌发病率明显增高。目前研究发现，10%～20%的乳腺癌患者携带有导致乳腺癌发生的突变基因，且有很高的外显率。对于这类致癌性明确、并可遗传给子代的突变基因病例，称为家族性乳腺癌（familial breast cancer）。

全球乳腺癌发病率自 20 世纪 70 年代末以来一直呈上升趋势。2002 年全球乳腺癌新发病例 115 万，2005 年超过 120 万，2010 年达到 140 万。在我国，乳腺癌位居女性恶性肿瘤的首位，2010 年全国肿瘤登记显示女性乳腺癌发病率约为 32.43/100 000。

【病因/分类和遗传方式】

在家族性乳腺癌中，有一部分是有明确基因突变的高外显率显性遗传性乳腺癌，另一部分是中等或较低外显率基因突变的乳腺癌，也归为家族性乳腺癌。家族性乳腺癌符合常染色体显性遗传特征，但其外显率各不相同，具有显著的遗传异质性。

1. **高度外显性家族性乳腺癌** 致癌突变基因可由亲代传给子代。导致此类乳腺癌发生的突变基因包括早发型乳腺癌易感基因 1（*BRCA1*）、早发型乳腺癌易感基因 2（*BRCA2*）、*P53* 基因和 *PTEN* 基因等高外显率易感基因。这些基因的突变可导致乳腺癌的发生，因此它们被称为高外显率乳腺癌易感基因。家族性乳腺癌具有发病年龄早、双侧发病和多中心病灶等特点。

2. **中度外显性家族性乳腺癌** 在家族性乳腺癌患者中，约 40%乳腺癌患者是由 *BRCA1/2*、*P53* 和 *PTEN* 等 4 个基因突变引起的。在剩余 60%病例中，表现为中度或低度外显性遗传。共济失调毛细血管扩张症突变基因（ataxia telangiectasia mutated，*ATM*）、细胞周期检测点激酶 2 基因（check-point kinase 2 homolog，*CHEK2*）、BRCA1C 末端解旋酶 1 基因（BRCA1 interacting protein C-terminal helicase 1，*BRIP1*）、*BRCA2* 协同定位蛋白基因（partner and localizer of BRCA2，*PALB2*）和 DNA 修复蛋白基因（DNA repair protein，*RAD50*）等 5 种参与细胞内 DNA 损伤修复蛋白的编码基因为乳腺癌中度外显率易感基因。这些基因突变率低，发病风险也较低。

3. **低度外显性家族性乳腺癌** 乳腺癌的发生亦可由多种低外显率易感基因突变共同触发。如成纤维细胞生长因子受体 2 基因（fibroblast growth factor receptor 2，*FGFR2*），编码成纤维细胞生长因子受体蛋白，其氨基酸序列在进化上具有高度保守性，但在散发乳腺癌中有一定水平的过表达，同时 *FGFR2* 基因第二内含子单核苷酸多态性位点变异可增加散发型乳腺癌发病风险。

【发病机制】

1. **高外显率易感基因** 主要包括 *BRCA1/2*、*P53* 和 *PTEN* 等，由于这些抑癌基因功能缺失，而导致其抑制细胞异常增殖的能力减弱，使包括病毒在内的环境致癌因素更容易激活癌基因，导致基因修复功能异常，使癌基因和耐药基因扩增，并以双微体的形式存在于细胞中，最终造成上皮生长因子受体（EGFR）、分裂素活化蛋白激酶（MAPK）、环氧化酶 2（Cox-2）和 P13K 等促生长因子或信号的过度表达，从而促成乳腺癌的发生发展。

2. ***HER2* 基因激活** 人类 *HER2* 基因定位于染色体 17q21，属于原癌基因。其编码产物 HER2 蛋白为 185kDa 的跨膜蛋白（简称 p185），由 1255 个氨基酸组成，其中 720～987 位属于酪氨酸激酶区。HER2 蛋白是具有酪氨酸蛋白激酶活性的跨膜蛋白，属于 EGFR 家族成员之一。

HER2 是乳腺癌患者重要的预后指标。*HER2* 基因的致癌机制是抑制细胞凋亡，促进细胞增殖，增加肿瘤细胞侵袭力，促进肿瘤血管和淋巴管生成。HER2 蛋白通常多在胎儿期表达，成年以后只在极少数组织内低表达。然而，30%以上肿瘤中存在 *HER2* 基因扩增和过表达，*HER2* 基因扩增也是影响乳腺癌生长与转移的重要因素之一。20%～30%的乳腺癌中可出现 *HER2* 基因过表达并与患者预后相关。*HER2* 扩增阳性的乳腺癌多表现为组织学分级差、雌激素与孕激素受体水平低、内分泌治疗效果差、非整倍体多见、更倾向于转移至中枢神经系统和内脏、肿瘤的增殖指数更高及对阿霉素敏感等。

【临床表现】

家族性乳腺癌具有发病年龄早、双侧发病和多中心病灶等特点。主要症状包括乳房出现不规则肿块,乳房痛,乳房皮肤可能存在“酒窝征”“橘皮样”或“盔甲样”改变,或伴有抗生素治疗无效的同侧腋窝淋巴结肿大。乳腺 X 线片表现为成堆的泥沙样或沙粒样钙化。

【诊断】

了解乳腺癌患者具有家族史对于确立诊断至关重要,所以要了解患者有无肿瘤家族病史,特别是母亲、姊妹、姨妈和姑姑是否患过乳腺癌;母系或父系家族中是否有人患过其他肿瘤等。直接针吸活检与病理检查可以确诊,而确定 *BRCA1/2* 等基因的突变则有助于鉴定其是否为遗传性乳腺癌。典型的乳腺癌由于具有明显的特征,临床上诊断相对容易,如乳房有明显肿块、与周围组织粘连、生长速度快、乳头血性溢液及乳房呈橘皮样外观,针吸活检证实存在癌变组织等。而对于不典型和早期乳腺癌的病例需要临床医生详细询问病史,认真进行乳房检查,结合临床实验室和影像学检查才能及早作出诊断。

【遗传咨询、治疗和预防】

确定家族性乳腺癌,特别是遗传性乳腺癌,需要进行遗传学检查,包括完整的家族史、乳腺癌早期发病情况、种族背景和组织学表型。据美国国家综合癌症网络和预防医学工作组的推荐,进行乳腺癌患者基因检测的基本前提包括:乳腺癌患者有一个家庭成员携带突变的乳腺癌易感基因、早期乳腺癌发病、三阴性乳腺癌、男性乳腺癌、同一个体有两个原发性乳腺癌、第一或第二级亲属患有家族性癌症综合征相关的癌症但未患乳腺癌的个体。如果患者符合筛选标准,可以进行全基因组测序并进一步检测染色体组的其他改变;如果患者有已知的家族突变,则可以仅筛选该突变而非全基因组序列;如果怀疑患者有 Li-Fraumeni 综合征并满足典型的 Li-Fraumeni 综合征标准或满足种系 *P53* 突变筛选的 Chompret 标准,则可以对 *P53* 进行测序分析。如果患者有已知的家族突变,应当启动该突变基因的筛选。对符合 Cowden 综合征标准的患者应进行 *PTEN* 基因的测序分析。遗传咨询可以降低患者压力、降低癌症发病风险和减少不必要的检测。

1. **遗传咨询** 大部分遗传性乳腺癌都表现为家族聚集性,但小部分遗传性乳腺癌在流行病学分布上表现为散发而无家族史,这可能是因为与乳腺癌相关的突变基因由男性家族成员携带,而无法形成乳腺癌表型。为明确乳腺癌遗传学检查的必要性,制订适宜的防治措施,首要任务就是进行遗传学咨询。

(1)乳腺癌家族史:乳腺癌具有明显的家族聚集性。先证者的同胞是否患病与其父母患病密切相关,因此了解患者有无肿瘤家族病史对于建立诊断有着非常重要的参考价值;特别是母亲、姊妹、姨妈和姑姑是否患过乳腺癌,母系或父系家族中是否有人患过其他肿瘤等。直系亲属中,如母亲、姊妹和女儿其中一人有乳腺癌病史,其本人患乳腺癌的危险增加 1~3 倍;如有两人患病则危险性增加 5~7 倍。此外,发病年龄越轻,亲属中患乳腺癌的风险越大。

(2)现病史:遗传咨询中首先需要了解患者的年龄。我国妇女乳腺癌的高发年龄在 40~49 岁,而遗传性乳腺癌发病年龄更早。然后要了解发病的症状,比如是否有肿块、单侧还是双侧、单发还是多发、发现肿块的时间、生长的速度等。还需要了解患者是否服用过避孕药等,因为体内内分泌代谢的改变也是诱发肿瘤因素之一。

(3)既往史:了解患者既往是否患过家族性乳腺相关的疾病,如乳腺先天发育不良、乳腺良和恶性肿瘤;是否患过妇科疾病,如子宫或卵巢良性及恶性肿瘤;是否有甲状腺和肾上腺疾患等。

(4)生殖史:根据流行病学调查发现,初潮年龄<12 岁、行经时间超过 35 年、初产年龄>30 岁以及未哺乳或哺乳时间短均会增加罹患乳腺癌的危险性。

(5)家庭传统与生活习惯:在非遗传性家族性乳腺癌患者中,除了生殖因素和激素状态外,饮食习惯、生活方式、生活环境以及精神神经活动都可以具有家族性特征。全面了解这些信息，并结合家族病史、生殖特点与体检发现，有助于确定家族性乳腺癌分型与防治策略。

2. **预防策略**　家族性乳腺癌的预防策略主要在于早期发现与阻断其发生。主要措施如下。

(1)改变饮食习惯和生活方式，改善生活环境，避免接触致癌因素，调控生育年龄与授乳状态等非遗传性因素影响无疑对非遗传性家族性乳腺癌的预防至关重要；这些措施也可能使携带突变易感基因的乳腺癌家族的"癌症易感性"无法发挥作用，从而全面降低家族性乳腺癌的发生率。

(2)预防家族性乳腺癌非常重要的一环就是患者的自我意识和教育，这需要临床多学科医务人员的配合。乳腺癌家族中的女性应从18岁开始每月进行自我乳房检查，并从25岁开始由临床医生进行半年一次的乳房检查。对已知有乳腺癌易感基因突变的女性，从25岁开始每年进行一次钼靶和磁共振(MRI)检查，两者可以同时进行或间隔半年分别进行，后者较钼靶对乳房组织的架构变形更为敏感。这些措施有助于早期发现与治疗，但其预防效果仍不确定。

(3)对*BRCA1/2*突变携带者应用雌激素受体拮抗剂是人们关注的另一种预防方式。虽然他莫昔芬和雷洛昔芬这些雌激素受体拮抗剂具有诱发血栓栓塞等副作用，但它们确有预防浸润性乳腺癌的作用。因此，对*BRCA1/2*突变携带者使用这类药物，应根据患者具体情况进行综合判定。

(4)对于*BRCA1/2*突变携带者采用降低发病风险的手术是另一种选择。据报道，预防性乳房切除术可减少乳腺癌发病风险的90%，并显著降低乳腺癌死亡率。

随着遗传学干预手段的进步，不远的将来对有明确突变的易感基因携带者，可以考虑对受精卵进行人工治疗，修复其突变基因或解除其受抑制状态来达到预防肿瘤发生的目的。

3. **治疗**　家族性乳腺癌的治疗，除采用手术、放疗、化疗和激素疗法等常规方案外，也要考虑对不同致病基因携带者的个体化治疗。随着对家族性乳腺癌易感基因研究技术的进步，通过直接干预基因修复过程以促进肿瘤细胞死亡也将成为可能。目前，在*BRCA*基因相关癌症治疗中，许多研究都采用了这种策略，因为具有*BRCA*基因突变的癌症的发生与同源重组DNA修复缺陷相关。人们对DNA交联剂如卡铂、顺铂和丝裂霉素-C的广泛研究表明，在正常情况下，BRCA可以介导这些药物造成的DNA损伤的修复；而突变的BRCA则不能介导这一修复过程，造成不可逆的致命DNA损伤和染色体不稳定性，从而抑制肿瘤生长。聚ADP核糖聚合酶1(PARP)抑制剂是另一类有希望治疗*BRCA*基因突变乳腺癌的药物。PARP是一种核蛋白，通过招募修复蛋白来启动双链DNA断裂修复。因此，PARP抑制剂可能在含*BRCA*基因突变的癌细胞中通过阻止DNA修复，导致细胞死亡。

乳腺癌治疗的另一进展是肿瘤分子靶向治疗。它是一种将肿瘤细胞表达而正常细胞较少表达或不表达的特定基因或基因表达产物作为治疗靶点，以最大程度杀死肿瘤细胞而对正常细胞伤害较小的治疗模式。目前，对HER2阳性乳腺癌患者的靶向治疗已经取得了突破性进展。曲妥珠单抗作为第一个抗HER2的人源化单克隆抗体的临床应用显著改善了HER2阳性乳腺癌患者的预后。近年来，包括拉帕替尼、帕妥珠单抗和Kadcyla(T-DM1)等新的抗HER2治疗药物不断出现，进一步提高了HER2阳性乳腺癌患者的生存率。

(于景翠　王　萍)

第六节　Bloom综合征

【疾病概述】

1954年，David Bloom首次报道了Bloom综合征(Bloom syndrome，BLM/BS)[OMIM# 210900]。这是一种罕见的常染色体隐性遗传病，又称Bloom-Torre-Mackacek综合征，也称"面部红斑侏儒综合征"。

Bloom 综合征比较罕见,目前在人群中的发病频率仍未确定。

【病因/分类和遗传方式】

Bloom 综合征的分子基础是位于 15q26.1 的 *BLM* 基因(*RECQL3*)[OMIM * 604610]突变,该基因 cDNA 全长 4437 bp,编码由 1417 个氨基酸残基组成的蛋白质。OMIM 记载的 *RECQL3* 基因变异体有 6-bp del/7-bp ins 2281 ATCTGA/TAGATTC;3-bp del,631CAA;ex11/12del Ile770fs 和 Cys1036Phe 共 4 种。

该病为常染色体隐性遗传病,男女均可发病。

【发病机制】

Bloom 综合征是一种典型的"染色体断裂综合征",*BLM* 基因突变可导致遗传性染色体断裂和重排。*BLM* 基因编码产物是 RecQ 解旋酶,其功能包括维持 DNA 结构的完整性,防止过多的姐妹染色单体交换和保障 DNA 复制的稳定性。*RECQL3* 基因突变产生截短蛋白可能丧失或部分丧失 DNA 解旋酶的功能,从而易于发生染色体断裂或增加染色体不稳定性。Bloom 综合征患者细胞的姐妹染色单体交换频率大约是正常人的 10 倍。患者对阳光等 DNA 损伤因素具有高度敏感性,这是由于细胞对紫外线引起的 DNA 损伤的修复功能降低,从而不能有效修复在 DNA 复制过程中出现的各种异常 DNA 结构,以致出现染色体断裂,易位和姐妹染色单体交换等染色体不稳定综合征的细胞遗传学特征,这种基因改变促使细胞无序分裂从而导致 Bloom 患者罹患癌症。

【临床表现】

侏儒体型是 Bloom 综合征最具有特征性的体征,表现为比例相称的身材矮小。Bloom 综合征对日光高度敏感,典型面容包括面部毛细血管扩张性蝶形红疹,皮损集中于颊和鼻部;皮疹也可以出现在其他日光暴露区,例如手背和前臂,症状常轻微;严重时皮损可波及耳、颈和胸骨上区域,皮肤表现是以躯干为主要分布区的局限性咖啡斑或色素沉着过度。轻度颜面部畸形,通常表现为面部狭长、下颌小和耳鼻突出。Bloom 综合征临床表现还包括免疫功能缺陷,表现为慢性感染;并发症包括慢性肺部疾病、糖尿病及智力发育迟缓。

Bloom 综合征个体具有高度癌症易感性,约 50%的 Bloom 综合征患者可罹患癌症,最常见的是实体瘤(约 53%)、白血病(11.3%)或淋巴瘤(25%);Bloom 综合征患者癌症发病年龄早,平均发病年龄约 15 岁;癌症是 Bloom 综合征患者死亡的常见原因。

【诊断】

Bloom 综合征的诊断主要依据病史、临床表现、家族史和体格检查情况。临床表现包括侏儒体型结合毛细血管扩张的面部皮疹,面部皮疹成盘状红斑狼疮样,对光高度敏感,身体其他部位皮疹有红斑、色素加深或减退区;生长障碍,不同程度的小头,长头伴颧骨发育不全,伴或不伴小鼻;可伴发恶性肿瘤。

Bloom 综合征的遗传学诊断主要依据:①染色体易形成断裂并形成结构畸变,细胞分裂间期常见多个微核结构;②染色体断裂发生在同源序列之间,呈现姐妹染色单体交换(SCEs)水平升高;③在非编码序列之间也同样存在断裂性突变;④培养的外周血淋巴细胞中常见四射体结构。

利用 Bloom 综合征患者的体外培养细胞进行 *RECQL3* 基因测序从而鉴定其编码序列上的各种突变。

Bloom 综合征因患者面部呈蝴蝶形红斑应与系统性红斑狼疮等自身免疫性疾病进行鉴别诊断。系统性红斑狼疮常有免疫学异常(抗核抗体和抗 dsDNA 抗体等多种自身抗体异常),有多器官损害;Bloom 综合征的抗核抗体、抗 dsDNA 抗体、免疫球蛋白、C3、C4 及 C 反应蛋白和类风湿因子均正常。此外,Bloom 综合征需要和以身材矮小为特征或有显著基因组不稳定性为特征的相关疾病相鉴别,例如 Fanconi 贫血、共济失调毛细血管扩张、Werner 综合征和 Nijmegen 断裂综合征等。姐妹染色单体交换率增多是区别 Bloom 综合征和其他疾病的关键点。

【遗传咨询、治疗和预防】

1. **遗传咨询** 该病可按常染色体隐性遗传方式进行遗传咨询。先证者父母临床表现正常，通常是携带者；致病基因位于常染色体上，男女发病机会均等；患者同胞有1/4的患病可能，表型正常的同胞有2/3的可能是携带者；Bloom综合征患者有种群特异性。大多数Bloom综合征患者出生时体重较低，并伴有各种并发症；男性患者会出现性腺功能低下，缺乏精子生成能力因而不育；女性患者会出现提前闭经，生育能力降低。

2. **治疗** 目前，本病无根治办法，建议家长带孩子定期随诊和对症治疗。Bloom综合征一旦确诊应避免日光照射，另外应警惕各种癌症的出现。由于Bloom综合征儿童身材矮小，家人和老师应当鼓励患儿，注意饮食，补充足够维生素，外源性生长激素有一定效果，但要慎用。

3. **预防** Bloom综合征预后较差，由于癌症的患病风险增加，20岁到30岁的患者死亡率增加。在20岁之前，白血病是最常见恶性肿瘤；22~35岁时实体瘤成为最常见的恶性肿瘤。

（于景翠 吴 杰）

第七节 Fanconi贫血

【疾病概述】

1927年，瑞士儿科医生Fanconi发现了一种罕见的常染色体隐性遗传病，表现为贫血、先天畸形及骨髓脂肪化。1931年，该病被正式命名为Fanconi贫血（Fanconi anemia，FA）[OMIM# 227650]。Fanconi贫血是一种先天性家族性再生障碍性贫血，又名先天性全血细胞减少症。该病在世界范围的发病率为1/160 000。

【病因/分类和遗传方式】

Fanconi贫血的分子基础是一组DNA损伤修复基因发生突变。目前已经确定19个相关基因突变可以导致Fanconi贫血（表17-2），其中18个基因位于常染色体，仅*FANCB*定位于X染色体上。80%~90%的Fanconi贫血病例涉及*FANCA*、*FANCC*和*FANCG* 3个基因的突变。

表17-2 目前已知的Fanconi贫血相关基因定位与表达情况（引自OMIM）

表型	疾病OMIM号	致病基因	染色体定位
FANCD1	#605724	*BRCA2*	13q13.1
FANCJ	#609054	*BRIP1*	17q23.2
FANCA	#227650	*FANCA*	16q24.3
FANCB	#300514	*FANCB*	Xp22.2
FANCC	#227645	*FANCC*	9q22.32
FANCD2	#227646	*FANCD2*	3p25.3
FANCE	#600901	*FANCE*	6p21.31
FANCF	#603467	*FANCF*	11p14.3
FANCG	#614082	*FANCG*	9p13.3
FANCI	#609053	*FANCI*	15q26.1
FANCL	#614083	*FANCL*	2p16.1
FANCN	#610832	*PALB2*	16p12.2
FANCO	#613390	*RAD51C*	17q22

续表

表型	疾病 OMIM 号	致病基因	染色体定位
FANCP	#613951	*SLX4*	16p13. 3
FANCQ	#615272	*ERCC4*	16p13. 12
FANCT	#616435	*UBE2T*	1q32. 1
FANCV	#617246	*MAD2L2*	1p36.22
FANCU	#617247	*XRCC2*	7q36.1
FANCR	#617244	*RAD51A*	15q15.1

Fanconi 贫血致病基因具有遗传异质性,多数呈常染色体隐性遗传模式,FANCB 患者显现 X 连锁隐性遗传模式,但很罕见。

【发病机制】

上述 19 个 FA 相关基因参与 DNA 损伤的识别和修复,某一基因出现遗传缺陷会导致损伤的 DNA 无法修复。

FA 损伤修复途径特异性针对 DNA 链间交联(ICLs)的损伤应答,这种 DNA 损伤可以阻止 DNA 复制。FA 途径亦可募集一些蛋白到损伤区域,从而启动并完成 DNA 修复。

与 Fanconi 贫血相关的 8 个蛋白共同形成一个复合体称为 FA 核心复合体。FA 核心复合体激活 FANCD2 和 FANCI,这两个蛋白的活化招募 DNA 修复蛋白到 ICL 区域,消除碱基之间的异常连接,保证复制继续完成。6 种 FA 相关基因蛋白 FANCA、FANCC、FANCE、FANCF、FANCG 和 FANCL 组装形成核内多蛋白复合体,激活 FANCD2 蛋白的泛素化。与 FA 核心复合体相关的任何基因突变都会引起复合物功能丧失,干扰 FA 通路,使 DNA 损伤不能有效修复,延迟链间交联建立,而 ICLS 能拖延 DNA 复制,最终由于无法产生新的 DNA 分子而导致细胞死亡或由于 DNA 修复机制异常而导致细胞生长失控。

【临床表现】

Fanconi 贫血患者有再生障碍性贫血、骨骼问题、器官缺陷和易患癌症。大约 90%的 Fanconi 贫血患者骨髓造血功能受损,导致再生障碍性贫血;患者由于贫血出现极端疲劳,因中性粒细胞减少出现频发感染,因血小板减少出现凝血问题;Fanconi 贫血患者还可能发展为骨髓增生异常综合征。

Fanconi 贫血病例伴有骨骼和器官先天畸形,特别是在骨骼系统,如身材矮小、拇指短小或缺如、多指和桡骨缩短。器官畸形包括肾脏和泌尿系统缺陷、胃肠道异常、心血管畸形、耳部畸形和听力损失,眼部异常如眼裂小或形状异常的眼睛。患者可能有生殖系统畸形,多数男性患者和半数女性患者不育。其他体征和症状包括异常的中枢神经系统,如脑积水和小头畸形。约 75%的 FA 患者出现内分泌失调,同时表现有不规则皮肤着色如色素减退或片状咖啡色斑。

Fanconi 贫血患者患血液系统、头颈部、皮肤、消化系统或生殖道肿瘤的风险增高。患者儿童期患白血病的发病风险明显增高,尤其易患急性髓细胞性白血病。

【诊断】

1. 临床诊断 国际 Fanconi 贫血研究基金会规定的 Fanconi 贫血临床诊断主要指标包括:①同胞是 Fanconi 贫血患者;②骨髓再生障碍;③伴有特征性先天畸形;④自发性染色体断裂;⑤发生在儿童期的原发性急性髓性白血病;⑥对化疗、放疗异常敏感病例;⑦Fanconi 贫血家族或肿瘤家族。临床诊断次要指标包括:①单一类型的全血细胞减少;②不能以维生素 B_{12} 和叶酸缺乏解释的大细胞贫血;③肝炎性及非酒精性肝炎的肝脏肿瘤;④30 岁之前出现卵巢衰竭;⑤5 岁以下的脑肿瘤;⑥4 岁以下的肾母细胞瘤;⑦不能解释的血红蛋白增高;⑧不孕不育。

临床诊断常用的辅助检查为血常规和骨髓穿刺。Fanconi 贫血的首发症状是大红细胞/巨幼细胞贫血,首要症状也是贫血。血液异常会随年龄增加逐渐加重,会出现血小板减少或中性粒细胞减少。50% 患者会随年龄增加而出现血小板减少与中性粒细胞减少逐渐加重的状况。血小板和中性粒细胞减少有时不会出现在同一个患者,血小板或中性粒细胞减少出现的频率相近,而通常血小板减少的症状更早出现。半数患儿出现氨基酸尿,胎儿血红蛋白增多。

染色体断裂检测是 Fanconi 贫血患者的重要临床诊断依据。对 Fanconi 贫血患者的外周血或皮肤成纤维细胞进行细胞培养,培养的细胞对 DNA 交联剂异常敏感,会发生染色体断裂、单体交换和环形染色体等畸变。常用的 DNA 交联剂为丝裂霉素 C(MMC)和双环氧丁烷(DEB)。分子检测方法包括系列单基因检测、多基因检测和基因组检测。

2. **鉴别诊断** Fanconi 贫血需要和临床上常见的贫血进行鉴别:①缺铁性贫血是最常见的贫血类型,主要是由于缺铁引起的贫血,缺铁性贫血患者铁剂试验性治疗有效。②巨幼细胞贫血是由于叶酸和 B_{12} 缺乏等原因引起的 DNA 合成障碍所致的一类贫血,以骨髓中出现巨幼细胞为疾病的典型特点。③再生障碍性贫血:再障与 Fanconi 贫血相似之处是骨髓造血组织减少,造血功能衰竭,可有外周血中红细胞、白细胞和血小板减少(全血细胞减少);再生障碍性贫血的发病年龄比 Fanconi 贫血晚,而且较多病例有骨髓毒性诱因。

【遗传咨询、治疗和预防】

1. **遗传咨询** Fanconi 贫血可按常染色体隐性或 X 连锁隐性遗传方式进行遗传咨询。呈常染色体隐性遗传模式时,具有常染色体隐形遗传病的基本特点:患者父母双亲均是突变基因携带者(杂合型);同胞的患病概率为 1/4;表型正常的同胞有 2/3 概率为携带者。呈 X 连锁隐性遗传模式时会有交叉遗传特点,如果母亲的一条 X 染色体携带有突变的 FA 基因,其儿子的患病风险是 50%;如果家系是 X 连锁隐性遗传方式,先证者同胞的患病风险决定于其母亲的携带状态;若先证者母亲为携带者,致病基因传递给后代的概率为 50%,即儿子 50%为患者,女儿 50%为携带者;若致病基因来源于新生突变,则同胞患病风险等同于群体男性发病率。

2. **治疗** Fanconi 贫血尚无根治方法,建议患者定期随诊和对症治疗。Fanconi 贫血严重者可表现为全血细胞减少,如果出现血小板减少与中性粒细胞减少,患者会出现出血和反复感染的临床症状,治疗上需要对症治疗。采用雄激素和造血因子对患者进行治疗可以暂时改善骨髓衰竭症状,但只有 50%~75%的患者有一定效果。如果有合适供体,骨髓移植是获得长期疗效的最佳治疗方案。

3. **预防** Fanconi 贫血的预后很差,许多患者最终会发展成为急性粒细胞白血病(AML)。年长患者具有较大概率出现颈部、食管、胃肠道、外阴和肛门等部位的肿瘤。对于骨髓移植成功的患者,仍需定期体检,监测可能发生的肿瘤。

(于景翠 吴 杰)

第八节 毛细血管扩张性共济失调症

【疾病概述】

毛细血管扩张性共济失调症(ataxia-telangiectasia,AT)[OMIM# 208900]由 Louis-Bar 于 1941 年首次报道。这是一种罕见的常染色体隐性遗传性神经变性,发病率为 1/100 000~1/40 000,无种族和民族差异。主要临床特征是共济失调和毛细血管扩张。本病患者很少存活过儿童期。

【病因/分类和遗传方式】

*ATM*基因是AT唯一的致病基因，位于11q22.3，有66个外显子，是迄今发现的外显子最多的基因之一，编码由3056个氨基酸残基组成的蛋白质。AT发生的分子基础是*ATM*基因突变。截至2016年11月，OMIM记载的*ATM*基因突变共有33种，包括：3-bp del，Ser1512del；9-bp del，codons 1198-1200；6-bp del，codons 1079-1080；137-bp ins，nt5762；Val2424Gly；Phe2827Cys；9-bp del，condons 2546-2548；Arg35Ter；Asp1682His；Met1040Val；Leu2656Pro；Arg3047Ter；Asp2625Glu，Ala2626Pro；IVS33DS，T-C，+2；5-bp del，nt7884；3-bp del/4-bp，nt3245；3-bp del，Val2662del；3576G-A；Arg2443Ter；IVS61DS，2-bp ins，+2TA；IVS10AS，T-G，-6；Glu2423Gly；3-bp ins，7253GAA；Gln1361Ter；Ser1770Ter；4-bp del，IVS20；2250G-A；Tyr2677Cys；1-bp，ins7481A；IVS7，G-A，+5；Ser49Cys和Ala2067Asp。

AT为一种多见于儿童期的常染色体隐性遗传病，发病率无性别差异，男女发病机会均等。系谱中看不到连续遗传现象，常为散发。

【发病机制】

*ATM*基因产物对DNA双链断裂具有修复作用，维护基因组稳定。当DNA发生断裂时，*ATM*基因是DNA损伤信号转导通路中最早的传感和中枢调控基因，ATM蛋白会停止DNA复制，并在DNA断裂处招募激活其他相关蛋白进行DNA损伤修复，DNA损伤修复完成后继续进入细胞周期。如果DNA损伤严重，ATM将激活细胞凋亡程序。

*ATM*基因突变将导致细胞DNA断裂修复机制障碍，细胞增殖和凋亡调控机制失调。当AT细胞在G_1期受电离辐射后，*ATM*基因的异常表达诱发p53磷酸化，导致p53调节作用减弱或延迟，阻碍DNA修复过程，增加染色体不稳定性，使细胞对射线等损伤因子敏感性增强，导致损伤DNA得不到有效修复，致细胞凋亡。AT患者染色体自发畸变率和辐射诱发染色体畸变率异常增加，X射线照射致成纤维细胞死亡的敏感性是正常人的200倍以上。基因组不稳定性在AT发病中起重要作用，主要为高频率染色体断裂、易位、倒位、末端融合和染色体内同源重组等。染色体重排能够激活癌基因，最终导致肿瘤发生。

【临床表现】

AT患者首发症状表现为共济失调，为神经系统退行性变所致。1岁左右即可发病，发病初期仅表现姿势和步态异常，闭目难立征阳性，两上肢意向性震颤和眼球震颤等，可有吞咽困难、膝反射消失，随年龄增长缓慢加重。10~20岁出现手足徐动、舞蹈样动作、发声不清及智力低下。20~30岁出现脊髓受累症状，深感觉缺失，病理性反射阳性等，后期患者还可有手足小肌肉萎缩、脊柱前凸或侧凸。存活到青春期的患者生长发育迟缓，男性性功能减退，睾丸萎缩；女性无月经或月经失调。

患儿1~6岁时发生皮肤黏膜症状，毛细血管扩张首先见于眼球结膜，然后见于眼睑、颈部、锁骨上部、腋窝和肘部等，但不伴出血，也可累及鼻翼、耳廓、肘前、腘部和手背脚背。皮肤早老、变薄和干燥，出现不规则色素沉着。

AT临床症状复杂，感染和肿瘤为本病常见症状，患儿伴发白血病、淋巴瘤和乳腺癌等恶性肿瘤的概率比正常人高约100倍，多数患儿因反复呼吸道感染或伴发淋巴系统肿瘤而于青春期死亡。

【诊断】

1. 临床诊断 诊断主要根据临床表现，患儿有共济失调、语言不清和眼球运动障碍等神经系统症状，并伴有毛细血管扩张，以及肺、鼻窦或中耳的反复感染。对于临床特征没有完全出现的患者，可进行实验室检测。实验室诊断依据是患者甲胎蛋白升高，90%的患者约为10ng/ml；患者常见免疫球蛋白缺乏，70%~80%的患者血清IgA、IgE、IgG2和IgG4降低；60%患者细胞免疫异常，迟发性皮肤反应阴性，PHA诱导的淋巴细胞转化和对特异性抗原反应降低；血液中淋巴细胞数量减少（特别是T淋巴细胞）。

MRI 扫描有小脑萎缩。

体外培养患者的外周血淋巴细胞受 X 线照射后，因其对 X 线诱发的损伤修复能力降低，导致死亡率增加，染色单体损伤也明显高于正常对照，染色体检查可见多种畸变。

分子水平的诊断依据是细胞中 ATM 蛋白产物缺失，或检出患者 *ATM* 基因突变。AT 基因定位准确，突变基因检测是一种极其准确的产前诊断方法。

2. **鉴别诊断** 可以从 AT 的神经学检查和临床病史对具有相似症状的疾病进行鉴别诊断，最常见需要鉴别的疾病有以下几种：①共济失调毛细血管扩张障碍（ataxia-telangi ectasia-like disorder，ATLD）：临床表现与 AT 相似，但症状较轻，智力正常；与 AT 不同的是该致病基因定位在 11q21，编码 MRE11 蛋白。②伴眼共济失调性眼球运动功能丧失Ⅰ型（AOA1）：中枢神经系统症状相似，均有周围神经病，但无其他系统症状。③脑瘫（cerebral palsy，CP）：脑瘫是一种脑发育异常或早期损伤所引起的非进行性运动功能障碍。④科根眼球运动障碍（Cogan occulomotor apraxia）：科根眼球运动障碍是一种罕见疾病，主要症状是眼球运动障碍。⑤弗里德赖希共济失调（Friedreich ataxia，FA）：弗里德赖希共济失调是儿童共济失调中最常见的遗传病，是常染色体隐性遗传病，症状首发年龄为 10～15 岁；易感基因为 frataxin 基因，由该基因中 GAA 三核苷酸动态突变导致发病。

【遗传咨询、治疗和预防】

1. **遗传咨询** AT 致病基因位于常染色体上，男女发病机会均等，对患病家族成员进行必要的遗传咨询可以减少该病的发生。先证者父母临床表现正常，通常是携带者而不是患者。患者同胞有 1/4 患病可能，表型正常的同胞有 2/3 可能是携带者。近亲结婚会提高患病风险。

2. **治疗** 对于 AT 引起的神经系统退行性病变，目前缺乏有效治疗方法，建议患儿定期随诊和对症治疗，主要针对免疫功能下降和易患肿瘤这两点进行定期检查和支持治疗。对 AT 患儿应进行免疫评估，有些患者需要给予免疫接种，并注意使用抗生素预防感染，必要时可应用胸腺素和免疫球蛋白治疗。AT 患者罹患癌症的风险极高，常见淋巴瘤和白血病；对 AT 并发癌症患者进行抗癌治疗时，应避免使用放射治疗和类似于放射治疗效果的化学药物。

3. **预防** AT 患者预后较差，很少存活到成年。该病预防手段主要是产前诊断以避免患儿出生，防止近亲结婚。

（于景翠 张学龙）

第九节 着色性干皮病

【疾病概述】

着色性干皮病（xeroderma pigmentosum，XP）是一组少见的常染色体隐性遗传病，主要临床特征是患者皮肤对日光，特别是紫外线高度敏感，暴露部位的皮肤易发生色素沉着、萎缩、角化过度和癌变等。

XP 发病率较低，欧美人群报道的发病率约为 1/1 000 000，东业、中东和北非人群发病率稍高一些，发病无性别差异。XP 共有 8 种亚型，分布有明显地域差异。

【病因/分类和遗传方式】

XP 发病的分子基础涉及 7 个 DNA 损伤修复基因（*XPA*～*XPG*）和 1 个 DNA 错配修复有关的变异型（*XPV*），它们在核苷酸切除修复（nucleotide excision repair，NER）中发挥重要作用，XP 病因是患者 DNA 切除修复酶系统的功能缺陷或降低。

着色性干皮病 A（xeroderma pigmentosum group A，XPA）［OMIM# 278700］由定位于 9q22.3 的 *XPA* 基因突变引起。*XPA* 基因编码 273 个氨基酸残基组成的一种核内疏水性蛋白质，其锌指结构可与 DNA

直接作用。截至 2016 年 11 月，OMIM 记载的 *XPA* 基因突变共有 IVS3AS，G-C；Cys108Phe；5-bp del；Arg228Ter；Arg207Ter；Tyr116Ter 和 IVS1DS，T-G，+2 等 7 种。

着色性干皮病 B（xeroderma pigmentosum group B，XPB）[OMIM# 610651]也称 ERCC3，由定位于 2q21 的 *ERCC3* 基因突变引起。*ERCC3* 基因编码由 782 个氨基酸残基组成的蛋白质，该蛋白具有 3′→5′ 解链酶活性。截至 2016 年 11 月，OMIM 记载的 *ERCC3* 基因突变有 IVS14AS，C-A，-6；Phe99Ser；Thr119Pro；Arg425Ter；2-bp del，807TT；1-bp ins 1421A；Gln545Ter 和 IVS3DS，G-A，+1 等 8 种。

着色性干皮病 C（xeroderma pigmentosum group C，XPC）[OMIM# 278720]由定位于 3p25 的 *XPC* 基因突变导致。*XPC* 基因编码的由 940 个氨基酸残基组成的蛋白质，该蛋白在 DNA 损伤识别和核苷酸切除修复中起重要作用。截至 2016 年 11 月，OMIM 记载的 *XPC* 基因突变有 Pro218His；83-bp ins，NT462；3-bp ins，GGT，codon 580 and Lys822Gln；2-bp del，1132AA；IVS9DS，T-G，+2；2-bp del，669AT；Arg579Ter；IVS3AS，T-A，-9；IVS3AS，A-G，-24；2-bp del，1744TG 等 10 种。

着色性干皮病 D（xeroderma pigmentosum group D，XPD）[OMIM# 278730]也称 ERCC2，由定位于 19q13 的 *ERCC2* 基因突变引起。*ERCC2* 基因编码由 760 个氨基酸残基组成的转录因子 TFⅡH 两个亚单位之一，是 ATP 依赖的解旋酶，该蛋白具有 5′→3′解旋酶活性。截至 2016 年 11 月，OMIM 记载的 *ERCC2* 基因突变有 Leu461Val 等 15 种。

着色性干皮病 E（xeroderma pigmentosum group E，XPE）[OMIM# 278740]由定位于 11p11.2 的 *DDB2* 基因突变引起。*DDB2* 基因编码一种 DNA 损伤结合蛋白 2（DNA damage-binding protein2，DDB2）。截至 2016 年 11 月，OMIM 记载的 *DDB2* 基因突变有 Lys244Glu 等 4 种。

着色性干皮病 F（xeroderma pigmentosum group F，XPF）[OMIM# 278760]也称 ERCC4，由定位于 16p13 的 *ERCC4* 基因突变引起。*ERCC4* 基因编码由 905 个氨基酸残基组成的一种切除修复交叉互补蛋白。截至 2016 年 11 月，OMIM 记载的 *ERCC4* 基因突变有 4-bp del，2281TCTC 等 10 种。

着色性干皮病 G（xeroderma pigmentosum group G，XPG）[OMIM# 278780]也称 ERCC5，由定位于 13q33 的 *ERCC5* 基因突变引起。*ERCC5* 基因编码由 1186 个氨基酸残基组成的具有 3′核酸内切酶活性的蛋白。截至 2016 年 11 月，OMIM 记载的 *ERCC5* 基因突变有 Glu960Ter 等 16 种。

着色性干皮病 V（xeroderma pigmentosum group V，XPV）[OMIM# 278750]由定位在 6p21.1 的 *POLH* 基因突变引起。*POLH* 基因编码由 713 个氨基酸残基组成的 DNA 聚合酶 η。与 XPA～XPG 不同的是 XPV 细胞无 NER 缺陷，但存在跨损伤 DNA 合成缺陷，因而被命名为变异型 XP。截至 2016 年 11 月，OMIM 记载的 *POLH* 基因突变有 13-bp del，NT343 等 13 种。

不同类型的 XP 均为常染色体隐性遗传，发病率无性别差异，男女发病机会均等。系谱中看不到连续遗传现象，常为散发。

【发病机制】

NER 系统是外源因素导致 DNA 损伤的一个重要修复系统，可维持细胞基因组的完整性，保障基因正常表达。NER 包括转录偶联修复（transcription-coupled repair，TCR）和全基因组核苷酸切除修复（global-genome nucleotide excision repair，GGR）。TCR 与 GGR 两个修复途径的主要差别在于识别损伤的蛋白质不同。XP 患者 NER 系统各 DNA 切除修复基因缺陷可导致对环境理化致癌因素高度敏感，易患各种肿瘤。

【临床表现】

超过 75%的 XP 病例在 6 个月至 3 岁之间发病，少数出现在婴儿早期、儿童后期或成人期。最初表现为皮肤曝光部位出现雀斑和日趋严重的干燥，后续可发生急性晒斑或较持久的红斑。雀斑首先出现在面部和双手，以后相继出现于其他暴露部位，如颈、小腿、唇和球结膜，严重时躯干亦受累及；雀斑颜色从淡到深棕色,大小从针点到 1cm 或更大,逐渐融合形成不规则的色素沉着斑。随着色素沉着斑数量的逐渐增多,毛细血管扩张和小血管瘤也随之出现,并在非暴露部位如舌和颊黏膜上发生,继之出现一种小的圆形或不规则形白色萎缩点,也可出现水瘤和大瘤性损害,不久干涸结痂。有的破损呈表浅溃疡,不易愈合,愈合后也留下毁形性瘢痕。轻型病例常见角化棘皮瘤形成,在数月内自动消退,疣状角化较常见,并可发生癌变。

80%的 XP 患者有眼损害,畏光流泪是最早出现和最常见的症状,常伴明显的结膜充血。长期日晒会引起角膜炎,造成角膜不透明和血管新生。眼睑色素沉着,睫毛脱落,眼睑皮肤萎缩造成睑内翻或外翻,严重者甚至发生眼睑缺失。

约 20%的 XP 患者出现神经系统异常,多见于 A 型和 D 型,常在皮肤症状之后出现,严重程度主要取决于神经元变性程度,可表现为小头畸形和进行性认知障碍。CT 和 MRI 显示脑室增大,皮质萎缩。听力测定检出早期高频耳聋,进行性感觉神经性耳聋。

病程呈进行性,按其固有的规律发展,但发展速度不可预测,且与发病年龄无关。日晒部位的皮损易恶变为基底细胞癌、鳞状上皮癌或恶性黑色素瘤。患者日晒部位发生皮肤肿瘤的概率比正常人高 1000 倍,白血病、中枢神经系统肿瘤及内脏恶性肿瘤的患病风险比正常人群高 10~20 倍,恶性肿瘤可早在 3 岁或 4 岁时发生,约 2/3 患者在 20 岁以前死亡。许多病例死于严重感染。部分轻型或经充分治疗的病例可存活至中年以后。

【诊断】

1. **临床诊断** 对典型 XP 病例根据临床即可确诊。75%的 XP 患者于生后 6 个月至 3 岁发病,常有家族发病史,病情随年龄逐渐加重,多数患者于 20 岁前期因恶性肿瘤而死亡。早期病理变化为非特异性,可有角化过度,马尔匹基层变薄伴某些皮突萎缩和伸长相互交叉。中期表皮部分区域呈现萎缩,间以棘层肥厚。表皮细胞核排列紊乱,有些区域内表皮呈不典型性生长而使其组织类似日光性角化病。晚期可见鳞癌和基底细胞癌等各种肿瘤的组织学改变。

实验室诊断可以检测非程序性 DNA 合成(UDS)水平。UDS 是指不发生在细胞周期 S 期的 DNA 合成,这种类型的 DNA 合成与 DNA 修复相关。目前,UDS 已成为 XP 快速和可靠的诊断方法之一。

2. **鉴别诊断** XP 须与其他几种皮肤病鉴别:①雀斑:皮疹冬季减轻,夏季加重,且无毛细血管扩张、萎缩及角化性损害。②Rothmund-Thomson 综合征:为常染色体隐性遗传,生后 1 年内发病,在面、耳廓、手、足及臀等部位出现棕红色色素沉着或色素减退,皮肤萎缩,并有萎缩性毛细血管扩张,以曝光部位为主。3~6 岁发生白内障,多为双侧性。③肢端早老症:新生儿期发病,为真皮和皮下组织发育缺陷,故皮肤很薄、干燥呈半透明,皮下结构的轮廓清晰可见。病变在手背和足背最明显。萎缩局限于四肢,对光线不敏感。

3. **产前诊断** 高风险孕妇需进行产前诊断。可对绒毛细胞或羊水脱落细胞进行上述 DNA 修复基因检测,如已确定先证者的突变基因,则可直接进行分子生物学分析。

【遗传咨询、治疗和预防】

1. **遗传咨询** XP 先证者父母的临床表现正常,通常是携带者而不是患者。患者同胞有 1/4 的患病可能,表型正常的同胞有 2/3 的可能是携带者。需要对患者的家庭成员提供遗传咨询和心理辅导,对患者血缘亲属进行风险评估,叮嘱兄弟姐妹避免日晒并尽早进行相关的实验室检查。已有 XP 患儿的家系,再次怀孕时一定要做产前诊断和携带者检测,以避免患儿出生。近亲结婚会提高患病风险。

2. **治疗** XP 患者必须采取各种措施避免日光照射,外涂传统遮光剂如氧化锌和二氧化钛霜等可通过物理反射和吸收日光辐射起到保护作用。化学药物治疗可应用阿昔曲丁或大剂量异维 A 酸等延缓皮肤肿瘤的发生，但副作用明显，不宜长期用药。5%咪喹莫特乳膏对多种皮肤恶性肿瘤也有积极的治疗效果。早发现、早诊断及早根治性切除是伴发肿瘤的XP患者的重要治疗措施。肿瘤最好在早期适当切除病灶区，必要时进行植皮和外科整形。近年来，光动力疗法和皮肤磨削等创伤及不良反应小的疗法在XP治疗中发挥了积极作用。

3. **预防** 该病预防手段主要是产前诊断以避免患儿出生，产前诊断需建立在先证者遗传诊断明确的基础上。患者亲属应定期检查，以便早期发现及防治。

（于景翠 张学龙）

第十八章 遗传病的诊断

机体内遗传物质的改变可在基因、蛋白、细胞以及组织器官产生异常变化,由此诱发的遗传病诊断是一项复杂的系统工程,常涉及临床多个学科的密切配合。随着人们对遗传病机制的深入了解和生物医学技术的进步,将逐渐实现对遗传病的早期诊断和干预,从而有利于预防这类疾病发生或降低其危害程度。本章将围绕遗传病的临床诊断、细胞检查、生化检查以及基因诊断相关知识逐一进行介绍。

第一节 临床诊断

遗传病诊断(diagnosis of hereditary disease)主要是指根据患者的临床症状、体征及辅助检查结果并结合遗传学分析,判定是否患有某种遗传病与遗传方式。遗传病的诊断是开展遗传病防治工作的基础。遗传病的病因是身体内遗传物质的改变,但其表型的改变可能涉及身体的各个组织器官,因此遗传病的诊断是一项复杂的工作,往往需要临床多个学科的密切配合。遗传病诊断主要包括常规诊断和特殊诊断。常规诊断指与一般疾病相同的诊断方法,特殊诊断指利用遗传学的方法进行诊断,如系谱分析、细胞遗传学检查、基因诊断等。遗传病的特殊诊断往往是确诊的关键。

遗传病的诊断最初是医务工作者根据已出现症状患者的各种临床表现进行分析,进行疾病的诊断和遗传方式的判断,其中涉及病史、症状和体征及系谱分析。

一、病史、症状和体征

1. 病史 由于遗传病多有家族聚集现象,因此病史的采集准确性极为重要,采集过程中应遵循准确、详细的原则,材料应真实和完整,采集时应注意患者或代诉人的文化程度、对疾病的理解能力和对疾病严重程度的判断能力。除一般病史外,应注重收集患者的家族史、婚姻史和生育史等相关信息。需要建立可靠的病案归档制度,在保证患者隐私的前提下,为后续的分析工作提供准确的信息。另外,还要根据不同的遗传病进行特别的调查。

家族史:家族中其他成员的健康状况,有无同种病史,注意其他受累者的发病年龄、病情严重程度和病程特点等。

婚姻史:注意询问婚龄、配偶健康状况以及是否近亲结婚。

生育史:着重询问生育年龄、生育子女数目及健康状况,有无流产、死产和早产史。患儿出生时有无产伤、窒息,妊娠早期有无病毒性疾病和接触过致畸因素,如孕妇怀孕期间的患病史和工作、生活环境,对于患儿母亲是否有物理和化学有毒物质接触史亦应注意询问。

2. 症状和体征 症状和体征是患者就诊的主要原因,遗传病有和其他疾病相同的症状和体征,往往又有其本身特异性综合征,为诊断提供线索。由于大多数遗传病在婴儿或者儿童期即可有体征和症状表现,故除观察外貌特征外,还要注意身体发育快慢、智力增进情况、性器官及第二性征发育是否异常。如智力发育不全情况下，伴有特殊尿液腐臭时应考虑苯丙酮尿症；伴有白内障、肝硬化等提示半乳糖血症；伴有生长发育迟缓，五官、四肢发育异常应考虑常染色体病；伴有第二性征发育异常的可疑为性染色体病。另外，由于遗传异质性的普遍存在，需加强相关实验室检查，为进一步确诊提供依据。大多数遗传性疾病在婴儿期或儿童期即可出现体征和症状改变，因此除观察外面特征外，还应注意身体发育、体重、智力、性器官及第二性征发育等状况，并注意观察肌张力强弱及啼哭声是否异常等（表 18-1）。

表 18-1 遗传病伴随体征

遗传病	伴随体征
唐氏综合征	智力低下、特殊面容、耳低位、伸舌流涎
Turner 综合征	原发闭经、身材矮小、女性性征发育不良
Klinefelter 综合征	男性第二性征发育不良、睾丸小、不产生精子、不育、特征呈女性化
$5p^-$ 综合征	智力低下、小头、发育障碍、婴儿期猫叫样哭声
苯丙酮尿症	智力障碍、发色变浅、腐臭尿味
白化病	眼畏光、全身白化、虹膜淡灰色
镰状细胞贫血	溶血性贫血，关节、组织疼痛甚至坏死
半乳糖血症	智力发育不全、白内障、肝硬化
Duchenne 型肌营养不良	腓肠肌假性肥大、盆骨肌无力（Gower 征）、鸭步态
红绿色盲	红、绿色觉缺失
血友病	皮下、肌肉、关节内反复出血、凝血障碍、关节畸形
抗维生素 D 佝偻病	骨骼发育畸形、生长缓慢、“O”或“X”形腿
地中海贫血	轻、中或重度溶血性贫血、贫血面容
脆性染色体综合征	大睾丸、大耳、长形面容、前额和下突出、智力低下

二、系谱分析

系谱分析主要判断某种性状或遗传病是单基因遗传或多基因遗传。如果是单基因遗传，可推断遗传方式。临床上判断单基因病的遗传方式常用系谱分析法。系谱分析时必须有一个系统、完整和可靠的系谱图，否则可能导致错误的结论。系谱图或称家系图的绘制方法常以该家系中首次确诊的患者又称先证者（proband）开始，对某遗传病患者家族各成员的发病情况进行详细调查，追溯其直系和旁系各世代成员及该病患者在家族亲属中的分布情况，准确地记录家族史对遗传病的诊断非常重要。再以特定的符号和格式绘制成反映家族各成员相互关系和发病情况的图解。系谱图中必须给出的信息包括：性别、性状表现、亲子关系、世代数以及每一个个体在世代中的位置。系谱应有三代以上有关患者及家族情况。有关成员要逐个查询，死亡者（包括婴儿死亡）须查清死因，是否近亲婚配、有无死胎、流产史等。在家系调查中避免由于患者或代诉人不合作或者提供假情况，如不愿提供重婚、非婚子女、同父异母、同母异父、养子养女等，以致错绘系谱，必要时应对患者亲属进行实验室检查和其他辅助检查使诊断更加可靠。由于系谱法是在表现型的水平上进行分析，而且这些系谱图记录的家系中世代数少、后代个体少，所以，为了确定一种单基因遗传病的遗传方式，往往需要得到多个具有该遗传病家系的系谱图，并进行合并分析。

系谱分析时应注意：系谱的系统性、完整性和可靠性，可靠性是认证遗传病的基石；分析显性遗传病时，应注意对已有延迟显性的年轻患者，由于外显不全呈隔代遗传时，不要误以为是隐性遗传；要注意显性与隐性概念的相对性，同一遗传病可因观察指标不同而得出不同的遗传方式，从而导致发病风险的错误估计；近亲婚配者隐性遗传病的发病风险远高于随机婚配者，出现此类遗传病时，应询问双亲是否近亲婚配；现代家庭子女数较少，小家系越来越多，有些遗传病家系除先证者外，家庭成员中找不到其他患者，此时应优先考虑是否为隐性遗传病，再考虑是否为新发基因突变导致的显性遗传病。如假肥大型肌营养不良是一种 X 连锁隐性遗传病，约有 1/3 的病例为新的基因突变引起。

第二节　细胞遗传学检查

细胞遗传学检查适用于染色体异常综合征的诊断，可直接观察到染色体的形态结构，主要包括染色体检查和性染色质检查。染色体检查也称核型分析（karyotype analysis），是确诊染色体病的主要方法。染色体检查的指征：唐氏综合征筛查高风险者、高龄孕妇（>35 岁）、孕妇曾生育过染色体异常胎儿、B 超提示胎儿异常、夫妇一方染色体异常携带者等。

染色体检查的标本来源：皮肤细胞、胎儿的脐带血、羊水脱落细胞、绒毛细胞以及外周血细胞。

性染色体（包括 X 染色体和 Y 染色体）的检查对性染色体数量畸变所致疾病的诊断有一定意义。性染色质检查可确定胎儿性别，以助于 X 连锁遗传病的诊断，判断两性畸形以及协助诊断由于性染色体异常所致的性染色体病。其检查材料可取自皮肤或口腔上皮细胞、女性阴道上皮细胞、羊水细胞及绒毛膜细胞等，检查简便易行。

一、染色体显带技术

1. **G 显带法**　是目前实验室使用最广泛的一种显带方法。原理：各条染色体上不同的区域含不同比例的 A-T/G-C 碱基。经过胰蛋白酶消化处理后，染色体里的 DNA 暴露。由于吉姆萨（Giemsa）染料对 A-T 碱基的亲和比对 G-C 碱基强，从而使染色体呈现恒定的深浅不一的条纹。该技术根据 Giemsa 的第一个字母命名为 G 带。特点：操作简单，普通显微镜下即可观察深带浅带，带纹清晰，标本可长期保存，稳定性和重复性好。

2. **Q 显带法**　是最早使用的显带方法。使用芥子奎吖因和二盐酸奎吖因等荧光染料产生的荧光带型，显出 Q 带。在荧光显微镜下，可见染色体臂上有明暗相间的横纹。Q 带的亮带对应 G 带的深带，暗带对应 G 带的浅带。特点是显带效果稳定。在荧光显微镜下，AT-DNA 呈现亮带；GC-DNA 是暗带。Y 染色体的长臂远侧显示亮的荧光。缺点是条纹带界限不清，荧光持续时间短，很快消失，无法长久保存，一般以照片保存下来。

3. **R 带或称反带**　染色体标本经热磷酸盐（80~90℃）处理后，用吉姆萨染料染色显示的条纹叫 R 带。R 带的条纹与 G 带相反，即 R 带是深染部分，G 带呈浅染。对于 G、Q 显带的染色体，两臂末端均为浅带或不显示荧光，在 R 带则被染色。因此，R 带有利于测定染色体长度，观察末端区的结构。一般 R 显带主要用于研究染色体末端缺失和结构重排，通常用 R 显带来观察 G 显带时浅带的缺失，临床实验室常用于观察骨髓染色体末端的浅带缺失。

4. **C 显带法**　原理是每一条染色体的着丝粒区域都含丰富的结构性异染色质，而染色体两臂含常染色质。经过强碱 $Ba(OH)_2$ 和盐溶液处理后，Giemsa 染料只对结构性染色质深染，而对常染色质淡染，此特异性着色称 C 显带（以 constitutive 第一个字母取名），也称着丝粒显带。用途：C 带技术通常用于检测着丝粒区、次缢痕区及 Y 染色体结构上的变化，还可评估细小而来源不明的标记染色体，临床实验室常用 C 显带法观察 1、9、16 号染色体的次缢痕及 Y 染色体长臂远端区段，C 带均呈深染状态。染色区域的大小在不同个体间差异很大。

5. **高分辨带** 使培养中的细胞同步化或去同步化，再通过短时间的秋水仙素处理，以得到早期或早中期细胞分裂相。得到的染色体带水平可高达800~1400条。用途：诊断微小的结构性染色体畸变。

6. **Ag-NOR染色技术**（即银染） 通过使用硝酸银溶液选择性地对位于近端着丝粒染色体短臂蒂上的蛋白质进行染色。凡是AgNOR染色阳性（呈黑色）的，表明该区的18S和28S rRNA具有活性。NOR显带的目的是为了观察染色体的核仁组织区。

7. **染色体T带显带技术** 端粒是维持染色体正常复制和上下代传递的三个基本功能单位之一。它的功能包括确保染色体末端的正常复制；防止断裂的DNA与染色体末端的重组；它们亦是哺乳动物生殖细胞减数第一次分裂时同源染色体配对的起始部位。每次细胞分裂，染色体丢失其末端的约100个核苷酸，此变短的端粒可为细胞提供有丝分裂的时钟。丢失的端粒序列可经端粒酶的作用逐个添加修复。T显带技术专门显示染色体端粒，可用于分析染色体端粒有无缺失、易位等畸变。

8. **G11式显带法** 是一种特异性显示9号染色体次缢痕的显带方法，一般用于9号染色体次缢痕多态分析、家系调查、亲子鉴定等研究以及9号染色体倒位的细胞遗传学分析。

9. **N式显带法** 人类的近端着丝粒染色体（即13、14、15、21和22号染色体）的次缢痕处与核仁形成有关，故称核仁形成区（nucleolus-organizing region，NOR），它是中期染色体上的明显结构之一。应用DNA-RNA分子杂交技术，证明人类的18S和28S核糖体RNA（rRNA编码结构）的基因（rDNA）位于NOR。目前已有多种技术可以显示中期染色体上的核仁形成区。其中最简单而又准确的方法是银染法，即使用硝酸银将具有转录活性的核仁形成区（rRNA基因）特异性地染成黑色，人们将这种银染阳性的核仁形成区称为AgNOR，它们是具有转录活性的18S rRNA基因和28S rRNA基因所在的部位。由于具有转录活性的rRNA基因（rDNA）往往伴有丰富的酸性蛋白质，该类蛋白质含有巯基（—SH）和二硫键（—S—S—），能使$AgNO_3$中的Ag^+还原成Ag颗粒，因此有转录活性的核仁形成区常被镀上银颗粒而呈现黑色，没有转录活性的NOR则不着色。故其着色程度与细胞中rRNA基因的转录活性相一致。在同一物种中，AgNOR的数目以及它们在染色体上的位置是相对恒定的，如果发生了改变就意味着rRNA基因的活性发生了变化，故此项技术是目前探讨rRNA基因功能的方法之一。此外，人类近端着丝粒染色体的随体间易发生联合，这种联合可能是造成近端着丝粒染色体不分离、断裂和易位的原因。利用银染技术可在发生联合的染色体间清楚地看到有银染物质相连。因而，银染近端着丝染色体联合（Ag-stained acrocentric association，Ag-AA）可以作为准确地判断人体细胞是否存在近端着丝粒染色体随体联合的客观标准。目前，也将Ag-AA看作反映rRNA基因活性大小的一个指标。所以银染技术已逐渐受到重视，并已开始广泛应用于肿瘤细胞遗传学、体细胞遗传学、进行遗传学、临床细胞遗传学及药物、化学因素等的遗传效应的研究上。

10. **姐妹染色单体互换**（sister chromatid exchange，SCE）**技术** BrdU是胸腺嘧啶（thymidine，T）的类似物，在DNA复制过程中，BrdU可掺入新合成的DNA链，并取代T的位置。根据DNA双链的半保守性复制模型，细胞在含有BrdU的培养液中经历两个分裂周期之后，其两条姊妹染色单体的DNA双链在化学组成上就有了差别：一条染色单体的DNA双链之一含有BrdU（即TB型），另一染色体的DNA双链均含有BrdU（即BB型）。这样的细胞经制片染色后，由于TB型单体和BB型单体对某些染色剂的亲和力不同，就能观察到两条明暗不同的染色单体。利用这一技术，可清楚地看到姊妹染色单体互换的情况。

二、分子细胞遗传学技术

1. **荧光原位杂交**（fluorescence in situ hybridization，FISH）**技术** FISH技术在染色体的研究中应用非常广泛。适用于中期染色体和间期细胞DNA的研究。此技术不但可用于出生后的诊断，还可用于产前和胚胎植入前的诊断。通过FISH技术，可检测微缺失、重复、复杂易位、末端区域的隐匿易位以及来源不明的小标记染色体等。其原理是:将 DNA 探针用特殊修饰的核苷酸分子标记(如 biotin-dUTP 或 digoxigenin-dUTP),然后将标记的探针直接原位杂交到负载染色体或 DNA 纤维切片上,再用与荧光素分子偶联的单克隆抗体和探针分子特异性结合来检测目标 DNA 序列在染色体或 DNA 上的定位。利用 FISH 进行 DNA 特征序列的定位具有实验周期短、灵敏度高、分辨率高、直接可见等优点。

2. **比较基因组杂交(comparative genomic hybridization,CGH)技术** CGH 技术优点表现在分析待检标本染色体拷贝数的变化时,不需要经过细胞培养得到中期染色体,只要分别提取待检标本和对照的基因组 DNA,经过标记后制备全基因组探针,与正常中期染色体原位杂交,一次实验就可分析全部染色体拷贝数的变化。近年来,CGH 已广泛用于实体瘤和植入前遗传学诊断的研究。与简并寡核苷酸引物 PCR(degenerated oligonucleotide primed-PCR,DOP-PCR)技术结合,CGH 可分析单细胞的全部染色体数目的变化。DOP-PCR 是利用兼并引物来扩增和标记,特别适用于模板量少时,通过这种兼并的 PCR 反应对模板进行放大。由于兼并引物能和模板随机结合,所以扩增的产物可完全替代原始 DNA 进行后续实验。DOP-PCR 能均匀扩增全基因组 DNA,这为植入前单基因病的检出提供了可能。CGH 局限性在于分辨率低,为 5Mb 以下,所以无法检测微小的染色体改变。近年来出现的 array-CGH 技术,可将 CGH 的分辨率提高到数十个 kb 甚至单个外显子水平,并且实现了对实验结果的自动化分析。CGH 不能用于检测没有拷贝数变化的染色体平衡易位或倒位。由于 CGH 是用待检和对照的荧光比率来判断待检 DNA 的拷贝数,是相对数而不是待检 DNA 的绝对拷贝数,所以适用于非整倍体分析。例如:四倍体的标本和二倍体的标本 CGH 结果没有区别。

3. **微阵列 CGH(microarray-CGH)** 该技术可极大提高 CGH 的分辨率,能够更加精确的定量分析,与染色体 CGH 相比,能动态选择比较范围并实现了全自动测量荧光比率。在微阵列 CGH 对基因组 DNA 的测量分析中要考虑以下因素:①基因组内的高拷贝重复序列。包括着丝粒和端粒的重复序列以及散在分布在基因组中的重复序列。②低拷贝共有序列。在人类单倍体基因组中,一些序列出现不止一次,并不是真正的单一序列。③DNA 拷贝数的多态性。微阵列 CGH 所用的微阵列 DNA 可以是定位的 BAC 和其他大的基因组克隆 DNA,也可以是 cDNA 和寡核苷酸。当分析全基因组 DNA 时,BAC DNA 的微阵列 DNA 最合适。

4. **显微切割结合反向染色体涂染技术** 该技术是确定标记染色体和分析复杂易位最直接的方法。显微切割最初为手工操作,用拉伸的毛细玻璃微针在倒置显微镜下将目的染色体或染色体片段切割分离并收集起来。随后出现了半自动机械控制的显微操作。但是以上两种操作难度大,工作效率低。激光捕获显微切割技术的出现,实现了显微操作的自动化,并且通过激发激光分离收集样品,避免了和样品接触,减少了样品污染的机会。从而提高了工作效率和分离的精确度。

5. **全染色体涂染技术** 通过激光捕获显微切割分离单条染色体,经过两轮 DOP-PCR 扩增,PCR 直接标记产物作为探针,与中期染色体杂交,对于相应的染色体进行全染色体描绘。

6. **染色体微阵列分析(CMA)技术** 是一种高分辨率、检测全基因组范围内染色体拷贝数变异(CNV)的方法。可用于检测染色体的缺失或重复。

7. **光谱核型分析(SKY)技术** 该方法可揭示 G、R、Q 带通常无法检测到的染色体结构上的细微差异,已成为染色体核型分析的一种精确、灵敏和可靠的检测手段。一次成像可同时区分 24 条染色体,例如结构复杂的易位、缺失、扩增、重排、双着丝粒、等臂及标记染色体,检测稳定性染色体畸变,并能准确推算生物剂量曲线。SKY 技术检测染色体异常可作为早期诊断、治疗监测和随访过程中的有效指标。

三、产前诊断技术

产前诊断技术又称宫内诊断、出生前诊断,其主要任务是通过直接或间接的方法对胎儿作出是否患有某种疾病的诊断，从而防止有严重遗传病、智力障碍及先天畸形的患儿出生。产前诊断的对象包括：染色体病、一些特定的酶缺陷所致的先天性代谢病、可利用基因诊断方法诊断的遗传病、多基因遗传的神经管缺陷（NTD）和有明显形态改变的先天畸形。

1. **羊膜穿刺术**　是指将穿刺针经腹部插入到羊膜囊，采集羊水标本（一般为20ml）的技术。可对羊水中的胎儿脱落细胞培养后进行诊断检测。在羊膜穿刺术前，先用常规超声评估胎儿的活力、胎龄（测量胎儿的头围、腹围和股骨长度）、胎儿的个数、羊水量、胎儿的常态解剖结构以及胎儿和胎盘的位置，以决定穿刺针插入的最佳位置。羊膜穿刺术一般为门诊手术，时间为孕妇的末次月经后第一天算起第16~20周。

2. **绒毛吸取术**（CVS）　是在B超的监视下，经宫颈或腹部的绒毛膜区域进行的活检取样技术，一般在妊娠的第10~13周时进行。绒毛源自胚胎的滋养层，是胚泡的外胚部分。与孕中期羊膜穿刺术相比，CVS的主要优势为孕早期即可进行，即提前了约2个月，缩短了确诊时间，可及早供被检者考虑选择终止妊娠。但是，CVS无法检测羊水甲胎蛋白（AFAFP）。因此，只能通过孕妇血清筛查、羊膜穿刺术和B超等方法检测胎儿是否为开放性神经管缺陷。

3. **植入前遗传诊断**（PGD）　指在体外受精中，经过分子或细胞遗传学检测后，选择不携带某种遗传病的胚胎植入到子宫中。因此，PGD从生殖源头上阻断了遗传病的传递，适用于不愿终止妊娠，但又有生育一种特异遗传病或非整倍体后代高风险的夫妇。可检测单个卵裂球或单个胚泡。首先在显微镜操作下完成极体的移除，体外受精，培养，再从6细胞或8细胞胚胎中取单细胞进行活检。卵裂球活检是检测培养3天后的胚胎（8~16个细胞）中的单个细胞；胚泡活检则是取培养5~6天后的胚胎（此时胚泡已发育完成）中的5个滋养外胚层细胞进行检测。用PCR、FISH、CMA等技术诊断单基因病和染色体畸变。经分析后，将不携带遗传病的正常胚胎进行遗传受孕，异常胚胎则被丢弃。

4. **脐带穿刺术**　经腹脐静脉穿刺术是宫内采集纯胎血的技术，较胎儿镜等其他宫内采血法有明显的优越性，对产前诊断具有重要的意义。凡是从全血可能获得确诊的疾病如血友病、染色体异常等，均可通过所取得的纯胎血得到诊断。适用于中期至晚期妊娠（17~32周）时进行检测。

5. **母血分离胎儿细胞**　孕母外周血中含有少量胎儿的滋养叶细胞、有核细胞和淋巴细胞。采用各种先进的分离富集方法，可获得胎儿细胞，通过对这些细胞进行分析，即可获得产前诊断信息。

6. **产前超声诊断**　某些单基因病可对DNA分析进行诊断，但无法获取外周血或组织样本；或目前尚不能进行DNA诊断的单基因病，均可使用超声尝试产前诊断。如常染色体显性遗传、表现为先天性心脏病和手畸形的Holt-Oram综合征。许多单发性的畸形（如神经管畸形）呈多因子遗传，在家系中存在再发风险，可尝试用超声进行产前诊断。胎儿超声心动图显像也可用于先天性心脏病的产前诊断。妊娠13周的胎儿的性别，可通过超声检查获知。这有助于某些X连锁隐性遗传病的产前诊断。

第三节　生物化学检查

遗传病的生物化学检查主要指在蛋白质水平对两个方面进行检测：基因产物，即蛋白质、酶的量和活性的变化以及酶促反应底物或产物的变化。

酶和蛋白质的定性和定量分析可反映基因结构的改变，是诊断单基因病的主要方法之一，由于主要采用生物化学手段故称之为生物化学检查。生物化学检查主要是对蛋白质和酶结构或功能活性的检测。此外还包含对反应底物、中间产物、终产物和受体与配体的检查。该方法特别适用于分子病、先天性代谢缺陷、免疫缺陷等遗传病的检查。用于生物化学检测的材料主要有血液、活检组织、尿、粪、阴道分泌物、脱落细胞和培养细胞等。但是不同遗传病的生物化学检测可用不同的检测材料。例如，生物化学检查可用于先天性代谢病的产前诊断和新生儿代谢病的筛查。产前诊断中常采集绒毛、羊水、脐带血和皮肤等进行分析；而新生儿的筛查最常用的标本是血和尿等生物材料。

生物化学检查主要包括酶与蛋白质的分析或代谢产物的检测两个方面。

一、酶和蛋白质的分析

利用血液、特定组织和细胞对酶的活性和蛋白质的含量进行检测。主要方法包括电泳技术、酶活性检测方法、层析技术、免疫技术、氨基酸顺序分析技术等。

1. **电泳技术**　电泳是分离离子性物质尤其是生物大分子如蛋白质和 DNA 的有效手段。可利用纸、淀粉、凝胶、醋酸纤维、琼脂糖或聚丙烯酰胺凝胶进行区带电泳分离肽、蛋白质、多核苷酸等物质。例如，珠蛋白生成障碍性贫血是由于遗传基因缺陷导致血红蛋白至少一种珠蛋白合成缺乏或不足引起的贫血或病理状态；临床上珠蛋白生成障碍性贫血的诊断及鉴别主要依靠血红蛋白电泳分析技术。目前，应用全自动血红蛋白毛细管电泳仪进行血红蛋白电泳检测即可诊断珠蛋白生成障碍性贫血。

2. **酶学检测方法**　是直接对蛋白质功能进行检测的一种方法，具有特异性和灵敏度较高的特点。由于某些遗传病是特定的酶活性缺乏导致的，因此，检测出某种酶的缺陷就可以直接诊断是哪一种遗传疾病。例如，利用毛囊组织，检测酪氨酸酶的活性即可诊断白化病；取肝组织，检测苯丙氨酸羟化酶，则可用于诊断苯丙酮尿症。目前该方法常用于对一些溶酶体病、生物素酶缺乏症、蚕豆病等的酶活性进行检测。近年来，白细胞线粒体氧化磷酸化复合物酶学检测也开始用于临床的检测应用。

3. **亲和细胞分离技术**　是一种快速、有效从杂合的细胞悬浮液中分离目的细胞的方法。主要原理是根据配体与所分离细胞表面分子特异性结合进行细胞分离。在遗传学领域可分离特异性细胞进行细胞融合，进一步对遗传病进行检测。

4. **蛋白质截短检测**（protein truncation test，PTT）**技术**　从蛋白质水平检测基因的突变。其原理是碱基缺失和插入导致的移码突变、碱基替换出现的无义突变均可使基因提前出现终止密码，从而截短 mRNA 翻译的蛋白质。PTT 检出率高，可检出 4～5kb 片段中的突变，但对不产生截短蛋白的各种突变无法检测，目前已用于杜氏肌肉营养不良（DMD）等遗传病基因点突变的检测。

5. **免疫技术**　是基于抗原抗体反应的一种技术。例如，酶联免疫吸附（ELISA）方法属于经典的蛋白质定量方法，其基本原理是将反应液中的抗原或者抗体固定在固相载体上，再加入酶偶联的抗体或者抗抗体与之形成复合物，利用酶催化反应的信号值来体现反应液中抗原或抗体的量。该方法具有特异性好、敏感度高、操作简便等优点，可用于高通量检测。临床上用于 β-地中海贫血的大规模筛查、辅助诊断以及 β-地中海贫血患者的病情检测与预后判断。

二、代谢产物的检测

代谢产物的检测是指利用滤纸片和显色反应对代谢产物进行检测的一类方法。

利用血液、尿液和羊水等对代谢产物进行质和量的检测分析已被应用到遗传代谢病诊断。目前临床上代谢物的分析检测方法很多，包括血、尿常规生化分析和筛查；氨基酸定性或定量分析；有机酸、酰基肉碱、酰基甘氨酸、长链脂肪酸分析；嘌呤、嘧啶分析以及碳水化合物、糖醇、寡糖、黏多糖分析等。主要方法包括：血液滤纸片法、显色反应法等。其中用于氨基酸检测的方法有纸层析法、薄层层析法、化学滴定法、比色法、气相色谱、毛细管电泳法、光谱分析法等。液相色谱法、氨基酸分析仪法、气相色谱-质谱联用（GC/MS）和液相色谱质谱联用法（LC-MS）等是目前最常用的检测技术。

1. **血液滤纸片**　原理是将全血滴加在滤纸片上，干燥后获得干血斑块，经溶剂萃取后通过荧光反应法、串联质谱法等手段分析干血斑中待检测组分的信息，反映患者的诊断结果。其中的待检成分包括病毒DNA含量、代谢产物含量、酶活性等。但是，该方法存在耗时长、试剂毒性大、准确性差、斑点不清晰等缺点。对于苯丙酮尿症、枫糖尿症、同型胱氨酸尿症等氨基酸类代谢病的分析，可通过枯草杆菌抑制试验及大肠杆菌代谢物抑制实验等简便的相关生化手段检测待检者的血液滤纸片。

2. **显色反应**　选取适当的试剂，将待测离子转化为有色化合物，再进行测定。该方法具有选择性好，灵敏度高的特点；缺点是必须严格控制显色反应的条件。由于一些遗传代谢病患者尿排泄物可与三氯化铁呈现特征显色反应，从而可依据颜色进行相关疾病的基本判断。例如，苯丙酮尿症患者的尿呈绿色，酪氨酸血症患者的尿呈绿色并迅速退色，枫糖尿症患者的尿呈灰绿色，组氨酸血症患者的尿呈淡绿色，尿黑酸尿症患者的尿则呈深棕色等。

3. **高效液相色谱**　原理是溶质在固定相和流动相之间进行的一种连续多次交换过程，借溶质在两相间分配系数、亲和力、吸附力或分子大小不同而引起的排阻作用的差别使不同溶质得以分离。高效液相色谱是检测氨基酸比较通用的方法，其特点是检测成本低、重复性好、灵敏性高。例如，恶性苯丙酮尿症诊断可用高压液相色谱法测定尿蝶呤谱，从中计算生物蝶呤占总蝶呤的百分值，还原酶缺乏时生物蝶呤百分含量较高，而经典型苯丙酮尿症此百分比正常。

4. **氨基酸分析仪检测法**　利用检测氨基酸专用仪器，该方法是经典的柱后衍生的检测手段。该仪器大多是磺酸型阳离子树脂交换柱。阳离子树脂本身带有负电荷，在低pH条件下，氨基酸带正电荷，两者正负吸引而结合，并且氨基酸所带正电荷越多，结合得越紧密，被钠离子置换越困难。按照氨基酸分析仪设定的洗脱程序，用不同离子强度、pH的缓冲液依次将氨基酸按吸附力的不同洗脱下来进行分析。

5. **液相色谱-质谱/质谱联用**　是比较新颖的检测氨基酸方法。特点是样品不需衍生可直接上机，不存在衍生不完全、试剂干扰等因素，较液相色谱、氨基酸分析仪方法更为准确，方便，但其成本较高。原理是样品通过超高效液相色谱进行分离，流入到离子源，在高真空条件下，使样品成为离子状态，最后离子通过倍增电极，进行系统检测。该方法适合各种样品中的游离氨基酸测定。利用这种方法可同时检测几十种甚至上百种代谢物，有利于对患者进行初步的筛查，以观察其体内是否存在可能的代谢途径障碍，涉及的疾病种类包括氨基酸代谢疾病、有机酸代谢疾病及脂肪酸代谢疾病等。

6. **氨基酸顺序分析技术**　测定氨基酸顺序的经典方法是Edman降解法，这种方法是采用PITC作为偶合试剂，将蛋白质或多肽的N端氨基酸偶合，然后进行降解，以测定氨基酸的顺序。其优点是偶合率高，但操作较麻烦，所需样本量也较大。

7. **串联质谱仪筛查**　目前国际上对新生儿遗传代谢疾病的筛查主要采用"液相串联质谱判读技术"，一般在新生儿出生24小时后即由专业护士采新生儿的足跟血1~2滴，几分钟后便可检测30余种遗传代谢病。例如，对新生儿的血苯丙氨酸浓度进行检测即可筛查苯丙酮尿症。

8. **气相色谱/质谱方法**　是指利用气体作为流动相，将多成分混合物分离成单个成分的色谱法。主要利用分析对象成分的蒸气压和待测化合物与色谱柱固定相的亲和性差来分离各成分。可用于检测血和尿中的代谢产物，如苯丙氨酸、苯丙酮酸、苯乙酸等。

9. **酶活性检测**　酶活性又称酶活力，是指酶催化特定化学反应的能力。原理是以单位时间内反应物或生成物浓度的改变来表示酶促反应速率。反应速度愈快，就表明给定的酶溶液或组织提取液中的酶活力愈高。例如，Gaucher病是一种脂类代谢病，葡糖脑苷脂酶是一种酸性β-葡萄糖苷酶，可通过羊水细胞测定酶活性进行产前诊断。精氨酸血症是尿素循环代谢病，通过测定胎儿红细胞精氨酸酶活性的方法可进行产前诊断。

10. **均相适配体传感技术**　基于荧光保护分析原理，利用荧光素标记的适配体与其受体蛋白结合，抑制荧光素抗体诱导的荧光猝灭，从而实现对受体蛋白的定量检测。

11. **免疫组织化学染色**　免疫组织化学染色法是指在抗体上结合荧光或可呈色的化学物质，利用免疫学原理中抗原和抗体间专一性结合反应的特点，检测细胞或组织中是否有目标抗原的存在。Dysferlinopathy（DYSL）是一组常染色体隐性遗传的进行性肌营养不良。DYSL 基因突变导致肌细胞膜 dysferlin 蛋白缺失，肌细胞破坏，出现肌无力、肌萎缩临床表现。通过采用抗 dysferlin 单克隆抗体免疫组织化学染色即可以显示出 dysferlin 蛋白的缺失。

12. **毛细管电泳法**　又称高效毛细管电泳（HPCE），是近年来发展迅速的一项微分离技术，HPCE 是以高压电场为驱动力，以毛细管为分离通道，依据样品中各组成之间淌度和分配行为上的差异而实现分离的一类液相分离技术。具有高效、快速、灵敏、待测样品用量少等优点，可用于蛋白质分析等领域。

13. **分光光度计法**　是通过测定被测物质在特定波长处或一定波长范围内光的吸收度，对该物质进行定性和定量分析。临床上可用于检测羊水胆红素吸光度的变化。羊水胆红素可作为判断胎肝成熟指标。羊水在 450nm 处的吸光度与羊水胆红素含量有关，此处出现胆红素膨出部高度与胎儿溶血的严重程度有一定关系。

14. **光谱分析法**　傅里叶变换红外光谱是一种既可以分析物质结构又可以测定物质含量的方法。具有测定时间短、精度适中，并且可以进行多指标同时测定、非破坏性测定、连续测定等优点。结合衰减全反射技术，可进行人体血液地中海贫血筛查指标（HGB、MCH、MCV）的检测。

第四节　基 因 诊 断

基因诊断建立在分子生物学理论和生物技术高速发展的基础之上，是继临床诊断、生物化学诊断之后的新一代诊断技术。基因诊断始于 1978 年，即借助限制性片段长度多态性（RFLP）技术检测胎儿镰状细胞贫血。目前普遍认为，一切遗传性疾病均可以通过基因水平检测找到相关线索，通过基因检测可以达到对遗传疾病早预防、早发现、早治疗的目的。

基因诊断具有如下特点：以特定基因为目标，检测基因的变化，特异性强；采用分子杂交技术和 PCR 技术，具有信号放大作用，用微量样品即可进行诊断，灵敏度高；在疾病尚无出现临床表现前，胎儿出生前的产前诊断，以及特定人群的筛查等，应用广泛；检测样品获得便利，不受个体发育阶段性和基因表达组织特异性的限制。

一、基因诊断的发展及技术

20 世纪 70 年代初，随限制性内切酶的发现使分子遗传学进入基因工程阶段，并为解决临床问题提供了新的手段。简悦威（Y W Kan）等（1976）及 Dozy 等人（1979）应用 DNA 实验技术，对胎儿羊水细胞 DNA 作出了 α-地中海贫血出生前诊断。由于限制性内切酶在消化 DNA 时切割部位的核苷酸序列有严格的特异性，因此，突变导致 DNA 的核苷酸顺序发生改变，原有的内切酶切割部位可能消失，也可能出现新的切割部位，因此，简悦威等利用该技术对胎儿羊水细胞 DNA 作出了镰状细胞贫血出生前的准确诊断。

1. **分子杂交及相关技术**　分子杂交技术又被称为核酸分子杂交技术，其基本原理是具有互补碱基序列的 DNA 分子，可以通过碱基对之间形成氢键，产生稳定的双链区。在进行 DNA 分子杂交前，先要将两种生物的 DNA 分子从细胞中提取出来，再通过加热或提高 pH 的方法，将双链 DNA 分子分解成为单链，这个过程称为变性。然后，将两种生物的 DNA 单链混合在一起杂交，其中一种生物的 DNA 单链事先用放射性核素进行标记。如果两种生物 DNA 分子之间存在互补部分，就能形成双链区。由于放射性核素被检出的灵敏度高,即使两种生物 DNA 分子之间形成百万分之一的双链区,也能够被检出。鉴于碱基配对过程具有高度的异质性和特异性,分子杂交技术用于检测遗传疾病具有很高的准确性。

核酸杂交可以分为液相杂交和固相杂交。液相杂交(liquid phase hybridization)指使变性的待测核酸单链与探针在溶液中形成杂交复合物。液相杂交是一种较早研究且操作复杂的杂交类型,现在很少使用,其主要原因是杂交后过量的杂交探针从溶液中除去较为困难,从而导致误差较高。固相杂交(solid phase hybridization)是将变性的 DNA 固定于固体基质(硝酸纤维素膜或尼龙滤膜)上,再与探针进行杂交,故也称印迹杂交。由于固相杂交可以防止靶 DNA 自我复性,未杂交的游离片段可有效地洗脱,而且可以结合限制性内切酶酶切技术,故该法较为常用。根据检测样品的不同可以分为 DNA 印迹杂交、RNA 印迹杂交和点印迹(dot)杂交。

目前,基于分子杂交技术的原理又发展出多种新技术,如荧光原位杂交、多色荧光原位杂交和比较基因组杂交等。目前,分子杂交技术被广泛应用于基因突变的检测等领域。

2. **聚合酶链式反应技术** 1985 年,DNA 聚合酶链式反应技术(polymerase chain reaction,PCR)诞生,这种方法是一种模拟天然 DNA 复制过程的体外 DNA 扩增方法。在引物指导下,DNA 聚合酶催化对特定目的模板(克隆或分析的 DNA)的扩增。PCR 可以快速、特异地扩增目的 DNA 片段。该技术在分子生物学和分子诊断中被广泛应用。

PCR 的基本原理是以单链 DNA 为模板,4 种 dNTP 为底物,在模板 3′-末端引物存在的情况下,用 DNA 聚合酶进行互补链的延伸,多次反复的循环能使微量的目的 DNA 得到极大程度的扩增,从而获得目的 DNA 进行下一步 DNA 的克隆或分析。

随着 RCR 技术的不断成熟和发展,在其基础上衍生出多种类型的 PCR 技术,如热启动 PCR、巢式 PCR、实时荧光定量 PCR 等。PCR 技术与其他技术的结合使其应用性得到更广泛的发展,目前 PCR 技术可用于基因缺失或点突变所致疾病的检测。

3. **基因芯片技术** 基因芯片又称为 DNA 微阵列(DNA microarray),是通过高速机器将 DNA 片段阵列或原位合成 DNA 以一定的顺序或排列高密度地固定在固相支撑物表面。其基本原理与 Southern 杂交等实验技术相似,均利用 DNA 双螺旋序列的互补性,即两条寡聚核苷酸链以碱基之间形成氢键配对。DNA 芯片通常以尼龙膜、玻璃、塑料、硅片等为基质材料,固着特定序列 DNA 单链探针,并与被检测序列单链 cDNA 序列互补结合。被检测序列用生物素或荧光染料标记,通过荧光染料信号强度,可推算每个探针对应的样品量。一张 DNA 芯片,可固着成千上万个探针。

由于基因芯片技术是将许多特定的基因片段有规律地排列并固定于支持物上,形成储存有大量信息的 DNA 阵列,然后与待测的标记样品进行杂交,通过检测杂交信号的强弱,获得样品的分子数量和序列信息,因而,可对基因序列及功能进行大规模、高通量、平行化及集约化的处理。基因芯片技术具有快速、简便、高灵敏性和准确性的特点,还可以同时对多种疾病进行检测,便于临床医师了解患者整体的患病情况。

4. **DNA 测序技术** DNA 测序(DNA sequencing)是进行突变分析最重要、最直接的方法,其不受其他筛选方法敏感性和特异性的限制。根据测序技术的发展,可将测序的发展历程分为三个时代。

(1)第一代测序技术:是 Frederick Sanger 和 Walter Gilbert 在 1975 年发明的 Sanger 双脱氧链终止法,其基本原理是利用 DNA 聚合酶将结合在待定序列模板上的引物延伸,反应池中包含 4 种碱基,并混入一定量的双脱氧核苷酸,当双脱氧核苷酸结合到新合成的 DNA 上,即可终止 DNA 链的延伸,进而产生长度不等的 DNA 片段,再由高分辨率的聚丙烯酰胺凝胶电泳分离,通过双脱氧核苷酸上标记的四色荧光染料读取结果。分析软件可以自动将不同荧光转变为 DNA 序列,从而达到 DNA 测序的目的。此技术大大简化了 DNA 序列分析程序,提高其安全性和序列分析通量。第一代测序技术的优点是阅读

DNA 片段长和精确度高。缺点是测序成本高和通量低。

(2)第二代测序技术(next-generation sequencing,NGS):是指非 Sanger 高通量 DNA 测序技术。这一技术可以同时对数千万或数十亿 DNA 片段进行测序分析,免去 Sanger 技术中的 DNA 片段克隆,产出宏量测序信息。第二代测序的技术平台主要包括 Roche/454 测序平台、Illumina/HiSeq 测序平台、Applied Biosystems/SOLID 测序平台以及 Ion Torrent/Proton-PGM 测序平台。

1)罗氏 454(Roche454)测序平台:其原理是将一个 DNA 固定在支撑微珠(bead)作为接头,约 1kb 长的待测 DNA 片段与接头 DNA 变性后退火结合;通过 PCR 将待测 DNA 片段扩增;扩增后的微珠含有多个拷贝的待测 DNA 片段,将每个支撑微珠放入含有小孔玻片的一个小孔内,使其与 DNA 多聚酶形成 DNA 的合成体系。在 DNA 合成体系中,每次反应仅提供 DNA 合成所需的四种脱氧核苷酸(dNTP)的一种。如果模板是其互补脱氧核苷酸,DNA 链延伸。如果不是,就要等到下一个新的脱氧核苷酸。每一次反应后,对反应结果进行光学检测。Roche/454 测序平台的优点是测序片段较长,但是通量有限,成本较高。

2)Illumina 高通量测序平台:Illumina 测序原理和 Roche454 测序原理类似,将基因组 DNA 分解为几百或数 kb 碱基,并在 DNA 序列上添加特定接头,将带接头的 DNA 片段变性成为单链后结合在 flow cell 上。测序反应发生在 flow cell 中,为具有多个毛细管泳道的玻璃薄片,泳道内包被了含有与接头互补的探针,可与变性后带接头的 DNA 杂交,进而将待测片段固定在泳道内。变性的单链与测序泳道上的接头结合形成桥式结构,添加 dNTP、*Taq* 酶进行固相桥式 PCR 扩增。单链桥式片段扩增成为双链桥式片段后,通过变性可释放出互补的单链,进一步锚定到附近的固相表面。通过不断循环,测序通量增加。测序进行时同样采用荧光标记的 dNTP 进行分析,将光信号转换成碱基信号。HiSeq 系统的测序读长最多可达到 200~300bp,随着读长的增加错误率也会随之上升,这是由于读长会受到多个引起信号衰减的因素所影响。Illumina/Hiseq 测序平台的优点是快速、高通量、相对低成本。不足之处是测序片段相对较短。

3)ABI-SOLID(Applied Biosystems/SOLID)测序平台:此测序平台的测序原理为 4 种荧光标记的寡核苷酸的连接反应测序。测序之前,DNA 模板通过乳化 PCR 扩增,与 Roche454 的设计原理基本相同,只是 Solid 的微珠更小。连接测序所用的底物是 8 个碱基荧光探针混合物,根据序列的位置,样本 DNA 就可以被探针标记。DNA 连接酶优先连接和模板配对的探针,并引发该位点的荧光信号产生。SOLID 的读长只有 50~75bp,精确度高,适于基因组重测序和 SNP 检测。

4)Ion Torrent/Proton-PGM 测序平台:主要基于半导体的信号检测方法,通过实时跟踪 DNA 合成时释放的氢离子,利用离子感受器检测相应增加的电子信号。

(3)第三代测序技术:以 SMRT 技术和正在研究的纳米孔单分子测序技术为代表,测序正向着高通量、低成本、长跨度读长的方向发展。该技术不同于第二代测序,不依赖于 DNA 模板与固体表面相结合而运行的边合成边测序,第三代测序不需要进行 PCR 扩增。

1)SMRT 单分子测序技术:该测序方法是基于边合成边测序的策略,并以 SMRT 芯片为测序载体。其基本原理是:DNA 聚合酶和模板结合,4 色荧光标记 4 种碱基(即是 dNTP)。在碱基配对阶段,不同碱基的加入诱发出不同光,根据光的波长与峰值可判断进入的碱基类型。此外,所用 DNA 聚合酶是实现超长读长的关键之一,读长主要与酶的活性维持有关,它主要受激光对其造成的损伤所影响。PacBio SMRT 的技术关键是怎样将反应信号与周围游离碱基的强大荧光背景区别出来。该技术利用的 ZMW(零模波导孔)原理,类似于微波炉壁上密集的小孔。小孔直径如果大于微波波长,能量就会在衍射效应的作用下穿透面板而泄漏出来,从而与周围小孔相互干扰。另外,可以通过检测相邻两个碱基之间的测序时间来检测一些碱基修饰情况,即如果碱基存在修饰,则通过聚合酶时的速度会减慢,相邻两峰之间的距离增大,因此,可用于检测甲基化修饰等信息。

SMRT 技术的测序速度很快,每秒约 10 个 dNTP。但是,同时其测序错误率比较高,可达到 15%。但是其出错是随机的,并不会出现第二代测序技术存在的测序错误偏向,因而可以通过多次测序进行有效的纠错。

2)纳米单分子测序技术:纳米单分子测序技术是基于电信号而非光信号。其技术关键之一是设计了一种特殊的纳米孔,孔内共价结合有分子接头。当 DNA 碱基通过纳米孔时,它们使电荷发生变化,从而短暂地影响流过纳米孔的电流强度(每种碱基所影响的电流变化幅度是不同的),灵敏的电子设备检测到这些变化从而鉴定所通过的碱基。纳米孔测序的主要特点是:读长跨度大,大约在几十 kb,甚至 100kb;错误率目前介于 1%~4%,且呈现随机错误,而非聚集在测序的两端;数据可实时读取;通量很高,可达 30×;起始 DNA 在测序过程中不被破坏;样品制备简单、便宜。理论上,它也能直接用于测序 RNA。

纳米孔单分子测序还有另一大特点,即它能够直接读取出甲基化的胞嘧啶,而不必像传统方法那样对基因组进行 bisulfite 处理。这对于在基因组水平直接研究表观遗传相关现象有极大的帮助。并且该方法的测序准确性可达 99.8%,而且一旦发现测序错误也能较容易地进行纠正。

二、基因诊断技术在遗传病基因诊断中的应用

由于基因诊断是基于分子遗传学发展而来,因此其在遗传病检测中的表现尤为突出,对于致病基因明确的遗传病有很好的诊断效果。

1. 分子杂交技术在基因诊断中的应用

(1)印迹杂交在血友病诊断中的应用:在对血友病的基因诊断中,用Ⅷ因子基因的 cDNA 片段作为探针对待检者 DNA 酶切片段进行杂交,即可检出Ⅷ因子基因部分确实的男性患者和女性携带者。

(2)组织原位杂交在遗传病诊断中的应用:组织原位杂交是指将特定标记的序列探针与细胞或组织切片中的核酸进行杂交,从而对特定核酸顺序进行精确的定量和定位的过程。对致密染色体 DNA 的原位杂交可用于显示特定序列的位置;对分裂期间核 DNA 的杂交可研究特定序列在染色质内的排布;细胞 RNA 的杂交可精确分析任何一种 RNA 在细胞中和组织中的分布;原位杂交也是实现细胞亚群分布和动向及病原微生物存在方式和部位的一种重要技术。

(3)荧光原位杂交技术在产前诊断中的应用:染色体疾病是一类由染色体异常引起的遗传性疾病,目前的种类已经超过 1000 多种。例如 21 号染色体三倍体引起的唐氏综合征 使得患者发育迟缓、智力低下,13 号染色体的三倍体使患者智力严重缺陷且伴有兔唇。各种染色体疾病仅在新生儿中的发病率就高达 7.3‰,而 18 号染色体三倍体所引发的 Edward 综合征在人群中的发病率也高达 0.5‰。传统的产前诊断以羊水细胞的核型分析为主,但是这种方法需要漫长的等待,既不利于诊断也为被检者带来了巨大的心理压力。FISH 技术作为准确而快捷的分子诊断工具,在产前诊断领域具有明显优势:仅需 19 小时,利用不同颜色的荧光探针可以同时检测多条染色体的异常。

2. 聚合酶链式反应技术在遗传病诊断中的应用　聚合酶链式反应(PCR)技术不断发展,各种相关技术层出不穷,如强化 PCR、原位 PCR、重组 PCR、反向 PCR 和定量 PCR 等。而 PCR 技术通常与其他技术结合在遗传病诊断中发挥作用。

(1)PCR/等位基因特异性寡核苷酸杂交在遗传病检测中的应用:根据已知的基因突变位点和核苷酸序列,用人工合成的对应突变基因异常核苷酸序列的寡核苷酸作为探针进行分子杂交,从而检测和鉴定突变基因。对于突变类型一致的一些遗传病,应用 PCR/等位基因特异性寡核苷酸(allele specific oligonucleotide,ASO)法可明确诊断突变的纯合子或杂合子,如 β-地中海贫血的分子分析。

(2)PCR-限制性片段长度多态性分析在遗传病检测中的应用:PCR 产物的限制性片段长度多态性分析(PCR-RFLP)是利用 PCR 方法将包含待测多态性位点的 DNA 片段扩增出来,然后用识别该位点的限制酶进行酶解,根据限制酶片段长度多态性分析作出诊断。又如在 PCR 结合变性梯度凝胶电泳(DGGE)技术中,当双链 DNA 在梯度变性的聚丙烯酰胺凝胶中行进到与 DNA 变性温度(熔点)一致的凝胶变性浓度位置时,DNA 发生解旋变性,此时电泳速度迅速降低;而当解旋的 DNA 链中有一个碱基突变时,将会影响其电泳速度变化的程度。用 DGGE 分析目的基因的 PCR 产物可以有效检出相关突变。

通过此技术,先用 PCR 从患者基因组扩增含突变位点的珠蛋白基因片段,再选适当的内切酶消化 PCR 产物,根据电泳图谱上的片段数量和大小可以对异常血红蛋白病进行基因诊断。1993 年,卞美路、吴冠云等应用 PCR-RFLP 分析对甲型血友病进行了产前基因诊断。另外,此技术也被广泛应用于苯丙酮尿症等分子诊断中。

(3)PCR-单链构象多态性分析在临床检测中的应用:等长不同构象的 DNA 单链在中性聚丙烯酰胺凝胶中的电泳迁移率不同,基于这一 DNA 特征可以检测基因的变异。在可能具有突变位点的 DNA 顺序的两侧设计引物,用 PCR 扩增出目的 DNA 片段,目的片段变性后经电泳可快速识别不同迁移率的 DNA 片段,比较其与正常对照的迁移差别。PCR-单链构象多态性技术的优点在于操作简单,较高的敏感性和可同时分析多个样本;缺点是不能确定突变的部位和性质。对于小于 200bp 的 DNA 片段中的突变几乎可以全部检出,但随着片段长度的增加,检出率下降。这一技术被广泛应用于血友病等的分子诊断。

(4)多重连接依赖式探针扩增技术在遗传病诊断中的应用:多重连接依赖式探针扩增(multiplex ligation-dependent probe amplification,MLPA)技术是一种高通量、针对待测核酸中靶序列进行定性和定量分析的新技术,利用简单的杂交、连接及 PCR 扩增反应,仅用一对引物即可在单一反应管内同时检测 45 个不同的核苷酸序列的拷贝数变化。这一技术广泛应用于如染色体数目异常、遗传性疾病基因缺失重复、基因甲基化检测等。例如,利用 MLPA 技术可以对进行性肌营养不良(DMD)基因进行突变检测分析。DMD 基因是 Duchenne 与 Becker 型肌营养不良的唯一已知致病基因,也是已知人类最大的基因,其突变形式有数千种。MLPA 技术能够一次覆盖 79 个外显子,既能检出外显子缺失,也能检出外显子重复,与传统使用的多重 PCR 相比,大大提高了突变检出率。此外,对于 MLPA 未检出异常的患者,可以进一步通过编码外显子测序的方法对所有 79 个外显子进行测序,寻找点突变。结合 MLPA 技术和外显子测序,目前对 DMD 基因突变的检出率已经超过 95%,使绝大多数 DMD/BMD 患者都能够获得明确的基因诊断。

3. 基因芯片技术在遗传病诊断中的应用

(1)基因芯片技术检测遗传性耳聋:耳聋是最常见的出生缺陷之一。60%的先天性耳聋伴有一定程度的遗传性因素。利用常规听力物理筛查手段并不能够解决日益增多的迟发性、渐进性和药物敏感性耳聋的诊断及干预治疗。通过对中国人群耳聋致病基因的特异性研究表明,*GJB2*、*GJB3*、*SLC26A4*(*PDS*)、12S rRNA 是主要的耳聋致病基因。基因芯片在此背景下则可以有效地被用于遗传性耳聋的筛查。通过羊水穿刺技术并结合对患儿父母的测序结果,可以准确检出胎儿的耳聋情况,从而进行后续针对性治疗及预防。

(2)基因芯片技术检测其他遗传疾病:目前,通过基因芯片技术开始检测 G6PD 基因突变,对 G6PD 缺乏症进行筛查,实现临床的预防和治疗。DNA 芯片除了用于检测基因突变外,还可用于遗传作图,杂交测序以及检测基因的表达水平等。

4. DNA 测序技术在遗传病诊断中的应用　DNA 测序技术是基因诊断技术发展史上具有里程碑意

义的革命，被称为基因诊断的“金标准”。从1977年Sanger发明链末端终止法测序开始至今，DNA测序技术在遗传病，尤其是单基因遗传病的诊断中广为使用。

按照测序对象对测序技术进行分类，可以将基因组测序分为全外显子测序（WES）及全基因组测序（WGS）。由于人的全部编码序列即外显子组序列仅占基因组的约2%，因而全外显子组测序比全基因组测序更经济实惠，获得的数据量大大减少，且利于后续的数据分析。2009年，华盛顿大学通过WGS确定了轴后面骨发育不全（Miller综合征）的新基因，至今已有300多个未知疾病的基因通过WGS或WES被确定。

（1）第一代测序在遗传病检测中的应用：一代测序技术具有测序距离长、准确性高的特点，可检测多种类型的突变，准确率近100%，非常适合单基因病的基因诊断。在临床上广泛应用，例如：G6PD缺乏症、地中海贫血、异常血红蛋白病、血友病等遗传性血液病；黏多糖贮积症、糖原贮积症Ⅱ型；黏脂质贮积症、神经鞘脂贮积症等溶酶体贮积症；白化病、苯丙酮尿症、半乳糖血症、自毁容貌综合征等遗传性酶病；成骨不全各种类型、软骨发育不全、致死性侏儒症、假性软骨发育不全、多发性骨骺发育不良、迟发性脊椎骨骺发育不良、先天性脊柱骨骺发育不良、低血磷抗维生素D佝偻病等遗传性骨病等。然而测序成本高、分析速度慢、自动化程度低是第一代测序的缺点，这也催生了新一代测序技术的诞生。

（2）第二代测序技术在遗传病检测中的应用：高通量测序技术也被称为NGS，是对传统测序技术的一场革命性改变。该技术与基因芯片技术互为补充，可对基因组和转录组进行全面细致的分析。此技术极大地促进了无创产前诊断的发展。目前基于NGS平台，胎儿21、18、13三体综合征的产前基因诊断技术已应用于临床；其他如性染色体非整倍体、双胎妊娠染色体非整倍体、胎儿染色体结构异常疾病、孟德尔单基因病以及妊娠相关疾病的研究也因NGS的出现获得了显著的进步。爱尔兰学术团队曾对来自英国和爱尔兰的4000多个家庭全基因组进行了分析（这些家庭中至少有一个孩子受发育障碍的影响），并采用一种计算策略来识别具有相似临床特征、在相同基因具有破坏性遗传变异的患儿。通过比较患儿与60 000多名研究参与者的遗传变异，研究团队确定了四种之前未曾阐明的遗传疾病，显示了全基因组测序在罕见遗传病诊断中具有的优势。此外，利用外显子测序也可对孟德尔遗传疾病进行鉴别诊断。传统上，利用连锁分析方法研究孟德尔疾病需要足够多的患者以及多代遗传的大家系，因此不适合难以收集的大家系和仅有散发病例的孟德尔遗传疾病，而全基因组外显子测序不受这些限制。例如，Choi等通过NimbleGen 2.1 M芯片和Illumina测序系统，对疑似Bartter综合征的5例高加索人进行测序，结果发现其中1例患者的*SLC26A3*基因（编码阴离子交换蛋白，为先天性失氯性腹泻致病基因）的一个错义突变D652N，鉴别该患者是先天性失氯性腹泻，而非Bartter综合征，其临床资料也支持此诊断。

（3）第三代测序技术在遗传病检测中的应用：为了克服第二代测序技术中需要PCR反应以及读长短的局限，第三代测序技术获得了发展。第三代测序技术在测序通量、测序成本、读取序列、测序时间、所需起始用量、检测精确等方面更具优势，而且具有仪器和试剂相对便宜，操作相对简单，并能准确定量一个单细胞核中的基因拷贝数目等诸多优点，因而比NGS具有更广阔的应用空间。第三代测序技术优势还在于可在单细胞水平上、肿瘤亚群中寻找变异信息。目前，第三代测序主要应用于新突变位点及致病基因的发现，在临床诊断中的应用还较少，但具有很好的前景。例如，最近北京大学生殖医学研究团队利用单细胞全基因组扩增和测序技术成功实现了人类胚胎在植入女性子宫前的遗传诊断，有望大幅提高辅助生殖（试管婴儿）成功率。该技术通过对两个极体进行HiSeq测序，准确推算出卵细胞是否存在非整倍体等染色体异常。该技术应用减少了医疗费用，也减轻了患者的痛苦，而且整个诊断过程有望缩短至10个小时，提高了这一诊断和筛查技术的临床应用前景。

三、对遗传病基因诊断的展望

随着人类单倍型计划、千人基因组计划、癌症基因组等计划顺利实施并相继完成，人们也越来越了解基因和疾病发展之间的内在联系。如何利用基因检测技术诊断疾病仍是未来遗传病防治的重点工作。可以预见，基因检测在临床应用上会有更广阔的前景。

近期，表观遗传研究正在生物医学研究领域如火如荼地进行。迄今已经发现多种非编码 RNA 与基因调控及疾病发生有密不可分的联系。可以预见，转录组学、表观遗传组学将会在不久的未来得到大幅发展，多水平多组学的结合将会对遗传病的诊断提供更为科学和准确的依据。另外，随着基因诊断技术的发展，检测仪器成本降低、个体化检测水平提升将会是必然趋势。未来的基因检测会更加便捷、价廉、准确和高效。目前测序中存在的局限性也会被逐渐解决，人类遗传疾病，尤其是复杂遗传病的机制会被揭示，多层次证据支持结合大数据生物信息学分析的策略将会用于遗传疾病的精确诊断。

（彭鲁英　李　丽）

第十九章 遗传病的治疗

遗传病的治疗是对遗传病患者采取一定的措施以纠正或改善机体的病理性状的医学措施。遗传病是由于机体遗传物质的改变而造成的，了解遗传病的发病机制，对遗传病的治疗和预防具有十分重要的意义。目前随着人们对遗传病发病机制的认识逐渐深入及分子生物技术在医学中的广泛应用，使遗传病的治疗已从常规治疗（如手术、药物、饮食等疗法）跨入了基因治疗，通过对致病基因的改造，可望达到对遗传病的彻底根治，使致病基因不再向后代传递。

第一节 手术治疗

当遗传病出现各种临床症状，尤其当器官组织出现损伤时，可用外科手术对病损器官进行切除修补或替换，有效改善某些遗传病的症状，减轻患者痛苦。主要包括手术矫正及器官和组织移植。

手术矫正是遗传病手术治疗的主要手段，包括采用手术切除某些器官或对某些具有形态缺陷的器官进行手术修补。如遗传性球形红细胞增多症（abdominal apoplexy syndrome），由于遗传缺陷使患者的红细胞膜渗透脆性明显增高，红细胞呈球形，这种红细胞在通过脾脏的脾窦时极易被破坏而引起溶血性贫血。可以实施脾切除术，脾切除后虽然不能改变红细胞的异常形态，但却可以延长红细胞的寿命，获得治疗效果。对于遗传病造成的畸形，如腹壁裂、肛门闭锁等可以在新生儿阶段进行手术修复；多指（趾）、唇腭裂等可进行手术修补；对先天性心脏病可进行手术矫正；对各类两性畸形也可进行手术矫正等。

目前，这一技术已应用到先天性代谢病的治疗中，如糖原贮积症Ⅰ型和Ⅲ型患者可应用门静脉和下腔静脉吻合术形成门静脉短路，使肠道吸收的葡萄糖绕过肝细胞，从而使肝糖原吸收减少；对高脂蛋白血症Ⅱa型患者进行回肠-空肠旁路手术后可减少肠道的胆固醇吸收，使患者体内胆固醇降低。

器官和组织移植也逐渐被应用于遗传病的治疗，使病情得到缓解。例如，对家族性多囊肾、遗传性肾炎、先天性肾病综合征和淀粉样变性等十多种遗传病进行肾移植；对重型地中海贫血及某些免疫缺陷患者实行骨髓移植；对遗传性角膜萎缩实行角膜移植术；肝移植治疗 α_1-抗胰蛋白酶缺乏症等。

第二节 饮食和药物治疗

遗传病内科治疗的原则为针对疾病所造成的代谢异常进行调整，禁其所忌，补其所缺，去其所余，根据不同的病种选择相应的方法，达到或改善临床症状的目的。

一、饮食治疗

用饮食疗法治疗遗传病首次取得成功的例子是限制苯丙氨酸的摄入治疗苯丙酮尿症。苯丙酮尿症(phenylketonuria,PKU)是由于苯丙氨酸羟化酶的缺乏所致的遗传性代谢病。患者体内的苯丙氨酸不能正常地转化为酪氨酸,而形成苯丙酮酸,并进一步转变成苯乳酸和苯乙酸等异常产物,使机体发生病变。

1953年,德国Bickel医生通过低苯丙氨酸饮食治疗有效地降低了一位苯丙酮尿症女婴血液中苯丙氨酸浓度,患儿临床症状随之改善,从而创立了遗传代谢病的饮食疗法。但这一疗法必须尽早进行,如果生后一周内经新生儿筛查确诊为PKU的患儿立即开始用特制的低苯丙氨酸奶粉喂养,可以控制智力障碍等症状的出现。如果不及早治疗,等患儿到5岁左右各种症状已经出现时,即使用饮食疗法控制苯丙氨酸的摄入,已出现的症状也难以逆转,所以要早诊断早治疗。

饮食治疗的目的为限制相关前驱物质的摄入,减少毒性代谢物蓄积。通过特殊饮食治疗,不仅要同时要保证患儿热量、蛋白质、脂肪、维生素、矿物质等各种营养素的供给。即使是相同疾病的患者,由于酶缺陷程度的不同,患者临床表现可不同,对于各种食物的耐受能力及营养素的需求也不同,因此,个体化饮食指导至关重要。目前针对不同的代谢病已设计出100多种奶粉和食谱表(表19-1)。

表19-1 部分遗传病的饮食治疗方法

疾病名称	方法
苯丙酮尿症	低苯丙氨酸饮食
枫糖尿症	低亮氨酸饮食
高氨血症	低蛋白、高热量饮食
半乳糖血症	免乳糖、免半乳糖饮食
家族性高胆固醇血症	低胆固醇饮食
肝豆状核变性	低铜饮食
尿素循环障碍	低蛋白饮食
有机酸血症	低蛋白、高热量饮食
脂肪酸代谢病	低脂肪、高碳水化合物饮食
糖原贮积症	生玉米淀粉

二、药物治疗

部分遗传病可通过维生素、辅酶等药物进行治疗,促进有害积蓄物的排泄,补充缺乏的生理活性物质。

1. **禁其所忌** 除了限制所忌食物的摄入外,减少患者对所忌物质的吸收,亦可减轻症状,而且易被接受。例如,在苯丙酮尿症患者常规进食后,让患者服用苯丙氨酸氨基水解酶胶囊,这种酶在肠内释放,可将食物消化后形成的苯丙氨酸转化成苯丙烯酸,使苯丙氨酸未被肠道吸收前即被选择性消除;如给家族性高胆固醇血症患者服用糠麸,也可减少肠内对胆固醇的吸收,延缓或减轻动脉粥样硬化的发展。

2. **补其所缺** 临床上常用补充必要的代谢物、辅助因子、酶或激素等的方法治疗由于这些物质缺乏而引起的遗传病。根据某些遗传病的病因，给患者针对性地补充某些体内缺乏的成分。如对某些因X染色体畸变所致的Turner综合征女性患者，可补充激素，以改善第二性征的发育。又如，对于先天性肾上腺皮质增生患者给予类固醇激素；垂体性侏儒患者给予生长激素；糖尿病患者注射胰岛素等均可使症状得到明显改善。

除如上补充激素疗法外，有些遗传病因某些酶缺乏而不能形成机体所必需的代谢产物，如给予补充，症状即可得到改善。例如，先天性无丙种球蛋白血症患者，给予丙种球蛋白制剂，可使感染次数明显减少；乳清酸尿症患者，因体内缺乏尿苷而引起贫血、体格和智能发育障碍，如果给予尿苷治疗，症状即可得到缓解。

先天性代谢病往往是由于基因突变造成酶的缺如或酶活性降低，可用酶诱导和酶补充的方法来治疗。如雄激素能诱导α_1-抗胰蛋白酶的合成，因而可用于α_1-抗胰蛋白酶缺乏症的治疗。对严重的α_1-抗胰蛋白酶缺陷症患者每周用4g强化的α_1-抗胰蛋白酶静脉注射，连用4周后可获得满意效果。给戈谢病（Gaucher病）患者注射β-葡萄糖苷酶制剂，可使患者肝和血液中的脑苷脂含量降低，使症状缓解。新生儿非溶血性高胆红素Ⅰ型（Gilbert综合征）是常染色体显性遗传病，患者因肝细胞内缺乏葡糖醛酸尿苷转移酶，造成胆红素在血中滞留而引起黄疸、消化不良等症状。服用苯巴比妥能诱导肝细胞滑面内质网合成该酶，症状即可消失。

对酶缺乏的患者直接补充酶，理论上可行，但实际上常由于酶易失活、酶滞留非靶部位和副作用等原因而难以持续有效地发挥作用。近年来，为了降低外源酶受体内的免疫攻击以延长酶作用的半衰期，采用将纯化酶制剂装入载体后再输给患者的办法，可提高疗效。例如，采用脂质体（liposome）、红细胞影泡（ghost）作为载体来运载酶到特定的靶组织使酶补充治疗效果更好。为了能将酶直接导向靶组织引入相应的亚细胞部位，以发挥最佳的治疗效果，可采用受体介导分子识别法（receptor-mediated molecular recognization process），即先将纯化酶进行一定的改造，再用靶细胞表面特殊受体的抗体包裹，使其输入体内后易于为靶器官识别并与之发生特异性结合，对于需要导入脑组织的酶制剂，在做鞘内注射输入前，应先用高渗糖液“打开”血脑屏障，使酶能充分进入脑组织内发挥疗效。

有些遗传代谢病是酶反应辅助因子——维生素合成不足，或者是缺陷的酶与维生素辅助因子的亲和力降低，因此通过给予相应的维生素可以纠正代谢异常。例如，叶酸可以治疗先天性叶酸吸收不良和同型胱氨酸尿症；临床上应用维生素C治疗因线粒体突变引起的心肌病有一定疗效等。

补其所缺在胎儿出生前即可开始，如由于胎儿可吞咽羊水，将甲状腺素直接注入羊膜囊能治疗遗传性甲状腺肿；对确诊为维生素B_2依赖型癫痫的胎儿，给孕妇服用维生素B_2，胎儿出生后不会出现癫痫。

3. **去其所余** 有些遗传病是由于酶促反应障碍导致体内一些代谢产物贮积过多而引起的，这些多余的物质可以通过药物和各种理化方法予以排除或抑制其生成，患者症状即可得到明显改善。

如针对高氨血症，苯甲酸钠可与内源性甘氨酸结合成马尿酸，苯乙酸钠可与谷氨酰胺结合成苯乙酰谷氨酰胺，苯丁酸钠可在肝脏中氧化成为苯乙酸，促进氨的排泄，降低血氨浓度。针对酪氨酸血症，近年应用2-（2-硝基-4-三氟苯甲酰）-1,3-环己二醇（NTBC）取得了良好的治疗效果。左旋肉碱是脂肪酸β氧化循环的关键物质，且可与线粒体内异常蓄积的各种脂酰辅酶A衍生物结合，以使之转化为水溶性的脂酰肉碱从尿中排出，是有机酸、脂肪酸代谢性疾病治疗的重要药物，不仅有助于急性酸中毒发作的控制，也可有效地改善远期预后。对于肝豆状核变性患者，可应用螯合剂D-青霉胺与铜结合，促进脏器内铜的排泄。而硫酸锌、醋酸锌等锌剂可阻止肠道铜的吸收,减少铜的蓄积,可减少 D-青霉胺剂量,提高肝豆状核变性治疗效果(表 19-2)。

表 19-2 部分遗传病的药物治疗方法

疾病名称	药物
酪氨酸血症Ⅰ型	NTBC
异型苯丙酮尿症	四氢生物蝶呤、5-羟色氨酸、左旋多巴、卡比多巴
同型半胱氨酸血症	甜菜碱、维生素 B_6
高乳酸血症	维生素 B_1、辅酶 Q_{10}
甲基丙二酸血症(维生素 B_{12}反应型)	维生素 B_{12}
同型半胱氨酸尿症(维生素 B_6 反应型)	维生素 B_6
戊二酸尿症 2 型	维生素 B_2
黑酸尿症	维生素 C
生物素酶缺乏症	生物素、左旋肉碱
多种羧化酶缺乏症	生物素、左旋肉碱
氧合脯氨酸血症	维生素 E
异戊酸血症	甘氨酸
肉碱缺乏症	左旋肉碱
甘油尿症	氢化可的松
尿素循环障碍	苯甲酸钠、苯乙酸钠、苯丁酸钠
鸟氨酸氨甲酰基转移酶缺乏症	瓜氨酸
瓜氨酸血症	精氨酸
肝豆状核变性	D-青霉胺、锌剂

第三节 基因治疗

基因治疗(gene therapy)是指运用 DNA 重组技术修复患者细胞中有缺陷的基因,使细胞恢复正常功能的治疗手段。随着基因治疗新方法的建立和应用范围的扩大,基因治疗的概念也在逐渐更新。目前基因治疗指基于改变细胞遗传物质所进行的医学干预。从广义说,基因治疗还可包括从 DNA、RNA 水平采取的治疗某些疾病的措施和新技术。

遗传病是由先天性的遗传物质缺陷也就是基因缺陷造成的,常规医疗手段对绝大多数遗传病束手无策,即使能通过手术、药物、饮食等疗法减缓症状也只是治标不治本,只有通过基因治疗才可能从根本上治疗遗传病。随着研究工作的不断深入,人们逐渐认识到,导入外源目的基因的实际效果是在靶细胞中产生某些有特殊“药用价值”的蛋白质或 RNA,这实质上就相当于给患者机体导入了一个具有治疗作用的“给药系统”，因此根据这个治疗原理，使得对于基因治疗适用范畴的认识从对遗传病的治疗扩展到对肿瘤、心血管病、免疫缺损疾病、老年退行性病变以及病毒感染性疾病等多种疾病治疗的探索。科学家们预言，基因治疗在21世纪必将成为广泛运用于临床治疗的一种重要手段，就像20世纪人类广泛采用疫苗和抗生素一样发挥巨大的威力。

一、基因治疗的策略

针对缺陷基因的情况可采取不同的策略，包括基因修复、基因增强、基因失活和失活基因的再激活等。

1. **基因修复**　原位修复有缺陷的基因，使其在质和量上均能正常表达。此法具有较大应用前景，但目前在技术上尚难以做到。

2. **基因增强**　将目的基因导入病变细胞或其他细胞，其表达产物能够补偿缺陷细胞功能的不足。该策略适用于基因缺失或功能缺陷等遗传性疾病，技术较成熟。通常的做法是在体外培养条件下，以基因转移技术将外源性的目的基因导入患者的某种细胞中，使其增殖后输回患者体内，通过转基因细胞表达导入的正常基因，从而使疾病得以治疗。目前基因治疗多采用此法，但外源基因向靶细胞基因组的随机插入有造成新发基因突变的风险。

3. **基因失活**　封闭疾病相关基因，阻止基因产物的形成，适用于基因突变产生异常蛋白或基因过量表达而导致的遗传病，如单基因显性遗传病、肿瘤、病毒性疾病等。RNA干扰（RNA interference，RNAi）是抵御外来基因和病毒感染的进化保守机制，在维持基因组的稳定方面发挥了重要作用。利用RNAi技术可以特异性剔除或关闭特定基因的表达，被认为是一种特异、高效、经济的使基因表达受抑的技术手段，为基因治疗研究提供了新的方法。

4. **失活基因的再激活**　如利用DNA去甲基化剂5-氮杂胞苷（5-AZAC）使已关闭的γ珠蛋白基因重新开放，合成HbF（$\alpha_2\gamma_2$），用以治疗β-地中海贫血症。

二、基因治疗的策略与方法

基因治疗主要涉及三个环节：克隆目的基因、选择合适的靶细胞和基因转移。

1. **克隆目的基因**　用来弥补遗传缺陷的外源性正常基因称为目的基因。目的基因可以是与缺陷基因相对应的特定正常基因，也可以是与缺陷基因无关但有治疗意义的基因（如细胞因子基因等）。

选择目的基因应遵循几条原则：该基因异常是疾病发生的根源；基因已被克隆；该基因遗传的分子机制清楚；可在体外操作，而且安全有效；在受体细胞内最好能够完整地、稳定地整合并能适时适量表达；表达水平必须严格控制。

获得目的基因可通过几种途径：从染色体DNA中分离；人工合成；从mRNA合成cDNA；从基因组文库中分离。

2. **选择靶细胞**　靶细胞是指接受目的基因的细胞。实现基因治疗要从患者体内取出细胞，经体外培养、目的基因的转移并确定该基因稳定表达后，重新回输入患者体内产生治疗效应。因此，基因治疗中选择什么样的靶细胞是基因治疗成败的一个关键因素。一般以疾病细胞为靶细胞，但有时也有以健康的细胞为靶细胞，例如将靶基因导入到免疫功能细胞使其表达，增强其对癌细胞或病原体的免疫反应而达到治疗目的。

选择靶细胞的条件：①具有外源基因表达的组织特异性，基因导入靶细胞后不会被关闭；②取材容易、方便，细胞有增殖优势且生命周期长；③易于受外源基因的转化；④耐受处理，经转化和一定时间培养后输回体内仍能成活。骨髓细胞可满足以上所有条件,而且是多种细胞的前体,因此是一种理想和常用的靶细胞,可用于治疗血液系统疾病,缺点是细胞分化后基因可能关闭。此外,成纤维细胞易获取、易培养,植入患者体内方便而且不分化。肝细胞虽取材不易,但对于肝病治疗和研究有特殊价值。淋巴细胞易获取、易培养、易植入,常用于基因治疗。

3. **基因转移** 基因转移是基因治疗的关键和基础。基因转移的途径有两类:直接法(*in vivo*)基因转移和间接法(*ex vivo*)基因转移。直接法基因转移是将带有正常基因的病毒、脂质体或裸露DNA直接注射到患者体内。而间接法基因转移是从患者体内选择适合的靶细胞,在体外进行培养和基因修饰,再将基因修饰后的离体培养细胞回输入患者体内,使带有外源正常基因的细胞表达特定的基因产物,达到治疗的目的。

间接法比较安全,效果容易控制,但步骤多,技术复杂,难度大,不容易推广。直接法操作简便,容易推广,但疗效短、存在免疫排斥和安全性等问题。随着基因治疗药物产业化,直接法逐渐成为转基因治疗的发展方向。

对于遗传病而言,理想的基因治疗是将遗传物质高效率转移到个体细胞中,并且能整合到细胞基因组中,在细胞中长期表达。但是目前的基因转移方法很难满足理想基因转移方法的全部要求,因此探索理想的基因转移方法是基因治疗的一项重要内容。

(1)物理法

1)电穿孔法(electroporation):将靶细胞置于高压脉冲电场中,通过电击使细胞产生可逆性的穿孔,周围基质中的DNA可借此渗进细胞。但这种方法有时也会使细胞受到损伤。

2)显微注射法(microinjection):用显微技术向细胞核内直接注射外源基因,此法用于生殖细胞有效率可达10%,直接用于体细胞却很困难。

3)微粒子轰击法(microparticle bombardment):利用亚微粒的钨和金能吸附DNA,将它包裹起来形成微粒,通过物理途径(一般应用可调电压产生的轰击波)使它获得很高的速度即基因枪技术,微粒瞬间即可进入靶细胞,达到了转移基因的目的,而又不损伤靶细胞原有的结构。

4)直接注射法:将裸露的DNA或载体直接注入组织内。与其他方法相比,直接注射更适合基因治疗,但效率难以预料。

(2)化学法:正常基因DNA与磷酸钙形成的复合物能黏附到细胞膜并通过细胞内吞作用进入靶细胞,但此法转移效率低。此外,带负电荷的DNA也能与阳离子多聚物,如DEAE-葡聚糖、聚-*L*-鸟氨酸、聚卤化季铵盐或若干脂类混合,形成的复合物在接近细胞膜时被内吞进入细胞质。

(3)生物学法:又称载体介导基因转移法(vector mediated gene transfer),主要包括病毒载体和非病毒载体两大类。

1)病毒载体

A. 逆转录病毒载体:逆转录病毒可在感染细胞内将其RNA逆转录为DNA。用作载体时,去除病毒基因组中的蛋白质编码序列,代之以外源基因,并插入到病毒基因组两端序列之间,转移进入宿主细胞。逆转录病毒载体最大的优点是可以有效地整合入靶细胞基因组中,并稳定持久地表达所带的外源基因,而且转染率高。但容量小,只能容纳8~10kb的外源基因片段;病毒整合到DNA后,有引起插入突变和激活癌基因的可能;宿主范围有限,只感染增殖细胞,故在应用上有一定局限性。

B. 腺病毒载体:是一种线性双链DNA病毒,优点是宿主范围广,可感染非分裂期细胞,直接体内应用。缺点是腺病毒载体不能发生整合,外源基因表达短暂;构建载体复杂,缺乏靶向性;可与其他血清型腺病毒重组产生完整的腺病毒,可能有致病性。

C. 单纯疱疹病毒载体:疱疹病毒的基因组都是大型线性 DNA,具有嗜神经性,适于中枢神经系统靶向导入外源基因;能感染多种细胞;载体容量很大,可以同时装载多个目的基因。

D. 腺相关病毒载体:腺相关病毒是单链 DNA 病毒,能感染分裂和非分裂细胞,能将外源基因定点整合至宿主细胞上,因而具有一般病毒载体所不具有的特性。其生物安全性高,宿主范围广泛,可以介导长期的基因表达,被认为是最有希望的病毒载体系统之一,但转染能力不如腺病毒。

2)非病毒载体:如脂质体、蛋白质 DNA 复合物、人工染色体等。非病毒载体没有病毒载体的生物学风险,但在实践中存在诸多应用问题。例如,非病毒载体导入的 DNA 容易被溶酶体降解,DNA 亦不易进入细胞核。目前对非病毒载体的研究还只是处于一个初期阶段。

三、基因治疗的临床应用

自 1990 年 5 月美国国立卫生研究院(NIH)和重组 DNA 顾问委员会(RAC)批准了美国第一例基因治疗临床试验(ADA-SCID)以来,许多国家也相继批准了基因治疗的临床试验。截至 2016 年 8 月,全世界共已批准 2409 例基因治疗临床试验。范围从单基因遗传病扩展到多个病种,主要有:恶性肿瘤(占全部基因治疗临床试验方案的 64.5%)、单基因遗传病(10.3%)、传染性疾病(7.5%)、心血管疾病(7.4%)、其他疾病(10.3%)。其中,所针对的癌症已包括乳腺癌、卵巢癌、宫颈癌等几乎所有常见癌症。从已批准的临床试验数看,上述试验绝大部分是Ⅰ期和Ⅱ期临床试验,但近年来Ⅱ/Ⅲ期和Ⅲ期临床试验的数量在不断增加,其占总数的比例由截至 2004 年的 2.6%($n=24$)增长到截至 2016 年的 4.8%($n=114$)。这说明,随着研究的不断发展,基因治疗的大规模临床应用已经逐步趋近。以下简单介绍几种遗传病和肿瘤的基因治疗进展情况:

1. **X 连锁严重联合免疫缺陷病**　X 连锁严重联合免疫缺陷病(X-linked severe combined immunodeficiency,X-SCID)是一种细胞和体液免疫缺陷的 X 连锁的单基因遗传病,是由于白细胞介素-2 受体 γ 链(IL-2 receptor gamma chain,IL-2RG)基因突变所致。常规的治疗方法是在出现严重致命性感染前进行造血干细胞(hematopoietic stem cells,HSCs)移植,但由于 HSCs 配型困难,应用受到了限制,目前学术界对于本病的基因治疗寄予厚望。Hacein-Bey Abina 等对 5 例 X-SCID 患儿进行了基因治疗。分别抽取骨髓 30~150ml,分离 $CD34^+$ 骨髓 HSCs,用携带有正常 *IL-2RG* 基因的重组缺陷性莫洛尼鼠类白血病病毒作为载体转染 $CD34^+$HSCs,进行自体 HSCs 移植。随访 2.5 年,4 例(另外 1 例免疫重建失败)在 4 个月内外周血中检查出被转换 T 淋巴细胞、B 淋巴细胞、NK 细胞,2 年后 T 淋巴细胞数量和表型、T 细胞受体库和体外实验 T 淋巴细胞的增殖分化几乎恢复正常。初始 T 细胞、T 细胞抗原受体游离基因及正常大小胸腺的出现均表明胸腺的结构和功能得到重建。患儿的体液和细胞免疫得到了重建,并且根除难治性感染,已经能正常生活。Cavazzna-Calvo 等用含有编码 γ 链细胞因子受体基因的重组反转录病毒体外转染 X-SCID 患儿的 $CD34^+$HSCs,进行自体 HSCs 移植,随访 10 个月,2 例患者 T 细胞和 NK 细胞均可检测出 γ 链基因表达,T 细胞、B 细胞和 NK 细胞的计数和功能与正常对照组无明显的差别,患者成功重建了免疫系统。Gaspar 等用假型反转录病毒载体(pseudotyped retroviral vector)对 4 例患儿进行基因治疗。体外转染 $CD34^+$ 骨髓 HSCs,进行自体 HSCs 移植,4 例临床症状均得到改善,不需要预防性使用抗生素和免疫球蛋白的替代治疗。

2. **β-地中海贫血**　β-地中海贫血是一种遗传性溶血性贫血。重型 β-地中海贫血需要靠输血维持生命,但这并不能从根本上治愈,反而加大铁负荷以至于患者出现铁色素沉着症、青春期发育迟缓或障碍以及心脏、肝脏和内分泌功能异常。异基因造血干细胞移植是目前唯一能治愈 β-地中海贫血的治疗手段,但由于供者来源困难、移植失败,移植相关并发症以及高昂的医疗费用等原因,限制了移植技术的临床普及应用。因此人们寄希望于基因治疗。

2010年8月，米兰圣拉斐尔科学研究所罗塞利(Roselli)等报告，采用转基因方法，可以纠正重型β-地中海贫血患者骨髓造血干细胞的突变基因，并恢复其红细胞生成功能。Roselli等进行的临床前研究纳入了44例重型或中间型β-地中海贫血患者，研究者先从患者骨髓中提取$CD34^{+}$造血干细胞，用含有正常β珠蛋白基因的慢病毒载体进行基因转染，然后培养14天，同时用细胞因子进行刺激。经上述处理，患者细胞中能产生正常血红蛋白的细胞比例与正常对照者相近(44.6% vs 53.8%)，其β珠蛋白水平亦显著升高($P<0.05$)。转染后的患者细胞克服了红系成熟停滞，向正常红细胞分化。另外，法国、美国、意大利等国的科研人员称，他们也已成功为1例β-地中海贫血症男性患者实施了基因治疗，患者在接受基因治疗后自身生成正常红细胞的能力逐渐上升，一年后就不再需要输血了。现在该患者虽然仍有轻微贫血症状，但迄今已有21个月不需要输血。

3. **血友病B** 血友病B是凝血因子Ⅸ缺乏症，表现为自发、缓慢、持续的出血。临床主要依靠蛋白质替代治疗，即输血或注射凝血酶原复合物等，但可能引发严重的输血反应、血栓形成和栓塞等，只有基因治疗有望根治血友病。

中国和美国分别于1991年和1999年开展了血友病B基因治疗临床试验。最初是用反转录病毒载体(HBSF-FⅨ)携带人FⅨ因子cDNA，转染血友病B患者皮肤成纤维细胞，并用胶原包埋细胞直接注射到2例血友病B患者的皮下。治疗后患者体内FⅨ浓度从70~130μg/L上升到240~280μg/L，220μg/L的水平维持了6个月，临床症状得到改善。现阶段则是选用一种转基因腺相关病毒载体(AAV)——Coagulin-B(TM)将凝血因子Ⅸ转导入人体的肌细胞或者肝脏细胞，进而在人体内持续产生大量Ⅸ因子(达到正常人体Ⅸ因子含量的1%以上)，从而达到治疗的目的。Coagulin-B(TM)转基因载体在患者体内具有良好的安全性和耐受性，在小、中剂量给药的患者身上未出现任何毒副作用，并且这是第一次通过转基因治疗在人体内长时间表达凝血因子。在参加试验的7个患者中，有6位患者体内的肌细胞持续地表达出了凝血Ⅸ因子，其中两位患者的病情稳定期长达一年半左右。

4. **帕金森病**(Parkinsons disease) 帕金森病又称“震颤麻痹”，是一种常见于中老年的神经系统变性疾病，多在60岁以后发病。在临床上，许多患者被给予多巴胺前体药物左旋多巴(levodopa, L-DOPA)治疗以改善他们的运动障碍，但患者逐渐会丧失对左旋多巴的敏感性，同时存在药物副作用的影响问题，而基因治疗有望治疗帕金森病，这也显示了基因治疗在神经系统变性疾病中的应用潜力。

2011年，美国范因斯坦医学研究院的神经病学家Andrew Feigin和威尔康奈尔医学院的Michael Kaplitt针对45位年龄在30~75岁的帕金森病患者进行了基因治疗，他们利用腺相关病毒载体AAV2将谷氨酸脱羧酶(GAD)的基因导入一半数量患者的下丘脑核团中。GAD是神经递质γ-氨基丁酸(GABA)代谢的限速酶。携带GAD基因的病毒在患者大脑中表达了一种称为GABA的抑制性神经递质。而另一部分患者则接受了脑深部电刺激治疗(DBS)，通过电流来“沉默”同一区域的神经元。在给予治疗6个月之后，Feigin研究小组对两组患者进行了包括步态、姿势、手及手指运动等指标的标准化评估。研究人员发现23.1%的基因治疗患者显示了症状改善，而接受脑深部电刺激手术治疗的患者症状获得改善的则仅为12.7%。

5. **肿瘤的基因治疗** 尽管基因治疗的研究和应用起源于对遗传病的治疗，但近年来肿瘤基因治疗的发展却远远超过遗传病的基因治疗，这主要是由于恶性肿瘤发病率与死亡率高、缺乏有效的治疗方法而成为基因治疗的首选对象，并迅速发展为肿瘤治疗领域中最有希望的热点。在肿瘤基因治疗方面，大多选择恶性程度高、其他方法难以治疗的肿瘤作为研究对象，包括恶性脑胶质瘤、黑色素瘤、肾母细胞瘤、肝癌、肺癌、胃癌、肠癌、白血病等。所采用的基因转移方法也异于遗传病，不片面强调目的基因在体内的长期表达，采用的治疗基因非常广泛，既有体内缺陷基因的补充，更多的为体内原本不表达或低表达甚至根本不存在的新基因。

由于肿瘤遗传学的深入研究为在分子水平开展肿瘤预防和治疗拓宽了思路，因此目前对癌症基因治疗的设计方案也呈现出有多种探索方式：

（1）增加肿瘤细胞的免疫原性，以达到手术后清除残存的肿瘤细胞以及防止复发的目的。这也被称为肿瘤疫苗研究。例如，对黑色素瘤和肾细胞癌的治疗，采用手术切除的肿瘤部分细胞，经体外组织培养并导入外源的免疫刺激基因，照射处理后再注射入患者体内，以诱导明显强烈的免疫应答反应，来杀死和清除残存的肿瘤细胞。

（2）增强免疫细胞的抗肿瘤活性，以达到抑制和杀死肿瘤细胞的目的。例如对T淋巴细胞等免疫细胞转移导入编码某种细胞因子的基因（如IL-2、IL-4或TNFα等），以求更有效地控制和消灭肿瘤。近年来开发的嵌合抗原受体T细胞（chimeric antigen receptor T-cell，CAR-T）免疫疗法，利用从患者自身血液中提取的T细胞，通过转基因技术让其表面表达能识别特异性肿瘤抗原的受体，再经过体外培养大量扩增CAR-T细胞，然后输回患者体内。这一技术能够在相对较短的时间内产生大量有肿瘤杀伤效力的T细胞，从而在临床上具有广阔的前景。

（3）向肿瘤细胞中转移导入药物“敏感”基因，以达到造成肿瘤细胞大量死亡。例如，导入一种*HSVtK*基因（单纯疱疹病毒的胸腺嘧啶激酶基因），它在有抗疱疹药物ganciclovir（GCV）存在时，会引起细胞中的DNA聚合酶被抑制，导致肿瘤细胞死亡。并且这种敏感性基因转移还有一个独特而有趣的特点，即GCV杀死能表达*HSVtK*基因的肿瘤细胞的同时，还会杀死邻近未导入此基因的细胞，这种现象被戏称为旁观者效应（onlooker effect），这种效应被估计是由于药物毒素GCV-TP能通过细胞之间的间隙连接扩散造成的。目前，有些研究者正利用这种特点，采取将一部分转移了*HSVtK*基因的肿瘤细胞经过照射后，再输入肿瘤中，以求破坏和清除所有的肿瘤细胞。现在已在卵巢癌和脑癌等肿瘤中开展这种试验。

（4）通过导入野生型抑癌基因，达到消除肿瘤的效果。例如，对于某些肿瘤细胞转移野生型的*P53*基因，可以矫正肿瘤细胞的恶性癌变，并能促使肿瘤细胞大量发生程序化死亡。

四、基因治疗存在的问题

基因治疗应用于遗传病的治疗只有较短的时间，虽然它对基础医学或临床医学的发展均起到了推动作用，但目前的基因治疗尚存在许多问题。

1. **稳定性问题**　在动物实验和人的临床治疗中，基因通过媒介进入靶细胞后，基因表达不稳定，甚至不表达。靶细胞在复制时，新基因可能丢失，原因可能为：①基因转录系统不稳定；②形成不正确的信使RNA；③基因表达的控制因素复杂；④靶细胞寿命短，产生毒素等。现已有许多实验室正在研究寿命较长的靶细胞，如造血干细胞和骨髓前体细胞，法国已有成功的例子。

2. **安全性问题**　应用病毒载体进行基因治疗的安全性，已引起广泛重视，主要预防下列问题：一是感染；二是有益基因的丢失；三是诱发癌变。

3. **导入基因的高效表达问题**　迄今所有导入细胞的目的基因表达效率都不高，一些实验室正在研究将高效的启动子构建入反转录病毒载体。

4. **免疫性问题**　临床治疗有时需要多次操作，使机体产生免疫反应，排斥携带基因的病毒或靶细胞，给进一步治疗造成困难。为了减少免疫反应，有些研究者将一种基因组合到若干不同的腺病毒中，这样有可能避免免疫反应发生。另外，尽可能多地将与免疫有关的病毒基因删除也是解决问题的方法。

5. **伦理问题**　对遗传病进行基因治疗要取得社会的理解与配合。为此，要宣传基因治疗的科学性与安全性以及对人类健康的重要性，以提高人们的认识，同时要建立并完善医疗法制与措施。

尽管基因治疗的成功率仍然不能令人满意，长期疗效难以确定，安全性、可靠性及伦理等方面也存在问题，但是临床基因治疗的成功范例，仍激励学者们继续加强在这一领域的基础、临床及相应策略的研究。相信未来伴随基因转移、DNA 重组、基因克隆和表达等技术的迅猛发展，基因治疗将成为人类攻克疾病的一种常规治疗手段。

（马用信）

第二十章 遗传病的预防

近年来,我国遗传病的发病率逐年上升,每年出生的各种遗传病和出生缺陷的患儿可达 200 000~300 000,临床上每 100 个新生儿有 4~6 个有先天缺陷。遗传病目前多无有效治疗方法,因此开展遗传病的预防十分重要,对于降低遗传病发病率、减少患者家庭及社会的压力、改进人类的遗传素质具有重要的现实意义。

国际上所采用的遗传咨询、产前诊断及遗传筛查三结合的方法,有效降低了各国常见遗传病的发病。我国遗传病的预防也从这三方面进行。为了更好地了解各地区的遗传病种以针对性地进行有效预防和控制,遗传病的登记和随访也是遗传病预防不可缺少的方法。

第一节 遗传咨询

遗传咨询(genetic counseling)是遗传病患者或其家属与医生就某种遗传病的发生原因、再发风险和防治方面所面临的问题进行商谈交流的过程。在这一过程中,咨询医生对所涉遗传病进行全面遗传分析,估计亲属中该病的再发风险,提出可以选择的诊断、预防、治疗处理方案,供咨询者参考。通过遗传咨询,为患者及其家庭提供病情、病因相关信息,减轻他们身体负担和心理压力,协助制订正确的预防和治疗措施,减少遗传病患儿的出生,从而降低群体中遗传病的发病率,在遗传病预防中具有十分重要的意义。

一、遗传咨询的对象

当本人或其子女患有遗传病,或在婚姻和生育上面临遗传病的潜在风险时,都应该进行遗传咨询。通常需要进行遗传咨询的情况包括:

1. 夫妇之一患有遗传病或有遗传病家族史。
2. 生育过遗传病或先天畸形患儿。
3. 夫妇一方已知或可能是遗传病致病基因携带者、或染色体平衡易位携带者。
4. 具有不明原因的不孕不育史、复发性流产史和死胎史。
5. 性器官发育异常者或行为发育异常者。
6. 35 岁以上的高龄孕妇。
7. 近亲婚配的夫妇。
8. 有环境有害因素接触史或孕期用药史。

二、遗传咨询的步骤

遗传咨询的全过程是复杂的,一般需要通过多次反复的调查分析,才能回答咨询者提出的有关遗传病诊断、再发风险、预后和治疗等各种问题，并对处理方法作出合适的抉择。有时还需要对咨询者进行随访，以了解咨询效果，改进工作。遗传咨询的步骤不是一成不变的，对不同的病例，在不同条件下可有不同的遗传咨询方案。一般按照以下几个步骤进行：

（一）明确诊断

正确的诊断结果对遗传咨询至关重要，是正确咨询的前提。咨询医生常通过询问病史、体格检查及必要的实验室检查，如染色体分析等细胞遗传学检查、生物化学以及基因分析等，明确诊断患者所患的疾病。

在判定是否是遗传病或是哪种遗传病时应该注意：①区别后天因素引起的先天性疾病，如由于孕妇在妊娠期接触过射线、化学毒物、病毒感染或某些致畸药物的服用引起的先天畸形；②无家族史不能排除遗传病，因为隐性遗传病可能家系样本较小而追溯不到家族史，也有可能患者为新发生的突变的受累者；③有些常染色体显性遗传病是迟发的，不同年龄的外显率有很大的差异，有的甚至带有致病基因但终生不表现出病症；④对有较高突变率的某些遗传病还要分析致病基因是新突变的还是遗传来的；⑤应尽量排除患者有意或无意对病情的保留和隐瞒，耐心充分地调查分析，以期获得正确的诊断。

（二）绘制系谱，确定遗传方式

有些遗传病的遗传方式是已知的，因此明确诊断后就可知道该病的遗传方式，但对于有遗传异质性和表型模拟的疾病，则需通过系谱分析才能确定遗传方式。通过询问家族史，搜集先证者家庭成员的发病情况，绘制出一份准确完整的系谱图。在收集家庭成员的发病情况时，咨询医生应耐心向咨询者说明获得完整、全面、真实的资料对正确诊断、治疗和预防的重要性，说服他们尽量配合以提供全面的、准确无误的资料。对那些由于先证者患了严重遗传病而心情抑郁或者不愿公开家庭隐私的患者或其家属，应先消除其思想顾虑。同时家系调查时不应满足于亲属的回顾性口述，必要时对家族中相关成员作一些补充检查。有了准确全面的系谱图，就可以根据系谱特征来确定先证者所患的遗传病属于哪一种遗传方式。

（三）估计再发风险

遗传方式确定后，利用遗传学原理对家系中有关成员进行分析，确定其基因型，估计遗传病在家系中的再发风险（详见后面内容），为遗传咨询提供依据。再发风险又称复发风险，是指患者所患的遗传病在家系家属中再次出现的概率，一般用百分率（%）或比例（1/2、1/4、…）来表示。再发风险率一般分为三个等级：10%以上属于高度风险，1%～10%为中度风险，1%以下为低风险。再发风险的估计是遗传咨询的核心内容，也是遗传咨询有别于一般医疗门诊的主要特色。在遗传咨询中可根据遗传病的发病风险和病情严重程度对咨询者进行生育指导。

（四）提出对策和措施

分析清楚患者及其家庭的疾病情况，并在估算出了再发风险率之后，咨询医师就可针对咨询者的问题，与咨询者共同商讨对策，并提出应对措施，供其参考与选择。这些对策包括劝阻结婚、避孕、绝育、人工流产、人工授精、产前诊断、积极治疗改善症状等措施。应特别强调咨询医生应只提出可供咨询者选择的若干方案，并陈述各种方案的优缺点，让咨询者本人作出抉择，医生不应代替咨询者作决定。这是因为在处理方法上往往存在多种选择，各有利弊，而这种选择又必须适应社会、家庭及个人的不同要求。对于我国《婚姻法》及优生法规中带有强制性的条例，咨询医生应说服咨询者按国家有关规定执行。

1. 婚姻指导 婚姻指导主要针对进行婚前咨询的未婚青年，他们往往一方或家庭成员中有疑似或已确诊某种遗传病的患者。咨询医生在了解相关人员病因、病情、确定其遗传方式后，对其进行婚姻指导，提供的对策和措施主要包括：

（1）近亲不宜结婚。我国《婚姻法》明确规定，直系血亲或三代以内的旁系血亲之间禁止结婚，这是因为除了常染色体隐性遗传病与近亲婚配有密切关系外，许多多基因病如精神分裂症、糖尿病、脊柱裂等患者的家庭成员，如果进行近亲婚配，则其子女患病的风险较非近亲为高，而且近亲婚配的流产率、新生儿和婴幼儿死亡率均有所增加。

（2）常染色体显性遗传病能致死、致残、致愚者，其患者后代发病风险高达50%，一般不宜结婚。如已结婚，应采取绝育或避孕措施，避免患儿出生。

（3）常染色体隐性遗传病杂合子间的婚配是生育重型遗传病患儿的主要原因，因此不宜结婚。

（4）严重的多基因遗传病患者可能携带更多的致病基因，后代易患性高，因此同种疾病患者之间不宜结婚。

（5）婚配双方均患有重症智力低下者禁止结婚。

2. **生育指导**　对已婚但后代有一定发病风险的夫妇，或曾生育过遗传病患儿，现又迫切希望有一个健康孩子的夫妇，应为其提供生育指导，最大限度地避免患儿的出生。具体措施有：

（1）产前诊断：在先证者所患遗传病较严重且难于治疗，再发风险高，可通过产前诊断，进行选择性生育。

（2）冒险再次生育：在先证者所患遗传病不太严重且只有中度风险时，可做此项选择。例如一对夫妇已生出一个单侧唇裂的患儿，经手术修复已能正常进食、说话，他们再次生育的再发风险约为4%，比一般群体高，但权衡利弊，可选择冒险再次生育。

（3）不再生育：对一些危害严重、致残的遗传病，目前尚无有效疗法，也不能进行产前诊断，再次生育时的复发风险很高，应选择不再生育。

（4）领养、人工授精和借卵怀胎：对不育或不宜生育者，可采取领养子女、人工授精或借卵怀胎等措施。男性不育或致病基因、异常染色体来自男方，可选用另一正常男性的精子置入女方阴道、宫颈或宫腔，以达到妊娠目的。致病基因或异常染色体来自女方，可选用另一正常女子的卵子，与丈夫的精子在体外受精，经培养后再植入妻子的子宫内，有望得到一个健康的孩子。这两种方法既能避免患儿的出生，又能使亲代与子女间有半相同的遗传成分。

（五）随访和扩大咨询

为了求证咨询者提供信息的可靠性，观察遗传咨询的效果和总结经验教训，有时需要对咨询者进行随访。有些咨询者对咨询医生提供的资料并无恰当的理解，回家后与亲属商议时产生了意见分歧，无法对未来的婚育计划作出明确的决定，这时咨询医生必须利用随访机会，进行耐心解释。如有需要和可能，还要进行扩大的家庭遗传咨询（expanded familial genetic counseling），在扩大的家庭成员中，就相关遗传病的传递规律、有效防治方法等方面，进行指导，同时进一步调查确认其他家庭成员是否患有遗传病，特别是查明家庭中的携带者，这将会更有效地预防遗传病在整个家族中的发生。

三、遗传病再发风险的估计

由于各类遗传病在发病过程中遵循不同的遗传规律，因此在再发风险的估计时选择不同的原则。

（一）单基因遗传病再发风险的估计

1. **亲代基因型已确定者**　如果夫妇二人的基因型由已知情况可以确定，则子女的发病风险可根据遗传方式，按孟德尔遗传规律加以推算。

（1）常染色体显性遗传病（AD）：此类疾病的显性纯合子一般均在胎儿期或幼年死亡，因此临床上常见的患者绝大多数为杂合体。当夫妇一方患病时，子代再发风险为1/2；在外显不全时，子代的再发风险为1/2乘以外显率；夫妇双方均为患者时，子代再发风险为3/4。患者正常同胞（除外显不全和延迟显性外）的子女一般不会患病。

(2)常染色体隐性遗传病(AR):此类疾病患者的基因型一定是隐性纯合子,其父母往往是表型正常的杂合子(携带者),因此,他们再生子女的发病风险是1/4,3/4为正常个体,但在正常个体中有2/3是携带者。如果夫妇一方为患者,另一方为携带者时,子代再发风险为1/2,携带者的概率也是1/2。如果夫妇一方为患者,另一方为正常显性基因的纯合子,后代不会出现患者,但都是携带者。常染色体隐性遗传病还表现出近亲婚配子女发病率明显升高的特点。

(3)X连锁显性遗传病(XD):此类疾病的发病率男女有所差别,因为男性是半合子,他的Y染色体只传给儿子,X染色体传给女儿,因此,当父亲是患者,母亲正常时,儿子全部正常,女儿全部是杂合子患者。如果母亲是杂合子患者,而父亲正常,其儿女各有1/2发病风险。当夫妇双方均为患者时,女儿全部患病,而儿子只有1/2的发病风险。

(4)X连锁隐性遗传病(XR):此类疾病女性患者是隐性纯合子,男性患者为半合子。当父亲为患者,母亲正常(显性纯合子)时,女儿全部为杂合子(携带者),儿子全部正常。当母亲是患者,父亲正常时,儿子全部发病,女儿全为杂合子(携带者)。若母亲为携带者,父亲正常,则儿子发病风险为1/2,女儿正常,但有1/2概率为携带者。如父亲为患者,母亲为携带者,其儿女发病风险均为1/2。

2. **亲代基因型未能确定者** 如果单基因病夫妇双方或一方的基因型根据家系所提供的信息不能肯定,而家系中又提供了其他信息,如正常子女数、个体年龄、疾病的外显率、实验室检查的有关数据等,这些信息都可否定或确定带有某种基因的可能性,这时估计子代发病风险要运用Bayes逆概率定理,计算出后代的发病风险。

(1)Bayes逆概率定理:Bayes逆概率定理是Bayes于1963年提出的一种确认两种相互排斥事件相对概率的理论,1975年,Murphy和Chase开始把它应用在遗传咨询中,20世纪80年代以后成为国际上估计单基因病再发风险和携带者风险的通用方法。运用Bayes定理时,首先要确定前概率和条件概率,在此基础上计算出联合概率和后概率,从而得出子代发病的风险率。在特定的遗传情况下,要把基因型不能确定者的各种可能的基因型均考虑在内,因此,由它推算出的发病风险比仅根据遗传规律计算出的结果要精确得多。Bayes逆概率定理中涉及的概念有:

1)前概率(prior probability):列出相关成员可能有的基因型,按有关遗传病的遗传方式,根据孟德尔定律得出的各基因型的理论概率。例如常染色体显性遗传病中,患者子女是杂合子(Aa)的概率为1/2,是隐性纯合子(aa)的概率为1/2,即两种可能基因型的前概率均为1/2。

2)条件概率(conditional probability):由已知家庭成员的健康状况,如正常子女数、患儿数、发病年龄、实验室检查的阴性或阳性结果等,列出上述几种遗传假设下产生这种特定情况的概率。例如,一对夫妇都是常染色体隐性遗传病的携带者,则他们生一个正常孩子的概率是3/4,假如他们连生了三个正常孩子,出现这种特定情况的条件概率就是$3/4 \times 3/4 \times 3/4 = 27/64$。

3)联合概率(joint probability):某种遗传假设下,前概率和条件概率所说明的两个事件同时发生的概率,即前概率和条件概率的乘积。

4)后概率(posterior probability):某一假设条件下的联合概率除以所有假设条件下的联合概率的总和,即联合概率的相对概率。由于后概率的计算全面考虑了特定条件提供的信息,因此它比前概率更切合实际,是进行遗传咨询的主要依据。

在医学遗传学分析中,下列两种情况需使用Bayes定理:第一种是常染色体显性遗传疾病,因受年龄或其他因素的影响而呈现不同的外显率时;第二种情况是某人可能为常染色体隐性或X连锁隐性致病基因的携带者,有几个正常子女时,估计其为携带者的可能性。以下举例来说明如何应用Bayes定理准确推算出各种单基因遗传病的发病风险。

(2)常染色体显性遗传病(AD)再发风险的推算:在常染色体不规则显性遗传病中,不完全的外显率将会影响患者亲属的发病风险。例如,多指(轴后A型)为常染色体不规则显性遗传,外显率为75%,图20-1是一个该病家系,Ⅱ$_1$表型正常,其父为该病患者,他与一个正常女性婚后,询问所生子女是否会患病?由系谱可知Ⅱ$_1$的基因型不能确定,因此需用Bayes定理来推算后代的发病风险。Ⅱ$_1$在父亲患病的情况下,可能是正常纯合子,也可能是致病基因携带者,即它可能有两种基因型(Aa和aa),两种基因型的前概率都是1/2(0.5)。由于多指(轴后A型)的外显率为75%,即Ⅱ$_1$基因型是Aa但未发病的条件概率是1-75%=25%,Ⅱ$_1$基因型是aa且不发病的条件概率为1,由此可计算出两种基因型假设下的联合概率和后概率(表20-1)。由Bayes定理推算出Ⅱ$_1$是杂合子Aa的概率为0.2,所以她后代的发病风险为0.2×1/2×75%=0.075。在此家系中,如果仅按遗传规律计算,Ⅱ$_1$后代的发病风险为1/2×1/2=1/4(0.25),二者相比,用Bayes定理推算出的发病风险,因考虑了外显不全的特定情况,所以明显低于按遗传规律估计的风险值,而且,随着Ⅱ$_1$年龄增长如仍不发病,则后代的发病风险也越来越小。

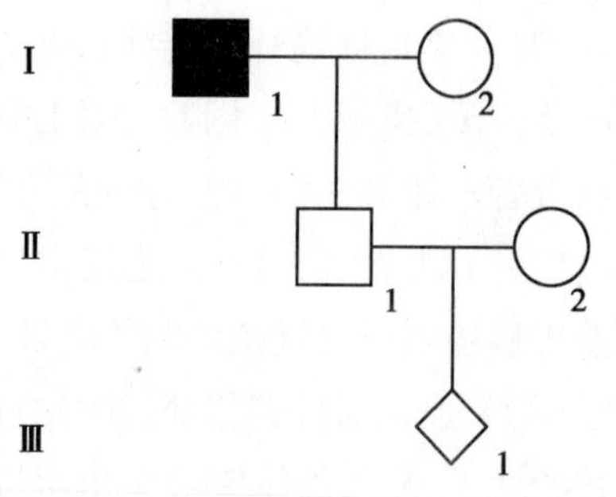

图20-1　多指(轴后A型)的系谱

表20-1　多指(轴后A型)家系中Ⅱ$_1$是杂合子的概率

概率	Ⅱ$_1$为Aa	Ⅱ$_1$为aa
前概率	0.5	0.5
条件概率	0.25	1
联合概率	0.5×0.25=0.125	0.5×1=0.5
后概率	0.125/(0.125+0.5)=0.2	0.5/(0.125+0.5)=0.8

延迟显性遗传病患者一般为杂合子,但出生时一般表型正常,当发育到一定年龄时才发病,因此对基因型不能推定者的发病风险估计时,发病年龄就成了一个特定的条件。例如,一个20岁青年的祖母患Huntington舞蹈病,父亲现年42岁,尚无遗传性舞蹈病症状,这位青年来咨询他本人发病风险如何?Huntington舞蹈病为常染色体延迟显性遗传病,据调查20岁以前发病者占8%,43岁以前发病者占64%,对此家系绘制系谱图(图20-2),Ⅱ$_1$可能带有显性致病基因但42岁尚未发病,其有可能已将该致病基因传给了Ⅲ$_1$,但由于Ⅲ$_1$才20岁,尚未发病,所以Ⅱ$_1$和Ⅲ$_1$是否为杂合子不能肯定。使用两次Bayes定理,即可算出Ⅲ$_1$带有致病基因的概率。先计算Ⅱ$_1$是杂合子的概率,由于Ⅰ$_2$的基因型已知为杂合子,Ⅱ$_1$是Aa和aa的前概率均为1/2(0.5),当Ⅱ$_1$是杂合子(Aa)时,在43岁时未发病的条件概率是1-64%=36%(0.36),当Ⅱ$_1$的基因型为aa时,不会发病,即Ⅱ$_1$是aa时的条件概率为1,按Bayes定理即可算出两种假设条件下基因型的联合概率和后概率(表20-2),有了Ⅱ$_1$杂合子的后概率,再按Bayes定理计算Ⅲ$_1$是杂合子的概率。按遗传规律Ⅲ$_1$是杂合子(Aa)的前概率为1/2×0.26=0.13,Ⅲ$_1$是隐性纯合子(aa)的前概率为1-0.13=0.87,Ⅲ$_1$是杂合子(Aa)但在20岁未发病的条件概率是1-8%=92%(0.92),Ⅲ$_1$是隐性纯合子(aa)未发病的条件概率是1,按Bayes定理算出两种基因型的联合概率和后概率(表20-3)。

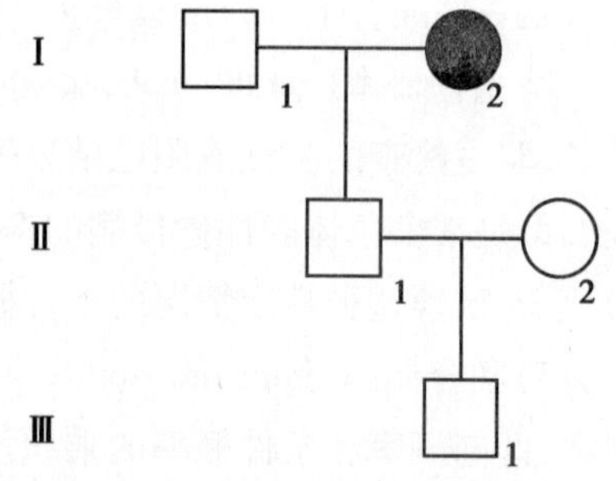

图20-2　Huntington舞蹈病的系谱

表 20-2　Huntington 舞蹈病家系中 $Ⅱ_1$ 是杂合子的概率

概率	$Ⅱ_1$ 为 Aa	$Ⅱ_1$ 为 aa
前概率	0.5	0.5
条件概率	1−0.64=0.36	1
联合概率	0.5×0.36=0.18	0.5×1=0.5
后概率	0.18/(0.18+0.5)=0.26	0.5/(0.18+0.5)=0.74

表 20-3　Huntington 舞蹈病家系中 $Ⅲ_1$ 是杂合子的概率

概率	$Ⅲ_1$ 为 Aa	$Ⅲ_1$ 为 aa
前概率	0.5×0.26=0.13	1−0.13=0.87
条件概率	1−0.08=0.92	1
联合概率	0.13×0.92=0.12	0.87×1=0.87
后概率	0.12/(0.12+0.87)=0.12	0.87/(0.12+0.87)=0.88

由计算结果可知，$Ⅲ_1$ 是杂合子(Aa)的概率为 0.12，即他目前的发病风险为 12%，如果随着 $Ⅱ_1$ 和 $Ⅲ_1$ 年龄增长仍不发病，$Ⅲ_1$ 的发病风险也越来越小。

(3)常染色体隐性遗传病(AR)再发风险的推算：对基因型不能推定的常染色体隐性遗传和 X 连锁隐性遗传，在进行发病风险估计时，往往条件概率要从系谱中提供的信息来确定，如正常子女个数等。

例如，苯丙酮尿症Ⅰ型是一种常染色体隐性遗传病，图 20-3 是一个苯丙酮尿症Ⅰ型家系的系谱，$Ⅲ_2$ 是患者，她与其姑表哥婚后生了一个表型正常的儿子，他们再生孩子的发病风险有多大？

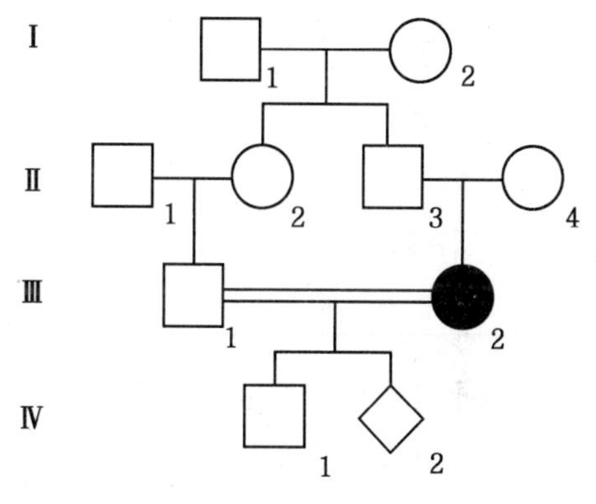

图 20-3　苯丙酮尿症的系谱

估算他们后代发病风险的关键在于要知道 $Ⅲ_1$ 为杂合子的概率。由系谱提供的信息可知，由于 $Ⅲ_2$ 是患者(aa)，所以 $Ⅱ_3$ 肯定是携带者，$Ⅱ_2$ 是携带者的可能性为 1/2(兄妹之间基因相同的可能性是 1/2)，因此 $Ⅲ_1$ 的基因型有两种可能：$Ⅲ_1$ 是携带者(Aa)的前概率为 1/2×1/2=1/4，$Ⅲ_1$ 是显性纯合子(AA)的前概率为 1−1/4=3/4。家系中又提供了他们已生有一个正常孩子的信息。因此，如果 $Ⅲ_1$ 是携带者(Aa)，生出正常孩子的条件概率为 1/2，如果 $Ⅲ_1$ 是显性纯合子(AA)，生出正常孩子的条件概率为 1，由此求出 $Ⅲ_1$ 是携带者(Aa)的概率为 1/7(表 20-4)。

表 20-4　苯丙酮尿症家系中 $Ⅲ_1$ 是杂合子的概率

概率	$Ⅲ_1$ 为 Aa	$Ⅲ_1$ 为 aa
前概率	1/4	3/4
条件概率	1/2	1
联合概率	1/4×1/2=1/8	3/4×1=3/4
后概率	1/8/(1/8+3/4)=1/7	3/4/(1/8+3/4)=6/7

由于隐性纯合患者(aa)和携带者婚后出生患儿的风险为 1/2，所以 $Ⅲ_1$ 和 $Ⅲ_2$ 再生孩子是苯丙酮尿症的风险为 1/7×1/2。如果他们一旦生出患儿，即可确定 $Ⅲ_1$ 就是携带者，此时他们出生患儿的风险就

上升到 1/2。

(4) X 连锁隐性遗传病(XR)再发风险的推算：例如，Duchenne 型肌营养不良(DMD)是一种 XR 遗传病，图 20-4 是一个 DMD 的家庭，系谱中，Ⅲ$_2$ 的两个舅舅患此病，其后代发病风险如何？此家系咨询的关键是要知道Ⅲ$_2$ 为杂合子的概率，而此概率由Ⅱ$_3$ 决定。根据系谱，Ⅰ$_2$ 肯定是携带者，Ⅱ$_3$ 可能是携带者也可能是正常纯合体，即Ⅱ$_3$ 有两种可能的基因型：X^AX^A 和 X^AX^a。根据遗传规律，在不考虑其他情况的条件下，Ⅱ$_3$ 是显性纯合子(X^AX^A)的前概率为 1/2，是携带者(X^AX^a)的前概率为 1/2。由系谱已知，她已生了三个正常的儿子，这是一个重要信息。当Ⅱ$_3$ 是显性纯合子(X^AX^A)时，所生子女都正常，因此三个儿子均正常的条件概率是 $1^3=1$，当Ⅱ$_3$ 是携带者(X^AX^a)时，每生一个正常男孩的概率为 1/2，因此三个儿子都正常的条件概率为 $(1/2)^3=1/8$。由此可计算出Ⅱ$_3$ 是携带者的最后概率为 1/9(表 20-5)。因此她的女儿Ⅲ$_2$ 是携带者的概率为 1/9×1/2=1/18，将来生育儿子的发病风险为 1/18×1/2=1/36。由上述计算可见，由于Ⅱ$_3$ 有三个正常儿子，因此她是携带者的概率大为降低，后代的发病风险也相应降低。

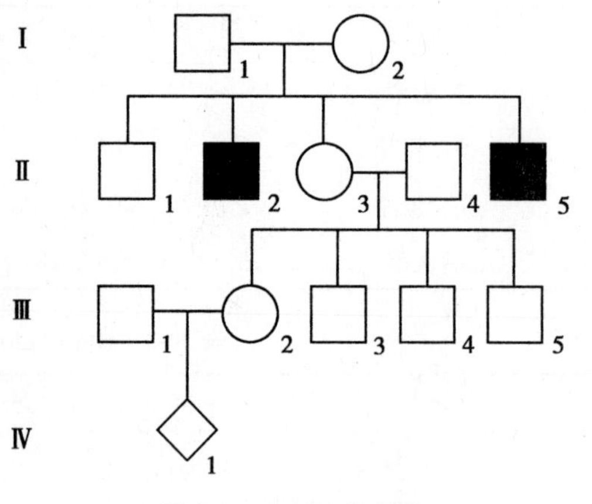

图 20-4　DMD 的系谱

表 20-5　DMD 家系中Ⅱ$_3$ 是携带者的概率

概率	Ⅱ$_3$ 为 X^AX^a	Ⅱ$_3$ 为 X^AX^A
前概率	1/2	1/2
条件概率	(1/2)3=1/8	14=1
联合概率	1/2×1/8=1/16	1/2×1=1/2
后概率	1/16/(1/2+1/16)=1/9	1/2/(1/2+1/16)=8/9

从以上几个例子可以看出，用 Bayes 定理计算发病风险时，由于考虑了家系所提供的全面的信息，因此更能反映出该家系的实际情况，通常按 Bayes 定理计算出的发病风险比仅按遗传规律计算的风险要低。

(二) 多基因遗传病再发风险的估计

多基因病是遗传因素和环境因素共同作用所致，因此不能像单基因病那样直接通过孟德尔定律来计算再发风险，而只能通过群体发病率、家系中患病个体的多少、病情的轻重及发病率的性别差异等方面来估计，这种估计概率称为经验概率，可利用 Edward 公式、阈值模式理论、Falconer 公式和 Smith 表格法来进行估算。

近年来，由于多基因病数学模型的建立和计算机的应用，多基因病的再发风险计算更趋准确，同时对多基因病遗传基础中的主基因的研究已取得很大进展，对于该类疾病的再发风险估算必将有较大突破。

(三) 染色体病再发风险的估计

染色体病一般为散发性，其畸变主要发生在亲代生殖细胞的形成过程中，而生殖细胞的发生过程变化较大，影响因素较多，因此染色体病再发风险的估计比较困难，但在以下几种情况下可作出推算：

(1) 夫妇双方核型正常，出生染色体病患儿的风险就是群体的发病率。而大多数三体综合征的发生与母亲年龄呈正相关，如果母亲年龄在 35 岁以上，则子女的再发风险将随年龄增大明显增高。

(2)如果夫妇一方为同源罗伯逊易位携带者,不能生育正常的后代。

(3)如果夫妇一方为非同源的罗伯逊易位携带者,其后代中有1/6正常、1/6为与亲代类似的携带者,1/6为易位型三体患者,其余为流产或死产胚胎。

(4)如果夫妇一方为相互易位携带者,则后代中1/18正常、1/18为易位携带者,其余均由于部分三体和部分单体导致流产、死胎或畸形儿。

(5)如果夫妇一方为倒位携带者,则后代中1/4正常、1/4为携带者,其余均由于染色体部分重复或缺失导致早期流产、死胎或畸形儿,有些倒位携带者会出现婚后不育。

第二节 产前诊断

产前诊断(prenatal diagnosis)又称宫内诊断或出生前诊断,是对胚胎或胎儿在出生前是否患有某种遗传病或先天畸形作出准确的诊断。遗传病的产前诊断最早出现于1966年,当时Steele和Breg发现胎儿的染色体组成可以通过羊水细胞的培养来进行分析,这一产前诊断技术对唐氏综合征来说非常重要。后来,随着物理学(超声诊断、影像诊断)、生物化学(生化分析)、分子生物学(DNA分析)技术的发展,产前诊断得到了越来越广泛的应用。在遗传咨询的基础上,对高风险的胎儿进行产前诊断和选择性终止妊娠是防止遗传病、先天畸形患儿出生的最有效而可行的方法,对于减少群体中致病基因频率和提高人口素质具有十分重要的意义。

一、产前诊断的对象

产前诊断适应证的选择原则,一是风险高、危害大、目前已建立产前诊断方法的遗传病。这些遗传病主要包括:①染色体病;②有明显形态改变的先天畸形;③特定酶缺陷所致的遗传性代谢病;④多基因遗传的神经管缺陷;⑤可进行DNA检测的遗传病。产前诊断的对象包括以下几类:

(1)35岁以上的高龄孕妇。这类妊娠使胎儿患有某种遗传病(特别是唐氏综合征)的比例大为升高,因此需要进行产前诊断。

(2)夫妇双方有一人为染色体畸变(特别是平衡易位和倒位携带者),或曾生育过染色体异常患儿的孕妇。

(3)曾生育过单基因遗传病患儿的孕妇、已知或推测为AR或XR遗传病携带者的孕妇。

(4)曾生育过先天畸形(特别是神经管缺损)患儿的孕妇。

(5)有原因不明的自然流产史、畸胎史、死胎及新生儿死亡史的孕妇。

(6)具有遗传病家族史又系近亲婚配的孕妇。

(7)丈夫在孕前及妻子在孕早期接触过致畸因素,如化学毒物、辐射、病毒感染等。

(8)羊水过多、宫内生长发育迟缓或疑为严重宫内感染的孕妇。

值得注意的是,有些孕妇虽然具备了上述条件,但如果出现先兆流产、有出血倾向等情况,则不宜作产前诊断。

二、产前诊断技术及其应用

产前诊断主要以羊膜穿刺、绒毛取样和胎儿脐血穿刺等技术为手段,获取胎儿的组织,并以其为材料进行细胞遗传学检查、生化分析、基因诊断等,判断胎儿是否患有遗传病。

(一)产前诊断的取材方法

产前诊断需要采集孕妇和胎儿的一些相应体液、组织作为检测材料,包括羊水细胞、羊水上清液、绒毛、脐带血、孕妇外周血中的胎儿细胞、孕妇血清、尿液、受精卵、胚胎组织等。下面就产前诊断中常用标本采集方法进行介绍。

1. **绒毛吸取术** 绒毛吸取术(chorionic villus sampling,CVS)是通过孕妇阴道从绒毛膜的绒毛中吸取获得胎儿的滋养层细胞。绒毛滋养层细胞是受精卵有丝分裂的衍生物,能准确反映胎儿的遗传特性,经短期培养后可进行染色体分析、生化检测和提取 DNA 作基因分析。

绒毛吸取术一般于妊娠 10~12 周进行,最迟在 15 周之前。其方法是在 B 超的诱导下,用取样器经腹部或子宫颈进入子宫,其中经腹穿刺能有效防止经宫颈途径造成的标本污染及可能发生的感染,因此该方法已逐渐取代了经宫颈绒毛取样。针进入子宫后在子宫壁的胎盘绒毛叶处抽取 20mg 左右的绒毛组织,经处理后即可进行各项检测。这种方法的最大优点是孕早期即可作出诊断,如需进行选择性流产,能采取更简单、安全的方法终止妊娠,对孕妇造成的损伤和痛苦较小。但由于绒毛取样是创伤性的方法,自然会有一定的风险,主要是导致流产,此法引起流产的风险比羊膜穿刺法稍高。另外,有研究报告指出,10 周之前的胎儿进行绒毛取样会增加胎儿肢体异常的风险。

2. **羊膜穿刺术** 羊膜穿刺术(amniocentesis)亦称羊水取样。羊水中有一定数量胎儿脱落细胞,多为成纤维细胞和上皮细胞,经体外培养后,可进行染色体分析、酶和蛋白质检测、性染色质检查和提取 DNA 作基因分析,也可不经培养,用微量技术作酶和蛋白质分析或直接提取 DNA 作基因诊断。

抽取羊水最佳时间是妊娠 15~20 周,因为此时子宫已超出盆腔,且羊水量多,羊水中活细胞比例高,胎儿浮动,穿刺成功率高。取材亦应在 B 超监视下进行,先嘱孕妇排空膀胱,用腰穿针穿刺,穿过腹壁和子宫壁进入羊膜腔,抽取淡黄色清亮的羊水 20~30ml,如果抽取失败或有母血污染,可隔一周后再行穿刺抽取羊水。有报道称该方法引起流产的风险为 0.5%,母体感染、Rh 溶血和其他妇科并发症发生率则更低。

3. **脐带穿刺术** 脐带穿刺术(cordocentesis)又称经皮脐静脉穿刺取血术,一般于妊娠 17~32 周进行。具体方法为:对孕妇先行 B 型超声检查,了解胎儿发育状况及羊水、胎盘、脐带状况,脐静脉直径应在 4mm 以上,并慎重选择脐带进针部位。穿刺在 B 超引导下进针至脐静脉后抽取适量脐静脉血,可进行染色体检查、各种生化检查、基因诊断或血液学各种检查。这项技术在我国已较普及,成功率较高,也较安全。常用于因羊水细胞培养失败及 DNA 分析无法诊断而能用胎儿血浆或血细胞进行生化检测的疾病,尤其在错过绒毛和羊水取样时间者。

4. **孕妇外周血分离胎儿细胞或胎儿 DNA** 前面所介绍的绒毛吸取术、羊膜穿刺术、脐带穿刺术等均为侵袭性取材方法,其操作具有创伤性,可导致流产、宫内感染,胎儿损伤等不良并发症。而利用孕妇外周血中胎儿细胞或 DNA 进行产前诊断是一项非创伤性产前诊断技术,易于被孕妇接受。

研究表明,在妊娠 5~7 周时即可从孕妇外周血中分离到胎儿细胞或提取出胎儿 DNA。孕妇外周血中的胎儿细胞有:滋养层细胞、有核红细胞、粒细胞及淋巴细胞。其中因有核红细胞包含胎儿的全部遗传信息,易从形态学上辨别,在母体血液循环中生命周期较短(约为 90 天),不会受既往妊娠的影响,且其数量与母体、胎儿的某些病理状态有关,因此,被认为是用于非创伤性产前诊断的理想细胞。

从孕妇外周血中获取胎儿细胞或胎儿 DNA 进行产前诊断研究开始于 20 世纪 60 年代末,近年来,随着分子生物学技术的发展,这一技术已成为热点。目前许多学者正致力于解决胎儿细胞的识别、富集和如何排除母体细胞及 DNA 的干扰等,现已能利用单克隆抗体或滋养细胞表面特异性抗原的抗体作为标记来识别胎儿细胞,再结合密度梯度离心、荧光激活细胞分离和磁性细胞分离等富集纯化技术,已成功地用于 21 三体等染色体病和 β 珠蛋白生成障碍性贫血、HbS 病等单基因病的产前诊断。随着分子生物学技术的不断完善和发展,以此法为代表的非创伤性产前诊断方法将在今后遗传病的预防中发挥重要的作用。

（二）产前诊断的检查方法

目前，产前诊断主要是通过胎儿形态学特征检查、染色体分析、生物化学检查和分子生物学检查来进行诊断。

1. 物理学诊断方法

（1）超声波检查：是一项操作简便、对胎儿和母体损伤极小的产前诊断方法。常用的超生诊断仪有A超、B超、超声多普勒及M型超声诊断仪，其中B型超声波的图像清晰分辨力强，应用最广。一般认为超声强度在20mW/cm^{2}以下，持续时间不超过30分钟，对孕早期3个月以内的胎儿是安全的。现该检查方法已广泛应用于神经管缺陷（如无脑儿、脑膨出、脊柱裂等）、内脏畸形（如多囊肾、肾盂积水、食管闭锁、肺发育不全、先天性心脏病等）、肢体短小残缺（如成骨发育不全、侏儒症）等200多种先天畸形的产前诊断。此外还可直接对胎心和胎动进行动态观察，并可摄像记录分析，亦可作胎盘定位，选择羊膜穿刺部位，引导胎儿镜操作、采集绒毛和脐带血标本等。

（2）磁共振检查：妊娠16周后，胎儿四肢长骨、短骨和肋骨已经骨化，可通过磁共振显像。磁共振检查效果显著优于X线检查（X线对胎儿有一定危害性，现已极少使用），主要用于了解胎儿有无先天性畸形，如无脑儿、脑积水、骨骼畸形、侏儒、多指、短指或短肢、脊柱裂及胸廓畸形等。

（3）胎儿镜：胎儿镜（fetoscopy）又称羊膜腔镜或宫腔镜，是一种带有羊膜穿刺的双套管光导纤维内镜，经腹壁、子宫壁进入羊膜腔，直接观察胎儿体表，以及进行简单操作的产前诊断方法。可于妊娠15~21周进行，主要用于胎儿血的取样、活检和产前诊断，利用皮肤活检可诊断遗传性皮肤病，也可对胎儿形态异常进行观察。此外，胎儿镜还可以用来判定胎儿性别和对某些遗传病进行宫内治疗，甚至进行一些胎儿宫内手术治疗。但由于胎儿镜检查是一种介入性、损伤性的检查技术，如果操作不当，容易引起流产、早产、母体免疫反应等，因此其应用范围受到不同程度的限制。凡是应用B超、绒毛或羊水检查就可诊断者不必进行胎儿镜检查。

2. 细胞遗传学检查　主要包括羊水或绒毛细胞X、Y染色质检查和染色体核型分析。经过羊水细胞常规培养后可进行核型分析或不经细胞培养直接进行性染色质检查；绒毛细胞可直接进行性染色质或染色体检查，也可短期温育后进行核型分析。性染色质的检查可以检出性染色体数目异常或性别鉴定，对预防性染色体数目异常或某些伴性遗传病患儿的出生具有一定价值。核型分析可对染色体病、某些脆性X染色体综合征、染色体断裂综合征以及某些与染色体异常有关的恶性肿瘤进行产前诊断。

3. 生物化学方法　利用羊膜穿刺术采集的羊水上清液、羊水细胞和绒毛吸取术采集的绒毛细胞可进行相关生化检查。

（1）甲胎蛋白（α-fetoprotein，AFP）和乙酰胆碱酯酶（acetylcholine esterase，AChE）的检测：胎儿神经管畸形时，羊水内AFP含量明显升高，可达10倍；胎儿其他畸形，如先天性肾病、先天性食管闭锁、脑疝、脑积水、囊性水肿、骶尾畸形瘤、糖尿病孕妇胎盘功能不足等，羊水AFP值亦升高。而AChE能特异性水解乙酰胆碱，胎儿期神经细胞未分化成熟，可溶性AChE进入脑脊液多，当胎儿有开放性神经管缺陷时，胎儿脑脊液与羊水间的通透性增强，使羊水中AChE显著升高，因此通过取羊水测定AChE诊断神经管畸形的准确率比AFP检测法更高。

（2）血红蛋白分析：应用电泳、氨基酸序列分析及其他蛋白质生化分析方法对胎儿镜采集的胎儿血样进行分析，可检出胎儿是否患有珠蛋白生成障碍性贫血及其他异常血红蛋白分子病。

（3）酶及代谢产物的检测：检测羊水或绒毛膜细胞中相关酶酶活性和代谢产物、底物的浓度，可检测遗传性代谢缺陷。目前已有100多种的遗传代谢缺陷可以通过此法进行产前诊断。

利用羊水上清液还可测定激素、胆红素、肌苷、卵磷脂与鞘磷脂水平，虽不能据此诊断胎儿患某种遗传病，但有助于了解胎儿的肝、肾、肺的成熟度。

4. 分子生物学方法　利用限制性酶切技术、分子杂交技术、各种 PCR 技术(巢式 PCR、多重 PCR 等)、Southern 印迹杂交、比较基因组杂交、基因芯片等分子生物学方法对绒毛细胞、羊水细胞或胎儿组织中提取的 DNA 进行基因分析诊断。目前已能对苯丙酮尿症、脆性 X 染色体综合征、珠蛋白生成障碍性贫血、血友病等几十种遗传病作出可靠的产前基因诊断(表 20-6)。随着现代分子生物学技术的发展,将会有更多的遗传病通过产前基因诊断而检出。

表 20-6　可通过 DNA 分析法进行产前诊断的单基因病

遗传方式	遗传性疾病
AD	强直性肌营养不良、Huntington 舞蹈病、成人多囊肾、Ⅰ型神经纤维瘤、家族性乳腺癌、家族性淀粉样变多发性神经性损害
AR	囊性纤维化、苯丙酮尿症、镰状细胞贫血、α-地中海贫血、β-地中海贫血、Tay-Sachs 病、α_1-抗胰蛋白酶缺乏症、先天性肾上腺增生
XR	甲型血友病、乙型血友病、脆性 X 染色体综合征、Duchenne 型肌营养不良及 Becker 型肌营养不良、鸟氨酸转氨甲酰酶缺乏症

(三) 植入前遗传学诊断

植入前遗传学诊断(preimplantation genetic diagnosis,PGD)是对体外受精胚胎的遗传物质进行分析,诊断胚胎是否有遗传异常,选择没有遗传学疾患的胚胎移植入子宫,从而获得正常胎儿的诊断方法。植入前诊断在于把遗传病控制在胚胎发育的最早阶段,避免了人工流产患病胎儿给孕妇带来的痛苦,不仅能排除患病胚胎,还可排除携带者胚胎,使有遗传病风险的夫妇得到完全健康的后代。

1990 年,英国 Handyside 等报道了世界首例经 PGD 的健康女婴,2 年后,他们又报道了 PGD 在常染色体隐性遗传病纤维囊性变的成功应用。随后,人们对多种遗传性疾病进行了 PGD 的尝试。目前文献报道进行 PGD 的单基因病多达 80 余种,但 80% 的 PGD 集中于 10 种疾病,常染色体显性遗传病有 Huntington 舞蹈病、强直性肌营养不良症和腓骨肌萎缩症;常染色体隐性遗传病有 β-地中海贫血、纤维囊性变、脊肌萎缩症、镰状细胞贫血;性连锁遗传病有脆性 X 染色体综合征、进行性肌营养不良和血友病等。

PGD 的取材主要有三种:极体、6~8 个细胞期卵裂球和囊胚期滋养层细胞。三种取材方法各有其优缺点及相应的适用范围。卵裂球活检是目前最常应用的方法,即在胚胎达 6~8 个细胞期活检 1~2个卵裂球。这种方法的优点在于此阶段每个卵裂球都是全能性的,活检 1~2 个细胞不会影响胚胎的进一步发育;缺点是材料少,只有 1~2 个卵裂球可供检测,而且卵裂阶段的胚胎嵌合体发生率很高,可能导致漏诊和误诊。在囊胚期活检滋养层细胞增加了可供诊断的细胞数,提高了 PGD 的准确性,且活检只取将来发育成胎盘的部分细胞,不影响胚胎的发育潜能。但囊胚活检的细胞是滋养层细胞,存在多倍体现象,不能完全代表内细胞团。而且囊胚期活检,由于胚胎必须在受精后 5~6 天进行移植,使得诊断时间受到严格的限制。极体活检是另外一种较常用的方法,第一极体是卵母细胞减数分裂的产物,携带与卵母细胞相同的遗传物质,极体取材原则上对卵母细胞没有损害,从而不影响受精及胚胎的发育,并且取材早,分析时间也较多,但不能分析父源性染色体异常和受精后胚胎的染色体异常。

目前应用于 PGD 的方法有聚合酶链反应(PCR)和荧光原位杂交(fluorescence in situ hybridization,FISH)。单基因遗传病 PGD 的主要诊断方法是通过单细胞 PCR 技术扩增致病基因。常用的 PCR 类型有巢式 PCR、多重 PCR、荧光 PCR、全基因组扩增技术(whole genomic amplification,WGA)等。2006 年来,有选择与致病基因在染色体的位置上紧密连锁的 STR 标记鉴别胚胎是否遗传了有致病基因的染色体来进行诊断,该方法又被称为植入前遗传学单倍型分析(preimplantation genetic haplotyping,PGH)。

荧光原位杂交技术于1994年首先应用于胚胎性别的诊断，1998年，FISH开始应用于染色体平衡易位的PGD诊断。通过选择正常和平衡配子或胚胎，PGD可显著降低染色体易位导致的反复自然流产率。还可通过性别检测防止无法进行基因诊断的性连锁疾病妊娠的发生。

PGD作为一种更早期的产前诊断，给遗传病患者的生育带来了光明，但目前在技术上还面临层层挑战，包括如何安全有效地获得胚胎的遗传物质以供检测；如何克服极低样本量对诊断的准确性以及有效性的影响；如何开发适用范围更广的诊断方法等。近年来，比较基因组杂交技术（comparative genome hybridization，CGH）和间期核转移等新技术已开始应用于PGD，应用计算机辅助突变分析进行碱基对的微测序，可在不清楚特殊突变点和基因型的情况下进行，从而扩大了PGD的应用范围。另外，随着DNA芯片技术的进一步发展，将能从一个细胞内检测出上千种基因病，PGD也许会成为一个常规的孕前诊断筛查技术。

第三节 新生儿筛查

新生儿筛查（neonatal screening）是对新生儿进行某些遗传病特别是先天性代谢病进行检查，是出生后预防和治疗某些遗传病的有效措施。我国2009年6月施行的《新生儿疾病筛查管理办法》规定：新生儿疾病筛查病种包括先天性甲状腺功能减退症、苯丙酮尿症等遗传代谢病。有些省市还在此基础上增加了G6PD缺乏症、先天性肾上腺皮质增生症、半乳糖血症等病种。新生儿筛查大多以静脉血或尿为材料，血样采集于出生72小时后至7天内进行，采取脐血或足跟血至特制滤纸片上制成血斑，晾干后进行检验。

一、苯丙酮尿症的筛查

苯丙酮尿症临床常可导致智力发育异常，如能在新生儿期发现，可通过饮食控制等措施防止或减缓症状的出现和发展。临床一般用Guthrie细菌抑制法进行筛查。枯草杆菌能在基本培养基上生长，在培养基中加入一定量的β-2噻吩丙氨酸（抑制剂）后，枯草杆菌的生长便受到抑制，而这种生长抑制作用可因外界加入苯丙氨酸得以解除。采集出生后3天新生儿足跟血，滴于滤纸片上。在含有适当比例枯草杆菌及β-2噻吩丙氨酸的培养基表面，放上待检查的干滤纸血片标本，标本中的苯丙氨酸会渗入周围培养基中，只有当血片中苯丙氨酸的含量能中和β-2噻吩丙氨酸的抑制作用时细菌才能生长。37℃温箱中培养24小时后，观察干血片周围的细菌生长环，生长环的直径大小在一定范围内与血片中苯丙氨酸的含量成正比，此时将受检标本的细菌生长环与已知浓度的苯丙氨酸的生长环直径相比较，就可半定量分析标本中苯丙氨酸的浓度。血斑中的苯丙氨酸含量大于360μmol/L时即可诊断为苯丙酮尿症。明确诊断后，应立即进行饮食治疗，减少苯丙氨酸的摄入。治疗至少持续到青春发育成熟期，提倡终生治疗。

二、先天性甲状腺功能减退症的筛查

先大性甲状腺功能减退症多数是由于甲状腺发育异常所致。该病发病率高，早期治疗效果明显。患儿促甲状腺素（TSH）水平升高而游离甲状腺素（FT_4）水平降低，因此可采用血斑滤纸的提取液以荧光分析法（Tr-FIA）、酶免疫荧光分析法（FEIA）或酶联免疫吸附法（ELISA）测定TSH和FT_4含量。血TSH增高，FT_4降低者，即可诊断为先天性甲状腺功能减退症。一旦明确诊断，立即服用甲状腺素治疗。

三、半乳糖血症的筛查

将半乳糖通路阻断的大肠杆菌与琼脂相混加入培养皿中，在半乳糖存在的情况下，这种细菌对噬菌

体溶解有抗性,血斑滤纸片周围细菌的生长情况与血中半乳糖的含量成正比,可依此作出诊断。患儿检出后,立刻停用乳类,改用豆浆、米粉等并辅以维生素、脂肪等营养必需物质加以喂养,并且宜终生在饮食中摒除半乳糖。

新生儿筛查中应强调的是:必须有完善的遗传病登记;建立敏感准确的筛查方法;筛查出的新生儿应送至遗传咨询中心进一步确定诊断;对确诊的患儿提出治疗方案并定期随访。

第四节　携带者筛查

遗传携带者(genetic carrier)是指表型正常,但带有致病基因或异常染色体的个体。一般包括:隐性遗传病的杂合子;显性遗传病的未显者或迟发外显者;染色体平衡易位的个体。携带者筛查是指当某种遗传病在某一群体中有高发病率,为了预防该病在群体中的发生,采用经济实惠、准确可靠的方法,在群体中筛出表型正常的携带者后,对其进行风险评估和婚育指导。

遗传携带者筛查对遗传病的预防具有积极的意义。因为人群中,虽然许多隐性遗传病的发病率不高,但杂合子的比例却相当高。对发病率高的遗传病,普查携带者效果显著。目前,携带者筛查主要应用于某些疾病发病率较高的特定人群。例如,Tay-Sachs 病是一种缺乏氨基己糖苷酶 Aα 亚单位的常染色体隐性遗传病,携带者在北欧犹太人中占 3%,患者在 2~4 岁死亡。可通过测量血或白细胞中氨基己糖苷酶 A 的活性来确定携带者的情况,对筛出的携带者进行婚育指导,有风险妊娠者进行产前诊断。通过携带者筛查,已使 Tay-Sachs 病在北欧犹太人中的发病率降低了 65%~85%。再如我国南方各省的 α-及 β-地中海贫血的发病率较高,因此检出双方同为 α-或同为 β-地中海贫血杂合子的概率较高,这时,进行婚姻及生育指导,配合产前诊断,就可以从第一胎起防止重型患儿出生。染色体平衡易位携带者生育死胎及染色体病患儿的机会很大,对染色体平衡易位或倒位携带者的及时检出,配合产前诊断,减少反复流产和死胎的发生,可有效预防染色体病患儿出生。

携带者检出的方法可分为以下几类:

1. **系谱分析法**　首先根据系谱图确定遗传病的遗传方式,然后根据遗传学规律分析家系中每个成员的基因型。有些成员的基因型容易确定,有些不能确定,为可疑携带者,必须进一步检查和估计风险。

2. **实验室检查**　对可疑携带者进行实验室检测,以确定其基因型。目前实验室检查可从细胞水平、生化水平、分子水平等方面来进行。

(1)细胞水平的检测:主要包括染色体核型分析和组织学观察。例如,通过染色体核型分析可检出平衡易位携带者,通过细胞学和组织学观察可检出红细胞呈轻度镰变的镰状细胞贫血携带者。

(2)生化水平的检测:适用于隐性遗传病尤其是分子代谢病杂合子的检出,因为隐性基因的表达存在剂量效应,即杂合子基因产物的剂量介于显性纯合子和隐性纯合子之间,故可以采用酶活性测定或底物负荷试验来检测。例如,半乳糖血症杂合子体内半乳糖-1-磷酸尿苷转移酶的活性只有正常人的一半左右。苯丙酮尿症携带者对苯丙氨酸的耐受能力介于正常人和患者之间。

(3)分子水平的检测:利用 DNA 或 RNA 分析技术直接检测突变基因,从而检出杂合子。此法快速、准确,特别适于对一些致病基因的性质和异常基因产物还不清楚的遗传病,或用一般生化方法不能准确检测的遗传病,如 Huntington 舞蹈病、Marfan 综合征、甲型和乙型血友病、Duchenne 型肌营养不良症(DMD)、苯丙酮尿症等。

表 20-7 列举了一些遗传病携带者筛查的方法。

表 20-7　一些遗传病携带者筛查的方法

遗传病	携带者筛查方法
镰状细胞贫血、G6PD 缺乏症等	血液检查
染色体缺失、易位、倒位、脆性 X 综合征	染色体核型分析
半乳糖血症、Tay-Sachs 病	酶含量测定
苯丙酮尿症	氨基酸负荷试验
血友病、半乳糖血症、家族性黑蒙性痴呆、苯丙酮尿症、家族性高胆固醇血症、肌营养不良症、Huntington 舞蹈病	DNA 分析
结节性硬化	X 线检查
DMD、强直性肌营养不良症	肌电描记
X 连锁色素性视网膜炎	视网膜电描记
DMD、无脉络膜眼病、白化病	临床检查

第五节　遗 传 登 记

遗传登记(genetic register)是指医学遗传中心为了控制该地区某些严重遗传病的发生,对遗传病家系进行登记的一项工作。通过遗传登记不但可以为研究遗传病的发病规律、流行特点及防治措施提供重要资料,而且可根据国际上对该病的研究进展,特别是将预防或治疗方面的最新进展转告患者及其家属,达到预防与治疗的目的。根据登记目的不同,分为临床遗传登记、遗传流行病学登记、跟踪遗传登记、预防性遗传登记。自 1972 年起,世界卫生组织便宣传这种观念。随着分子科技和生物数据库的长足发展,为利用这类登记册引入了新的空间,给患者带来更多裨益。

遗传病登记制度是以建立完备的档案,以备随时查询、参考。设立遗传病登记册的目的是多种多样的,除了为家族成员和亲属提供遗传咨询服务之外,还可以与这些家族维持长远的联系,承担为他们的后代提供辅导的责任,尤其是当新的诊断检验可供利用的时候。这些努力又可以为预防性措施提供更好的规划,如产前诊断和家庭计划等,其作用包括:①保存先证者及其家属成员的资料;②与家系成员保持长期联系,随时为患者提供新的诊断、治疗方法的服务,以充分利用新成就控制遗传病;③保存长期随访资料以利于提高检查服务的效率。

遗传登记的主要适应证是:在群体中发病率较高、症状较重、大多发病较晚、又无很好治疗手段的遗传病。一般选择本地区危害严重的单基因遗传病或可遗传的染色体异常,包括:①严重的 AD 病,且已生过孩子的患者,包括成年型多囊肾(APKD)、家族性高胆固醇血症、腓肠肌萎缩症、脊髓小脑性共济失调、家族性结肠息肉症、遗传性乳腺癌等,这类患者的信息储存对其子女或亲属有重要意义。②严重的 XR 病患者,包括进行性肌营养不良症(DMD、BMD)、血友病(甲型、乙型)、脆性 X 综合征等,这类患者的信息储存对其母系亲属有重要意义。③严重的 AR 病,包括苯丙酮尿症、黏多糖贮积症 Ⅰ 型(HARLER 综合征)、视网膜色素变性等,这类患者的信息储存对控制该病有重要意义。④多基因病患者,包括神经管缺陷、先天性心脏病等。这类病患者的家系资料和有关环境因素的信息储存对该病的预防有重要意义。⑤染色体平衡易位携带者,包括罗伯逊易位和相互易位携带者,他们的相关信息储存对控制染色体综合征的发生有重要意义。

遗传登记的内容包括个人病史、发育史、婚育史、生育次数、亲属病情、系谱绘制、风险个体、近亲婚配、资料的统计整理等内容。每年依据遗传病登记的资料总结出本地区危害严重的遗传病病种、发生率、成功的预防情况、失败的病例、有风险妊娠的人数、未来的预防措施等,以便于遗传病的预防。在开展遗传登记制度中必须注意一个重要问题:遗传登记是为遗传病家系服务,贮存的数据均为有关家系的隐私,属于保密内容。

(马用信)

第二十一章 遗传对药物不良反应的影响

药物是能作用于靶分子，影响机体的生化、生理和病理过程，从而应用于疾病的预防和诊断治疗的化学物质。虽然人类用药物预防和治疗疾病的历史已经有数千年，但即使在现代医学科技高度发达的今天，用药仍然存在很大的不确定性。对于相同的诊断和相同的处方剂量药物，不同的患者用药后表现各不相同：有些用药后有疗效无毒性，有些无疗效也无毒性，或者有疗效也有毒性，还有一些无疗效而只有毒性。这种现象被称为药物反应的个体差异。其原因一方面在于虽然药物发现和设计的初衷是通过作用于特定分子靶点而治疗疾病，但当药物进入体内后，会作用于体内大量的、与疾病有关或无关的分子，在发挥治疗作用的同时，产生与治疗无关的、可见或不可见的副作用，有些对治疗疾病无益和（或）对人体产生伤害的副作用，就是药物不良反应（adverse drug reaction）或药物毒性。另一方面，机体在长期进化中，也形成不同的机制应对各种进入体内的化学物质的挑战。对于各种生物大分子药物如抗体，机体不仅可以对之进行结合和降解，还可以通过免疫应答清除之；对于小分子化合物药物，机体则可以通过吸收（absorption）、分布（distribution）、代谢（metabolism）和排泄（excretion）等过程，减少摄取、使之无毒化或排泄出体外。这些机制都可以影响进入体内的药物在体内的浓度和存留时间，从而影响药物的治疗作用和（或）不良反应的发生。药物不良反应是药物所具有的两重性之一，完全没有不良反应的药物是不存在的。而影响药物反应的因素除了药物方面的差异如药物的性质、质量、剂量、剂型，以及给药方法、联合用药等因素外，也取决于患者机体方面的生理和病理因素，如年龄、疾病进展状况、全身状况等。过去数十年的临床观察和基础医学研究证实，遗传因素也是决定药物不良反应的关键因素之一。

第一节　药物不良反应及其机制

一、药物不良反应的个体差异

药物不良反应占全球死亡主要原因的第 4 到第 6 位。据报道，我国因药物不良反应住院人数达 250 万/年；因药物不良反应死亡人数达 20 万/年。美国每年开出约 10 亿份处方，涉及 1 万多种药物，做出约 100 亿次的剂量决定。这其中会出现约 200 万例患者毒副作用，造成约 10 万人的死亡。因此，严重的药物不良反应在临床实践中并不少见，已经引起有关部门和广大临床医生的高度重视。

在群体中，不同个体对某一药物可能产生不同的反应，甚至可能出现严重的不良副作用，称为个体对药物的特应性（idiosyncracy），也就是药物反应的个体差异。如前所述，药物不良反应表现出的个体差异可以是药物的原因和个体生理状况的原因，也可以是遗传因素造成。临床上，药物和患者生理状况造成的不良反应比较容易察觉和被控制，而遗传因素造成的个体差异虽然是可以遗传的，但另一方面其很难预先诊断，所以出现时往往出乎医生的预料，对患者的危害也就最大。

药物不良反应的个体差异很早就首先为临床医生所重视。早在 1913 年，Hanzlik 就曾报道对水杨酸钠的不良反应有个体差异。异烟肼是1912年合成的抗结核药，在临床广泛应用于抗结核治疗。1953年发现患者服用异烟肼可以引起上、下肢出现麻痹、疼痛和刺痛感，并推测其原因为异烟肼与泛酸（维生素B_6）相互作用。后来的研究发现异烟肼引起的药物不良反应是因为N-乙酰转移酶的遗传缺乏。1960年，发现日本人、因纽特人和欧洲人之间对于异烟肼的代谢有明显的慢乙酰化和快乙酰化个体比例的差异，进一步证实遗传因素的作用。伯氨喹引发的溶血病也是早期发现的个体差异引起药物不良反应的例子。伯氨喹是一种抗疟疾药，一些非裔士兵服用后发生溶血。1954年发现受害者红细胞异常，1956年发现其个体差异的原因是葡萄糖-6-磷酸脱氢酶（G6PD）遗传缺陷。G6PD缺陷携带者不会患疟疾，因此非裔和热带国家人口中携带者较多。

在这些发现的基础上，1959年，F Vogel提出了药物遗传学这一概念，被认为是药物遗传学的始创。同期德国人Kalow也在自己的研究工作的基础上提出了相同的观念。琥珀酰胆碱是一种骨骼肌松弛药/去极化肌松药，临床上应用于手术麻醉之前帮助患者进行人工通气，也用于接受电击疗法的精神病患者，防止肌肉过度收缩。正常人用药导致的典型性瘫痪仅持续几分钟，因为药物很快被血浆中的胆碱酯酶降解，但个别人瘫痪会持续一个小时以上，甚至死亡。Kalow在1951年建立了简便的血清胆碱酯酶分析法。在进行人群的血清胆碱酯酶活性水平筛查中，发现了一个患者的胆碱酯酶水平很低。但是，酶反应动力学测定表明，这个患者的胆碱酯酶蛋白水平没有降低，而是酶和底物的亲和力下降了，说明其酶蛋白的结构与正常个体不同，即可能存在酶蛋白基因的突变。进一步对该患者家系进行检测，证明其血清胆碱酯酶活性下降这一表型符合孟德尔遗传规律。根据这些发现，1962年Kalow出版了《遗传药理学》一书，独自提出了药物遗传学的概念。药物遗传学是研究由于遗传背景的不同导致人体对药物反应差异的学科。药物遗传学的研究内容包括群体间遗传变异所导致的药物反应的差异；与药物副作用相关的基因及其表达；个体遗传组成如何决定药物在其体内的功效及其副作用；以及为不同民族的所有个体建立有效的个体化治疗。

遗传因素对药物反应的影响反映了遗传因素可以影响机体对化学物质的代谢和应答。例如，苯硫脲（PTC）是一种含硫代酰胺基的化合物，能够抑制甲状腺功能，所以用于甲状腺肿的治疗。在人群中，有些人能在低浓度（1/3 000 000~1/750 000mol/L）尝出苯硫脲是苦味的，称为尝味者（TT）；而有些人则是苯硫脲味盲（tt），仅能在高浓度（1/24 000mol/L）尝味。味盲者在白种人是39%~43%，汉族人是10%~12%。研究证实，苯硫脲味盲是一个常染色体显性遗传的性状（AD，不完全显性），其基因定位于5p15。另一个例子是人体对酒精反应的个体差异。不敏感者摄入酒精后表现为初始兴奋，逐渐经历安静、忧郁、恍惚，严重时不省人事，甚至心脏或呼吸中枢麻痹死亡。而敏感者仅仅摄入少量（0.3~0.5ml/kg体重）酒精时，即表现为面红耳赤、皮温升高、心率加快等。酒精的代谢主要由两个酶控制。乙醇脱氢酶（ADH）是乙醇分解代谢的Ⅰ相代谢酶（见后述），将乙醇脱氢形成乙醛。人类有7个*ADH*基因，紧密连锁位于4q。其中*ADH1A*、*1B*、*1C*分别编码α、β和γ蛋白，组成同源或异源二聚体，负责乙醇在肝内的代谢。不同的*ADH*基因在人群中存在大量的等位基因，其中*ADH1B*基因编码的β蛋白在人群中主要存在三种多态性，由48位和370位精氨酸变异产生。这些变异造成ADH与辅酶Ⅰ结合的差异，影响酶活性。Arg48Arg370是参考等位基因，存在于白种人，酶活性低；His48Arg370和Arg48Cys370分别存在于亚裔和非裔，酶活性高。ADH将乙醇脱氢为乙醛，然后进入Ⅱ相代谢，由乙醛脱氢酶（ALDH）将乙醛脱氢氧化成乙酸。体内有两个*ALDH*基因，分别位于9号和12号染色体。其中*ALDH2*是乙醛代谢的主要酶，其多态性决定酒精耐受性。等位基因*ALDH2 * 1*具有正常酶活性；而等位基因*ALDH2 * 2*无活性并显性遗传，亚裔常见，欧裔、非裔很少见。乙醛堆积造成酒精毒性，所以个体对酒精的耐受性是由ADH和ALDH共同决定的。这是另一个遗传背景决定个体对化学物质反应的例子。

目前，遗传因素对药物应答的决定作用不仅影响着临床用药，而且也已经深深地影响着药物研发。

酪氨酸激酶抑制剂(TKI)吉非替尼(易瑞莎)对非小细胞肺癌的疗效有明显的种族差异:对非华人为10%~30%有效,而对华人为20%~40%有效。吉非替尼只对携带*EGFR*基因突变的患者疗效显著。与此相对应,肺癌*EGFR*突变率在欧美人为10%~20%,亚洲人为20%~30%,而中国人为34%。这些现象说明吉非替尼对非小细胞肺癌的疗效与种族密切相关,也就是说,可能受到遗传因素的影响。

总之,不仅药物作用的靶点分子是由基因编码的,药物的吸收、分布、代谢和排泄等各个环节,也都由特定的蛋白质负责完成。因此,机体决定这些性状的基因发生变异,势必会影响到药物的治疗作用和机体对药物的反应。遗传性药物不良反应指的就是个体遗传背景差异造成的个体对药物反应的差异。其机制大体上分为遗传背景造成的个体的药物靶点差异和药物代谢的差异。这些遗传背景差异可以造成具有单基因遗传特征的药物不良反应,也可以是由多基因决定的药物不良反应。由此而产生的两门新兴学科——药物遗传学(pharmacogenetics)和药物基因组学(pharmacogenomics),分别从单基因遗传和基因组层面,探索药物的有效性和安全性问题,指导临床用药和药物研发。

二、药物反应性的形成机制

药物的反应性,包括其药效和不良反应,取决于两个因素。一是药物靶点的存在和与药物之间的关系,二是药物在体内存在的浓度。药物的靶点就是药物作用的靶分子,可以是某种蛋白质(包括酶)或蛋白质的作用产物。药物靶点的存在与否,药物靶点与药物作用的亲和力,药物对药物靶点的具体影响,是构成药物作用和药物不良反应的关键因素。如果一种药物能高度特异性地作用于其靶点分子,高效影响靶点分子的结构或活性,而对其他分子没有影响,这个药物就一定是一个好药;相反,如果一个药物的作用缺乏特异性或者对靶点分子的影响很小,那多半不是一个好药。

机体对药物的反应性除了药物和靶点分子的关系之外,还取决于药物在体内的浓度。只能在很高浓度下发挥效应的药物,其副作用和不良反应往往相应地增加。因为随着药物浓度的增加,药物会有更大的可能性作用于靶点之外的分子,引起副作用或不良反应。口服药物进入消化系统后,首先要经过一个吸收和体内分布的过程。口服药在小肠部位通过小肠上皮细胞进入血液,经门静脉进入肝脏,在肝脏内经药物代谢酶代谢,最后经肾脏、肝脏等排泄。这就是药物在体内的生物转化过程,它决定了药物在体内的浓度。也就是说,药物的体内浓度取决于其吸收、分布、代谢和排泄过程的综合作用。这些过程都涉及机体的多种转运蛋白、代谢相关酶类和细胞表面受体等。编码这些蛋白的基因的变异,同样可以造成药物效应和不良反应的变异,在某些个体造成遗传性的药物不良反应。

所以,药物体内过程和效应可以描述为两个动力学过程。一是药物代谢动力学(pharmacokinetics),简称药代动力学,是定量描述药物在生物体内吸收、分布、代谢和排泄规律,并运用数学原理和方法阐述血药浓度随时间变化的规律的科学。二是药物效应动力学(pharmacodynamics),简称药效动力学,描述的是药物对机体靶分子的作用及作用机制。如果一种药物对机体产生明确的毒性,则通过毒理学方法加以研究和描述。药物毒理学就是研究药物在一定条件下,可能对机体造成的损害作用及其机制。很显然,无论是药物代谢和还是药物效应,其根本的决定因素都取决于基因编码的蛋白质分子。所以我们可以说,基因决定药物代谢和效应。药物遗传学研究个体基因变异对药物反应的影响。包括两个方面,一是药动学变异,即药物吸收、转运、代谢和排泄相关分子的基因变异对药物反应的影响,包括Ⅰ相药物代谢变异、Ⅱ相药物代谢变异、药物转运体变异。二是药效学变异,即药物靶点的基因变异对药物反应的影响。

值得注意的是,许多药物不良反应是由多基因遗传因素影响的。这时,仅用简单的药动学变异或药效学变异就不能准确描述机体个体差异对药物反应的影响。药物基因组学研究和资料的获取应该是应对这类问题的最佳选择。我们将在本章第三节对这个问题进行阐述。

第二节　单基因变异造成的药物不良反应

一、I 相代谢酶变异造成的药物不良反应

药物的第一相代谢反应包括氧化、去甲基化和水解反应。药物经过第一相的氧化、去甲基化等代谢作用后，非极性的脂溶性化合物变为极性和水溶性较高而活性较低的代谢物。参与第一相代谢的酶主要是细胞色素（CYP）P450 家族和黄素单加氧酶。人类细胞色素 P450 单加氧酶超家族目前已知包括 18 个家族、57 个基因。其中，CYP1，2，3 家族参与药物代谢。CYP 基因存在大量的多态性。CYP 的变异可以对药物代谢带来严重后果。例如 CYP2D6，负责临床用药约 20%的代谢，以及部分内源物质代谢。CYP2D6 的变异造成药物代谢速率的重大变化，所以临床上应根据患者的基因型-表现型（药物代谢速率）进行个体化用药（1/14 白种人为慢代谢，亚裔罕见）。

CYP 含血红素，因此可从 NADPH 接受电子催化一系列反应，如羟基化。而羟基化是 I 相反应的重要形式，可提供 Ⅱ 相反应所需的糖基或乙酰基的结合点，并起到解毒、促进排泄的作用。CYP 为一类亚铁血红素-硫醇盐蛋白超家族的分子，有类似血红素的结构，由于与 CO 作用后，分光光度计测定，450nm 处有吸收峰，故得名。细胞色素 P450 作为一种末端加氧酶，参与了生物体内的甾醇类激素合成等过程。CYP 参与药物代谢的总反应过程包括：含铁离子的 P450 与药物分子结合，接受从 NADPH-P450 还原酶传递来的一个电子，使铁转变为二价亚铁离子；随之与一分子氧、一个质子、第二个电子结合，形成 $Fe^{2+}OOH\cdot DH$ 复合物，它与另一个质子结合，产生水和铁氧复合物$(FeO)^{3+}\cdot DH$。$(FeO)^{3+}\cdot DH$ 与氢原子（来自 DH）分离，形成一对短暂的自由基，氧化型药物从复合物中释放，P450 酶再生。

CYP 在哺乳动物主要存在于微粒体和线粒体中。以氨基酸序列来命名 CYP450 同工酶，氨基酸序列 40%以上一致的归入同一家族，由一个不同的阿拉伯数字命名，如 CYP1；每种同工酶中氨基酸序列 55%以上相同的归入同一亚型，以阿拉伯数字后加一个大写英文字母来表示此一亚型，如 CYP1A；同一亚家族内酶被鉴定的先后顺序用阿拉伯数字编序，表示不同的每种酶，如 CYP3A4。

肝脏是药物的主要代谢器官。当药物经门静脉进入肝脏后，在肝细胞内首先经历 I 相反应，包括氧化、还原、水解，反应产生极性基团（氨基、羟基、巯基、羧基），提高亲水性，或易于发生结合反应。人体肝脏中参与 I 相代谢的酶主要是细胞色素 P450 家族（CYP1A1/2、CYP2A6、CYP2B6、CYP2C9、CYP2C19、CYP2D6、CYP2E1、CYP3A4/5）、黄素加单氧酶（FMO）和 NADPH-醌氧化还原酶（NQO）。在肝细胞中（小肠细胞内也如此）参与药物 I 相代谢的主要为 CYP3A4，约 55%，其次是 CYP2D6，为 30%；而在分布方面 CYP3A 数量最多，达 36%。

大多数药物是经肝细胞中 CYP450 酶系代谢的，许多药物的活性依赖其与 CYP450 酶系的相互作用。这些酶负责药物的活化、代谢，并因其在个体中具有基因多态性而引起个体对药物清除的差异。例如，CYP3A4 参与 55%市售处方药的代谢；CYP2C19 参与代谢包括抗抑郁、心血管相关等多类药物的代谢；CYP2D6 代谢超过 20 种处方类药物。几种主要参与药物代谢的 CYP 如下：

（1）CYP2D6：*CYP2D6* 定位于 22q13. 1-q13. 2。主要表达于肝脏，在药物代谢中的作用很大。由于错义突变、基因缺失或复制等原因造成 *CYP2D6* 有超过 50 种等位基因，其中 24 种等位基因无活性，6 种活性降低，而另一些却具有增强的活性。因此造成 CYP2D6 具有不同的代谢表型：弱代谢型（poor metabolism，PM）；超快代谢型（ultrarapid metabolism，UM）；中间代谢型（intermediate metabolism，IM）；强代谢型（extensive metabolism，EM）。其参与代谢的药物有多种抗心律失常药、β 受体拮抗药、抗高血压药、抗抑郁药等，如异哇胍、金雀花碱、可待因、右美沙芬、去甲替林、氟哌啶醇、氯丙嗪。临床可根据

CYP2D6 基因型选择药物剂量，进行个体化用药。如抗抑郁药物——去甲替林的使用，传统用药采用“同病同药同剂量”的原则，给予所有患者 100mg 的剂量，造成有的患者剂量不足，而有的患者剂量过大。现根据不同 *CYP2D6* 基因型对应不同代谢型，给予等位基因为功能增强型的 CYP2D6 ∗ 1 的超强代谢者 500mg，等位基因为功能降低型 CYP2D6 ∗ 2，∗ 9，∗ 10，∗ 17 的强代谢者和等位基因为无功能型 CYP2D6 ∗ 3，∗ 4，∗ 6 的中等代谢者 100mg，而基因缺失型 CYP2D6 ∗ 5 的弱代谢者 10mg。

(2) CYP2C9：*CYP2C9* 基因位于 10q23-q24，在染色体重组中常发生连锁不平衡。CYP2C 亚家族中，CYP2C9 占肝微粒体 CYP 酶总量的 15%，能羟化代谢许多不同性质的药物，主要是酸性底物。据统计，目前约有 16%的临床药物由 CYP2C9 负责代谢。包括：抗惊厥药：苯妥英；抗凝血：华法林、醋酸香豆素、苯丙香豆素；抗糖尿病药：甲苯磺丁脲、格列本脲、格列美脲、格列吡嗪；非甾体抗炎药：塞来昔布、双氯芬酸、布洛芬、甲芬那酸、吡罗昔康、替诺昔康、氯诺昔康；抗高血压：氯沙坦、厄贝沙坦；利尿药：托拉塞米。

华法林是临床上广泛应用的一种口服抗凝药，主要用于预防和治疗血栓性疾病。但其有效治疗剂量范围较窄且不同个体之间维持剂量存在较大差异性，使其在临床应用中比较棘手。尤其是在使用华法林抗凝治疗初期，极易导致严重的出血并发症。CYP2C9 是影响华法林代谢的主要酶之一。*CYP2C9* 基因具有高度遗传多态性，较常见的基因突变体是 CYP2C9 ∗ 2 和 CYP2C9 ∗ 3，因其编码的酶活性分别比野生型 CYP2C9 ∗ 1 降低了 30%和 80%，导致 *CYP2C9* 基因突变个体对华法林的需求剂量较低。携带这两个等位基因的个体服用华法林后达到稳态浓度需要的时间较长，且在使用初期有较高出血危险性，因此 CYP2C9 ∗ 2 或 CYP2C9 ∗ 3 基因型个体服用华法林时应减少剂量。CYP2C9 ∗ 2 和 CYP2C9 ∗ 3 等位基因频率在不同种族中有较大差异。高加索人中，CYP2C9 ∗ 2 和 CYP2C9 ∗ 3 等位基因频率分别是 8%～20%和 6%～10%，而 CYP2C9 ∗ 2 在亚洲人群中不存在，在美洲黑种人是 2%～4%。CYP2C9 ∗ 3 在亚洲人中的频率是 1%～4%，在美洲黑种人是 1%～2%。

(3) CYP2C19：CYP2C 亚家族中，CYP2C19 占肝微粒体 CYP 酶总量的 5%。基因位于 10q23-q24，在染色体重组中常发生连锁不平衡。主要参与代谢药物有奥美拉唑，是抑制胃酸分泌的质子泵抑制剂，用于治疗胃及十二指肠溃疡、反流性或糜烂性食管炎、佐-埃综合征等。此外还有抗癫痫药 S-美芬妥英(也称 S-美芬妥英 4′-羟化酶)。

二、Ⅱ相代谢酶变异造成的药物不良反应

Ⅱ相代谢主要是药物或其Ⅰ相代谢物与内源性结合剂的结合反应。结合后药物毒性或活性降低、极性增加而易于被排出。很多酶可以参与药物的Ⅱ相代谢，如丁酰胆碱酯酶、UDP 糖醛酸转移酶(UGT1)、硫代嘌呤甲基转移酶(TPMT)。它们的多态性都会影响特定药物的代谢。Ⅱ相反应即结合反应，催化内源性小分子与化合物加成结合以增加药物的水溶性，利于排泄清除。包括葡糖醛酸化、硫酸化、谷胱甘肽结合、乙酰化、甲基化、氨基酸结合、脂肪酸结合。参与Ⅱ相代谢的酶有谷胱甘肽-S-转移酶(GST)、N-乙酰转移酶(NAT)、尿苷二磷酸葡糖醛酸转移酶(UGT1A1)、硫嘌呤甲基转移酶(TPMT)。其中许多酶的基因在人群中存在大量变异等位基因，编码不同活性或表达不同水平的酶蛋白，影响个体对药物的代谢。例如，丁酰胆碱酯酶多态性可以影响琥珀酰胆碱的降解；UDP 糖醛酸转移酶(UGT1)参与胆红素代谢，其基因的多态性影响患者灭活抗癌药喜树碱，有些患者的 *UGT1* 基因的启动子含有串联重复序列 A$(TA)_n$TAA，重复次数增加可以降低 *UGT1* 基因的转录活性，减少 UGT1 酶的表达，使得患者容易发生喜树碱中毒；硫代嘌呤甲基转移酶(TPMT)灭活抗白血病药 6-巯基嘌呤和 6-硫代鸟嘌呤，其基因的多态性表现为常见的 3 种错义突变，可以破坏酶蛋白的稳定性，这些多态性使酶降解加快，患者容易发生 6-巯基嘌呤和 6-硫代鸟嘌呤药物中毒。

N-乙酰转移酶 2(NAT2)参与异烟肼代谢。异烟肼(isoniazid，INH)是著名的抗结核药。作为抗结核

一线药物,具有价廉、低毒的特点,应用非常广泛。它吸收迅速,体内灭活后排出。异烟肼对患者的毒副作用表现在两个方面:一是异烟肼本身与维生素 B_6 反应使维生素 B_6 失活,引起神经损害;二是异烟肼的代谢产物乙酰肼可以引起肝脏毒性,产生肝坏死。N-乙酰转移酶 2 的多态性对患者毒副作用的发生以及发生何种毒副作用有很大影响。快灭活的患者异烟肼在体内的半衰期为 45~110 分钟,其 NAT2 活性高,异烟肼在肝内迅速水解为乙酰肼,乙酰肼累积使得患者易发生肝炎和肝坏死。慢灭活的患者异烟肼在体内的半衰期 2~4.5 小时,其肝内 NAT2 酶的活性较低,造成异烟肼累积,引起维生素 B_6 缺乏并进而造成神经损害。

N-乙酰转移酶基因定位于 8p23.1-q21.3,AA 为快失活者、Aa 为中失活者、aa 为慢失活者。欧美人群 50%为慢失活者;东方人群小于 20%。已发现 *NAT2* 有 87 种基因多态性,且多与功能相关。催化异烟肼、利福平等药物的乙酰化;可发生不同形式的点突变,致 N-乙酰基转移酶不稳定,活性降低,成为慢灭活型。*ANTP* 为假基因。*NAT1* 已发现 28 种基因多态性,催化芳基胺药物的 N-乙酰化。

三、药物转运体变异造成的药物不良反应

不同的药物转运体的多态性对药物的吸收有重要影响。药物转运体分为两类:ABC 型是 ATP 结合盒型,参与外排、解毒和多药耐药(MDR);SLC 型为溶质载体型,参与药物摄取。药物转运体分布在肝脏、肠道、肾脏、脑组织。这些膜转运蛋白在药物的体内代谢过程中发挥着重要作用。按照功能不同,膜转运蛋白可以分为摄取和外排两大类。其中,参与摄取功能的膜转运蛋白为 SLC 型,参与有机阳离子、有机阴离子、二肽、核苷酸等转运;负责外排功能的膜转运蛋白为 ATP-结合盒,如 P-糖蛋白(P-gp)。下面就以 P-糖蛋白为例简要介绍膜转运蛋白。

P 糖蛋白(P-glucose protein,P-gP)是一种 ATP 依赖性膜转运体,在人体内由多药耐药(multi-drug resistance,MDR)基因 *MDR1* 编码,属于 ABC(ATP-binding cassette,三磷酸腺苷结合盒式结构)转运蛋白超家族。人类 P-gp 是一种分子量为 170kDa 的多肽,包含 1280 个氨基酸,有 2 个同源性片段以及 1 个链接区组成。每个同源性片段大概包含 610 个氨基酸,各包括 6 个由跨膜螺旋片段组成的疏水跨膜区(transmembrane domain,TMD)和 1 个位于胞膜内侧高度保守的 ATP 结合域(nucleotide binding domain,NBD)。

P-糖蛋白位于细胞膜外的结构类似由对称六边形组成的环形,直径约 10nm,高约 8nm,内含 1 个孔径约 5nm 的中心孔,可能作为底物转运的通道。中心孔面向胞外面开放,而面向胞质面关闭。当小分子药物通过被动扩散的方式进入细胞内,P-糖蛋白依赖胞内侧 NBD 亚基将 ATP 转化为 ADP,从而将药物泵出细胞。其转运的重要物质和药物包括胆红素、某些抗癌药、强心苷、免疫抑制剂、糖皮质激素、HIV-1 蛋白酶抑制剂等。

四、药物作用靶点变异造成的药物不良反应

药物靶标是指存在于组织细胞内与药物相互作用,并赋予药物效应的特定分子。绝大多数为蛋白质,包括多种受体、酶等。近年来,随着分子生物学研究的深入,尤其是人类基因组和蛋白质组学的研究,对药物靶标的基因多态性与临床表型的研究也受到重视。葡萄糖-6-磷酸脱氢酶(G6PD)缺乏症是人类最常见的酶缺陷疾病,全球 4 亿人受累,10%非裔美国男性为 G6PD 缺陷,因此易发药源性溶血,是热带、亚热带常见遗传病。我国南方发病率为 5%~20%。临床症状:平时无症状,服用伯氨喹类药物(氧化剂)或食用蚕豆后,会出现血红蛋白尿、黄疸、贫血等急性溶血反应。其他敏感的药物还有磺胺类抗生素、砜、萘(樟脑)。

了解 G6PD 缺陷病要从磷酸戊糖通路的意义开始。在磷酸戊糖通路中,G6P 在 G6PD 作用下形成

6-磷酸葡萄糖内酯，再转变为6-磷酸葡萄糖酸，再次脱氢、脱羧、转变为核糖-5-磷酸，然后继续代谢。这一通路可以产生两个重要的中间产物，一是核糖，将参与核苷酸代谢；二是NADPH，用于维持细胞的氧化还原状态和生物合成。葡萄糖-6-磷酸脱氢酶（G6PD）缺乏引起细胞中NADPH减少，过氧化物水平增加，细胞内蛋白分子容易被氧化。红细胞中含有大量的血红蛋白，对氧化性环境十分敏感。过氧化氢的增加可以促使血红蛋白氧化，然后解聚、变性，形成Heinz小体，并发生溶血。所以加剧细胞内氧化反应的药物和食物，都有可能加重G6PD缺陷者的溶血反应。

在遗传上，*G6PD* 基因（Xq28）为X连锁基因，呈现X连锁不完全显性，所以女性杂合子由于有X染色体的随机失活，因而具有不同的临床表现度：酶活性20%~70%。取决于正常和突变的X染色体被灭活的比率。除了表现度外，G6PD缺陷者的临床症状严重程度还受到突变类型的影响。G6PD变异型可分为许多类型：Ⅰ类为酶活性严重缺乏（活性<10%），伴有非代偿性慢性溶血，特点是无诱因，反复出现慢性溶血；Ⅱ类为酶活性中度或显著缺乏（活性<60%），表现代偿性溶血性贫血，特点是在诱因作用下，才诱发急性溶血；Ⅲ类为酶活性轻度降低或升高（活性60%~150%，或>150%），表型基本正常。

另一种药效反应的变异是恶性高热（malignant hyperthermia），常染色体显性遗传，对一些常用的吸入性麻醉剂（如氟烷）和去极化肌肉弛缓剂（如琥珀酰胆碱）产生严重不良反应，是麻醉死亡的重要原因。原因是胞内钙离子通道RYR1突变。Ryanodine受体（RyR受体）是存在于内质网/肌质网上（ER/SR）的一种钙释放通道。它能迅速地将 Ca^{2+} 从ER/SR中释放出来，从而发挥一系列的生理功能。Ryanodine受体对保持胞内钙的平衡也起着重要作用。

载脂蛋白E的基因多态性。雌激素替代治疗（ERT）是绝经期妇女骨质疏松的首选治疗。但人群中 *APOE* 有3个等位基因：*E2*、*E3*、*E4*，ERT能使具有 *E2* 型基因的妇女血中总胆固醇含量大大高于 *E3*、*E4* 型。这些多态性提示医生在绝经期妇女中使用ERT时，可事先检测患者的 *APOE* 基因，对具有 *E2* 型基因的妇女在治疗过程中密切监测血脂浓度。

卡托普利是血管紧张素转化酶抑制剂（ACE inhibitor或ACEi）。作为一种历史悠久的普利类降血压药，价格低廉，能为低收入患者所接受，也是临床医生的首选药品之一。其药物不良反应包括常见的，如干性咳嗽、心悸、皮疹、味觉减退等不良反应外，还有少见的不良反应，如蛋白尿、血管性水肿、眩晕、昏厥、白细胞减少。在肾素-血管紧张素-醛固酮系统中，血管紧张素转化酶（angiotensin converting enzyme，ACE）催化血管紧张素Ⅰ转化为血管紧张素Ⅱ，而后者具有血管收缩、促进水钠潴留的作用。血管紧张素转化酶基因（*ACE*）定位于人17q23，包含26个外显子。*ACE* 基因多态性为包含287bp的Alu重复序列的第16位内含子，其插入或缺失造成了 *ACE* 的插入/缺失的多态性。*ACE* 基因据此分为三型，即插入型纯合子（II）、缺失型纯合子（DD）和杂合子（ID）。缺失型纯合子的 *ACE* 活性是插入型纯合子的2倍。分析血管紧张素转化酶基因I/D多态性与卡托普利治疗，结果表明：在各基因型组间，血压和治疗效果无统计学差异，但在比较三组患者咳嗽不良反应发生率方面，II基因型组达57.1%，ID基因型组为35.1%，DD基因型组是27.8%，三组间具有显著统计学差异。此外，*ACE* 基因多态性分布在不同种族也具有明显差异。且 *ACE* 的I/D多态性在中国各地区、多个人群中与原发性高血压的发病相关，DD基因型可以作为原发性高血压的独立危险因子，与心肌梗死相关联。

有些药物的不良反应可能同时受到药代动力学变异和药效动力学变异的影响，典型的例子就是华法林治疗。华法林作为一种口服抗凝血药，可抑制维生素K环氧化物还原酶Ⅰ（由 *VKORC1* 基因编码），发挥抗凝作用。美国每年2000万人服用，其中致死性出血0.1%~1%；严重出血0.5%~6.5%。多种因素影响华法林剂量的决策。这些影响剂量的因素包括：维生素K的食物摄取量、维生素K的自身合成、*CYP2C9* 多态性以及 *VKORC1* 多态性。因此在临床使用华法林时，应该进行每个患者有关基因的多态性检测，再制订个体化的用药计划。

第三节　多基因变异造成药物不良反应和药物基因组学

一、药物基因组学的概念和基本方法

以上的内容都是把药物反应作为单基因性状来介绍的。也就是说,对于患者群体使用相同的药物,药代动力学变异和药效动力学变异可以将患者分为几群。那么,药物反应真的都是单基因性状吗? 事实显然要复杂得多。任何一个药物进入一个个体的体内,都同时受到个体的药代动力学变异和药效动力学变异的影响。药代动力学变异使其具有独特的血药浓度、药效动力学变异使其对药物的应答和毒性阈值均不同。所以大量的药物反应是由多基因控制的。基因变异造成的药物反应的个体差异也就是多基因性状。对于这样的复杂问题,只有从基因组的层面,才能准确把握每个患者的药物反应,指导个体化的临床用药。药物基因组学正是伴随着基因组学研究技术和理论的发展而诞生。药物基因组学是指从全基因组水平揭示药物代谢酶、药物转运体、药物靶标的多态性及其对药物代谢和药效反应的影响;以药物效应及安全性为目标,研究各种基因变异与药效及安全性之间的关系,以期更加准确的实现对患者的药物治疗;同时从基因组的层面指导药物研发。

人类基因组计划的完成解码了包含在23对染色体中的人体的全部遗传信息。解码这一信息的意义主要在于两个方面:一是我们知道了人类基因组信息的共性,也就是人类作为一个物种所具有的全部遗传信息。得到这些信息为我们通过功能基因组学研究系统地了解人体运作网络的机制奠定了基础。二是从每个人的基因组序列中,我们知道了人类个体之间的遗传相似度是99.9%,而0.1%的差异性就构成了我们不同个体之间的差别,包括了每个人和每个人之间发育的差别,对疾病易感性的差别,也就包括了每个个体对相同药物应答方式的不同。揭示不同个体基因组的序列差别与药物反应的关系并揭示其机制,从而指导临床实现高效低毒用药的目的,是药物基因组学面临的主要挑战。

如何才能确立个体基因组信息与其药物应答的关系并进一步指导临床用药呢? 由于大部分基因变异造成的药物反应的个体差异是多基因性状,所以难以用连锁分析确定哪个基因位点与哪个药物不良反应相关。目前药物基因组学最常用的研究思路就是关联分析(association study)。关联分析常用的方法有两种,即候选基因法(candidate gene approach)和全基因组关联法(GWAS)。关联分析的目标是将染色体上的基因位点(gene locus)和表现型的出现进行统计学关联,而染色体上的基因位点又是通过基因型来标记的,所以关联分析需要回答在染色体的特定位置上有什么样的基因型及其与特定表现型之间的统计学关系。候选基因法是一种bottom-up的思路,主要是在以往的分子遗传学研究成果的基础上,通过已经发现的表现型去推断影响这个表现型的可能的基因缺陷。这是一种正向遗传学的研究思路,包括表现型的确认、根据表现型的发生机制推断候选基因的身份及其在染色体上的定位、确认候选基因上可能存在基因多态性和突变。这是一个从表现型推断基因并进而确定基因型的过程。另外一种新的方式即全基因组关联分析,是一种top-down的思路,也是反向遗传学思路。这种方式首先要求根据基因组的多态性进行基因分型,也就是确定每个个体在特定基因位点上的基因位点标志物,然后把这个基因位点标志物与特定表现型的出现进行统计学关联,以在全基因组范围内确定表现型的出现是和哪个染色体位点相关的。进一步在通过分子生物学研究明确发现的染色体位点上的什么变化以及如何引起的表现型。

所以,关联分析主要由三个要素组成:表现型、基因型和判断二者之间关联关系的统计学分析工具。在药物基因组学中,表现型就是不同患者的药物不良反应,而基因型则是标记患者染色体上特定位置的遗传标志物。从前面的学习我们知道,遗传标记物主要是DNA序列的多态性,主要包括两种形式。一是核苷酸序列的多态性，二是重复DNA序列位点上重复次数的多态性。对于药物基因组学分析来说，人类染色体上含量最多、使用最方便的多态性标志是DNA序列的单核苷酸多态性（SNP）。SNP是基因组上单个核苷酸的变异，一般而言是指在人群中变异频率大于1%的单核苷酸变异，可用于人类的基因型鉴定。这类多态性序列占据了我们基因组序列的0.1%，相当于每1000个碱基对存在一个SNP。到目前已经在人类基因组中发现了超过300万个SNP位点。如果按照人类的23对染色体来算，这种多态性已经接近6×10^6碱基对，信息量巨大。除了SNP之外，人类基因组上还存在一些小的插入和缺失形式的多态性位点，也被用于基因分型或基因型鉴定。重复序列的拷贝数变异和SNP不同，是存在于染色体上的成片段的重复序列，通常是位于我们人类基因的非编码区，拷贝数可以从很低到很高，也可以作为我们遗传的标记。但目前使用最多的还是SNP。SNP在染色体上的变化绝大多数是二态性的，易于进行自动化检测；其在基因组上基本呈均匀的均态分布，平均300~1000个碱基对就出现一个SNP的标记，可以高精度地覆盖全部染色体位点；另外，人类单体型图（HapMap）计划已经将现在绝大多数的SNP进行了定位，明确了相关信息以及在人种之间的差异度。有一些处于人类基因组的外显子的SNP通常会导致一些基因的氨基酸编码和后续的蛋白质功能改变。明确这些SNP不仅可以进行基因定位，还可以深入探讨这些氨基酸变异对蛋白质功能的影响，以及进一步如何影响药代动力学和药效动力学，最后造成了药物应答的改变，以及药物的临床治疗效应的变化。明确这些药物临床疗效相关SNP，不仅对于患者的合理用药具有重要意义，也为后续的药物研发奠定了很好的基础。所以在药物应答研究和观察中，是以SNP这类遗传标志为主要的基因组定位信息来进行。

除了基因组关联分析以外，不断发展的功能基因组学方法也越来越多地被应用于药物基因组学研究和应用。这主要是在用药后有不同反应的患者之间，或者在用药物处理和不处理的细胞之间，进行基因表达谱的对比、蛋白质组的对比，或者采用质谱等技术进行的代谢产物谱的对比。这些对比可以提供药物对细胞的基因表达谱的影响、蛋白质表达谱的影响以及对细胞物质代谢的影响。对这些信息进行深入的生物信息学分析和生物学作用和机制的分析，也可以为揭示不同个体用药后的不同反应提供很好的分子基础。

二、药物基因组学对临床个体化用药的意义

用药物基因组学指导患者的临床用药，就是在常规药代动力学和药效动力学遗传分析的同时，对药物反应进行基因组学分析，如采用基因芯片对比对同一药物反应不同的患者样品的mRNA差异、采用SNP基因分型发现药物反应与患者全基因组单倍型的关联关系（GWAS）或与基因组局部单倍型的关联关系、采用液相色谱-质谱（LC-MS）技术对比对同一药物反应不同的患者样品的蛋白质差异，从而发现药物有效和药物不良反应的关键分子标志，以实现更加安全、更加有效的临床用药。

例如，临床上巯基嘌呤被用于儿童急性淋巴母细胞白血病的治疗。巯基嘌呤代谢的关键代谢酶是硫代嘌呤甲基转移酶（TPMT）。TPMT属于Ⅱ相代谢酶，其基因存在多个等位基因，对血药浓度有较大影响。所以一般而言，可以根据患者的TPMT基因型指导用药。但事实上，巯基嘌呤治疗的药效和毒性反应还受到众多其他基因影响。对于这样的问题，就很难采用单基因遗传的原理来评估多基因因素对巯基嘌呤用药的影响了。药物基因组学则采取了全基因组的策略，通过高通量的体外和体内研究，从药物代谢、药效、药物毒性等不同侧面加强合理化用药，提高患者的生存。所以，在对待临床患者用药上，药物遗传学思路和药物基因组学思路有截然不同的做法和意义。药物基因组学指导的临床用药将无可避免地需要大量样本和大数据支持，通过社会的专业组学检测和分析服务才能实现。这将改变现有的医疗模式。

由于客观原因，目前采用的绝大部分临床药物在研发过程中都没有整合入该药物对于人体基因组

的影响的信息，所以对于很多药物来说，需要在临床用药的过程中逐步积累其对人类基因组影响的信息，以实现更加精准的用药，即更加有效和毒副作用更小。表皮生长因子受体（EGFR）是一种表皮生长因子（EGF）的受体蛋白，广泛分布于人体各种上皮细胞膜上，属于酪氨酸激酶受体蛋白家族的糖蛋白。EGFR为单次跨膜蛋白。受体蛋白分子与胞外配体结合后，将发生受体的二聚化，二聚化会导致受体蛋白胞内结构域酪氨酸残基磷酸化。受体的二聚化和酪氨酸残基的磷酸化代表了EGFR受体激活的过程。此后，激活的EGFR会将其信号向下游传递，激活不同的信号转导通路。其中最主要的信号通路是Ras-Raf和PI3K-Akt信号通路。这两种信号通路的活化介导了EGF最主要细胞生物学效应，包括细胞增殖的加速，以及引起细胞侵袭、转移、血管发生、对凋亡的抵抗等，支持肿瘤的发生和进展。大量的基础研究和临床研究都已经证明*EGFR*是最重要的癌基因之一，靶向*EGFR*的治疗显然在肿瘤治疗中具有重要意义。目前靶向*EGFR*的上市药物主要有两大类：一类是靶向EGF受体胞外段，与EGF生长因子结合部位的封闭性单克隆抗体，最著名的就是已经上市很久的西妥昔单抗（cetuximab）。另一类药物是靶向受体胞内段酪氨酸激酶结构域的一些小分子化合物，即酪氨酸激酶抑制剂（TKI），目前已经有许多种类。这两类药物都是专门针对*EGFR*来进行抗肿瘤治疗。在治疗过程中，发现TKI治疗的应答和*EGFR*是否发生突变是密切相关的。对野生型*EGFR*的患者使用TKI的治疗效果非常差，基本上达不到抑制肿瘤生长；但对于突变的*EGFR*却可以达到非常有效的治疗效果。所以*EGFR*的基因型对于药物应答起着关键的作用。

EGFR是单次跨膜蛋白分子，其酪氨酸激酶结构域由外显子18～21编码。已经发现肿瘤患者在这几个外显子当中出现了很多突变，这些突变可以改变TKI药物与靶点的结合，进而影响其抑制激酶激活的分子效应。在众多突变的当中，两个突变是最重要的，一个是19号外显子的缺失突变，另一个是21号外显子的错义突变，这些突变可改变药物的作用方式。在临床研究当中，针对19号和21号外显子两种突变方式，突变型和野生型个体比较起来，使用TKI（如吉非替尼，gefitinib，又称易瑞沙）后患者的无瘤生存期完全不一样，总的生存期有明显统计学差异，提示这一突变是TKI应答的关键效应靶点。因此在药物治疗之前，应该通过基因突变检测判断用药是否合适：对于纯合子突变个体，是TKI药物治疗的最佳适应证；对于野生型的纯合子，则不建议使用TKI药物治疗。

EGFR信号途径中，Ras-Raf是其主要的下游信号通路之一。现有靶向EGFR的药物都是针对EGFR胞内段或胞外段。可以预期，其下游信号途径分子的状态也会影响药物的疗效。如果*Ras*发生突变，不受上游EGFR信号的控制而发生自激活，这种自激活可以直接引起细胞异常增殖，抗凋亡以及细胞侵袭性的改变，而与EGFR的激活与否无关。所以我们在用EGFR单抗（如西妥昔单抗）进行EGFR的封闭治疗前，应该检测*Ras*基因的突变状况。一般而言，*Ras*基因的突变率相对很高，突变方式也很多，其中最多发生在12、13和61密码子，这三个密码子突变导致的突变型个体达到45.5%，而其中12号密码子突变就占到38.5%。所以在西妥昔治疗过程中，应该检测*K-Ras*基因是否存在突变。现在已经有针对这三个位点突变检测的试剂盒，如果在这三个位点发生突变，那就不应该使用西妥昔单抗药物进行靶向治疗。RAS下游还有RAF分子。而RAF分子的突变同样也可导致整个信号通路的自激活。研究发现*RAF*基因的突变率在结直肠癌中可以达到15%。如果对这一部分患者使用西妥昔单抗进行靶向治疗，同样应该检测*RAF*基因的突变。*RAF*基因的突变最常见的是在其基因序列的1799核苷酸位点上，这个位点的突变可以导致非同义的突变，也就是600位的缬氨酸突变为谷氨酸。这个氨基酸的改变，可以引起原发耐药性的发生。因此，这种突变的检测对于指导西妥昔单抗的临床用药具有十分重要的意义。类似这种对已经上市的药物，通过临床的治疗效果观察去探索可能影响疗效的基因突变方式，最终建立何种突变对于药物疗效有何种影响，进而开发基因分型的诊断试剂盒用于指导临床用药，就是售后诊断的模式。就上述针对EGF受体信号通路的药物而言，目前可以选择的靶向药物很多，主要是针对 EGFR 的胞外段细胞因子激活的单克隆抗体阻断剂,以及针对胞内段的酪氨酸激酶结构域的小分子阻断剂。在这些药物的临床应用过程中,FDA 强烈建议进行 *EGFR* 基因型多态性的检测,*EGFR* 基因表达的检测,以及 *K-Ras*、*B-RAF* 等信号途径上的关键分子的常见位点的突变状态检测。只有这样才能在临床实践中有针对性地使用这些价格不菲但作用优良的药物。当然在这一通路中,目前人们只关注了 *EGFR* 突变、*K-Ras*、*B-RAF*,至于这一通路中的其他分子的多态性或突变对于靶向药疗效的影响,还有待于进一步研究。

三、药物基因组学对新药研发的意义

售后诊断主要是针对缺乏药物基因组数据的上市药物进行个体化用药的模式。对于目前或以后的药物研发,则可以在药物研发的过程中就获取其药物基因组学数据,以实现高效、低毒的个体化治疗目标。而对于没有上市的药物或者正在推向市场的药物,在后期药物研发或市场推广的同时发现相关基因的多态性或突变对其药物疗效的影响,并由此开发出诊断试剂,使新药上市的同时即可使用这些诊断试剂对临床用药进行个体化治疗指导。这种个体化治疗模式称为伴随诊断。这种在药物研发过程中或者大规模上市前获取该药物的药物基因组学数据,全面揭示药物有效和毒性的关键生物标志物,可预测和提高药物的有效性和安全性,从而能更好地指导临床用药,应该说这是未来药物研发的最主要模式。

前面介绍的针对 EGFR 的药物都属于分子靶向药物。在这些分子靶向药物的研发过程当中,获得了多种指导临床应用的配套诊断试剂。只有将分子靶向药和相关的分子或基因诊断试剂盒相结合,才能实现临床期待的个体化分子靶向治疗。一个突出的例子就曲妥珠单抗(Herceptin,赫赛汀)。赫赛汀是针对 HER2 抗原的单克隆抗体,而在乳腺癌、胃癌患者中发现,有 25%的患者高表达 HER2。HER2 和 EGFR 属于同一类酪氨酸激酶受体。这些酪氨酸激酶受体异常的激活将导致细胞不受控制的异常增殖和抵抗凋亡,并促进细胞的侵袭。赫赛汀就是主要针对 HER2 高表达的肿瘤研发的药物。这一药物在 1992 年进入针对乳腺癌的临床实验。在进入临床试验时,研发该药的公司就已经意识这个药物如果以整个乳腺癌人群为对象去进行临床试验,成功率将会非常低,最多只有 20%。而这样的临床试验结果,对于患者的价值非常有限,对该药的上市也会非常不利。所以临床实验一开始,就采用了伴随诊断的模式,将药物的疗效和药物靶点 *HER2* 基因的表达检测同步进行,在 *HER2* 阳性患者中获得了良好的临床疗效。在最终这个临床试验的结果中,把药物和诊断试剂盒同时提交 FDA 相关的两个部门进行审批。1999 年,该药物和其临床药物靶点诊断试剂同步被批准用于临床。之后,针对该药物靶点的临床诊断试剂又不断进行改进,一方面进行药物研发,另一方面进行诊断试剂的伴随研发,成为个体化治疗新药研发的模式。目前赫赛汀在临床应用于 *HER2* 表达阳性的肿瘤患者,和紫杉醇类药物联合用药可以使患者的生存期得到明显的改善。而其诊断方式也从早期的免疫组化发展到目前的 FISH,都被很好地应用到临床当中。这个模式得到药品监督部门的认可。FDA 在赫赛汀的药物标签上标明了赫赛汀的临床应用,必须要进行赫赛汀蛋白表达检测。

和大部分肿瘤一样,肺癌的传统分类是按病理来进行形态学分类的,如腺癌、鳞癌等。但这样的分类既不能反映肺癌的发病原因和机制,也很难作为临床用药的依据。人类基因组计划的完成和分子生物学的发展,促成了新药研发的模式转变,即促使人们在基因组中寻找肿瘤发生的驱动基因,然后根据驱动基因进行肿瘤分类,再针对驱动基因进行分子靶向新药的研发。目前已经发现的肺癌驱动基因至少有三个:一个是 *EGFR*,围绕 *EGFR* 进行药物的研发已经取得了很大进展,如各种单克隆抗体和小分子激酶抑制剂药物等,都可以针对 *EGFR* 用于治疗肺癌。但研究表明,*EGFR* 驱动的肺癌在临床肺癌中只是占一部分,大部分肺癌是由其他基因突变引起的。如 *K-Ras*,其突变和由此引起的异常激活可以导致肺癌的发生。此外,*ALK* 突变也驱动了部分肺癌的发生。这些驱动突变的发现引发了肺癌新的分类方式，也促使新药的研发在这种分类模式下更具有目标性并因此获得成功。*K-Ras* 基因的突变很早以前就被发现，但因突变蛋白的结构非常特殊，针对 *K-Ras* 基因突变的药物研发仍然困难重重。然而，近期的一些研究已经发现了一些小分子化合物可以成功的封闭突变的 K-Ras 蛋白，阻止突变的 K-Ras 蛋白造成的下游信号通路的异常激活，而对野生型 K-Ras 蛋白没有作用，有望成为针对 *K-Ras* 突变的新药。*ALK* 基因突变是肺癌的另一个驱动基因。ALK 激酶在正常肺组织中不表达，但在肺癌中异常高表达。ALK 激酶在结构上也是一个跨膜蛋白。在肺癌中，ALK 激酶基因发生基因重组，与另外一个基因——微管蛋白基因 *EML4* 发生了基因融合，构成一个 *ALK* 和 *EML4* 的融合基因，这个融合基因使 *ALK* 发生了异常表达和激活，驱动了细胞的恶性生长，最终导致肺癌的发生。针对 EML4-ALK 融合蛋白，新药克唑替尼（crizotinib，商品名 Xalkori）可以阻止 ALK 的活化和向下传递异常的细胞增殖和生长的信号。针对克唑替尼进行的分子诊断包括 FISH，用于检测异常的融合蛋白以及是否存在基因的扩增；另一个用药诊断方法是用免疫组化检测 ALK 表达水平，并据此进行病理分级；第三个用药诊断的方式是采用 RT-PCR 检测融合基因的表达。这三种用药诊断方式都可以鉴定融合基因是否存在及是否表达。由于有了这些伴随的分子诊断，针对 ALK 阳性肺癌的分子靶向治疗的药物应答率可以从 10%提高到 50%以上，患者存活率也明显的提高。

药物研发是一个长期、艰苦、高风险、高投入的过程。最初在药物设计或者药物筛选时，往往有明确的目的，期望获得的候选药物可以针对特定的疾病机制甚至特定的致病关键分子，发挥治疗作用；同时药物分子不对机体的其他分子发挥作用，而且在对疾病靶点分子发挥治疗作用之后能迅速完全地排出体外。很显然，这是一个不切实际的目标。所有的药物都具有其有效和有毒的双重性，正所谓“是药三分毒”，有些药物的毒性还不止“三分”，但为了治疗需要也不得不使用。所有的药物都在药物作用靶点、药物代谢的各个环节上受到患者基因组的个体差异的影响，从而造成在每个患者体内，相同的药物对靶点的作用、代谢过程等都有差别，因此造成有效性和毒性的个体差异。以往由于基因组信息的不完整、基因组对药物反应的不确定，以及个体之间的基因组差异，造成药物研发的长周期、大资金投入和需要大规模试验的局面。目前一个药物的研发需要经历候选药研发、临床前研发，以及Ⅰ、Ⅱ、Ⅲ期临床试验，失败率很高。即使进入临床，仍有可能因疗效和毒副作用的问题终止。这些问题，只有通过药物基因组学理论和方法，在药物研发的各个阶段，发现主要的生物标记物来检测药物的毒性、代谢和药效等关键参数，指导下一步的研发和应用。所以药物基因组学将参与到药物研发的全过程中：通过基因组表达谱分析和基因分型明确疾病机制；通过基因表达谱分析了解药物干预靶分子后的下游效应；通过表达谱分析了解药效和毒性机制；利用生物标记监测初步临床前数据；通过基因组表达谱分析明确临床药效和毒性；在临床应用过程中进一步积累药物基因组数据，达到个体化治疗目的。所有这些都将大大提高新药研发效率。采用药物基因组学开展药物研发，可以获得大量的与药物疗效和毒性相关的生物标志物。这些生物标志物将立即被应用于临床用药，实现对每个患者的个体化用药，达到高效低毒的目的。

随着基因组学知识的不断积累和诊断技术的不断丰富，药物研发过程往往需要诊断技术公司和制药公司的紧密合作，可以使药物研发的时间大大缩短，惠及患者的治疗。例如上述针对 *ALK* 的分子靶向药的研发。*ALK* 基因和其他基因的融合在早年已经被发现，而且研发了针对性的化合物。在肺癌当中，*ALK* 和 *EML4* 的融合在 2007 年被发现。这一发现迅速推动了靶向抑制 *ALK* 的小分子化合物的新药研发进程，并且快速地进入了临床试验。由于分子诊断能够准确地判断出该药物能对哪些患者发挥作用，所以在相对较短的时间内，针对 *ALK* 的分子靶向药研发就取得了成功，并在 2011 年由 FDA 批准上市。与此相对比，早在 20 世纪 60 年代初就已经发现引起慢性髓性白血病的费城染色体，20 世纪 80 年代明确 *BCR-ABL* 融合基因是其致病分子，并且迅速被确认为慢性髓性白血病治疗的靶分子，针对 BCR-ABL 融合蛋白的激酶抑制剂的研究前后用了 40 多年才上市。另一个例子，即 EGFR 在非小细胞肺癌发病中作用的认识到药物的成功研发用了26年的时间。而*ALK*基因突变的发现到药物研发的成功，只用了3年时间，这对新药研发来说是一个巨大的推动，分子诊断试剂的研发在这一过程中功不可没。这种药物和诊断的伴随式研发，是药物基因组学在转化医学和新药研发中的新模式，即从新药的发现到研发到临床前，再由临床到市场的过程的任意一个阶段，都有很多机会通过分子和基因诊断试剂的研发和应用，指导药物的研发和应用，帮助厂商和临床医生快速准确地完成新药的临床试验，避免毒副作用，提高临床试验的有效性，最终使新药研发的时间缩短，节省时间、人力、财力。

总之，基于遗传学和基因组学的个体化医学是医学发展的未来。个体化医学是根据个体基因型，对个体的健康状况或疾病进行干预的医学理念。目前个体化医学主要包含两个内容，一是疾病风险预测。即根据个体基因组信息预测疾病的发生风险；二是个体化治疗，根据个体基因组信息对已发生的疾病进行治疗。而精准医学则是在个体化医学基础上的进一步发展。精准医学是以个人基因组信息为基础，结合蛋白质组、代谢组、环境及生活习惯等相关信息，进行疾病干预和治疗的一种医学模式。从基因组水平了解个体基因型对于药物的反应，是个体化医学和精准医学的基础。

（韩　骅）

第二十二章 临床遗传学的伦理学问题

伦理学(ethics)源自希腊字 ετηικε 和 ετηοσ,原意为道德、习惯、习性和行为。伦理学又称道德科学,是研究人的道德思想、道德行为和道德规范的科学。医学伦理学(medical ethics)是以医学道德为研究客体,评价人类医疗行为和医学研究是否符合道德规范的学科,是伦理学的分支学科。生命伦理学(bioethics)是在传统医学伦理学基础上拓展形成的一门新学科,研究和规范生命科学与医学发展中提出的伦理问题。生命伦理学继承传统医学伦理学中“关心维护生命”的思想,建立“健康美好生命”原则,协调“义利准则和价值”,从人与自然层面研究道德关系。

生命伦理学根据研究内容分为临床伦理学(clinical ethics)、研究伦理学(research ethics)和公共卫生伦理学(public health ethics)等分支。近年来生命伦理学领域中的遗传伦理学(genetic ethics)是生命科学研究的热点之一,它是用伦理学方法研究临床遗传服务中产生的伦理问题,规范遗传服务中人与人之间的关系、行为和道德,也称基因伦理学。临床遗传服务(clinical genetic service)主要包括遗传病的遗传咨询、产前/胚胎植入前诊断、新生儿筛查、基因治疗以及辅助生殖过程中的遗传服务等。

随着人类社会的发展和生活水平的提高,人类疾病谱发生了结构性的改变,出生缺陷和遗传性疾病的发生比例逐年增高。截至 2016 年 11 月,在线孟德尔遗传数据库(OMIM,http://www.omim.org)已收录 4867 种已知分子基础和相关表型的遗传病、1614 种未知分子基础而已知表型的遗传病。遗传病的种类和数量增加导致了临床遗传服务的需求也随之增加,由此带来的伦理问题和社会问题日渐突显,成为一个不容回避和忽视的问题,遗传伦理学已成为医学教育中的一个重要组成部分。

简单来说,科学问题是能不能做的问题,法律问题是准不准做的问题,伦理问题则是该不该做的问题。只有在临床遗传服务中应用医学伦理学的基本原则,对相关的伦理问题进行立法,推进医学、遗传学、伦理学之间的良性互动,实现科学与人文的协调和融合,才能使临床遗传服务健康深入地发展。

第一节 临床遗传服务中的医学伦理学原则

一、医学伦理学的基本原则

医学伦理学通过制定原则规范人们的行为,其基本原则是自主、行善、不伤害、公正四大原则。

1. **自主原则**(principle of autonomy) 尊重患者或受试者的人格和尊严,即知情同意、自我决定和自主选择。知情同意是指患者或受试者对自己所做的决定必须是完全地知情和明确地自愿,理解有关诊断及治疗的性质、可能发生的危险和带来的益处等。知情是同意的前提和条件,同意必须建立在知情与理解的基础上,不能欺骗、强迫或利诱受试者。

自主原则强调患者或受试者的主体地位和权利，对缺乏自主能力的人（如儿童、痴呆症患者等），其自主权受监护人的协助和保护。

2. **行善原则**（principle of beneficence） 又称有益或有利原则，即优先考虑受试者或患者的个人利益，尽可能避免伤害和减少风险，最大可能实施对其健康有利的行为。

3. **不伤害原则**（principle of non-maleficence） 指不应该对患者或受试者施行明知对他人有伤害或存在伤害危险的行为，避免个人损伤或使伤害最小化。当施行行为与受试者利益发生冲突时，应当以受试者利益为重。医务人员或研究者在研究设计或临床试用时要把患者或受试者的健康放在首位，充分进行风险评估，权衡利弊，遵循最优化原则，以最小的损失为代价获得患者的最大利益。

4. **公正原则**（principle of justice） 指遵循人类社会的正义和公平，包括资源分配、利益分享和风险承担三个层面，不能向少数人或利益集团倾斜。公平对待个人，平等、公正地进行利益分配。

这四条原则是相互联系和统一的。如发生矛盾，如因受试者或患者自主选择可能对其健康带来伤害的行为时，要结合具体情况，综合考虑，权衡利弊得失，择其善者而从之。

二、临床遗传服务的内容及遵循的伦理学原则

临床遗传服务的宗旨是帮助有遗传问题的个体和家庭尽可能正常地生活与生育，在生殖和健康问题上作出知情选择，帮助他们进入相关的医疗服务（诊断、治疗、康复或预防）或社会支持系统，帮助他们适应独特的处境和认识有关新进展。1995 年，WHO 规划起草了《医学遗传学与医学服务提供中伦理问题准则》，1997 年，WHO 在日内瓦召开"医学遗传学伦理问题"会议，通过了《医学遗传与遗传服务伦理问题建议的国际准则》。

WHO 的《医学遗传与遗传服务伦理问题建议的国际准则》

1. 公共资源平均分配给最需要的人（公正）。
2. 在生育问题上妇女应是主要的决策者（自主）。
3. 自愿接受遗传服务，包括检验和治疗，避免由政府、社会或医生强制施加（自主）。
4. 尊重人的多样性，尊重属于少数观点的人们（自主、不伤害）。
5. 无论个人的知识水平如何，尊重他们的基本理解力（自主）。
6. 为大众、医学卫生工作者、神职人员和其他宗教人员普及遗传学知识（行善）。
7. 如果存在患者及其父母组成的团体，应与他们密切合作（自主）。
8. 防范再就业、保险和升学等问题上因遗传信息泄露出现歧视或优待现象（不伤害）。
9. 通过转诊网络与其他专业人员合作。如果可能的话，介绍患者及其家庭加入这种团体（行善、自主）。
10. 应用非歧视性语言，尊重患者的人格（自主）。
11. 及时提供应有的遗传服务和后续治疗（不伤害、行善）。
12. 禁止提供没有医疗指征的检验、操作及治疗（不伤害）。
13. 提供遗传服务不断发展中的质量控制，包括实验室检查（不伤害）。

第二节 遗传咨询中的伦理学问题

一、遗传咨询

遗传咨询是临床遗传服务的主要形式。1975 年，美国人类遗传学会遗传咨询特别委员会为遗传咨

询定义如下：遗传咨询是一个交流的过程，它涉及遗传病或遗传病风险相关联的问题，经过培训的工作人员帮助患者或家属：①了解医学事实，包括诊断、疾病的可能病程和现有的治疗方法；②懂得导致此疾病的遗传方式以及特定亲属的复发风险；③理解处理复发风险的各种可供选择的方法；④从其发病风险及其伦理与宗教的角度，挑选可能对其合适的行动步骤；⑤对受累家庭成员该疾病的复发风险作出最佳的可能调整。

咨询医师的伦理道德标准和文化背景等对遗传咨询过程有很大的影响。在复杂的遗传学和医学情况下，面对不确定的数据时，咨询医师对问题的综合分析及辅导咨询者的能力尤为重要。根据我国《遗传咨询技术规范》的规定，遗传咨询医师通常是由具遗传学背景的产科、妇科或者儿科临床医生构成，在患者的决策过程中应为他们提供非倾向性的信息和非指向性的帮助。

二、遗传咨询涉及的伦理学问题

1. **自主性问题**　遗传咨询过程中咨询医生向求咨者进行相关遗传病信息告知，求咨者理解信息，自主作出决定。遗传咨询中应避免医生或遗传学家将自己的观点和价值观不自觉的强加给求咨者。尊重求咨者的自主性，尊重咨询者的自主决定权及婚育决定。

2. **不伤害和尊重问题**　由于遗传咨询做出的决定会涉及多方面的利益，如父母、孩子、家庭其他成员等，因此遗传咨询医生需要慎重权衡各方的利益与伤害情况作出咨询意见。同时，尊重患者人格，在遗传咨询时，避免用非医学术语来描述患者的症状，遗传咨询过程中不经求咨者同意不能针对此病例对学生进行讲解、拍照、录像等。

3. **保密问题**　遗传咨询中为求咨者保密是最基本的职业义务。泄露遗传信息可导致求咨者在就业、保险等方面受到歧视，因此遗传咨询医生有义务保密，要避免求咨者在众目睽睽下诉说不愿为他人所知，甚至难以启齿的病史。同时避免细胞遗传和分子遗传检查的结果跟普通化验单一起放置，任由他人查找、翻阅，侵犯当事人的保密权和隐私权。

4. **咨询信息的真实性和完整性问题**　遗传咨询中求咨者需要向咨询医生提供自己确切的遗传病信息，咨询医生要提供遗传病真实、确切、完整的信息给求咨者。遗传咨询医生在提供信息时必须准确无偏倚，让患者或家属充分知情并完全理解。

此外，遗传咨询医师需具渊博的医学遗传学知识及丰富的临床经验，有良好的交谈技巧和认真负责的品格。

三、遗传咨询遵循的伦理学原则

遗传病是特殊的疾病类型，在提供遗传咨询时，遵循伦理学原则非常重要。遗传咨询中遵循的伦理原则为：

1. 完全尊重求咨者自己的意愿，求咨者在获得和理解相关信息后，在不受任何胁迫、诱导的情况下，自主地做出适合他们利益的知情选择，不受任何外来压力和暗示的影响（自主）。

2. 提供正确、完整、无偏见的信息，包括正常的检测结果，做到毫不保留，保障当事人家庭的完整性（自主、不伤害）。

3. 勿使求咨者受到经济利益的伤害，也不能使求咨者在咨询过程中受到伤害（不伤害）。

4. 保护求咨者个人和家庭隐私不受雇主、保险商和学校的不公正侵扰（不伤害）。

5. 告知当事人和家庭，相关的遗传信息可能会被非当事的第三方所误用（不伤害）。

6. 告知求咨者，他或她有道德义务和责任告知其亲属可能的遗传风险（不伤害）。

7. 告知求咨者有必要将其遗传病携带者身份透露给配偶/伴侣，特别是他们决定生育之前；并告知求咨者这个透露可能对婚姻产生有害的影响(不伤害)。

8. 告知求咨者,如果会影响公共安全,他们有道德义务公开其遗传状态(不伤害)。

9. 遗传咨询应以非指导性原则为主(自主、行善)。

10. 尽可能让儿童和未成年人做出自己的决定(自主)。

11. 咨询医师有义务同求咨者保持定期联系,及时告诉他们相关疾病的最新进展(行善)。

第三节　产前诊断与胚胎植入前遗传学诊断的伦理学问题

一、产前诊断与胚胎植入前遗传学诊断

产前诊断(prenatal diagnosis)又称为宫中诊断(intrauterine diagnosis)或出生前诊断(antenatal diagnosis),是指在妊娠的早中期对胎儿进行宫内诊断,确定是否罹患严重致残、致死性先天性缺陷或遗传病,提供足够可靠的信息使孕妇及其家属能在妊娠期做出适当的选择。《中华人民共和国母婴保健法》第十七条规定:经产前检查,医师发现或者怀疑胎儿有异常的,应当对孕妇进行产前诊断。产前诊断常用的方法有羊膜腔穿刺、绒毛取样、脐血取样、胎儿镜、胚胎活检、超声波成像、外周血胎儿细胞检测等。

胚胎植入前遗传学诊断(preimplantation genetic diagnosis,PGD)是指在胚胎移植前,取胚胎组织进行活检和遗传学分析,选择无遗传缺陷的胚胎植入子宫,从而获得正常胎儿的诊断方法。胚胎植入前遗传学诊断是产前诊断的延续。

二、产前诊断所涉及的伦理学问题

1. **性别选择问题**　产前诊断为胎儿性别选择提供了可能。国家颁布的《中华人民共和国母婴保健法》规定:严禁采用技术手段对胎儿进行性别鉴定,但医学上确有需要的除外。医学上需要采用技术手段对胎儿进行性别鉴定的疾病目前限定为:①怀疑胎儿为伴性遗传病。②严重 X 连锁智力低下。③经县级以上人民政府设立的医学技术鉴定组织进行鉴定,并出具同意进行性别鉴定意见。选择胎儿性别,不仅损害基本人权,而且会导致男女比例失衡从而偏离自然界法则,造成更大的社会伦理问题。

2. **胚胎的伦理学定位及人工流产问题**　产前诊断的对象是胚胎,不是孕妇。但是,胚胎是不是人,还是一个潜在的人,对这个问题的看法长期以来有很大争议。人有两种意义,一是生物分类学上的生物人,人是脊椎动物门哺乳动物纲灵长目人科人属;二是指社会的人,人是具有自我意识的实体,是道德和法律主体的人。遗传伦理学认为,胚胎虽然不是“社会的人”,但具有发展为“社会的人”的潜力,不能像摆弄试剂或组织那样去处理操纵。一般将具备生存能力的胚胎视为人,在发达国家 24 周左右的胚胎被认为具有生存能力,可以视为人。但是,在胚胎发育过程中,胚胎是无法脱离孕妇成为人的,只有当孕妇决定继续妊娠,其胚胎才成为人,二者是相辅相成的。临床上处理胚胎疾病时,通常将两者区分开来,孕妇具有决定权。但是如果视胚胎为人,作为人是一个生命体就有生存的权利。当面对未出生便被诊断患有某种遗传疾病的胎儿,应如何进行生殖决策,根据什么来做选择,这本身就存在伦理学问题。一般说来,当面对有严重遗传病缺陷的胚胎时,是任其出生还是采取措施终止妊娠,其生育决策随文化、宗教和国家法律不同有很大差别。我国的情况是:如果夫妻双方要求终止妊娠,对经过严格临床评估的多发畸形等预后不良的胚胎终止妊娠是不违背伦理学原则的。有先天缺陷的胚胎,其生与死的选择权由其父母亲做出决定。

作为临床遗传服务工作者,对产前诊断明确的患严重缺陷的胚胎要告知孕妇及家属胎儿缺陷的性质及严重程度,目前医学上是否有治疗的手段、后遗症及可能的遗传方式等,并在心理上减轻夫妇的焦虑和负罪感,鼓励夫妇自己做出选择,但绝不能建议其"终止妊娠"。

三、产前诊断遵循的伦理学原则

1. 给予最需要服务的个体产前诊断,对医学上有产前诊断指征的个体都应该提供产前诊断;在无医学指征的情况下,不能因为宽慰原因进行产前诊断,应优先对有医学指征的个体进行产前诊断(公正、行善)。

2. 遵循自愿原则,由父母决定进行产前诊断及生育选择,可供选择的产前诊断方法,保证当事人的自主知情同意权,当事人签署书面知情同意书后方可实施产前诊断,在实施该行为前当事人均有退出产前诊断的权利(自主)。

3. 医务人员应将产前诊断的结果告知当事人。如发现胎儿异常应告知其临床表现、疾病的严重程度、治疗方法、预后、再发风险,以及相关的法律法规和伦理原则等。在家庭、国家法律、文化和社会结构的框架内,是否选择终止妊娠由当事人自主决定,当事人对受累胎儿妊娠的选择应得到尊重与保护(自主)。

4. 除性连锁疾病外,产前诊断仅为给父母和医生提供有关胎儿健康的信息,不能利用产前诊断作亲子鉴定或作性别选择(行善)。

5. 医务人员应向当事人提供实施产前诊断的程序、对母亲和胎儿可能的危害和风险、减少危险的措施、成功率、失败的可能性等信息。还应提供检查结果的准确性、可能出现的局限性、费用等有关信息(自主)。

6. **保密原则** 当事人的遗传信息、产前诊断结果、是否选择终止妊娠等均属个人隐私。医务人员有责任为其保守秘密。避免因检查结果给当事人及亲属带来不良后果(不伤害)。

7. 如检查结果涉及可影响当事人亲属发病风险的遗传信息,医务人员应将对亲属的可能影响告知当事人,并向他们陈述有关的道德义务,由他们自己决定是否告诉有关亲属(自主)。

四、胚胎植入前遗传学诊断涉及的伦理学问题

胚胎植入前遗传学诊断将遗传学技术与辅助生殖技术相结合,将遗传病诊断提前到胚胎植入宫腔之前,避免因选择性流产给妇女及其家庭带来的伤害。其步骤包括体外选择配子、卵裂球或者囊胚,采用分子诊断技术筛选出正常或遗传表型正常的胚胎移植入宫腔等。目前应用 PGD 技术对受精卵发育过程进行诊断,可在胚胎发育的第一周进行植入前遗传诊断,遗传病检测从新生儿前移到产前,再前移到植入前,避免孕中流产对母体的伤害。

胚胎植入前遗传学诊断的临床适应证主要包括染色体病、单基因病及携带者胚胎等。PGD 主要步骤包括体外受精、卵泡浆内单精子显微注射获得胚胎、胚胎活检、遗传学检测及正常胚胎移植。

(一) 胚胎植入前遗传学诊断涉及的伦理学问题

1. 胚胎植入前遗传学诊断中的技术性创伤问题 胚胎植入前遗传学诊断可以避免常规产前诊断所带来的人工流产或引产,但是该技术仍然存在许多值得重视的问题。在胚胎植入前遗传学诊断中对胚胎进行的侵入性操作,如对卵细胞的透明带打孔操作、孔径大小、胚胎细胞数量等均可能对胚胎的后续发育造成影响,存在生育医源性非健康孩子的可能,以及成年后可能存在远期的安全性问题。因此诊断不应随着胚胎移植入母体而结束,而要继续进行产前诊断、对日后出生的婴儿在成年后也应继续进行

随访。

2. **胚胎植入前遗传学诊断后胚胎的人为选择问题** 对于诊断后胚胎的人为选择，一方面取决于早期胚胎的发育速度和医生的临床经验，另一方面性连锁遗传病胚胎的选择和性别有关。如对X连锁的隐性遗传病进行胚胎选择时，一般选择女性胚胎，但是女胚中有一半是携带者，而废弃的男胚中有一半是健康的；对常染色体隐性遗传病来说，携带者胚胎是否进行移植也一直存在伦理学争议，有人认为选择胚胎筛选生育是不道德的。虽然人们在伦理道德上容易接受把不含遗传病基因的胚胎植入女性子宫，但也有人认为这种对基因的操纵会使生物遗传物质的传递、变异和表达发生“时空”秩序和“频率”上的变化，导致对人的控制和对人尊严和价值的侵犯，造成人与人之间的不平等问题。

3. **剩余胚胎处置问题** 剩余胚胎的处置方法包括用医学方法废弃、冷冻保存、捐献科研等，这又回归到植入前胚胎的伦理学地位问题。植入前胚胎是不是人，将体外受精中多余的胚胎毁坏或丢弃是否构成杀人，胚胎研究在法律上是应该禁止、限制还是支持等伦理问题。医学研究与实验应该是有条件、有限制的，应该遵守一定的伦理原则与规范。同时，胚胎的父母是否具有绝对的“生杀予夺”权利也是一个争论的问题。根据生命伦理学的尊重、自主、不伤害和公正原则，处理程序已有共识是：处置这些胚胎前必须有患者夫妇双方签署的胚胎知情同意书，如果废弃或捐献医学相关科研使用，必须有伦理委员会的批复件。

（二）胚胎植入前遗传学诊断遵循的伦理学原则

胚胎植入前遗传学诊断除遵循产前诊断有关伦理学原则外，还应同时遵守《人类辅助生殖技术伦理原则》和《人胚胎干细胞研究伦理指导原则》《卫生部关于人类ART与人类精子库相关技术规范、基本标准和伦理原则的通知》的相关规定。

第四节 新生儿筛查的伦理学问题

新生儿筛查（newborn screening，NBS）指对一些危害新生儿生长发育，导致新生儿智能发育障碍的一些先天性疾病和遗传病进行群体筛查、早期诊断和早期干预，保障新生儿正常的体格和智力发育。新生儿筛查有其独特的特点：疾病为先天性缺陷或遗传病，筛查疾病的临床表现呈进行性进展，一些疾病在现有的医疗水平下能够筛查，具有效的预防治疗措施等。1968年，WHO制定了新生儿筛查的原则：①筛查的疾病危害严重，构成公共卫生问题；②有可靠、迅速的检测方法，适合大样本检测；③对疾病有充分的认识，筛查的疾病可治疗并且治疗能被患者接受；④筛查方法能被接受，费用低廉；⑤具有有效的干预和随访系统。WHO原则强调新生儿疾病筛查不仅检测先天缺陷，还包括有效的治疗、长期的随访等措施。我国1981年开始在新生儿中筛查遗传性代谢性疾病如苯丙酮尿症（PKU）、先天性甲状腺功能减退症（CH）和半乳糖血症等。1995年将“逐步开展新生儿疾病筛查、婴儿多发病和常见病防治”等医疗保健服务纳入《母婴保健法》，2008年卫生部通过了《新生儿疾病筛查管理办法》。目前新生儿筛查除上述疾病外，还对先天性肾上腺皮质增生症、G6PD缺乏症等进行筛查。

一、新生儿筛查的伦理学问题

新生儿筛查的伦理问题涉及有利和不伤害、尊重和自主、权利和义务、公正等伦理原则。

1. **知情同意及保密问题** 新生儿无自主选择能力，其知情同意和决定权由其父母或监护人代为行使。同时，新生儿筛查面临着一定的技术风险，如血片采集技术、实验筛查方法的可靠性，检测结果的假阳性和假阴性，治疗结果的非预期性等。因此，医护人员在进行筛查之前，应将筛查的意义、作用和风险详细告知新生儿家属，取得对方认可同意并签署知情同意书后方可进行。父母或监护人的决定应在充分知情且经过理性思考之后作出的选择，筛查结果应及时告知家属，新生儿及其家长的相关信息保密性问题也是筛查中应该注意的伦理学问题。

2. **新生儿筛查后患儿的治疗和随访问题**　新生儿筛查中患有某些遗传代谢性疾病的患儿被发现和确诊，要注意患儿家长在此过程中出现的一系列社会、心理问题。在随后的治疗和随访中应体现伦理学公平原则，通过社会承担或者建立筛查专项治疗基金解决患儿的治疗随访问题。

二、新生儿筛查中遵循的伦理学原则

新生儿遗传病筛查在实施过程中应遵循的伦理学原则。

1. **自愿和知情同意原则**　新生儿筛查必须是能使受检方获益才予以筛查。新生儿筛查应遵循自愿原则，在实施新生儿筛查之前应该告知新生儿父母或监护人筛查目的、条件、方式、灵敏度、可能的结果、后果及风险、费用等情况，便于监护人进行知情选择，让其在理解的基础上作出决定，签署知情同意书。但是，如果新生儿早期筛查与治疗有利于新生儿健康成长，那么针对新生儿的遗传筛查和检测可以是强制和免费的。

2. **保密原则**　保密是指不得泄露患儿的信息，保护患儿的隐私，避免引起家庭纠纷和社会歧视。筛查及治疗过程中，涉及个人信息、患儿病历资料及相关遗传性疾病等隐私问题，医务人员应遵照伦理学原则，保守秘密。筛查的结果只能用于预防疾病，未经监护人同意不得披露给单位、学校或保险公司等第三方。

3. **追踪随访原则**　筛查之后必须进行遗传咨询，特别是当筛查结果和复查结果为阳性时，应及时准确地提供该病的治疗方法与预防措施，为患儿提供长期有效的追踪随访服务。治疗是筛查的最终目的，忽视筛查后的治疗将造成社会资源的浪费，不符合伦理学原则。

第五节　携带者/症状前/易感性诊断的伦理学问题

携带者筛查（carrie screening）是指针对一般群体致病基因携带者的筛查。例如，两个常染色体隐性遗传病的携带者结婚，子代有 1/4 的发病风险。症状前诊断（presymptomatic diagnosis）是指对延迟显性的个体进行诊断，如 Huntington 舞蹈病等。易感性筛查（susceptibility screening）是指检测遗传某种疾病易感基因的群体，他们是某些复杂疾病的高危人群，如心脏病、早老性痴呆等。

一、携带者/症状前/易感性诊断中的伦理学问题

1. **携带者筛查中的伦理学问题**　携带者筛查是否会对人类的自然进化和遗传健康产生意想不到的负面效应。携带者筛查实验检测手段复杂，花费比较大，而检测结果属于预测医学范畴，势必会分流有限的医疗资源，这就涉及医疗资源应用的公平性问题。其次，筛查会给携带者带来精神和心理负担，有可能引发潜在的家庭矛盾、家庭内部歧视等。同时，对群体的携带者筛查涉及基因信息对个人、民族或种族的影响等问题，可能导致优质基因、优势人种等引发种族、民族歧视等社会问题。

2. **症状前筛查中的伦理学问题**　目前绝大多数遗传病没有有效的治疗方法，在症状出现前确诊为某种遗传病相当于对受检者进行提前宣判，过早地将受检者推向无助的境地，增加其精神压力和影响个人的生活质量。对未成年人的筛查可能对其心理发育产生负面影响。因此，当症状前筛查不能够改变受试者现状时，开展症状前筛查前医生必须将利害得失摆在受检者面前，由受检者权衡利

弊后作出决策。同时,疾病的发生受个体多方外因的影响,症状前筛查并不能精确预测受检者今后的命运。

3. 易感性诊断中的伦理学问题 易感性诊断是指检测个体的易感基因。但是,对易感基因的检测只代表其遗传因素使其患病的概率,并不代表疾病肯定会发生,因为环境因素和生活方式也同时影响着该疾病发生的可能性。虽然相关疾病的易感性遗传筛查有一定的益处,但是即使没有易感基因,也不能够对疾病放松警惕。同样,易感性诊断的结果可能会引起个体巨大的心理负担。

二、携带者/症状前/易感性遗传筛查遵循的伦理学原则

WHO 制定的关于遗传筛查和检测的基本伦理原则是:

(1)遗传筛查和诊断必须是自愿的,不能强制。在遗传筛查或诊断进行之前应首先将筛查与诊断的目的、可能的后果、可供选择的途径等相关信息告知当事人。在对儿童进行遗传筛查时,应寻求儿童的同意,如没有有效的预防和治疗手段,对延迟发病的疾病,症状前/易感性筛查通常最好是延迟到成年阶段,到时当事人可以自主决定。

(2)未经当事人本人同意,不得将筛查和诊断结果提供给雇主、保险商、学校或其他单位或个人,以免发生遗传歧视。

(3)如果公开有关的遗传信息更符合当事人个人的利益、更有利于公共安全,则有必要向当事人提供有关帮助,使其自主做出相关决定。

(4)筛查和诊断结果应与遗传咨询衔接,特别是筛查和诊断出不好的结果时,应当向当事人及时提供疾病的遗传咨询。

(5)如果预防与治疗是可行的,不应延误治疗。

第六节 精准医学中的伦理学问题

精准医学(precision medicine)是结合个体全基因组遗传信息、环境因子和生活方式进行常见和罕见疾病诊断、治疗和预防的个体化医学模式,是"个体化医学"的另一表述形式。"精准"意指"精密"和"准确",精准医学根据个体差异"量身定制"针对性的诊断、治疗和预防方案。

人类基因组计划子计划之一就是对人类基因组进行伦理、法律和社会影响研究。2003 年人类基因组计划完成后,人类遗传信息大数据快速应用,人们能够应用个体基因组信息进行个体化医疗。2015 年 1 月,时任美国总统的奥巴马先生在国情咨文中提出启动"精准医学计划"获得科学界的一致支持。美国国立卫生研究院(NIH)宣布投入 1.38 亿美元用于建立百万人精准医疗计划,并制定一系列的标准和政策来保护个人基因组隐私和数据安全。2016 年 3 月,我国科技部发布《关于国家重点研发计划精准医学研究等重点专项 2016 年度项目申报指南的通知》,中国的精准医学进入研究和实施阶段。精准医学本身作为一种个体化、信息化的医学诊疗模式,与传统的医学模式相比还有诸多未明确的伦理问题。同时,需要我们用新的思维模式审视和研究,为精准医学搭建一个完善的伦理学框架,避免可能出现的数据滥用、个体基因组隐私暴露、患者知情权被侵害等伦理学问题。

一、精准医学中的伦理学问题

1. 遗传信息的隐私权问题 个体基因组包含个体整套遗传信息。遗传信息数据一旦被不合适地披露或利用,所涉及的基因隐私、基因歧视和基因多样性等问题将给个体及其家庭带来难以预料的后果,会对个人或家庭在保险、就业、婚恋和就学等方面造成不利影响,如遭受基因歧视、个人和家庭焦虑

和压力增大等。因此，基因组信息是个人隐私，保护遗传信息数据安全、防止信息泄露是精准医学伦理思考的重要内容。2008 年，美国颁布《反基因歧视法》，禁止保险公司以具有对某种疾病易感基因为由，取消或拒绝个体进行保险或提高保险费用。同时，此项由美国政府和参议院通过的法令禁止雇主以遗传信息为依据进行雇佣、解聘、升职、加薪或做任何与雇佣行为有关的行为。

我国关于遗传信息的隐私和机密方面也有相应规定。科技部、原卫生部关于《人类遗传资源管理暂行办法》规定：人类遗传资源及有关信息、资料，属于国家科学技术秘密，必须遵守《科学技术保密规定》。同时强调对人类遗传信息进行采集、研究、披露及使用时，应维护人的尊严、平衡个人遗传信息开发与利用之间的矛盾，促进科学发展，最终造福人类。在未经患者知情同意和未经授权的无关人员不可获取数据，确保患者的遗传隐私不外泄。

2. **遗传信息数据控制和保密问题**　精准医学的基础是建立个人遗传和疾病的基因组、代谢组等大数据信息库，通过对大数据进行分析，制订精准医学方案。但是大范围的数据分享及整合，有导致个人信息数据暴露的风险。因此，在数据转化为临床应用过程中，必须规范数据的使用，否则将产生伦理学问题。在数据资料的存储和提取中，要用自主、公正、行善和不伤害四大伦理学原则解决其中的道德问题，用法律和伦理协同制约，有效管理和控制大数据和监管接触数据的人。避免个人基因组信息大数据运营于计算机时被随意浏览、复制、甚至恶意篡改和删除等。2016 年，欧盟通过严格的数据保护条例，条例的通过意味着欧盟对个人信息保护及监管达到了前所未有的高度，其中就包含个人基因数据等生物数据，强化个人数据权利的保护力度。

3. **药物基因组学临床应用的精确度问题**　药物基因组学作为精准医学的一部分，主要研究遗传因素对药物代谢和药物效应的影响及引起的异常药物反应，对临床用药的安全性和有效性做出预测，并选择个性化治疗的最佳药物及剂量，进行基于基因组学的分子靶向药物研究。但是，同大多数疾病表型一样，药物反应的表型是一个复杂的由遗传因素以及非遗传因素共同决定的过程。即使某一个基因对药动学或者药效学产生很大的影响，但该基因上存在的多态性也不能精确说明该影响的大小，只能判断个体可能会显示出不同的药物反应。因为各种环境因素如饮食、生活方式、社会及心理因素等都会影响个体的药物代谢。这些问题有待于大规模的实验研究和方法学本身的进步和完善。

4. **精准医学医疗卫生资源分配的问题**　从基因组测序技术角度看，尽管“千元基因组”($ 1000)已经实现，但进行个人基因组测序仍局限于高端人群，短期内不会成为公立医院临床检验科的常规工作。在社会公共资源不充裕的情况下，无论从所需费用还是技术层面，精准医学仍局限于少数人群，由此带来精准医学过程中医疗资源分配的不平衡，分配不公将违反伦理学原则，而且可能会演变为少数有钱人的特权。精准医学必须考虑在宏观与微观上如何合理分配医疗资源，对精准医学中的诊断费用和效果明显但极其昂贵的靶向治疗药物应该理性控制成本，逐渐向大众普及。

二、精准医学遵循的伦理学原则

1. **知情同意原则**　知情同意原则是精准医学应遵循的伦理学原则。联合国教育、科学及文化组织制定的《人类基因组与人权宣言》中明确规定：只有在对有关的潜在危险和利益进行严格的评估后，才能进行针对个人的基因组研究、诊断和治疗。在任何情况下，均应得到有关人员自愿和明确的同意。在采集标本过程中，医疗人员应让患者及其家属理解相关的知情同意书，解读对精准医学的认知。当个人信息大数据被再次综合分析应用于科学研究时，同样面临知情同意原则。

2. **保密和规范数据使用原则**　精准医学中要保密受试者的基因组信息，研究者不得向保险公司、雇主、法庭、学校、收容所、法律实施部门等机构提供个体基因信息，造成基因歧视等危害患者利益。建立有效的遗传信息数据监管方法，保证生物样本数据库能够得到充分的保护。通过引入伦理审查委员会审查机制，监督精准医学诊断和治疗过程，保护受试者、医务人员和研究者，促使精准医学健康有序发展。

3. **社会公平原则**　在制订精准医学的实施方案时，必须考虑社会公正性的诉求。同时，精准医学必须在成本控制上实现明显的进步，实现"人人基因组"，让精准医学为公众服务，实现合理分配医疗资源。

（何永蜀）

参考文献和推荐阅读

[1] 陈竺.医学遗传学.3 版.北京:人民卫生出版社,2015.
[2] 贺林,马端,段涛.临床遗传学.上海:上海科学技术出版社,2013.
[3] 傅松滨.医学遗传学.3 版.北京:北京大学医学出版社,2013.
[4] 邬玲仟,张学.医学遗传学.北京:人民卫生出版社,2016.
[5] 杜传书.医学遗传学.3 版.北京:人民卫生出版社,2014.
[6] 韩骅,蒋玮莹.临床遗传学.北京:人民卫生出版社,2010.
[7] Firth HV,Hurst JA.临床遗传学.祁鸣,黄涛生,译.杭州:浙江大学出版社,2008.
[8] 蔡柏蔷,李龙芸.协和呼吸病学.2 版.北京:中国协和医科大学出版社,2010.
[9] 王培林.遗传病学.北京:人民卫生出版社,2000.
[10] 陆国辉,徐湘民.临床遗传咨询.北京:北京大学医学出版社,2007.
[11] 徐一峰.精神分裂症.北京:人民卫生出版社,2012.
[12] 杨保胜.遗传病分子生物学.北京:科学出版社,2012.
[13] 陈仁彪.医学伦理学——医学遗传服务中的伦理准则.诊断学理论与实践,2006,5(4):24-28.
[14] 杨焕明.个体基因组学——生物医学的新时代、生命伦理的新挑战.医学与哲学,2009,30(10):1-4.
[15] 饶书权,杜廷福,许琪.外显子组测序在人类疾病中的应用.遗传,2014,36(11):1077-1086.
[16] 赵秀丽,肖继芳,汪涵,等.成骨不全症患者 COL1A1/2 致病突变谱和基因诊断研究.中华医学杂志,2015,95(43):3484-3489.
[17] Fred Bunz.Principles of Cancer Genetics.New York:Springer,2008.
[18] Nussbaum RL,McInnes RR,Willard HF.Thompson & Thompson Genetics in Medicine.8th ed.Amsterdam:Elsevier,2015.
[19] Firth HV,Hurst JA,Hall JG.Oxford Desk Reference:Clinical Genetics.New York:Oxford University Press,2005.
[20] Hamosh A,Scott AF,Amberger JS,et al.Online Mendelian Inheritance in Man (OMIM),a knowledgebase of human genes and genetic disorders.Nucleic Acids Res,2005,33(Database issue):D514-517.
[21] Judge DP,Dietz HC.Marfan's syndrome.Lancet,2005,366(9501):1965-1976.
[22] Izumi K, Krantz ID. Pallister-Killian syndrome//American Journal of Medical Genetics Part C: Seminars in Medical Genetics.2014,166(4):406-413.
[23] http://geneticethics.org
[24] http://www.gcnet.org.cn
[25] http://www.med.mun.ca/genetics
[26] http://www.ncbi.nlm.nih.gov//omim
[27] http://medgen.genetics.utah.edu

中英文名词对照索引

N

P

Q

R

X

Y